Gicht

Mit freundlicher Empfehlung
überreicht

HENNING BERLIN GMBH
Chemie- und Pharmawerk
Berlin 42

Dieter Paul Mertz

Gicht

Störungen des Purin- und Pyrimidinstoffwechsels

Grundlagen, Klinik und Therapie

5., überarbeitete Auflage
74 Abbildungen, davon 14 farbig auf 6 Tafeln
11 Tabellen

1987
Georg Thieme Verlag Stuttgart · New York

Prof. Dr. med. Dieter Paul Mertz,
Ärztl. Direktor der Klinik am Park,
Wällenweg 46, D-4934 Horn-Bad Meinberg

CIP-Kurztitelaufnahme der Deutschen Bibliothek

Mertz, Dieter Paul:
Gicht: Störungen d. Purin- u. Pyrimidinstoffwechsels;
Grundlagen, Klinik u. Therapie / Dieter Paul Mertz. –
5., überarb. Aufl. – Stuttgart ; New York : Thieme, 1987.

Wichtiger Hinweis:
Medizin als Wissenschaft ist ständig im Fluß. Forschung und klinische Erfahrung erweitern unsere Kenntnisse, insbesondere was Behandlung und medikamentöse Therapie anbelangt. Soweit in diesem Werk eine Dosierung oder eine Applikation erwähnt wird, darf der Leser zwar darauf vertrauen, daß Autoren, Herausgeber und Verlag größte Mühe darauf verwandt haben, daß diese Angabe genau dem **Wissensstand bei Fertigstellung des Werkes** entspricht. Dennoch ist jeder Benutzer aufgefordert, die Beipackzettel der verwendeten Präparate zu prüfen, um in eigener Verantwortung festzustellen, ob die dort gegebene Empfehlung für Dosierungen oder die Beachtung von Kontraindikationen gegenüber der Angabe in diesem Buch abweicht. Das gilt besonders bei selten verwendeten oder neu auf den Markt gebrachten Präparaten und bei denjenigen, die vom Bundesgesundheitsamt (BGA) in ihrer Anwendbarkeit eingeschränkt worden sind. Benutzer außerhalb der Bundesrepublik Deutschland müssen sich nach den Vorschriften der für sie zuständigen Behörde richten.

1. Auflage 1971
2. Auflage 1973
3. Auflage 1978
4. Auflage 1983

Geschützte Warennamen (Warenzeichen) werden *nicht* besonders kenntlich gemacht. Aus dem Fehlen eines solchen Hinweises kann also nicht geschlossen werden, daß es sich um einen freien Warennamen handele.

Das Werk, einschließlich aller seiner Teile, ist urheberrechtlich geschützt. Jede Verwertung außerhalb der engen Grenzen des Urheberrechtsgesetzes ist ohne Zustimmung des Verlages unzulässig und strafbar. Das gilt insbesondere für Vervielfältigungen, Übersetzungen, Mikroverfilmungen und die Einspeicherung und Verarbeitung in elektronischen Systemen.

© 1971, 1987 Georg Thieme Verlag, Rüdigerstraße 14, D-7000 Stuttgart 30
Printed in Germany
Satz: Gulde-Druck, Tübingen (gesetzt auf Linotron 202, System 3)
Druck: Druckhaus Dörr, Inh. Adam Götz, Ludwigsburg

ISBN 3-13-473605-5   2 3 4 5 6

Vorwort zur 5. Auflage

„Praestat venerari quaedam quam scrutari."
Erasmus von Rotterdam

In der Wissenschaft können Erfindungen gleichsam für sich selber sorgen, wenn sich eine tragende Idee nach den Kriterien innerer Folgerichtigkeit zu einem umfassenden theoretischen Ordnungsprinzip mit flächenhafter Systematik entfalten läßt. Gegenpol ist die Entwicklung von Einzelpositionen, unter denen sich ein Zusammenhang nach Kriterien weniger von theoretischer Stringenz als von empirischer Evidenz suchen oder herstellen läßt. Die moderne Gichtforschung ist an einem Punkt angekommen, an dem Weiterforschen Subsumtion im Sinne der zuerst genannten Möglichkeit bedeutet.

Noch vor 15 Jahren überraschten die Häufigkeitsangaben über das Vorhandensein von Hyperurikämie und Gicht Laien und Arzt gleichermaßen. Da zumindest bis in die 60er Jahre die Gicht weitgehend noch als „vergessene" Krankheit angesehen wurde, stellte man die Diagnose Gicht bis vor 10 bis 15 Jahren sicher viel zu wenig. Seitdem ist das Pendel eher in die Gegenrichtung ausgeschlagen. Kompliziert wird das Problem durch viele unnötige „Anbehandlungen" von vermeintlicher Gicht, wodurch das klinische Bild verschleiert wird. Kurskorrekturen sind daher notwendig geworden. Sie bilden einen wesentlichen Bestandteil von Überarbeitungen, die in größerem Umfang an 9 Kapiteln vorzunehmen waren.

Trotz Neuaufnahme einer Anzahl von neuen wichtigen Befunden blieb der Gesamtumfang des Buches in seiner 5. Auflage praktisch unverändert. Durch Umstellung gewann das Biochemiekapitel an didaktischer Prägnanz. Es gibt nunmehr daneben noch Auskunft über Abbau und Verwertung exogener Purinkörper. Erweitert wurde die Abhandlung über die Pathogenese von Gewebsveränderungen bei chronischer Hyperurikämie um Ausführungen über pathogenetische Faktoren bei „Bleigicht". Außerdem erfolgte eine Aufteilung des zu groß und unübersichtlich gewordenen Therapiekapitels in 3 Einzelkapitel, wobei der Reihe nach „Behandlungsgrundlagen – Behandlung mit Diät", sodann „Medikamentöse Behandlung der Gicht als Gelenk- und Nierenerkrankung" und weiter „Chirurgische Behandlung – Behandlung der Gicht als Allgemeinerkrankung – Prophylaxe" zur Sprache kommen. Nach Unterbringung in einem gesonderten Kapitel nimmt jetzt die Beschreibung der Diätetik in diesem Buch jenen Platz ein, der ihr bei Behandlung von Gicht und primärer Hyperurikämie in deren Eigenschaft als syndromartig mit anderen Stoffwechselfunktionen verflochtener Störung zufällt. Schließlich ist die Lektüre ergänzt durch Besprechung von einigen neu entdeckten anderen angeborenen Störungen des Purinstoffwechsels und Defekten des Pyrimidinabbaus. Diese Erweiterung fand in der zusätzlichen Untertitelung des Werks mit „Störungen des Purin- und Pyrimidinstoffwechsels" ihren Niederschlag. Abgesehen vom Austausch zweier bzw. von der Überarbeitung von einer Abbildung wurde das bewährte Bildmaterial beibehalten.

Mit dieser 5., überarbeiteten und erweiterten Auflage möchte ich mich in einer ausgewogenen Darstellung von Gicht und überhaupt von Störungen des Purin- und Pyrimidinstoffwechsels an einen möglichst großen Kreis interessierter Kollegen aus Klinik, Praxis *und* Theorie wenden. Gleichwohl sind im Sinne der Fort- und Weiterbildung auch Interessenten aus paramedizinischen Berufen angesprochen, vor allem Diätassistentinnen, zumal hier zum ersten Male auf eine konkrete Zuordnung von Purinbasen zu Nucleinsäuren, Nucleotiden und Nucleosiden Bezug genommen wird. In Abhängigkeit davon weisen diese Substanzen eine unterschiedliche Wertigkeit bezüglich einer Belastung des Organismus mit Purinkörpern und somit einen unterschiedlich harnsäurespiegelerhöhenden Effekt auf. Aus methodischen Gründen fehlten bis vor kurzem Angaben über den individuellen Gehalt von Lebensmitteln an Purinbasen, DNS, RNS und Nucleotiden, ohne deren Kenntnis sich die differenzierte Auswirkung auf die Höhe der Uratkonzentration im Serum beim Menschen nicht abschätzen läßt. Die von W. HERBEL vorgelegten Befunde korrigieren zweifellos die Diätempfehlungen für Gichtkranke und Gichtgefährdete. So hoffe ich, daß die 5. Auflage dieses Buches, das sich seit seinem Ersterscheinen im Jahre 1971 zu einer Art Standardwerk in unserem Sprachraum entwickelt hat, den Anforderungen von Lesern und Kritikern einigermaßen standhalten möge.

Wie in den früheren Auflagen gilt auch dieses Mal mein allgemeiner Dank zunächst den aufmerksamen Lesern für wesentliche Anregungen, spontane Unterstützung und konstruktive Kritik, vor allem Herrn Prof. Dr. A. MONTAG, Hamburg, für den Hinweis auf die Inauguraldissertation von W. HERBEL. In langjähriger Verbundenheit richtet sich mein besonderer Dank an Herrn Dr. med. h.c. GÜNTHER HAUFF und seine Mitarbeiter des Georg Thieme Verlags für verständnisvolles Entgegenkommen, mühelose Zusammenarbeit, noble Beratung und vorzügliche Ausstattung dieser 5. Auflage.

Horn-Bad Meinberg 2, im Herbst 1987   DIETER P. MERTZ

Vorwort zur 4. Auflage

„Die besten Bücher sind die, von denen jeder Leser meint,
er habe sie selbst machen können."

Blaise Pascal

Die wiederholte Betrachtung irgendeiner bedeutenden Erscheinung, sei es beispielsweise auf einem historischen oder auf einem medizinwissenschaftlichen Teilgebiet, bricht sich im Medium Zeit und am Thema selbst auf schwer kalkulierbare Weisen. Es liegt nahe, zu denken, daß sich eine anscheinend so klar und eng umrissene Thematik, wie sie das Stoffwechselleiden Gicht als Gelenk- und Allgemeinerkrankung liefert, für eine geschlossene monographische Darstellung besonders gut eignet. So einnehmend aber Simplizität hinsichtlich Aufbau und Ausführung einer Beschreibung auch sein mag, dem Autor hilft sie nicht, wenn er seinen Lesern jene komplexen Gesichtspunkte des Themas näherbringen und sie dafür sensibilisieren möchte, von denen die Faszination erst ausgeht. Dadurch entwickeln sich ein Anreiz, der im Problematischen liegt, und eine Spannung zwischen dem Autor und seinem Thema, die spürbar und ausgetragen sein sollte. Bekanntermaßen leben die Naturwissenschaften von wissenschaftlich begründbaren Aussagen. In dem Fragen nach deren Sinn erkennen wir einen Teil der Fähigkeit zum teleologischen Denken und Handeln (H. Mohr: Sinnfragen im Prozeß der Naturforschung. Freiburger Universitätsblätter, Heft 75 [1982] 25–33).

Naturgemäß hinterließen die 5 Jahre, die seit Neuschrift, Drucklegung und Erscheinen der 3. Auflage des Gichtbuches vergangen sind, an Wissenschaft und Klinik der Gicht sowie der weiteren Störungen im Purinstoffwechsel Spuren, so daß sich praktisch für jedes Kapitel kleinere oder größere Überarbeitungen als notwendig erwiesen haben. Dabei wurde versucht, durch weitere Kompression des Stoffes trotz Neuaufnahme von Abbildungen mit dem bisher gebotenen Volumen nach Möglichkeit auszukommen, denn in der Tat kann weniger manchmal mehr sein. Die umfangreichsten Veränderungen erfolgten an den Kapiteln Physiologie des Harnsäurestoffwechsels, Pathogenese und Biochemie der primären Hyperurikämie sowie Therapie und Prophylaxe. Darüber hinaus wurde das Subkapitel Uratnephropathie in die beiden Abschnitte Gichtniere und akute Uratnephropathie unterteilt, womit verschiedene pathophysiologische, klinische und therapeutische Gesichtspunkte zum besseren Verständnis vor allem für Kliniker und Praktiker, Internisten, Nephrologen und Urologen herausgearbeitet werden konnten.

Vorwort zur 4. Auflage

Insgesamt finden sich in der Neuauflage 13 neue Abbildungen, z.T. im Austausch gegen einige früher gezeigte Bilder. Durch zusätzlichen Verzicht auf älteres Bildmaterial erhöht sich dadurch die Gesamtzahl aller Abbildungen nur um 9 auf 81, während die Anzahl der Tabellen auf 11 begrenzt werden konnte. Dankenswerterweise ist die Verlagsleitung auf den vielseitig aus dem Leserkreis vorgetragenen Wunsch eingegangen, die Zahl der Farbabbildungen zu erweitern. Durch Neuaufnahme von 4 instruktiven Kolorabbildungen auf 2 zusätzlichen Farbtafeln enthält das Buch nunmehr 13 Kolorbilder, womit die Anschaulichkeit des dargebotenen Stoffes gerade auf histopathologischem Gebiet erheblich gesteigert wurde. So hoffe ich, mit der überarbeiteten 4. Auflage dem Wandel der Zeit, dem auch die Gicht unterliegt, genügend Raum gegeben zu haben. Die relativ kurze Zeitspanne, die zwischen der Aufforderung zur Vorbereitung der 4. Auflage und deren Erscheinen liegt, dürfte sich eher im Sinne einer Garantie als einer Barriere für eine möglichst zeitgerechte, dennoch vorgefilterte Vermittlung des aktuellen Standes von wissenschaftlichen Erkenntnissen und ärztlichen Erfahrungen auf dem Gebiet der Gicht und weiterer Störungen des Purinstoffwechsels überhaupt auswirken.

Mein allgemeiner Dank gebührt zunächst den aufmerksamen Lesern, die durch wertvolle Anregungen oft unbewußt zur Neugestaltung des Gichtbuches beigetragen haben. Umgekehrt hofft der Verfasser darauf, daß er mit manchen seiner Ausführungen vielleicht selbst einige Anregungen vermitteln konnte. Mein besonderer Dank gilt indessen Herrn Dr. med. h.c. GÜNTHER HAUFF und seinen Mitarbeitern des Georg Thieme Verlages für verständnisvolle Unterstützung, freundliches Entgegenkommen und vorzügliche Ausstattung eines Buches, das sich seit seinem ersten Erscheinen im Jahre 1971 zu einer Art Standardwerk in unserem Sprachraum entwickelt hat.

Horn-Bad Meinberg, im Winter 1982/83   DIETER P. MERTZ

Inhaltsverzeichnis

1 Definition und Wesen der Gicht 1
    Literatur 3

2 Gicht im Spiegel der Jahrtausende 4
    Literatur 9

3 Physiologie des Harnsäurestoffwechsels 11
Vergleichende Physiologie 11
Serumharnsäurekonzentration............................. 15
Bildung, Poolgröße und Turnover-Rate von Harnsäure........ 21
Ausscheidung von Harnsäure.............................. 24
    Renale Harnsäureausscheidung 24
    Extrarenale Harnsäureausscheidung 29
    Literatur 33

4 Hypourikämie 37
Primäre Hypourikämie 37
Sekundäre Hypourikämie 38
    Literatur 44

5 Hyperurikämie....................................... 47
Primäre Hyperurikämie................................... 49
Sekundäre Hyperurikämie................................. 50
Psychosoziale-soziologische Phänomene 51
Übergewicht, arterielle Hypertension 52
Hyperurikämie durch vermehrten Anfall von Harnsäure 54
Organisch bedingte Verminderung der renalen Ausscheidung
von Harnsäure... 56
Hyperurikämie bei verschiedenen bekannten Stoffwechsel-
störungen 59
Hyperurikämie durch therapeutische Maßnahmen 62
    Saluretika 63
    Parenterale Infusionsbehandlung 64
    Diätetische Maßnahmen 68

Respiratorische Azidose................................. 69
Körperliche Arbeit..................................... 71
Hyperurikämie bei Atherosklerose und Neoplasie.............. 72
Literatur 73

6 Häufigkeit, Epidemiologie und geschlechtspezifische Unterschiede der primären Gicht..................... 80

Häufigkeit... 80
Epidemiologie.. 87
Geschlechtspezifische Unterschiede 90
Literatur 92

7 Pathogenese und Biochemie der primären Hyperurikämie.. 94

Pathogenese.. 94
Hypoexkretion von Harnsäure........................... 96
Hyperproduktion von Harnsäure......................... 97
Biochemie.. 97
Bildung und gegenseitige Umwandlung von Purinnucleotiden..... 97
De-novo-Biosynthese von Purinnucleotiden 97
Katabolismus von Purinnucleotiden 103
Kontrolle der De-novo-Biosynthese von Purinnucleotiden........ 103
Reutilisierungsstoffwechsel („salvage pathway") 105
Abbau und Verwertung exogener Purinkörper 107
Beschleunigte De-novo-Biosynthese von Purinnucleotiden 108
Literatur 113

8 Erbfaktoren....................................... 118

Literatur 122

9 Pathogenese von Gewebsveränderungen bei chronischer Hyperurikämie.................................... 123

Akuter Gichtanfall..................................... 123
Chronische Gicht...................................... 126
Gichtnephropathie 127
Nephrolithiasis 130
„Bleigicht" 132
Literatur 132

10 Krankheitsbild der Gicht als Gelenkerkrankung 135

Prägicht... 135
Der akute Gichtanfall................................... 136
Die interkritischen Phasen und das chronische Stadium 141
Atypische Gichtformen 147
Literatur 148

11 Primäre Gicht als Allgemeinkrankheit ... 151

Uratnephropathie ... 152
   Die sogenannte Gichtniere ... 152
   Akute Uratnephropathie ... 160
Arterielle Hypertension ... 161
Übergewicht ... 162
Diabetes mellitus ... 163
Hyperlipoproteinämie ... 164
Fettleber ... 167
Atherosklerose, Persönlichkeitsstruktur ... 169
   Literatur ... 173

12 Komplikationen und Haupttodesursachen ... 179
   Literatur ... 181

13 Sekundäre Gicht ... 182
   Literatur ... 185

14 Diagnose und Differentialdiagnose der primären Gicht ... 187

Diagnose ... 189
Differentialdiagnose ... 196
Akuter Gichtanfall ... 199
   Artikuläre Lokalisation ... 199
   Vertebrale Lokalisation ... 204
   Extraartikuläre Lokalisation ... 204
Chronische Gichtarthritis, Tophusbildung ... 204
   Literatur ... 205

15 Primäre kindliche Gicht (Lesch-Nyhan-Syndrom) ... 206
   Literatur ... 210

16 Behandlungsgrundlagen – Behandlung mit Diät ... 212

Behandlungsgrundlagen ... 212
Behandlung mit Diät ... 213
Diätetische Erfordernisse ... 214
Die sogenannte „vernünftige Diät" ... 215
Kooperation ... 218
Einfluß von diätetischen Faktoren auf den Nucleoproteinstoffwechsel ... 219
Genuß von Kaffee oder Tee ... 227
   Literatur ... 228

17 Medikamentöse Behandlung der Gicht als Gelenk- und Nierenerkrankung 230

Behandlung der primären Hyperurikämie................... 230
Behandlung des akuten Gichtanfalls....................... 231
Behandlung der Gicht in den interkritischen Phasen und im
chronischen Stadium 237
Allgemeine Richtlinien.................................. 237
Urikostatika 244
   Allopurinol 244
Urikosurika.. 256
   Allgemeine Kautelen 256
   Benzbromaron....................................... 257
   Probenecid.. 262
   Sulfinpyrazon 262
   Phenylbutazon...................................... 263
Kombinierte Behandlung mit Allopurinol und Benzbromaron..... 263
Anfallsprophylaxe....................................... 266
Behandlung der Uratnephropathie 266
Prophylaxe und Therapie von Uratausfällungen in den
harnableitenden Wegen 267
Rezidivprophylaxe 269
Behandlung einer chronisch rezidivierenden Pyelonephritis....... 270
   Literatur 271

18 Chirurgische Behandlung – Behandlung der Gicht als Allgemeinerkrankung – Prophylaxe 278

Chirurgische Behandlung................................. 278
Behandlung der Gicht als Allgemeinerkrankung 278
Gesundheitserziehung, allgemeine physikalische Maßnahmen,
Bewegungstherapie 279
Adipositas.. 282
Arterielle Hypertension 285
Rauchgewohnheiten, Diabetes mellitus, Hyperlipoproteinämie,
Fettleber 286
Prophylaxe 287
   Literatur 290

19 Sozialmedizinische Probleme 293

Die sozialmedizinische Bedeutung von Krankheiten des
rheumatischen Formenkreises im allgemeinen................. 293
Die sozialmedizinische Bedeutung der Gicht heute 294
Rehabilitation... 294
Prognostik, Risikobeurteilung 297
   Literatur 298

20 Andere angeborene Störungen des Purinstoffwechsels .. 299

Xanthinurie. 299
Biochemie 300
Pathogenese und Pathophysiologie......................... 301
Krankheitsbild, Prophylaxe und Therapie................... 302
Mangel an Myoadenylatdesaminase........................ 303
Mangel an Adenin-Phosphoribosyltransferase (APRTase)........ 304
Mangel an Adenosindesaminase (ADAase) oder
Purin-Nucleosid-Phosphorylase (PNPase) 305
   Literatur 307

21 Störungen des Pyrimidinstoffwechsels 310

Störungen der Pyrimidinsynthese mit Orotazidurie............. 310
Endogene Formen 310
   Hereditäre Orotazidurie............................... 310
   Orotazidurie infolge eines Aktivitätsmangels an
   Ornithin-Carbamyltransferase.......................... 312
Exogene Formen 314
Hereditäre Störungen des Pyrimidinabbaus.................... 314
   Literatur 315

Medikamentenverzeichnis............................. 317

Sachverzeichnis 320

1 Definition und Wesen der Gicht

„Der Weltschmerz ist die Gicht des Geistes"
Karl Kraus

Unter primärer Gicht versteht man gewisse artikuläre und extraartikuläre Veränderungen als Folge einer hereditär bedingten Stoffwechselstörung, die in erster Linie den Purinstoffwechsel betrifft. Vordergründig sind Veränderungen des Harnsäurestoffwechsels, die häufig mit Störungen im Kohlenhydrat- und Fettstoffwechsel kombiniert sind. Gicht ist durch eine verhältnismäßig häufig anzutreffende Verkettung mit Diabetes mellitus vom Typ II, Hyperlipoproteinämie und arterieller Hypertension als *Risikoindikator* für die Entwicklung einer vorzeitigen und schweren Atherosklerose anzusehen. Zwischen Gicht und jeder dieser anderen als potentiell atherogen bekannten Bedingungen bestehen Wechselbeziehungen insofern, als diese entweder überzufällig häufig bei Gicht anzutreffen sind oder umgekehrt auf zum Teil unbekannte Weise mit einer Hyperurikämie einhergehen können. Allgemein besteht das Wesen der Gicht aus einer positiven Harnsäurebilanz, die zunächst zu einem Konzentrationsanstieg von Harnsäure in der extrazellulären Flüssigkeit führt. Beim pH-Wert des Blutes und Körpertemperatur ist Harnsäure als Mononatriumurat nur bis zu einer Konzentration von 6,4 mg/100 ml löslich (9). Durch Ausfällung und Ablagerung von Harnsäure in mesenchymalen Geweben mit schlechter Zirkulation der extrazellulären Flüssigkeit (11), d. h. in Geweben mit hohem Kollagen- oder Mukopolysaccharidgehalt, wird die Gicht nach mehreren Jahren der Latenz klinisch manifest.

Die Gicht stellt den Prototyp einer Zivilisationskrankheit dar. Für die Manifestation einer primären Gicht gelten ähnliche Voraussetzungen wie für diejenige des Diabetes mellitus, der im übrigen relativ häufig bei Gicht vorkommt. Sowohl beim Diabetes mellitus als auch bei der primären Gicht handelt es sich um *Konstitutionskrankheiten mit komplexem Erbgang* ohne sichtbare Chromosomenaberration. In beiden Fällen wirken endogene und exogene Bedingungen zusammen. Mit größter Wahrscheinlichkeit ist die primäre Gicht ebenso wie der Diabetes mellitus kein einheitliches Krankheitsbild und in der Mehrzahl ihrer Formen multifaktoriell genetisch bedingt. Ihre Manifestation dürfte also vom Zusammenspiel einer größeren Anzahl von Genen abhängen und wird darüber hinaus von Umweltfaktoren beeinflußt. Vor allem begünstigen Übergewicht und reichliche Ernährung sowie körperliche Inaktivität und Alkoholmißbrauch die Manifestation bei genetischer Prädisposition. So stieg die Gicht in der Nachkriegszeit bei uns und in anderen westlichen Industrienationen zur zweithäufigsten angeborenen Stoffwechselkrankheit auf. Primäre Gicht gilt nicht mehr als „the forgotten disease" (6), für die sie lange Zeit gehalten wurde. Im Gegensatz zur Zeit zwischen 1914 und 1953, in der Gicht als Vortragsthema in Deutschland nicht auf der Tagesordnung gestanden hat, finden heutzutage sehr häufig lebhafte und interessierte Diskussionen über diese Erkrankung statt.

In typischen Fällen können 4 *Stadien* der primären Gicht unterschieden werden (1, 12):

1. die asymptomatische Gichtanlage, die gleichbedeutend ist mit einer familiären oder primären Hyperurikämie;
2. der akute Gichtanfall;
3. die interkritischen Phasen und
4. das chronische Stadium.

Für manche Belange kann sich allerdings die von HENCH (5) gegebene Einteilung in 2 Stadien, nämlich in das Stadium der akut rezidivierenden Anfälle und in das der chronischen Gicht, als günstiger erweisen. Wir richten uns jedoch hier nach der Klassifikation in 4 Stadien. Die für Gichtanfälle gebrauchte Bezeichnung Podagra (von πούς ἄγρα = Fußschlinge) war früher gleichbedeutend mit Gicht (lateinisch gutta = Tropfen, althochdeutsch jiht = Aussage, Behexung, Besprechung). Im späten Mittelalter sprach man von „Zipperlein", eine Bezeichnung, die PARACELSUS (8) übernommen hat. Während des Altertums und Mittelalters wurden die Begriffe *„Rheuma"* und *„Katarrh"* (καταρρεῖν = herabfließen) wechselweise für dieselbe Krankheit angewandt (10). Dabei bedeutete ἄγρα die Falle, in der sich der kalte Schleim verfing. Über den Ursprung des Begriffes Gicht, der etwa im 12. Jahrhundert in der Volksmedizin entstand, gehen die Meinungen auseinander. Beispielsweise führte EBSTEIN (2) den Gichtbegriff auf das altangelsächsische „ghida" zurück, das Körperschmerz bedeutet. Andererseits soll Gicht nach der humoral-pathologischen Auffassung von GALENUS (3) dadurch entstehen, daß Säuretropfen aus dem Blut in Gelenke gelangen. Daraus entwickelte sich der lateinische Name der Gicht (gutta = Tropfen).

Die Erfahrung, daß die meisten Gichtkranken früher an Herz- oder Gehirnschlag gestorben sind, dürfte für die Übersetzung des in der Bibel häufig vorkommenden Wortes παραλύτικος durch LUTHER (7), der selbst gichtkrank war, mit „gichtbrüchig" ausschlaggebend gewesen sein. Ursprünglich bedeutete dieses Wort nämlich so viel wie „vom Schlag gelähmt", also schlagflüssig oder apoplektisch.

Nicht immer durchläuft jedoch die Gicht diese 4 klassischen Verlaufsstadien. Namentlich in höherem Lebensalter kann sich Gicht ohne jede Akuität als primär chronische Gicht (4) manifestieren. Andererseits können Nierenveränderungen, besonders bei jüngeren Patienten, dem

Auftreten dieser Gichtanfälle um Jahre vorausgehen. Die Unterscheidung von anderen, auch primär nicht entzündlichen Gelenkerkrankungen sowie die Frühdiagnose werden dadurch oft erschwert.

Als sekundäre Gicht (11) bezeichnet man gichtige Veränderungen als Folge anderer wohl definierter Krankheiten, die eine Anhäufung von Harnsäure im Organismus bedingen.

Literatur

1 Brugsch, T.: Die Gicht. In: Lehrbuch der inneren Medizin. Urban & Schwarzenberg, Wien 1930
2 Ebstein, W.: Die Natur und Behandlung der Gicht. Bergmann, Wiesbaden 1882
3 Galenus, C.: Gesamtausgabe seiner medizinischen Schriften, Bd. I–XX, hrsg. von G. Kühn, Leipzig 1821–1833
4 Grafe, E.: Die Gicht. Dtsch. med. Wschr. 78 (1953) 867
5 Hench, P. S.: The diagnosis of gout and gouty arthritis. J. Lab. clin. Med. 22 (1936) 48
6 Herrick, W. W., L. Tyson: Gout, the forgotten disease. Amer. J. med. Sci. 192 (1936) 483
7 Luther, M.: Bibelübersetzung, Neues Testament. Septemberbibel 1522, Matthaeus 4,24; 8,6; 9,2; 9,6; Markus 2,3; 2,4; 2,5; 2,9; 2,10; Lukas 5,18; 5,24; Apostelgeschichte 8,7; 9,33; Hebräerbrief 12,12.
8 Paracelsus, Theophrastus Bombastus v. Hohenheim: Von den 5 Entien, genannt Volumen medicinae paramirum de medica industria (um 1520), Bd. I. Hrsg. von Sudhoff, K., W. Matthiessen, K. Goldhammer. München 1923 (S. 163–239)
9 Peters, J. D., D. van Slyke: Quantitative Clinical Chemistry 2nd ed. Williams & Wilkins, Baltimore 1946 (p. 950)
10 Taubner, A.: Nosologie rheumatischer Erkrankungen. Münch. med. Wschr. 106 (1964) 94
11 Thannhauser, S. J.: Lehrbuch des Stoffwechsels und der Stoffwechselkrankheiten. Bergmann, München 1929
12 Zöllner, N.: Gicht. Dtsch. med. Wschr. 84 (1959) 920

2 Gicht im Spiegel der Jahrtausende

„Die Geschichte einer Wissenschaft ist diese Wissenschaft selbst."
J. W. v. Goethe

Ihre Bedeutung in der Geschichte der Krankheiten verdankt die Gicht ihrem frühzeitigen Auftreten und Bekanntwerden in verschiedenen, räumlich und zeitlich vollkommen getrennten Kulturbereichen. In der griechischen Kultur wurden überirdische Kräfte für den Ursprung der Gicht verantwortlich gemacht (33): Dionysos, der Gott des Weines, verführte Aphrodite, und aus dieser Verbindung ging das Podagra hervor. GALENUS (14) (129–199 n. Chr.) übernahm später diese Vorstellung und beschrieb die Geburt des „gliederschwächenden Podagra" aus der Verbindung von Bacchus und Aphrodite. Als weiteren Faktor führte er erbliche Belastung an: „Qui patres et avos habuere podagricos..." Daneben ließ Pindar in einer seiner Oden die Gicht aus dem Zusammenwirken von Kokytos (ein Höllenfluß) und der neidischen Megäre (eine der drei Erinnyen) entstehen.

Vermutlich ist die Geschichte der Gicht so alt wie diejenige der Menschheit selbst. Seit dem klassischen Altertum zählt Gicht zu den typischen Krankheiten des Wohlstandes. Bereits HIPPOKRATES (20) war diese Gelenkerkrankung bekannt. Obgleich man sich zu jener Zeit begreiflicherweise keine Vorstellung über Ursache und Entstehung der Gicht machen konnte, stellte sie für HIPPOKRATES eine besondere Gelenkerkrankung dar, die er von anderen Gelenkveränderungen abtrennte. Freilich konnte das erste brauchbare Konzept über die Entstehung der Gicht frühestens nach Darstellung der Harnsäure durch SCHEELE 1776 (36) entwickelt werden. Es wurde vor knapp 140 Jahren von GARROD (15, 16) vorgelegt, nachdem er im Blut von solchen Kranken eine erhöhte Harnsäurekonzentration festgestellt hatte. Zuvor war eine ursächliche Trennung zwischen verschiedenen Gelenkveränderungen nicht möglich. Trotzdem können zahlreiche Beschreibungen über entzündliche Gelenkerkrankungen aus vorchristlicher Zeit ohne größeren Vorbehalt vielfach mit Gicht identifiziert werden. Gut 20 Jahre nach der von SCHEELE (36) gemachten Entdeckung stellte WOLLASTON 1797 (47) Harnsäure in Gichtknoten fest. Von GARROD (15, 16) stammt der berühmte Fadentest. Dieser beruht darauf, daß Harnsäure bei Überschreiten einer kritischen Konzentration im Serum an einem Faden auskristallisiert und Formen annimmt, „die einem Zuckerbonbon an einer Schnur ähnlich sind". Wesentliche Erkenntnisse über die Chemie der Purinkörper verdanken wir EMIL FISCHER (12), dem es unter anderem gelang, durch die Synthese der Harnsäure deren Struktur zu bestätigen.

Schon im 6. nachchristlichen Jahrhundert wurde von AETIUS in Mesopotamien bei akuten Gelenkbeschwerden, besonders bei solchen mit großer Anfälligkeit der Großzehe als Ort der ersten Attacke, mit Erfolg das einzige im Anfall nahezu gichtspezifisch wirkende Mittel *Colchicum* angewandt (17). Der Papyroskunde verdanken wir Hinweise auf die Rezeptierung colchicinhaltiger Drogen um 1500 v. Chr. in Ägypten (9). Durch seine drastisch abführenden Nebenwirkungen geriet Colchicum um die Zeit von Alexander dem Großen, der wahrscheinlich selbst Gichtiker war, in Verruf (45). Colchicum war obsolet bis zur Wiedereinführung im 13. Jahrhundert durch byzantinische Ärzte, die vielleicht durch die arabische Medizin, durch AVICENNA (2), angeregt waren (29). Im 16. Jahrhundert war es vor allem der berühmte französische Chirurg A. PARÉ, der zur Wiederverbreitung einer Therapie mit Colchicum beitrug (37). Es ist bis heute im Anfall das Mittel der Wahl geblieben.

Als erster beschrieb HIPPOKRATES die Gicht. Er wußte bereits zwischen chronischen Entzündungen, die von Anfang an mehrere Gelenke betreffen, und solchen mit primärer Bevorzugung des Großzehengrundgelenkes, wie bei Gicht, zu unterscheiden. In den beiden ersten nachchristlichen Jahrhunderten berichteten vor allem SENECA (39), ARETAEUS von Kappadokien (1) und GALENUS (14) über familiäres Auftreten und Bevorzugung des männlichen Geschlechtes bei akut anfallartig auftretenden Gelenkentzündungen sowie über Gichtknoten am Unterhautbindegewebe (24, 45, 49). Übrigens beschrieben die beiden zuletzt genannten Ärzte erstmals auch die klinischen Zeichen der Zuckerkrankheit. Zu ihrer Zeit war ein bei Gicht häufig vorkommendes Zusammentreffen von Gelenkveränderungen mit Steinbildung in den ableitenden Harnwegen durch die Schriften von HIERON von Syrakus im 5. vorchristlichen Jahrhundert längst bekannt (9).

Auf eine Mitbeteiligung der Nieren bei Gicht wies ARETAEUS von Kappadokien (1) schon im 2. nachchristlichen Jahrhundert hin. Treffenderweise schrieb ERASMUS von Rotterdam (1469–1536) (11) an Thomas MORUS (1478–1535): „Du hast Nierensteine, und ich habe die Gicht, wir haben zwei Schwestern geheiratet." Speziell auf die Erblichkeit der Gicht machten ARETAEUS (1) und CAELIUS AURELIANUS (5. Jahrhundert n. Chr.) (5) aufmerksam.

Selbst bei vorsichtiger Auslegung einschlägiger Literaturberichte aus dem Altertum (27, 29) erscheint die Annahme richtig, daß Gicht bei den vegetarisch lebenden Ägyptern und Hindus außerordentlich selten war. Paradoxerweise wurde der älteste heute bekannte *Nierenstein*, der zudem harnsäurehaltig ist, in einer etwa siebentausend Jahre alten ägyptischen Mumie gefunden (22). Ebenfalls in Afrika, nämlich in Nubien, fanden SMITH u. JONES 1910 (41) Uratablagerungen im Skelett einer männlichen Leiche. Andererseits erkrankten Bevölkerungsgruppen mit hohem Fleischkonsum oder zu Zeiten einer Überfeinerung, wie Perser oder wohlhabende Griechen und Römer, offenbar relativ häufig an Gicht. Obgleich GALENUS (14), der vermutlich die Bezeichnung *Rheumatismus* prägte, noch sämtliche entzündlichen und zum Teil auch degenerativen schmerzhaften Gelenkveränderungen unter dem Begriff „Arthritis" zusammenfaßte, hatte HIPPOKRATES (20) schon 500 Jahre vorher bei *Monarthritis* prophylaktisch und therapeutisch – anscheinend mit Erfolg – Mäßigung der Lebensführung empfohlen. Erst SYDENHAM (1624–1689) (44) beschrieb nach Selbstbeobachtungen exakt die Symptomatik des akuten Gichtanfalls sowie die Differentialdiagnose zwischen akutem Rheumatismus und Gicht. In einer Darstellung aus dem Jahre 1801 schilderte HEBERDEN (19) die nach ihm benannten knotenförmigen Auftreibungen an den Fingerendgelenken (s. Abb. 14.9 auf Farbtafel VI) und wies darauf hin, daß keine Beziehung zur Gicht (s. Abb. 10.6 auf Farbtafel II) besteht.

Zu allen Zeiten war eine ausgesprochene *Disposition* für Gicht bei vollblütigen Menschen mit übermäßiger Körperkraft und Körperfülle und bei Intellektuellen erkennbar (Abb. 2.1). Schon 1778 beschrieb W. CULLEN (8) aus Edinburgh, Mitgründer der Medizinischen Hochschule in Glasgow, in einer 35 Seiten umfassenden Abhandlung den Typus des Gichtkranken als „robust und wohlgenährt mit großem Kopf und breiter Brust, blutreich und korpulent". In der griechischen *Mythologie* begegnen uns unter anderen Priamos und Ödipus sowie Odysseus

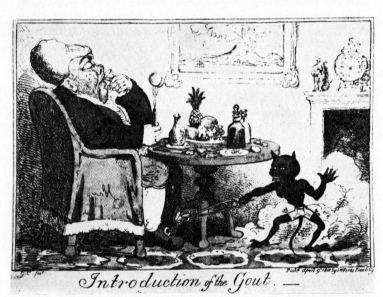

Abb. 2.1 Beginn der Gicht. Kupferstich (Chalkographie) von George Cruikshank, veröffentlicht am 9. April 1818 durch S. W. Fores. Britisches Museum, London (aus *Mertz, D. P.*: Dtsch. med. J. 19 [1968] 413)

als gichtverdächtige Gestalten (33, 42). Die Geschichte liefert viele Beispiele für Gicht unter bekannten Persönlichkeiten. Keineswegs alle repräsentieren den Typus des lebensfrohen Pyknikers. Einige bekannte Gichtkranke (beispielsweise Wallenstein) waren von asthenischem Habitus, introvertiert und neigten zu depressiven Stimmungslagen.

Wahrscheinlich litten so aktive Männer wie Alexander der Große, M. V. Agrippa, Karl der Große, Heinrich VIII., Kaiser Karl V., F. A. de Toledo – Herzog von Alba, P. P. Rubens, A. v. Wallenstein, O. Cromwell (21), Ludwig XIV., Friedrich I. von Preußen, Friedrich der Große (38), G. Casanova und Gelehrte wie M. Luther, J. Calvin, J. Milton, I. Newton, G. W. Leibniz, B. Franklin, J. W. von Goethe und Ch. Darwin an Gicht. In diesen Jahrhunderten galt die Gicht als eine Art Kavaliers- und Fürstenschicksal. So begann das schwere Gichtleiden im Falle von Wallenstein nach jahrelangem unmäßigem Weingenuß im 37. Lebensjahr mit Podagra. Kurz vor seiner Ermordung im 51. Lebensjahr bestanden an den Füßen nekrotisierende Gichtgeschwüre. Ständig waren zu diesem Zeitpunkt drei Ärzte um Wallenstein, die dem „Gichtiker, für die Welt bewegt hat und sich selbst kaum noch bewegen kann", eine Überlebensdauer von 2 Jahren voraussagten (10). Mit 50 Jahren stand Wallenstein schon jenseits der Höhe des Lebens. Das, was er geworden, beruhte auf nie nachlassender Anspannung und Anstrengung. Frühzeitig war er gealtert. Golo Mann (26) spricht von zunehmender Melancholie, Abmagerung und Herzbeängstigung. Wegen seines gelblich-grünen Teints soll er sein Gesicht „am liebsten hinter einem seidenen Tuch" verborgen haben. Offenbar waren die Hände zu dieser Zeit manchmal so versteift, daß er keine Unterschrift mehr leisten konnte. Wallenstein sehnte sich nach Frieden. Die von Kroeber-Keneth (23) geäußerte Vermutung, derzufolge Wallenstein in den letzten Monaten seines Lebens urämisch geworden sein soll, wird von G. Mann (26) mit dem Hinweis aufgegriffen, daß aus diesem Lebensabschnitt ein Rezept über harntreibende Medikamente stamme. Die Tatsache, daß eine Nierenbeteiligung bei schwerer Gicht die Regel ist, unterstützt die Auffassung, wonach Wallenstein primäre Gicht hatte.

Auch viele berühmte Ärzte waren Gichtige, beispielsweise der Entdecker des Blutkreislaufs W. Harvey, T. Sydenham (44), dem wir die klassische Beschreibung des akuten Gichtanfalls verdanken, J. Hunter, C. H. Parry und viele andere. Die Frage, ob es zur Schlacht von Waterloo jemals gekommen wäre, wenn die Nachfolge von Napoleon ein anderer als Ludwig XVIII. angetreten hätte, mag heute nur noch Historiker interessieren. Bekanntlich war der Bourbone in manchen entscheidenden Stunden bewegungs-, handlungs- und verhandlungsunfähig durch Gicht und ihre Folgen (29, 40). – Von Kaiser Augustus wird berichtet (31), daß ihm der Arzt Antonius Musa die Gicht durch eine an Prügelstrafe grenzende „Massage" vertrieben habe. Laut derselben Literaturquelle malte der als Despot verschriene Preußenkönig Friedrich I. (1657–1713) heimlich unter qualvollen Schmerzen, die ihm die Gicht bereitete („in tormentis pinxit"). Offenbar fand er nach 16stündiger Arbeit noch Liebe und Kraft, trotz Schmerzen an seinen deftigen Bildern zu arbeiten.

Übrigens wurde die Gicht schon in den indischen Veden (bis 1250 v. Chr. zurückreichend) angeführt (35) und in der Inkazeit bildhaft dargestellt. In der „Ahnengalerie" der Gichtkranken erscheint auch Khubilaj (1215–1294), Enkel des Dschingis Khan und zugleich Groß-Khan der Mongolei sowie als „Sohn des

Himmels" erster Herrscher über Gesamtchina (25), über den Marco Polo berichtet hat (30). Marco Polo erreichte Peking 1275 und blieb dort bis 1292 als Gesandter, Statthalter und Dolmetscher von Khubilaj Khan. Von ihm wissen wir, daß der koreanische König im Jahre 1267 dem Groß-Khan Pelzstiefel zum Schutze seiner schmerzenden Füße schickte. Als weitere berühmte Opfer der Gicht möchten wir F. Petrarca (1304–1374), H. Cardanus (1501–1576) (6), F. Bacon (1561–1626), Lord Chesterfield (1694–1773) (7), W. Pitt (1708–1778), I. Kant (1724–1804), L. Tieck (1773–1853), C. von Linné (1809–1882), P. A. Renoir (1841–1919) sowie den deutschen Anatomen J. Cohnheim (1839–1884) und F. Widal (1862–1929) nennen (18), der durch die Gruber-Widal-Reaktion bekannt geworden ist.

Von STUKELEY (42) wurde 1734 angenommen, daß in der Bibel der erste authentische Bericht über einen gichtkranken Menschen zu finden sei. Es handelt sich um König Asa, der wahrscheinlich im 10. vorchristlichen Jahrhundert gelebt hat. Die wenigen einschlägigen Angaben (2. Buch der Chronik im alten Testament, Kap. XVI, 12. und 13.) reichen meines Erachtens jedoch nicht aus, um das Leiden unzweifelhaft mit Gicht zu identifizieren, zumal über den Lebenswandel des Königs an anderen Stellen (1.Buch der Könige, Kap. XV, 23. und 24.; 2.Buch der Chronik XIII, 23., XIV, 5., XV, 15., 19.) nichts Nachteiliges ausgesagt wird. In Kapitel XVI, 12. lesen wir: „Und Asa ward krank an seinen Füßen im neununddreißigsten Jahr seines Königsreichs, und seine Krankheit nahm sehr zu; und er suchte auch in seiner Krankheit den Herrn nicht, sondern die Ärzte." Und weiter in 13.: „Also entschlief Asa mit seinen Vätern und starb im einundvierzigsten Jahr seines Königreichs."

Ein bemerkenswertes Beispiel für Gicht bei betagten Personen (vgl. S. 148) ist Michelangelo (1475–1564), „ein Gemisch körperlicher Stärke und intellektueller Gedanklichkeit. Im athletischen Leibe eine platonische Seele" (34). Von Jugend auf widmete er sich mit verzehrender Energie der Kunst und entsagte der Gesellschaft „in leidenschaftlicher Einsamkeit". Bis ins höchste Alter arbeitete er ungestüm, maß- und rastlos, wie von einem Dämon getrieben. Durch sein aufbrausendes Wesen, sein hochfahrendes und verachtendes Vorgehen schuf er sich beständig seine Umwelt zum Feind. Das unstillbare Fieber, das ihn durchglühte, ließ ihn sein ganzes Leben lang an Schlaflosigkeit leiden. Trotz dieser ungeheuren Energie war Michelangelo stets kränklich und mehrere Male dem Tode nahe. Erst in den letzten Jahren seines langen Lebens stellten sich ein „Blasensteinleiden" und Gicht ein. In diesem Zusammenhang verdient der Hinweis besondere Aufmerksamkeit, daß Michelangelo von geradezu asketischer Bedürfnislosigkeit war. Noch mit 85 Jahren überwachte er zu Pferd die Bauarbeiten am Petersdom, und mit 86 Jahren überstand er einen Schlaganfall.

Zuweilen werden briefliche Anmerkungen von Goethe aus den Jahren 1814 und 1817, in denen er über zunehmende Bewegungseinschränkungen durch gichtige Schmerzen klagt, als rheumatische Beschwerden abgetan (18). Wir möchten jedoch gewisse Begleitumstände als bedingten Hinweis auf die gichtige Natur seines Gelenkleidens werten. In den ersten Jahren des 19. Jahrhunderts, als Goethe seine Farbenlehre niederschrieb, befand er sich in körperlich schlechter Verfassung. Sein Körper wurde für einige Jahre schwammig, unförmig, dick. 1805, mit 56 Jahren, stellten sich schwere Nierenkoliken ein, die Goethe veranlaßten, Karlsbad aufzusuchen (zuletzt 1820). Es wird vermutet (13), daß es sich bei der 1823 aufgetretenen Perikarditis um ein Symptom bei Koronarinfarkt gehandelt hat. Selbst als hoher Greis sprach Goethe dem Wein in reichlichem Maße zu. Sein schweres hypochondrisches Erbe empfand er zeitlebens als den Feind in der eigenen Brust. Schließlich zeichnete Friedrich Soret in seinen „Conversations avec Goethe" unter dem 12. Juni 1830 folgende Begebenheit auf: „,Sie sehen', sagte er (Goethe) mir, ,das Musterbild eines Gichtkranken, er kann sich zwar nicht vom Fleck rühren, das hindert ihn jedoch nicht, obendrein die Ursache seiner Leiden zu liebkosen.' Bei diesen Worten zeigte er mir die halbe Flasche Weißwein, die er eben erst ausgetrunken hatte" (4).

Nachdem G. van Swieten (43) in der Beobachtung, daß Frauen im Zusammenleben mit ihren Männern gichtkrank wurden, keinen Beweis für eine ansteckende Krankheit gesehen und ausdrücklich betont hatte: „Gichtkranke erzeugen immer wieder Gichtkranke", änderten sich die Vorstellungen hierüber in den folgenden Jahren grundlegend. Beispielsweise wurde im preußischen Regulativ vom 8. August 1835 „betreffs der sanitäts-polizeilichen Maßregeln gegen die Verbreitung ansteckender Krankheiten" Gicht den ansteckenden Krankheiten zugeordnet (zit. nach Hassmann [18]).

Mit ihrer Ausweitung gewann die Welt der Gicht entscheidend an Anziehungskraft. Sie gewährt möglicherweise Einblicke in bisher nur geahnte *Interrelationen im Stoffwechsel* von Harnsäure, gewissen Fettkörpern und Kohlenhydraten. Ohne Übertreibung könnte man auf die jahrtausendealten Bemühungen um eine Behandlung der Gicht und ihrer Beschwerden die Worte von Aischylos anwenden: „Stets sieget wetteifernd Bemühen für das Gute."

Literatur

1 Aretaeus von Cappadokien: De causis et signis diuturn. morb. lib. II. Lochner, Zürich 1847
2 Avicenna (Ibn Sina): Canon medicinae. Lat. Löwen 1658
3 Baillou, G.: Liber de rhumatisme et pleuritide dorsale. J. Quesnel, Paris 1642
4 v. Biedermann, F.: Goethes Gespräche, 2. Aufl., Leipzig 1909–1911. Deutsche Übersetzung in Jacobs, M.: Eckermanns Gespräche mit Goethe, Bd. II. Tempel-Verlag, Berlin/Leipzig o. J. (S. 380)
5 Caelius Aurelianus: De morbis acutis et chronicis. Morb. chron. liber V. Amsterdam 1755
6 Cardanus, H.: Podagrae encomium. Basel 1562
7 Chesterfield, Lord: Letters to His Son. Dent, London 1946
8 Cullen, W.: First Lines of the Practice of Physic 2nd ed., vol. I. Creech, Edinburgh 1778
9 Delpeuch, A.: Histoire des maladies. La goutte et le rhumatisme. Carrè et Naud, Paris 1900
10 Diwald, H.: Wallenstein. Bechtle, München 1969 (S. 15, 70, 71, 303, 526, 530)
11 Erasmus von Rotterdam, Desiderius: In Allen, P.S., H.M. Allen, H.W. Garrod: Opus epistolarum, 12 Bde. Oxford 1906–1947

12 Fischer, E.: Untersuchungen in der Puringruppe (1882 bis 1906). Springer, Berlin 1907 (S. 30 ff)
13 Friedenthal, R.: Goethe. Sein Leben und seine Zeit. Deutscher Taschenbuch Verlag, München 1968 (S. 66, 460, 547, 569, 574, 633, 651)
14 Galenus, C.: In Kühn, G.: Gesamtausgabe seiner medizinischen Schriften, Bd. I–XX, Bd. XIX. Leipzig, 1821–1833 (S. 427)
15 Garrod, A. B.: Observations on certain pathological conditions of the blood and urine in gout, rheumatism and Bright's disease. Trans. Med. Chir. Soc. 31 (1848) 83
16 Garrod, A. B.: The Nature and Treatment of Gout and Rheumatic Gout, 2nd ed. Walton & Maberly, London 1863
17 Hartung, E. F.: History of the use of colchicine and related medicaments in gout. Ann. rheum. Dis. 13 (1954) 190
18 Hassmann, P.: Zur Medizingeschichte und Sozialpathologie der Gicht. Inaug.-Diss., Düsseldorf, 1969
19 Heberden, W.: Opera medica, Cap. 28. Friedländer, Leipzig 1831
20 Hippokrates: In Litté, E., A. Hakkert: Œuvres complètes d'Hippocrate, 10 Bände, Bd. IV (Aphorismen 28–30 des 6. Teils). Amsterdam 1962 (S. 571)
21 Jelusich, M.: Cromwell. Speidel, Wien u. Leipzig 1933
22 Kittredge, W. E., R. Downs: The role of gout in the formation of urinary calculi. J. Urol. (Baltimore) 67 (1952) 841
23 Kroeber-Keneth, L.: Buch der Graphologie. Econ, Düsseldorf–Wien 1968 (S. 224)
24 Löffler, W., F. Koller: Die Gicht. In Schwiegk, H.: Handbuch der inneren Medizin, 4. Aufl., Bd. VII/2. Springer, Berlin 1955 (S. 435 ff.)
25 Mandel, G.: Dschingis Khan und seine Zeit, hrsg. von E. Orlandi, E. Vollmer, Wiesbaden, A. Mandadori Editore, Verona 1968
26 Mann, G.: Wallenstein. Fischer, Frankfurt/M. 1971
27 Mertz, D. P.: Gicht und Hyperuricämie. Arch. klin. Med. 212 (1966) 143
28 Mertz, D. P.: Gichtniere und Nierengicht. Dtsch. med. J. 19 (1968) 413
29 Mertz, D. P.: Gicht, Zuckerkrankheit und Arteriosklerose in der Überflußgesellschaft. Freiburger Universitätsblätter 8 (1969) 65
30 Polo, Marco: Enzyklopädie des historischen und geographischen Asiens. Aug. Bürck, Leipzig 1845
31 Reichert, H. G.: Urban und Human. Goldmann, München 1965 (S. 235, 312)
32 Rodnan, G. P.: A gallery of gout: Being a miscellany of prints and caricatures from the 16th century to the present day. Arthr. and Rheum. 4 (1961) 27, 176
33 Rodnan, G. P., T. G. Benedek: Ancient therapeutic arts in the gout. Arthr. rheum. Dis. Abstr. 6 (1963) 317
34 Rolland, R.: Michelangelo. Rascher, Zürich 1920 (S. 145 ff., 157, 164 ff.)
35 Roth, R., W. D. Whitney: Atharva Veda Sanhita. Dümmler, Berlin 1855
36 Scheele, K. W.: Examen chemicum calculi urinarii. Opuscula II, 73. Leipzig 1776
37 Schnitker, M. A., A. B. Richter: A history of the treatment of gout. Bull. Hist. Med. 4 (1936) 89
38 Schwerz, F.: Friedrich der Große und seine Ärzte. CIBA 6 (1939) 2360
39 Seneca, L. A.: Ad Lucilium epistularum moralium quae supersunt, Bd. 3, hrsg. von O. Hense, Leipzig 1898, S. 428 ff. (Epist. 95). In: Langenscheidtsche Bibliothek sämtlicher Klassiker, Bd. 105, Berlin 1855 (S. 47)
40 Sieburg, F.: Napoleon. Die hundert Tage, 9. Aufl. Deutsche Verlagsanstalt, Stuttgart 1964
41 Smith, G. E., F. W. Jones: The Archeological Survey of Nubia. Bd. II, National Printing Dept., Kairo 1910 (pp. 44, 269)
42 Stukeley, W.: Of the Gout in Two Parts. Roberts, London 1734
43 van Swieten, G.: Podagra. Leiden 1764
44 Sydenham, Th.: Abhandlung über die Gicht. In Sudhoff, K.: Klassiker der Medicin. Barth, Leipzig 1910
45 Talbott, J. H.: Gout, 3rd ed. Grune & Stratton, New York 1967
46 Vogt, H.: Das Bild des Kranken. Die Darstellung äußerer Veränderungen durch innere Leiden und ihre Heilmaßnahmen von der Renaissance bis in unsere Zeit. Lehmann, München 1969
47 Wollaston, W. H.: On gouty and urinary concretions. Phil. Trans. B 87 (1797) 386
48 Wright, T.: The Works of James Gillray from the Original Plates. Chatto & Windus, London o. J.
49 Zöllner, N.: Nucleinstoffwechsel. In Zöllner, N.: Thannhausers Lehrbuch des Stoffwechsels und der Stoffwechselkrankheiten, 2. Aufl. Thieme, Stuttgart 1957 (S. 511 ff.)

3 Physiologie des Harnsäurestoffwechsels

„Mens agitat molem."
P.V.M. Vergil

Vergleichende Physiologie

Wahrscheinlich spielte Harnsäure bei der Entwicklung und Anpassung des Lebens von Wirbeltieren an die Umweltbedingungen eine große Rolle. Bei der Entstehung höher entwickelter Organismen gingen Enzyme, die den Abbau von Harnsäure beeinflussen, verloren (22). So mangeln *urikotelischen Vertebraten*, wie gewissen Reptilienspezies und Vögeln, einige Enzyme, die zur Biosynthese von Harnstoff erforderlich sind (35). Bei diesen Arten beträgt der Harnsäurestickstoff 60–98% des mit dem Harn ausgeschiedenen Gesamtstickstoffbetrages. Harnsäure entsteht bei *Vögeln* und gewissen *Landreptilien* hauptsächlich als Endprodukt des Proteinabbaues (23). Auf Grund der geringen Löslichkeit von Harnsäure in Wasser können bei diesen Spezies zur Aufrechterhaltung des Stickstoffhaushaltes relativ große Stickstoffmengen bei geringem Wasserverlust über die Kloake eliminiert werden. Unter xerischen Bedingungen kann dieser Ausscheidungsmodus für die *Wasserökonomie* von vitaler Bedeutung sein.

In archaischen Zeiten waren Ammoniak und Kohlendioxyd letzte Abbauprodukte von Purinkörpern. Wie Abb. 3.1 zeigt, gingen die hierzu notwendigen *Enzyme – Urease, Allantoinase, Allantoicase und Uricase –* mit der Höherentwicklung des Lebens verloren. Bei den meisten Säugetieren trat dann das Enzym Uricase, das Harnsäure zu Allantoin oxidiert, wieder auf und verschwand erneut bei *anthropoiden Affen*, einigen Affenarten der Neuen Welt, wie Cebus albifrons (84), und beim Menschen. Die Folge davon ist ein Anstieg der Harnsäurekonzentration in Plasma und Urin. Beispielsweise beträgt der Serumharnsäurewert bei Cebusaffen zwischen 1,5 und 3,0 mg/100 ml (82), wohingegen die endogenen Harnsäurekonzentrationen von Rhesusaffen und den meisten Laboratoriumstieren mit 0,3 mg/100 ml Serum sehr niedrig sind. Bei allen genannten Wirbeltierarten, bei denen Harnsäure Endprodukt des Purinstoffwechsels ist (Landreptilien, Vögel, *Primaten*), ist die Entwicklung gichtiger Veränderungen möglich und bekannt (z.B. sog. *„Vogelgicht"* [32]). In den Abb. 3.2 und 3.3 sind gichtige Veränderungen bei einem 3 Tage alten Küken (54) dargestellt.

Die aufeinanderfolgenden Schritte, die beim *allmählichen Verschwinden von Uricase während der Höherentwicklung des Lebens* erschienen, lassen sich am

12 Physiologie des Harnsäurestoffwechsels

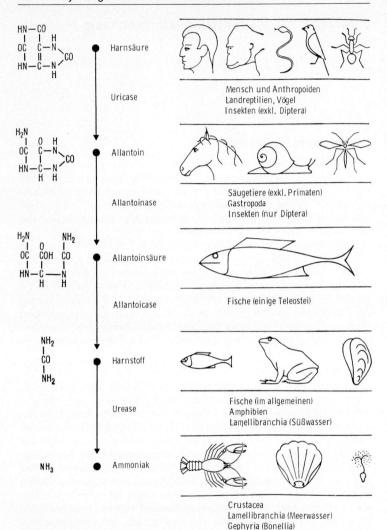

Abb. 3.1 Der Purinkörperabbau bei verschiedenen Tiergruppen (nach *Florkin* u. *Duchâteau*) (aus *Mertz, D. P.:* Hippokrates [Stuttg.] 39 [1968] 5)

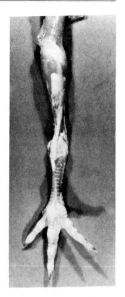

Abb. 3.2 Gelenk-Sehnenscheiden-Gicht bei einem drei Tage alten Küken (aus *Lüthgen, W.:* Dtsch. tierärztl. Wschr. 78 [1971] 180)

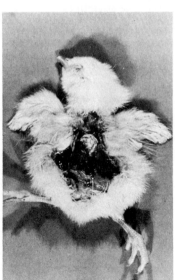

Abb. 3.3 Herzbeutelgicht bei einem drei Tage alten Küken (aus *Lüthgen, W.:* Dtsch. tierärztl. Wschr. 78 [1971] 180)

besten durch *vergleichende Studien an Primaten* klären. Die allgemein vertretene Auffassung, daß unter den Säugetieren ausschließlich der Mensch und die anthropoiden Affen des Enzyms Uricase entbehren, gründet sich auf die Ergebnisse spärlicher Untersuchungen, die vor etwa 70 Jahren an Schimpansen, Orang-Utans und 3 Arten von Affen der Alten Welt (Macaca, Patio und Cercopithecus) durchgeführt wurden. Inzwischen fand man bei mehreren Arten von Affen der Neuen Welt Harnsäurekonzentrationen in Serum und Urin, die denen beim Menschen vergleichbar sind. Zudem scheiden diese Spezies nur unbedeutende Mengen Allantoin mit dem Harn aus, und es fehlt eine Aktivität von Uricase in deren Lebergewebe (13). Die Serumkonzentrationen einiger Arten von Affen der Neuen Welt (Cebus albifrons, Cebus apella, Lagothrix lagotricha und Saguinus oedipus) betragen 2,1–3,3 mg/100 ml, verglichen mit Durchschnittswerten zwischen 0,3 und 0,5 mg/100 ml bei Affen der Alten Welt (Macaca mulatta, Macaca irus, Macaca arctoides, Papio cynocephalus) und Prosimia = Halbaffen (Tupaia glis). Von den untersuchten Affenarten der Neuen Welt ist Saimiri sciureus die einzige Spezies mit einer Harnsäurekonzentration von nur 0,5 mg/100 ml Serum.

Die *Uricaseaktivität in der Leber* von Prosimia ist bemerkenswert stabil (ebenso wie die der Ratte), diejenige von Affen der Alten Welt außerordentlich labil. – Aus diesen Untersuchungen geht somit hervor, daß unter den Affen der Neuen Welt im Hinblick auf die Uricaseaktivität in der Leber und das Verhalten der Harnsäurekonzentrationen in Serum und Urin erhebliche Speziesdifferenzen bestehen. *Vermutlich sind die Mutationen, die bei gewissen Primaten zum Verschwinden des Enzyms geführt haben, bei Spezies mit labiler Uricase bereits teilweise wirksam.* Uricase wurde als Bestandteil von Peroxisomen identifiziert, und die Degeneration dieses Enzyms in der Phylogenese von Primaten scheint Teil eines Ausschnitts der graduellen Involution dieses subzellulären Partikels zu sein. Die nichtanthropoiden Affen der Neuen Welt mit hohen Serumharnsäurekonzentrationen stellen hervorragende Versuchsobjekte zur Erforschung der Purinsynthese und des Hyperurikämiesyndroms dar.

Harnsäure ist das hauptsächliche Endprodukt des Stickstoffmetabolismus bei *Schlangen*. Mehr als 98% des im Urin erscheinenden gesamten Stickstoffbetrages bestehen aus Harnsäure (76). In der Leber dieser Tiere fehlen alle Fermente des Harnstoffzyklus (7), so daß Harnstoff weniger als 2% der mit dem Harn ausgeschiedenen Stickstoffmenge ausmacht (42, 43). Bei gewissen urikotelischen Eidechsen und Schildkröten reichern sich Harnsäure oder Urate als Kristallmasse in der Blase oder Kloake an, wo anorganische Ionen und Wasser reabsorbiert werden (15, 70). Bei Süßwasserschlangen von der Art Natrix sipedon werden Harnsäure oder Urate in kristalliner Form im distalen Ende des Darmes kurz vor der Einmündung in die Kloake angetroffen. An dieser Stelle findet wahrscheinlich eine aktive Reabsorption von Natrium statt (40). Während akuter metabolischer Alkalose nimmt die tubuläre Uratsekretion bei diesen Tieren in Abhängigkeit vom pH-Wert des Blutes zu (16). Die physiologische Bedeutung dieser renalen Reaktion auf eine systemische Alkalose ist darin zu suchen, daß Harnsäure in einem alkalischen Harn fast nur in Form ihres Natrium- oder Kaliumsalzes vorliegt. Dadurch kann ebensoviel Base wie durch vermehrte Ausscheidung von Natriumbikarbonat mit dem Ziele einer Abwendung der Alkalose ausgeschieden werden. Da die metabolische Umwandlung von Nahrungsstickstoff in Harnsäure eine ständige Säurebelastung für einen urikotelischen Vertebraten darstellt, ist es verständlich, daß Änderungen im *Säure-Basen-Haushalt* die tubuläre Sekretion von Urat beeinflussen. Andererseits ist Urat ein wichtiger Puffer im Urin während Azidose bei diesen Tieren. Auf diese Weise wird Natrium konserviert und Säure ausgeschieden.

So betrachtet, ist primäre Gicht als Ergebnis des Verlusts eines oder mehrerer zusätzlicher, nicht näher definierter Enzyme anzusehen, wodurch der endogene Mangel an Uricase überlagert wird. Hierdurch verstärkt sich die vorliegende Störung, und der Harnsäurepool könnte als Zeichen einer sich manifestierenden primären Gicht weiter ansteigen. Mit anderen Worten wären demnach primäre Gicht und Xanthinurie, eine andere angeborene Störung des Purinstoffwechsels, lediglich zusätzliche Mutationsfälle im Rahmen einer langen Kette von Enzymverlusten bei der evolutionären Entwicklung des Lebens (35). Die relativ hohe Harnsäurekonzentration im Serum von Primaten wird allgemein auf einen durch Mutation bedingten Verlust von Uricase in der Leber zurückgeführt.

Überspitzt könnte man die Folgen, die für den Menschen durch den Verlust der Fähigkeit zur Uricasesynthese in der Leber entstanden sind, so formulieren: „Man sapient, but gouty" (93). Näheres darüber S. 51.

Serumharnsäurekonzentration

Beim Menschen ist Harnsäure das Endprodukt des Purinstoffwechsels und – in geringem Umfang – auch ein solches des Aminosäurenstoffwechsels (41). Die Höhe der Serumharnsäurekonzentration resultiert aus Bildung und Ausscheidung. Beide können durch eine Vielzahl endogener und exogener modifizierender Einflüsse individuell verändert werden.

LIDDLE u. Mitarb. (50) zeigten, daß zwischen der *Serum- und Plasmakonzentration von Harnsäure* kein signifikanter Unterschied besteht. Schon 1921 fanden THANNHAUSER u. CZONICZER (89) in *interstitieller Flüssigkeit* und Plasma übereinstimmende Harnsäurekonzentrationen. *Jahreszeitlich bedingte Schwankungen* der Serumharnsäurekonzentration sind nicht bekannt (4). *Tageszeitliche Schwankungen* der Serumharnsäurekonzentration während eines Tages sind gering, jedoch besteht die Möglichkeit erheblicher Schwankungen während einer Woche unter freier Kost (72). Personen, die *Nachtarbeit* ausgesetzt sind, weisen erhöhte Serumkonzentrationen von Harnsäure (und Kalium, Glucose, Cholesterin), solche, die sich von der Nachtarbeit wieder erholen, verminderte Serumwerte gegenüber vorher auf (90).

Im allgemeinen ist die Serumharnsäurekonzentration *in verschiedenen Lebensabschnitten* relativ konstant. Bei Männern erreicht der Serumharnsäurewert im Alter von 20–24 Jahren ein dauerndes Maximum. Ein vergleichbarer Gipfelwert stellt sich bei Frauen erst in der Menopause ein (vgl. Abb. 3.5). Für beide Geschlechter ist die Höhe der Serumharnsäurekonzentration im Alter bis zu 4 Jahren mit einem Durchschnittswert von etwa 3,5 mg/100 ml am niedrigsten. Sie steigt dann bis zum

14. Lebensjahr um etwa 1 mg/100 ml an und bleibt bei Frauen auf diesem Niveau bis zur Menopause. Bei Männern erreicht der Serumharnsäurewert nach der Pubertät ein dauerndes Maximum, das bis um 1 mg/100 ml über der mittleren Serumharnsäurekonzentration gleichaltriger menstruierender bzw. unter Östrogenwirkung stehender Frauen liegt. Vom 4. Lebensmonat ab erfolgt bei beiden Geschlechtern – vermutlich durch diaplazentaren Übertritt – ein Anstieg der Harnsäurekonzentration im Serum (37). Eine deutliche Geschlechtsdifferenz entwickelt sich vom 10. Lebensjahr ab. Sie erreicht in der Altersklasse 20–29 Jahre ein Maximum und wird mit fortschreitendem Lebensalter geringer.

Bei individueller Beurteilung der *Serumharnsäurekonzentration* sollten *Alters- und Geschlechtsverteilung* der Werte berücksichtigt werden. Abb. 3.4 gibt über die prozentuale Verteilung der enzymatisch bestimmten Serumharnsäurewerte eines geschlechtsspezifischen Gesamtkollektivs nähere Auskunft (61).

Allem Anschein nach sind *hormonelle Einflüsse* für die bekannten Alters- und Geschlechtsunterschiede der Serumharnsäurekonzentration verantwortlich. NICHOLLS u. Mitarb. (65) stellten bei 17 von 20 transsexuellen, purinarm ernährten Männern im Alter zwischen 19 und 55 Jahren während einer über viele Wochen bis Monate langen *Östrogenbehandlung* einen signifikanten Abfall der mittleren Serumharnsäurekonzentration (mit Standardabweichung) von 4,8 ± 1,0 mg/100 ml vor der Behandlung auf 4,1 ± 0,9 mg/100 ml fest. Unter der Östrogenbehandlung erhöhten sich renale Ausscheidung und Clearance von Harnsäure im Mittel von 414 ± 104 mg/24 Std. auf 529 ± 100 mg/24 Std. und von 6,3 ± 1,8 ml/

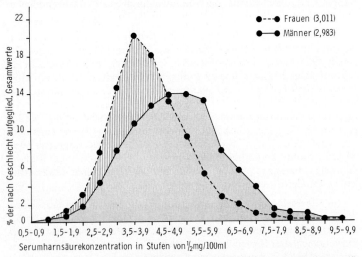

Abb. 3.4 Verteilung der Serumharnsäurewerte in Prozent des geschlechtsspezifischen Gesamtkollektivs (Tecumseh-Studie) (aus *Mikkelsen, W. M., H. J. Dodge, H. Valkenburg:* Amer. J. Med. 39 [1965] 242)

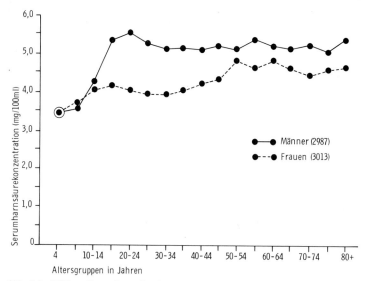

Abb. 3.5 Mittlere Serumharnsäurekonzentration, aufgetrennt nach Alter und Geschlecht (Tecumseh-Studie) (aus *Mikkelsen, W. M., H. J. Dodge, H. Valkenburg:* Amer. J. Med. 39 [1965] 242)

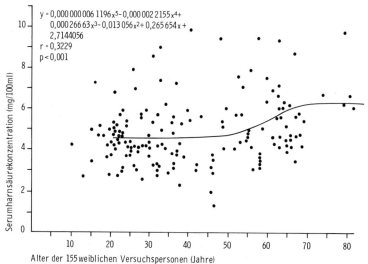

Abb. 3.6 Korrelation zwischen Lebensalter der weiblichen Versuchspersonen und Serumharnsäurekonzentration (aus *Mertz, D. P., P. U. Koller, J. Vollmar, T. Wiedemann:* Med. Klin. 59 [1974] 1297)

Min. auf 9,1 ± 2,8 ml/Min. Erst in der Menopause gleichen sich die Harnsäurekonzentrationen denen bei Männern über 50 Jahren an (vgl. Abb. 3.5 und 3.6).

Nach Abb. 3.7 sinkt die Serumharnsäurekonzentration nach 8 bis 10 Tage langer Verabreichung einer *purinfreien Kost* auf ein Niveau zwischen 3,0 und 3,5 mg/100 ml ab (105). Sie steigt bei RNS-Zulagen proportional zur Größe der Zulage an, und zwar pro g RNS um 0,68 mg/100 ml (94) bzw. 0,74 mg/100 ml (30). Nimmt man als Ausgangswert für die Serumharnsäurekonzentration den am 5. Tage unter einer purinfreien oder purinarmen Kost (bis etwa 30 mg Purin-N pro Tag) gefundenen Harnsäurespiegel, dann errechnet sich die aktuelle Serumharnsäurekonzentration als Summe aus der Höhe des Ausgangswertes und 0,74mal der Zulage an RNS in g, wobei 1 g RNS ein mittlerer Purin-N-Gehalt von 113 mg zugrunde liegt. Pro g Zulage an DNS ist die Zunahme der Serumkonzentration und renalen Ausscheidungsrate von Harnsäure nur halb so groß (s. Abb. 16.1 und S. 219 ff.) wie unter Zufuhr gleicher Mengen an RNS (31).

Die *Löslichkeit* von Urat ist dem pH-Wert umgekehrt proportional, diejenige von Harnsäure indessen direkt proportional (45). In einem sauren Medium mit

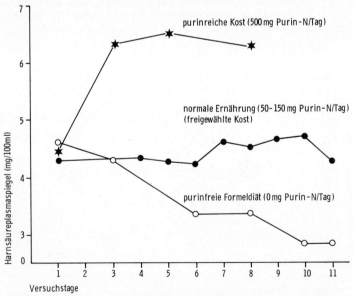

Abb. 3.7 Auswirkung der Purinstriktion (○) gegenüber freigewählter Kost (●) und im Vergleich zu purinreicher Kost (∗) (aus *Griebsch, A., N. Zöllner:* Hoppe-Seylers Z. physiol. chem. 351 [1970] 1297)

einem pH, welcher der Dissoziationskonstante von 5,7 (2) entspricht, kommen Urationen und freie Harnsäure in gleicher Konzentration vor. In Wasser ist die Löslichkeit von Harnsäure minimal. Sie beträgt bei 37 °C 64,9 mg/l (33). Unter denselben Versuchsbedingungen lösen sich aber 1409 mg Mononatriumurat oder 2484 mg Monokaliumurat in einem Liter destilliertem Wasser. Bei einem pH-Wert von 4,7 ist Harnsäure zu 10%, bei einem solchen von 4,4 nur noch zu 5%, bei dem des Blutes jedoch zu 98% in Urationen dissoziiert. Wegen des kleinen Löslichkeitsproduktes für Natriumurat ($4,9 \cdot 10^{-5}$) nimmt die Löslichkeit von Urat in Salzlösungen ab (38). Mit einem Anstieg der Natriumkonzentration vermindert sich die Löslichkeit von Urationen (51). Beispielsweise beläuft sich die Löslichkeit von Mononatriumurat in 1%iger NaCl-Lösung bei 37 °C auf weniger als 10% des Vergleichswertes in wäßriger Lösung (33). Beim pH-Wert des Blutes ist Harnsäure als Mononatriumurat nur bis zu einer Konzentration von 6,4 mg/100 ml Plasma löslich (68). Im alkalischen Milieu besitzen Urate die Neigung zur Bildung metastabiler übersättigter Lösungen (104).

Normgrenzen der Serumharnsäurekonzentration. Die Festlegung der oberen Normgrenze für die Serumkonzentration von Harnsäure bietet – beispielsweise im Vergleich zu derjenigen des Blutzuckers – überhaupt keine Schwierigkeiten. Trotzdem bestehen hierüber große Verwirrung und Uneinigkeit. Ebenso wie für die Festlegung eines individuellen Idealgewichtes nicht die Ermittlung von Gewichtsindizes oder von Durchschnittsnormen maßgebend ist, sondern die Orientierung an einer Idealnorm, die das Kriterium der Lebensdauer zum Gegenstand hat, so richtet sich die Abgrenzung pathologisch erhöhter von sog. normalen Harnsäurewerten sinnvollerweise nach *physikochemischen Gegebenheiten*.

Da die Löslichkeit von Natriumurat im Plasma bei Körpertemperatur nur 6,4 mg/100 ml beträgt, führt jede höhere Harnsäurekonzentration zwangsläufig zur Ausfällung und Ablagerung von Harnsäuresalzen in den Geweben und möglicherweise zu konsekutiven funktionellen Störungen. Bei Konzentrationen unter 6,5 mg/100 ml Serum besitzt Harnsäure keine bekannte biologische Aktivität. Angesichts der *Temperaturabhängigkeit der Löslichkeit* von Urationen – Abnahme der Löslichkeit von Natriumurat im Plasma über eine Temperaturspanne von 25 °C um den Faktor 4 (51) – und der Möglichkeit geringfügig erhöhter Serumnatriumkonzentrationen über 140 mmol/l bei gesunden Menschen scheint die Festlegung der oberen Normgrenze bei 6,5 mg/100 ml Serum den physiologischen Gegebenheiten am ehesten gerecht zu werden. In Gegenwart von 140 mmol Natriumionen/l Plasma beträgt die maximale Gleichgewichtskonzentration von Urationen 6,8 mg/100 ml bei 37 °C und nur 1,2 mg/100 ml bei 10 °C. Dieses Verhalten läßt vermuten, daß selbst bei normalen Uratkonzentrationen im Plasma Körperteile mit weit unter der Kerntemperatur liegenden Temperaturen existieren, in denen das Plasma hinsichtlich Natriumurat chronisch übersättigt ist und die deshalb für Uratpräzipitationen disponiert sind.

Als *Hyperurikämie bezeichnen wir Serumharnsäurewerte von 6,5 mg/ 100 ml an aufwärts.* Diese Bemerkung gilt auch unter dem Hinweis, daß verschiedene Studien (44, 80) Anhaltspunkte für eine Bindung eines Teils der Plasmaharnsäure (etwa 10% bis über 20% des Gesamtbetrages) an Plasmaproteine geliefert haben, sowie auch für menstruierende Frauen. Eine bei menstruierenden oder unter der Wirkung von exogenen Östrogenen stehenden Frauen wiederholt nachgewiesene Harnsäurekonzentration zwischen 6,0 und 6,4 mg/100 ml Serum bedeutet indessen eine gewisse Gefährdung nach Aufhören der Östrogenwirkung (vgl. Abb. 3.6).

Im Gegensatz zu der nach rein physikochemischen Gegebenheiten ausgerichteten Festlegung der oberen Grenze der Serumharnsäurekonzentration beim gesunden Menschen erklärt die Ermittlung einer Durchschnittsnorm lediglich den durchschnittlichen Zustand der Norm, also die individuelle Beschaffenheit eines Merkmals im Verhältnis zu den anderen Individuen der Population. Als Mittelwert einer repräsentativen Bevölkerungsstichprobe sagt die Durchschnittsnorm indessen nichts über ihre gesundheitlichen Auswirkungen aus. Verständlicherweise gilt die Definition der oberen Normgrenze der Serumharnsäurekonzentration auch für Jugendliche und Kinder, da die physikochemischen Eigenschaften des Plasmas in dieser Lebensspanne vergleichbar denen von Erwachsenen sind.

Unter *Hypourikämie* versteht man Serumharnsäurekonzentrationen unter 2 mg/100 ml. Sie kommt in weniger als 1% aller Serumbestimmungen vor und ist klinisch bedeutungslos.

Die Frage, ob die im Plasma vorhandene Harnsäure *proteingebunden* ist, hat große praktische und theoretische Bedeutung, da eine Proteinbindung von Harnsäure unter anderem zu einer Verbesserung der Löslichkeit von Urationen beitragen könnte. Bei Störungen dieser Bindung würde mehr freie Harnsäure zur Deponierung in den Geweben zur Verfügung stehen. Umgekehrt könnte die Bindung eines beträchtlichen Anteils von Plasmaurat bei hyperurikämischen Personen gegen akute Gichtanfälle einen gewissen Schutz bieten.

Obgleich ein beträchtlicher Anteil von Urat bei niedrigen Temperaturen an Proteine gebunden ist, kann die Proteinbindung von Urat bei 37 °C vernachlässigt und davon ausgegangen werden, daß die glomeruläre Filtration von Urat praktisch vollständig und die Uratkonzentration in Ultrafiltrat und Plasma fast identisch ist (29).

Nach BLUESTONE u. Mitarb. (3) sind Aspirin, Phenylbutazon und Probenecid in der Lage, die Plasmauratbindung zu stören. Sulfinpyrazon, Allopurinol, Colchicin und Indometacin beeinflussen die Bindung von Urat an Plasmaeiweißkörper nicht. Aspirin vermindert die Uratbindung auf 25% des Normwertes, wobei der Effekt nach Unterbrechung der Medikation aufhört. Eine verminderte Uratbindung auf 56% der Norm unter Phenylbutazon bzw. auf 46% der Norm unter Probenecid läßt sich noch 4 Tage nach Absetzen der Mittel nachweisen.

Bildung, Poolgröße und Turnover-Rate von Harnsäure

An der *Entstehung von Harnsäure* als Endprodukt des Zellkernstoffwechsels sind sämtliche Organe beteiligt. Hauptbildungsstätten von Harnsäure bei der Ratte sind *Dünndarm* (66) und *Milz*, gefolgt von *Niere, Lunge* und *Testikeln* (25). Noch im Jahre 1955 nahmen LÖFFLER u. KOLLER (52) unter dem Eindruck der Experimente von OPSAHL (67) an, daß wahrscheinlich *Knochenmark* und *Muskulatur* Hauptorte der Bildung von *endogener Harnsäure* seien. Die Vermutung, daß die Muskulatur einen beträchtlichen Anteil der endogenen Harnsäure liefere (34), gründete sich auf den Nachweis von Inosinsäure, einem Zwischenprodukt bei der Harnsäuresynthese, in diesem Organsystem. Nach OPSAHL (67) besteht beim Menschen eine weitgehende Parallelität zwischen der täglich mit dem Harn ausgeschiedenen Harnsäuremenge und der Retikulozytenreaktion bei Behandlung einer perniziösen Anämie bzw. nach Blutverlusten. LÖFFLER u. KOLLER (52) schätzten, daß durch den Abbau der Erythroblasten etwa ein Drittel bis die Hälfte der endogenen Harnsäure geliefert würde. Sie veranschlagten die aus der täglichen Regeneration der Erythrozyten stammende endogene Harnsäuremenge auf 0,10–0,29 g.

Gesunde Menschen scheiden bei purinfreier Diät täglich zwischen 300 und 500 mg Harnsäure aus (6, 10, 11). Diese von BURIAN u. SCHUR als endogen bezeichnete Harnsäurequantität, die dem Abbau der Nucleotide und einer direkten Synthese aus einfachen stickstoffhaltigen Verbindungen entstammt, ist bei verschiedenen Personen, beim gleichen Individuum unter vergleichbaren äußeren Lebensbedingungen jedoch lange Zeit über weitgehend konstant. Nach Aufnahme purinhaltiger Kost steigt der tägliche Harnsäureumsatz im allgemeinen um 100–400 mg an (6, 10, 11). Von den mit der Nahrung zugeführten Purinen wird die Serumharnsäurekonzentration inkonstant beeinflußt. Etwa 30–70% davon erscheinen zusätzlich als Harnsäure im Urin (24). Normalerweise beträgt demnach die Summe aus endogenem und *exogenem Harnsäureanfall* beim gesunden Menschen täglich bis etwa 750 mg (84). Nach GRIEBSCH u. ZÖLLNER (30) genügt eine Zufuhr von täglich 2,62–3,10 g RNS oder von 300–354 mg Purin-N für ein Überschreiten der oberen Normgrenze der Serumharnsäurekonzentration.

Normalerweise beträgt der *Harnsäurepool* beim Menschen etwa 1,2 g (Spanne: 0,9–1,6 g), wovon im Mittel etwa 60% (Spanne: 45–85%) durch tägliche Neubildung ersetzt werden (35). SCOTT u. Mitarb. (77) bestimmten mit Hilfe der Isotopenverdünnungstechnik den austauschbaren Harnsäurepool bei gesunden Personen mit normalem Harnsäurewert im Mittel zu 1221 (Spanne: 992–1650) mg und bei Patienten mit Gicht und/oder Hyperurikämie zu 2027 (Spanne: 1248–3199) mg. Bei der gesunden Vergleichsgruppe betrug die mittlere Turnover-Rate 701 (Spanne: 602–838) mg in 24 Stunden, bei den anderen Patienten 861 (Spanne: 506–1542) mg.

22 Physiologie des Harnsäurestoffwechsels

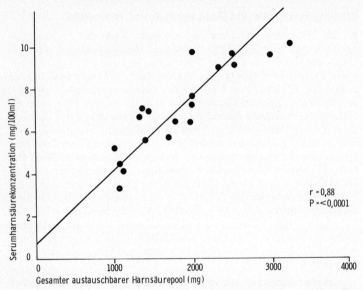

Abb. 3.8 Beziehung zwischen Poolgröße und Serumkonzentration von Harnsäure (aus *Scott, J. T., V. P. Holloway, H. I. Glass, R. N. Arnot:* Ann. rheum. Dis. 28 [1969] 366)

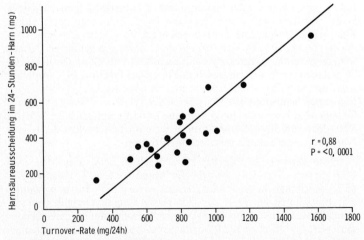

Abb. 3.9 Beziehung zwischen Turnover-Rate und renaler Ausscheidung von Harnsäure (aus *Scott, J. T., V. P. Holloway, H. I. Glass, R. N. Arnot:* Ann. rheum. Dis. 28 [1969] 366)

Auf Grund der Untersuchungen von *Seegmiller* u. Mitarb. (78) und von SCOTT u. Mitarb. (77) lassen sich signifikante Korrelationen zwischen Poolgröße und Serumharnsäurekonzentration (Abb. 3.8) sowie zwischen *Turnover-Rate* und Harnsäureausscheidung im Harn (Abb. 3.9) nachweisen. Diese Beziehungen gelten indessen nicht für tophöse Gichtpatienten mit hohen Poolgrößen oder wenn der Serumharnsäurespiegel akut ansteigt. Nach Injektion von markierter Harnsäure erfolgt der logarithmische Abfall der Isotopenkonzentration im Harn in einer Geraden bei gesunden Personen und bei Gichtpatienten ohne Tophusbildung, aber in einer gekrümmten Linie bei Patienten mit tophöser Gicht (85). Hierfür ist vermutlich eine kontinuierliche Lösung und Ausfällung von Harnsäure an denjenigen Tophusstellen, die mit den Körperflüssigkeiten in Kontakt stehen, verantwortlich zu machen. Die Existenz eines 2. Pools von *austauschbarer Harnsäure* in einer physiologisch anderen Form als derjenigen des 1. Pools ergibt sich bei Gichtpatienten mit definierten klinischen Tophi (77). Dieser 2. Pool repräsentiert die austauschbare Oberfläche der tophösen Ablagerungen oder kristalliner Mikrotophi. Einer der von SCOTT u. Mitarb. (77) untersuchten Patienten zeigte eine doppelexponentielle Abfallkurve vor und eine monoexponentielle Kurve 9 Monate nach Beginn einer Behandlung mit Allopurinol (Abb. 3.10). Dieses Verhalten läßt auf das Verschwinden eines 2. Pools

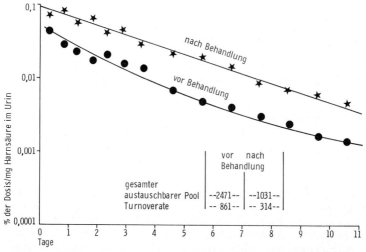

Abb. 3.10 Abfall der logarithmisch transformierten Isotopenkonzentration von Harnsäure im Urin bei einem Gichtpatienten vor und nach neunmonatiger Behandlung mit Allopurinol (aus *Scott, J. T., V. P. Holloway, H. I. Glass, R. N. Arnot:* Ann. rheum. Dis. 28 [1969] 366)

schließen. Klinisch bildete sich ein Tophus am Ellbogen zurück, und akute Anfälle hörten auf.

Die normale Uratkonzentration im Serum ist etwa doppelt so hoch wie der unter der Voraussetzung errechnete Wert, daß die gesamte Harnsäuremenge im Körper einheitlich verteilt ist. Nach BENEDICT u. Mitarb. (1) würde das Verhältnis der Harnsäuremengen zwischen intravaskulären und extravaskulären Räumen etwa 1:5 betragen. Daraus ergibt sich, daß Harnsäure in verschiedenen Körperflüssigkeitsräumen nicht gleichmäßig verteilt sein kann. Unter der Annahme, daß Urate in der gesamten extrazellulären Flüssigkeit gleichmäßig verteilt sind, dürften einige intrazelluläre *Verteilungsräume* nur wenig Harnsäure enthalten, was nach GUDZENT (33) tatsächlich der Fall ist (Fettgewebe, Erythrozyten). WYNGAARDEN (98) schätzte den extrazellulären Harnsäurepool auf 50% des gesamten rasch mischbaren Pools.

Während der ersten Lebenstage ist der Katabolismus von Purinen bei *Neugeborenen* erhöht. Dadurch kommt es zur Überproduktion von Harnsäure, besonders bei unreifen Neugeborenen (63) mit respiratorischen Störungen (69). Verminderte Reabsorption von Urat in den Nierentubuli zusammen mit einer Herabsetzung der Aufnahme und Ausscheidung von Flüssigkeit führt oft zu Harnsäureausfällungen in den Nierentubuli. Harnsäureinfarkte, die bei Neugeborenen in den Nieren leicht post mortem nachgewiesen werden können, bestehen zu einem hohen Prozentsatz aus Hypoxanthin und Xanthin (55), die von hypoxischen Neugeborenen vermehrt ausgeschieden werden (vor allem *Hypoxanthin*).

Ausscheidung von Harnsäure

Harnsäure kommt beim Menschen ubiquitär in den extrazellulären Körperflüssigkeiten vor. Hauptausscheidungsorgan ist die Niere. Mehr als zwei Drittel der gesamten Ausscheidung von Harnsäure pro Tag erfolgt auf diesem Wege (84). Der Rest wird extrarenal, hauptsächlich über den Gastrointestinaltrakt, ausgeschieden.

Renale Harnsäureausscheidung

Der komplizierte Ausscheidungsmechanismus der Harnsäure dient dem Schutz der Niere vor einer Auskristallisation von Harnsäure im distalen Tubulus. Im Prinzip unterscheiden sich Lokalisation und Art, wie Harnsäure durch die Niere behandelt wird, nicht von denen anderer schwacher organischer Säuren (96). Die Ausscheidung wird neben der glomerulären Filtration, proximalen tubulären Sekretion und begleitenden Reabsorption von einer zusätzlichen Reabsorption bis zur Henleschen Schleife bestimmt (17, 28, 36, 46). Es wurden Anhaltspunkte gewonnen für eine postsekretorische Reabsorption von Urat im Nierentubulus des Menschen (19). *Man unterscheidet demnach zwischen einer Reabsorption von filtriertem und einer Reabsorption von sezerniertem Urat (19, 21, 88).*

Normalerweise werden beim Menschen unabhängig von der Harnsäurekonzentration im Serum durchschnittlich weniger als 2% der filtrierten Uratmenge ausgeschieden. Andererseits ist der *Prozentsatz der Uratsekretion an der Gesamtausscheidung* bei sehr verschieden hohen Serumwerten mit etwa 80% recht stabil (88). Mit Zunahme des Substratangebotes erhöhen sich Reabsorptionsgeschwindigkeit und tubuläre Sekretion von Urat pro Nephron. Der Anstieg der Sekretionsrate ist als homöostatischer Mechanismus aufzufassen. Durch Steigerung der Nettoausscheidung von Urat wird eine hyperurikämische Reaktion auf vermehrte Harnsäurebildung möglichst klein gehalten (Abb. 3.11).

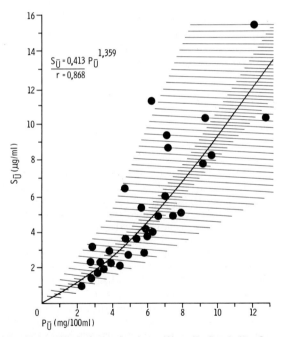

Abb. 3.11 Regression der logarithmisch transformierten Werte für die tubuläre Sekretionsrate ($S_{\bar{U}}$) auf die logarithmisch transformierte Plasmakonzentration von Harnsäure ($P_{\bar{U}}$) auf Grund von 32 Untersuchungen an 10 gesunden Personen. Darstellung nach linearem Maßstab. Die Regressionsgleichung $S_{\bar{U}} = 0{,}413$ (Plasmaurat)$^{1{,}359}$ ist mit dem Korrelationskoeffizienten angegeben. Der 95%-Toleranzbereich der Regression ($\pm 0{,}0559$ lg-Einheiten) ist dunkel schraffiert, der 95%-Toleranzbereich zur Vorhersage der Normalität ($\pm 0{,}331$ lg-Einheiten) ist hell schraffiert aufgezeichnet. Die Varianz der Sekretionsrate pro Nephron ($S_{\bar{U}}$) ist bei Hyperurikämie signifikant erhöht (aus *Steele, T. H., R. E. Rieselbach:* Amer. J. Med. 43 [1967] 868)

SCOTT u. Mitarb. (77) fanden nach mindestens 7tägiger Vorbehandlung mit purinarmer Kost (höchstens 200 mg täglich) eine mittlere Harnsäureausscheidung mit dem 24-Stunden-Harn von normalerweise 380 (Spanne: 346–430) mg und bei Gichtpatienten von 466 (Spanne: 251–963) mg. Ganz allgemein scheiden gesunde Personen unter purinarmer Diät maximal 450 mg Harnsäure täglich aus. Dieser Betrag macht etwa 5–10% der glomerulär filtrierten Menge aus (100). Die Uratausscheidung im Harn kann jedoch bei Gichtpatienten hauptsächlich wegen der Möglichkeit einer extrarenalen Uratablagerung nicht als direktes Maß für die Bildung von Harnsäure benutzt werden.

Die *Tagesrhythmik der renalen Harnsäureausscheidung* ist bei Gichtkranken, solange keine Nykturie besteht, nicht gestört. Gichtkranke ohne Nykturie scheiden ebenso wie gesunde Personen bei Tag mehr Harnsäure aus als bei Nacht. Die enge Korrelation des Ausscheidungsrhythmus für Harnsäure mit jenem des Harnzeitvolumens, von Elektrolyten, Kreatinin und Harnstoff läßt auf renale Regelungsfaktoren der Harnsäureausscheidung schließen (39). Bei Nacht ist die renale Exkretion von Harnsäure allerdings stärker herabgesetzt als die von Kreatinin gegenüber den Kontrollwerten bei Tag (12). Die fraktionale Uratausscheidung (Clearance-Verhältnis von Urat zu Kreatinin) zeigt Spitzenwerte zwischen 10 und 18 Uhr, die um etwa 50% höher liegen als nachts (49).

Trotz großer interindividueller Schwankungen der Serumkonzentration von Harnsäure sind die *Veränderungen der täglichen Ausscheidung von Urat* gering. Sie korrelieren nicht mit dem Harnsäurespiegel im Serum, können aber voll auf Unterschiede der renalen fraktionalen Ausscheidung ($C_{\bar{U}}/C_{Kreat.}$) bezogen werden. Deshalb spielen extrarenale Faktoren bei der Entstehung einer *Hyperurikämie* keine erkennbare Rolle. Es besteht eine enge negative Korrelation zwischen der Serumkonzentration und der fraktionalen Clearance von Urat. Ferner läßt sich unter dem Einfluß von Urikosurika (Probenecid, Benzbromaron) eine enge Korrelation zwischen der fraktionalen Uratausscheidung bei den Kontrollen und der Stärke des urikosurischen Effektes nachweisen. *Auf renalem Wege kommt daher Hyperurikämie in erster Linie durch eine Einschränkung der tubulären Sekretion von Urat zustande.* Umgekehrt ist die Abschwächung der urikosurischen Wirkung mit zunehmender *Niereninsuffizienz* vorwiegend Ergebnis einer verminderten Reabsorption von sezerniertem Urat (49).

In vergleichbarer Weise wie bei der Ratte (27) führt eine *Wasserdiurese* auch beim normo- und hyperurikämischen Menschen zu einer vermehrten renalen Harnsäureausscheidung (5, 20). Dabei besteht eine direkte Beziehung zwischen der Harnflußrate und der Uratausscheidung, gleichgültig ob die Wasserdiurese durch orale oder intravenöse Zufuhr elektrolytfreier Lösungen herbeigeführt wird (20). Die urikosurische Wirkung einer *Expansion des extrazellulären Flüssigkeitsvolumens* geht allem Anschein nach auf eine verminderte Reabsorption von Urat zurück. Sie ist unabhängig von der Serumnatriumkonzentration (18). Indessen ist die Reabsorption von Harnsäure im proximalen Nierentubulus eng mit der von Natrium gekoppelt (28, 79). Unter kochsalzarmer Kost konnte bei salzsensitiven, zu Hochdruckkrankheit neigenden Probanden eine erhöhte Reabsorption von Urat nachgewiesen und eine erhöhte Reabsorption von Natrium wahrscheinlich gemacht werden (83).

Die tubuläre Reabsorption von Urat ist begrenzt auf das proximale Tubulussegment einschließlich der Pars recta und schließt den dünnen Schenkel der Henleschen Schleife ein (17, 27, 28, 46, 71, 97).

Ebenso wie für Oxalat ist der *tubuläre Transport von Urat* auf das proximale Nephron beschränkt (48). Zum Verständnis der Uratlithiasis und der intrarenalen Präzipitation sei vermerkt, daß etwa 90% der den proximalen Tubulus verlassenden Flüssigkeit erst jenseits der Henleschen Schleife reabsorbiert werden. Deshalb liegt die Konzentration von gelösten Substanzen im Inhalt der Henleschen Schleife bei etwa 10% derjenigen in einem antidiuretischen Harn.

Insgesamt erfolgt die *renale Behandlung von Harnsäure in 5 Teilschritten im Glomerulus und proximalen Tubulus* (58) (Abb. 3.12). Unter der Annahme, daß Harnsäure filtrierbar ist, werden 100% in den Glomeruli herausgefiltert. Im proximalen Tubulus wird fast die gesamte Harnsäure in die umgebenden Blutgefäße reabsorbiert. Etwa die Hälfte davon wird dann aus diesen Blutgefäßen wieder in den proximalen Tubulus sezerniert, so daß am Ende des proximalen Konvoluts ein Harnsäurebetrag erscheint, der etwa 70% der filtrierten Menge entspricht. Davon werden rund ⅔ im absteigenden Schenkel der Henleschen Schleife bis auf ein Quantum zwischen 5 und 10% der ursprünglich filtrierten Menge reabsorbiert und schließlich im Endharn ausgeschieden, da das distale Nephron für Urat nahezu impermeabel ist (17).

Entscheidend für die *Reabsorption* von Harnsäure ist neben einem Konzentrationsgradienten von der Tubulusflüssigkeit ins Zellinnere ein durch Na+/K+-ATPase geschaffener Wasserstoffionengradient in gleicher Richtung. Die *Sekretion* von Harnsäure erfolgt an der basolateralen Zellseite, wo sich Transportsysteme für organische Anionen befinden, um deren Transportstellen Urat mit anderen Metaboliten konkurriert, die bei Stoffwechselstörungen (Streß, Muskelarbeit, Fasten, Azidose, Alkoholabusus, Diabetes mellitus) vermehrt anfallen (17).

Medikamente, die die Uratausscheidung zu fördern oder zu hemmen vermögen, greifen in erster Linie im proximalen Nephronsegment an (18, 20, 22, 23, 88, 95, 101).

Physiologie des Harnsäurestoffwechsels

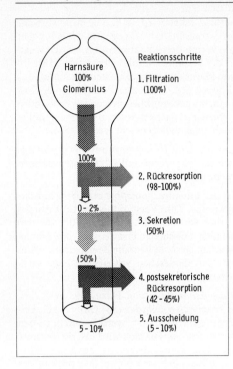

Abb. 3.12 Renale Behandlung von Harnsäure in fünf Teilschritten in Glomerulus und proximalem Tubulus. Hemmung von Reaktionsschritten: 2. und 4. durch Benzbromaron, Benziodaron, 2. bis 4. durch Probenecid, Sulfinpyrazon, Salicylat (dosisabhängig), Tienilsäure

Als wichtige Determinante der Reabsorption von Urat muß die *luminale Flußrate*, besonders in der Henleschen Schleife, angesehen werden (28). Mit wachsender luminaler Flußrate fällt die Reabsorption von Urat stark ab, und die Ausscheidung nimmt zu. Aller Wahrscheinlichkeit nach ist dieser Faktor für den Umstand verantwortlich zu machen, daß die Uratausscheidung bei Niereninsuffizienz oft lange Zeit über normal bleibt (vgl. S. 56). Dabei ist die luminale Flußrate der restlichen Nephrone stark heraufgesetzt, wodurch die Reabsorption von Urat auf ein Minimum abfällt. Erhöht ist die luminale Flußrate in den reabsorptiven Segmenten auch bei akuter Diurese. Umgekehrt führt eine Volumenkontraktion bei chronischer Anwendung von Saluretika zu einer Stimulierung der Reabsorption von Flüssigkeit im proximalen Nephron mit gleichzeitiger Zunahme der Reabsorption von Urat (97). So kommt es in diesem Falle trotz osmotischer Diurese zur verminderten Uratausscheidung. Zusätzlich bewirken Saluretika eine Hemmung der tubulären Sekretion von Urat durch Wettbewerb um das tubuläre Transportsystem. Eine Sättigung des Sekretionssystems für Harnsäure konnte über einen weiten Konzentrationsbereich bei der Ratte nicht nachgewiesen werden

(46). Die meisten Hyperurikämiker weisen eine verminderte tubuläre Sekretionsrate für Urat auf.

Im *proximalen Tubulus*, wo Urat bidirektional transportiert wird, überwiegt bei experimentell gleichen Konzentrationsgradienten die Sekretion. An der unbeeinflußten Niere indessen fördert die starke Volumenresorption die Reabsorption von Harnsäure, so daß die in die Henlesche Schleife einströmende Tubulusflüssigkeit nur noch einen Bruchteil der filtrierten Harnsäuremenge enthält. Am Ende der Henleschen Schleife ist dieser Anteil auf 10–30% der im Primärharn erscheinenden Menge vermindert und wird so ausgeschieden, da distales Konvolut und Sammelrohr nahezu impermeabel für Urat sind (17).

Sekretion und *Reabsorption* von Harnsäure können *durch zahlreiche Faktoren beeinflußt* werden. Beispielsweise hemmen schwache organische Säuren die proximale Sekretion von Harnsäure und vermindern dadurch die Harnsäureausscheidung. Dazu zählen α-Ketoglutarat, Lactat, β-Hydroxybutyrat, Pyrazinamid, Succinat, Barbiturate. Auf der anderen Seite hemmen Probenecid, Benzbromaron, Tetracycline, Phenylbutazon, Salicylat und Diodrast die Reabsorption von Urat und wirken deshalb urikosurisch.

Der Harnsäuretransportmechanismus im proximalen Tubuluskonvolut besitzt bei hoher Kapazität nur eine geringe Affinität mit einer halbmaximalen Transportrate, die 10fach über der normalen Uratkonzentration im Plasma liegt. Noch geringer ist die Affinität zum Sekretionsmechanismus, wo für das Erreichen einer halbmaximalen Transportrate mehr als das 30fache der Plasmakonzentration erforderlich ist. Aus diesen Gründen spielt eine Sättigung der Uratsekretion für die Harnsäureausscheidung bei Hyperurikämie wahrscheinlich keine Rolle. Außerdem können alle Bedingungen, die eine Verminderung des proximalen Volumenflusses mit Verlängerung der *Kontaktzeit* zur Folge haben, die fraktionale Reabsorption von Urat verstärken und die Harnsäurekonzentration im Plasma erhöhen. Dazu zählen u. a. Adrenalin, Angiotensin, stark wirksame Saluretika.

Bei den meisten Säugetieren zirkuliert das aus dem Glomerulusfiltrat von den proximalen Tubulusepithelien prompt reabsorbierte Urat zur Leber zurück, wo es durch Uricase in Allantoin umgewandelt wird. Das gut lösliche *Allantoin* wird durch die Niere ohne Schwierigkeit in großen Mengen eliminiert.

Harnsäure wird im Blut auch von den Erythrozyten transportiert (47). Die Aufnahme von Harnsäure in Erythrozyten ist reversibel, temperaturabhängig und linear proportional der Harnsäurekonzentration im Plasma. Möglicherweise kommt diesem Phänomen eine Bedeutung beim Abtransport von Harnsäure aus den Geweben und bei der Reabsorption im Nierenmark zu, wenn neben den Erythrozyten auch andere Strukturen beim Gichtiker eine verminderte Aufnahmefähigkeit für Harnsäure besitzen.

Extrarenale Harnsäureausscheidung

Der *Gastrointestinaltrakt* ist der *hauptsächliche extrarenale Ausscheidungsweg* für Harnsäure beim Menschen. Im Vergleich dazu kann die Abgabe von Harnsäure durch *Schweiß* und *Milch* vernachlässigt werden. Über die Bedeutung des Gastrointestinaltraktes für die Eliminierung von Harnsäure beim Menschen weichen die Angaben in der Literatur teilweise erheblich voneinander ab. Älteren Befunden deutscher Autoren (8, 9, 53) stehen neuere Schätzungen von SORENSEN (84, 86) gegenüber. Die *Größenordnung* der über den Magen-Darm-Kanal ausgeschiedenen sog. *„enterotropen"* (8, 9) *Harnsäuremenge* wurde von LUCKE (53) auf normalerweise 30–70 mg täglich veranschlagt. Auf der anderen Seite schätzte SORENSEN die auf extrarenalem Wege täglich eliminierte Harnsäuremenge auf mindestens 200 mg. Dementsprechend schwankt der errechnete prozentuale Anteil der sog. *„urotropen"* Harnsäure nicht unbeträchtlich zwischen zwei Dritteln und neun Zehnteln der Gesamtausscheidung.

Nach Schätzungen von SORENSEN (84) soll die in Speichel, Magensaft und Galle enthaltene Harnsäure etwa die Hälfte der gastrointestinal ausgeschiedenen Menge ausmachen. Die andere Hälfte würde über Pankreassaft und Darmsekrete ins Darmlumen gelangen. Im menschlichen *Dünndarm* kann *Harnsäure resorbiert* werden. GEREN u. Mitarb. (26) konnten 27% von oral zugeführter ^{15}N-Harnsäure nach 3 Tagen im Harn wiedergewinnen. Die von SORENSEN (84) sowie von SAUNDERS u. BECK (73) ermittelten Resorptionswerte betragen 11,1% bzw. 23%.

Vermutlich kommt dem Darm so lange eine Ausscheidungsfunktion für Harnsäure zu, wie die Harnsäurekonzentration im Darminhalt niedriger als der Serumspiegel ist. Es wurde gezeigt, daß der hauptsächliche *Mechanismus* für den *Harnsäuretransport* durch die Dünndarmwand passive Diffusion ist.

Eine niedrigere Harnsäurekonzentration im Darminhalt als im Serum dürfte in den proximalen Abschnitten bis zum oberen Dünndarm anzutreffen sein. Für die tieferen Darmabschnitte sind Richtung und Ausmaß der Nettobewegung von Harnsäure unübersichtlich. Trotz der immer stärker werdenden Eindickung nimmt die Harnsäurekonzentration im Inhalt des unteren Dünndarms wieder ab (53). Infolge einer *bakteriellen Zerstörung* der Purinsubstanzen durch die Darmflora, besonders durch Kolibakterien (74, 81), enthält der Stuhl normalerweise keine Harnsäure mehr. Durch bakterielle Urikolyse von Harnsäure entsteht *Allantoin*, das nach Resorption vom Darmlumen rasch über die Niere ausgeschieden wird. Nach Ausschaltung der Darmflora durch Sulfonamide erscheint kein Allantoin im Harn mehr (84, 99).

Vermutlich ist die über den Magen-Darm-Trakt ausgeschiedene Harnsäureportion interindividuell keine konstante Größe. Bei Erhöhung der Harnsäurekonzentration im Serum steigt der Harnsäurewert in Magensaft und Galle parallel dem Grad der *Hyperurikämie* an (53). Nennenswerte Ausscheidungsraten von Harnsäure in Magensaft und Galle sind demnach lediglich bei hyperurikämischen Zuständen zu erwarten. Die vollständige Kompensation einer renalen Ausscheidungsschwäche für Harnsäure kann jedoch nicht erreicht werden, da die Epithelien der

Verdauungsorgane Harnsäure nicht gegen einen Konzentrationsgradienten transportieren können.

Diese „enterotrope" Harnsäurequote läßt sich einigermaßen abschätzen durch Bestimmung der Wiedergewinnungsrate von parenteral zugeführter Harnsäure. Die Ausscheidungszahlen liegen normalerweise zwischen 60 und 100% (74). SORENSEN (86) hat gezeigt, daß bei Patienten mit chronischer Niereninsuffizienz bis zu 70% der Gesamtausscheidung von Harnsäure über den Magen-Darm-Kanal erfolgen können. Dadurch wird die Entwicklung einer Hyperurikämie bis zu einem gewissen Grade verzögert.

In beschränktem Ausmaß kann der Gastrointestinaltrakt ein Abflußventil für renal nicht genügend ausgeschiedene Stoffwechselprodukte darstellen, wodurch sich die Gefahr einer Autointoxikation vermindert (59). Übrigens erwies sich intestinale Perfusion hinsichtlich einer Entfernung von Harnsäure bei der Behandlung von *chronischer Niereninsuffizienz* als unwirksam (75).

Theoretisch sind folgende Möglichkeiten für einen erhöhten extrarenalen Harnsäureverlust zu diskutieren:

1. ein spezieller hepatischer Ausscheidungsweg für Urat;
2. Unterschiede bezüglich der bakteriellen Besiedelung des Darmes mit dem Ergebnis eines verstärkten Harnsäureabbaus;
3. Unfähigkeit des Darmes, Urat oder Abbauprodukte von Harnsäure zu resorbieren;
4. rascher enzymatischer Abbau von Allantoin zu CO_2 im Darmlumen.

Nach den Untersuchungen von LUCKE (53) bewegt sich die *Harnsäurekonzentration* im normalen *Magensaft* um 1 mg/100 ml, im *Duodenalinhalt* um 2 mg/100 ml. In den tieferen Abschnitten des Magen-Darm-Kanals nimmt die Konzentration der Harnsäure entsprechend der Eindickung des *Darminhaltes* bis zum mittleren Dünndarm auf Werte von etwa 10 mg/100 ml zu. Bei schweren Magen-Darm-Erkrankungen soll die Harnsäurekonzentration durch pathologische enterogenetische Beimengungen des Magensaftes ansteigen. Wenn solche Momente keine Rolle spielen, so liegt die Harnsäurekonzentration im Magensaft stets unter dem Serumwert. Ähnlich soll sich der Harnsäuregehalt in der Galle verhalten. Nur bei schwer entzündlichen Erkrankungen der Gallenwege fand der Autor einen Anstieg der Harnsäurekonzentration in der *Duodenalgalle* über den Serumwert. Von dem von LUCKE auf täglich 40–70 mg geschätzten „enterotropen" Harnsäureanteil sollen normalerweise 6–12 mg auf den *Speichel*, 15–20 mg auf den Magensaft und 20–30 mg auf Galle und *Pankreassaft* entfallen. Dieser Ansatz ist sicherlich zu klein, da sich die täglich mit dem Magensaft abgegebene Menge nach unseren Befunden durchschnittlich auf etwa 60 mg belaufen dürfte (59). Dieser Menge ist die mit dem Speichel, dem Pankreassaft und der Galle abgesonderte Harnsäurequantität hinzuzuzählen. Der Harnsäuregehalt im Speichel wird auf etwa 40% der Serumkonzentration (91), derjenige im Pankreassaft auf 0,2 mg/100 ml (62) veranschlagt, während man für die Duodenal- und Lebergalle einen Durchschnittswert von 2 mg/100 ml ansetzen kann. Unter Zugrundelegung täglich sezernierter Volumina von etwa 1000 ml Speichel, 700 ml Pankreassaft und

1000 ml Galle ergibt sich bei Annahme einer mittleren Harnsäurekonzentration von 5 mg/100 ml Serum für diese Sekrete eine Harnsäureabgabe von täglich 41 (20 + 1,4 + 20) mg. Die globale Harnsäurebilanz im Darm ist unbekannt. Spezielle Untersuchungen hierüber sind unergiebig, weil dort die Transportrate von Harnsäure ihrem Konzentrationsgradienten proportional (66) und die Harnsäurekonzentration in verschiedenen Darmabschnitten unterschiedlich ist.

Das Verhalten der Harnsäureausscheidung mit dem Magensaft weist alle Merkmale eines passiven Transportes durch *nichtionale Diffusion* auf (57). Als schwache organische Säure wird Harnsäure im *Magensaft* normalerweise nicht über den Serumspiegel, aber um so höher konzentriert, je geringer der Azidätsgrad des Magensekretes ist (Abb. 3.13). Diese Konzentrationsminderung von Harnsäure bei ansteigender Säurekonzentration wird durch eine gleichzeitige Stimulierung der Saftvolumenrate ausgeglichen, so daß sich die in der Zeiteinheit sezernierte Harnsäuremenge individuell als weitgehend konstant und im Kollektiv als unabhängig von der Säuresekretionsleistung erweist. Normalerweise bewegt sich das Konzentrationsverhältnis von Harnsäure zwischen Magensaft und Plasma, auch bei hyperurikämischen Zuständen, zwischen 0,2 und 0,4 (57).

NAGL (64) bestimmte im *Magensaft* Harnsäurekonzentrationen zwischen 0,8 und 6,9 mg/100 ml und im Duodenalsaft einen Wert von 1,4 mg/100 ml. Die von uns gemessene höchste Harnsäurekonzentration betrug 3,65 mg/100 ml, die niedrigste 0,20 mg/100 ml.

SORENSEN (84) fand in Magensaft und *Speichel Harnsäurekonzentrationen* von 0,5–1,0 bzw. von 0,09–4,6 mg/100 ml. Die Werte wurden aber nicht weiter in Abhängigkeit vom Funktionszustand der Magenschleimhaut differenziert. Mit Steigerung der Serumharnsäurekonzentration nimmt die Harnsäureausscheidung mit dem Speichel zu (102). Sie ist bei Gichtpatienten und bei Personen mit familiärer Hyperurikämie niedriger als bei gesunden Kontrollen mit vergleichbarer Serumharnsäurekonzentration (103).

Der Ausscheidung von Harnsäure mit dem Speichel, dem Schweiß oder der Milch kommt keine quantitative Bedeutung zu. Im menschlichen *Schweiß* fand

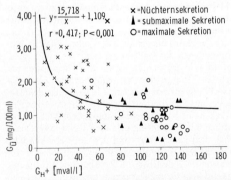

Abb. 3.13 Regression der Harnsäurekonzentration ($G_\text{Ü}$) auf die Wasserstoffionenkonzentration im Magensaft (G_H^+) am nichtstimulierten, submaximal und maximal stimulierten Magen (aus *Mertz, D. P.*: Pflügers Arch. ges. Physiol. 316 [1970] 132)

Voit (92) Harnsäure nur in geringen Mengen, und zwar zwischen 0,3 und 0,6 mg/100 ml. Danton u. Nyhan (14) stellten bei mongoloiden Kindern, die für gewöhnlich hyperurikämisch sind, erhöhte *Harnsäurekonzentrationen* im Thermalschweiß, verglichen mit normalen Kontrollen, fest. Die niedrigste Konzentration betrug 0,09 mg/100 ml. Der an 13 *mongoloiden Kindern* erhobene Mittelwert von 0,637 ± 0,156 mg/100 ml Schweiß ist hochsignifikant unterschiedlich gegenüber dem Normalwert von 0,202 ± 0,029 mg/100 ml.

Literatur

1 Benedict, J. D., P. H. Forsham, D. Stetten jr.: The metabolism of uric acid in the normal and gouty human studied with the aid of isotopic uric acid. J. biol. Chem. 181 (1949) 183
2 Bergmann, F., S. Dikstein: Relationship between spectral shifts and structural changes in uric acid and related compounds. J. Amer. chem. Soc. 77 (1955) 691
3 Bluestone, R., J. Kippen, J. R. Klinenberg: Effect of drugs on urate binding to plasma proteins. Brit. med. J. 1969/IV, 590
4 Bosco, J. S., J. E. Greenleaf, R. L. Kaye, E. G. Averkin: Reduction of serum uric acid in young men during physical training. Amer. J. Cardiol. 25 (1970) 46
5 Brøchner-Mortensen, K.: Uric acid in blood and urine. Acta med. scand., Suppl. 84 (1937) 1
6 Brøchner-Mortensen, K.: Diagnosis of gout. Acta med. scand. 99 (1939) 538
7 Brown jr., G. W., P. P. Cohen: Comperative biochemistry of urea synthesis. 3. Activities of urea-cycle enzymes in various higher and lower vertrebrates. Biochem. J. 75 (1960) 82
8 Brugsch, T., J. Rother: Über die enterotrope Harnsäure. Klin. Wschr. 1 (1922) 1729
9 Brugsch, T., J. Rother: Die Bedeutung der enterotropischen Harnsäure für Physiologie und Pathologie des Harnsäurestoffwechsels nach Untersuchungen über das Schicksal inkorporierter Harnsäure. Hoppe-Seylers Z. physiol. Chem. 143 (1925) 48
10 Burian, R., H. Schur: Über die Stellung der Purinkörper im menschlichen Stoffwechsel. Pflügers Arch. ges. Physiol. 80 (1900) 24
11 Burian, R., H. Schur: Das quantitative Verhalten der menschlichen Harn-Purin-Ausscheidung. Pflügers Arch. ges. Physiol. 94 (1903) 273

12 Cathcart, E. P., E. L. Kennaway, J. B. Leathes: On the origin of endogenous uric acid. Quart. J. Med. 1 (1907/08) 416
13 Christen, P., W. C. Peacock, A. E. Christen, W. E. C. Wacker: Urate oxidase in primate phylogenesis. Europ. Biochem. 12 (1970) 3
14 Danton, R. A., W. L. Nyhan: Concentrations of uric acid in the sweat of control and mongoloid children. Proc. Soc. exp. Biol. 121 (1966) 270
15 Dantzler, W. H.: Glomerular and tubular effects of arginine vasotocin in water snakes (Natrix sipedon). Amer. J. Physiol. 212 (1967) 83
16 Dantzler, W. H.: Effect of metabolic alkalosis and acidosis on tubular urate secretion in water snakes. Amer. J. Physiol. 215 (1968) 747
17 Deetjen, P.: Renale Aspekte zur Pathogenese der Hyperurikämie. Verh. dtsch. Ges. inn. Med. 92 (1986) 461
18 Diamond, H. S., A. D. Meisel: Effect of pharmacological inhibitors on urate transport during induced uricosuria. Clin. Sci. mol. Med. 53 (1977) 133
19 Diamond, H. S., J. S. Paolino: Evidence for a postsecretory reabsorptive site for uric acid in man. J. clin. Invest. 52 (1973) 1491
20 Diamond, H. S., R. Lazarus, D. Kaplan, D. Halberstam: Effect of urine flow rate on uric acid excretion in man. Arthr. rheum. Dis. Abstr. 15 (1972) 338
21 Fanelli jr., G. M., I. M. Weiner: Pyrazinoate excretion in the chimpanzee; relation to urate disposition and the actions of uricosuric drugs. J. clin. Invest. 52 (1973) 1946
22 Florkin, M.: L'évolution biochimique. Desoer, Liège 1944
23 Florkin, M., G. Duchâteau: Les formes du système enzymatique de l'uricolyse et l'évolution du catabolisme purique chez les animaux. Arch. intern. Physiol. 53 (1943) 267

24 Frank, G., A. Schittenhelm: Über die Umsetzung verfütterter Nucleinsäure beim normalen Menschen. Hoppe-Seylers Z. physiol. Chem. 63 (1909) 269

25 Friedman, M., S. O. Byers: Distribution of uric acid in rat tissues and its production in tissue homogenates. Amer. J. Physiol. 172 (1953) 29

26 Geren, W., A. Bendich, O. Bodansky, G. B. Brown: The fate of uric acid in man. J. biol. Chem. 183 (1950) 21

27 Greger, R., F. Lang, P. Deetjen: Handling of uric acid by the rat kidney. I. Microanalysis of uric acid in proximal tubular fluid. Pflügers Arch. ges. Physiol. 324 (1971) 279

28 Greger, R., F. Lang, P. Deetjen: Urate handling by the rat kidney. IV. Reabsorption in the loops of Henle. Pflügers Arch. 352 (1974) 115

29 Greger, R., F. Lang, F. Puls, P. Deetjen: Urate interaction with plasma proteins and erythrocytes. Possible mechanism for urate reabsorption in kidney medulla. Pflügers Arch. 352 (1974) 121

30 Griebsch, A., N. Zöllner: Verhalten der Harnsäurespiegel im Plasma unter dosierter Zufuhr von Nucleinsäuren. Verh. dtsch. Ges. inn. Med. 76 (1970) 849

31 Griebsch, A., N. Zöllner: Über die dosisabhängige Wirkung oral verabreichter DNA und RNA auf Harnsäurespiegel und Harnsäureausscheidung des Gesunden und des Hyperurikämikers. Hoppe-Seylers Z. physiol. Chem. 351 (1970) 1297

32 Grzimek, B.: Krankes Geflügel, 7. Aufl. Pfenningstorff, Berlin 1957

33 Gudzent, F.: Gicht und Rheumatismus. Springer, Berlin 1928

34 Gutman, A. B., T. F. Yü: Gout, a derangement of purine metabolism. Advanc. intern. Med. 5 (1952) 227

35 Gutman, A. B., T. F. Yü: Uric acid metabolism in normal man and in primary gout. New Engl. J. Med. 273 (1965) 313

36 Gutman, A. B., T. F. Yü, L. Berger: Tubular secretion of urate in man. J. clin. Invest. 38 (1959) 1778

37 Harm, K., E. Dieckvoß, H.-H. Nagel, K. D. Voigt: Alters- und Geschlechtsabhängigkeit klinisch-chemischer Kenngrößen. Lab. med. 5 (1981) 134

38 Harpuder, K., H. Erbsen: Untersuchungen zur „Löslichkeit der Harnsäure" Biochem. Z. 148 (1924) 344

39 Hohenegger, M., W. Bresnik: Zur Tagesrhythmik der renalen Harnsäureausscheidung bei Gichtkranken. Wien. Z. inn. Med. 50 (1969) 420

40 Junquiera, L. C. U., G. Malnic, C. Monge: Reabsorptive function of the ophidian cloaca and large intestine. Physiol. Zool. 39 (1966) 151

41 Kaplan, D., D. Bernstein, S. L. Wallace, D. Halberstam: Serum and urinary amino acids in normouricemic and hyperuricemic subjects. Ann. intern. Med. 62 (1965) 658

42 Khalil, F.: Excretion in reptiles II. Nitrogen constituents of the urinary concretions of the oviparous snake Zamenis diadema, Schlegel. J. biol. Chem. 172 (1948) 101

43 Khalil, F.: Excretion in reptiles. III. Nitrogen constituents of the urinary concretions of the vivipareous snake Eryx thebaicus, Reuss. J. biol. Chem. 172 (1948) 105

44 Klinenberg, J. R., I. Kippen: The binding of urate to plasma proteins determined by means of equilibrium dialysis. J. Lab. clin. Med. 75 (1970) 503

45 Klinenberg, J. R., R. Bluestone, L. Schlosstein, J. Waisman, M. W. Whitehouse: Urate deposition disease. How is it regulated and how can it be modified? Ann. intern. Med. 78 (1973) 99

46 Lang, F., R. Greger, P. Deetjen: Handling of uric acid by the rat kidney. II. Microperfusion studies on bidirectional transport of uric acid in the proximal tubule. Pflügers Arch. 335 (1972) 257

47 Lang, F., R. Greger, H. Silbernagel, R. Günther, P. Deetjen: Aufnahme von 2-C 14 Harnsäure in die Erythrocyten von Patienten mit Hyperurikämie und Gicht. Klin. Wschr. 53 (1975) 261

48 Lang, F., R. Greger, H. Sporer, H. Oberleithner, P. Deetjen: Renal handling of urate and oxalate: Possible implications for urolithiasis. Urol. Res. 7 (1979) 143

49 Lang, F., R. Greger, H. Oberleithner, E. Griss, K. Lang, D. Pastner, P. Dittrich, P. Deetjen: Renal handling of urate in healthy man in hyperuricaemia and renal insufficiency: circadian fluctuation, effect of water diuresis and of uricosuric agents. Europ. J. clin. Invest. 10 (1980) 285

50 Liddle, L., J. E. Seegmiller, L. Laster: The enzymatic spectrophotometric method for determination of uric acid. J. Lab. clin. Med. 54 (1959) 903

51 Loeb, J. N.: The influence of temperature on the solubility of monosodium urate. Arthr. rheum. Dis. Abstr. 15 (1972) 189

52 Löffler, W., F. Koller: Die Gicht. In Schwiegk, H.: Handbuch der inneren Medizin, 4. Aufl., Bd. VII/2. Springer, Berlin 1955 (S. 435 ff.)

53 Lucke, H.: Das Harnsäureproblem und seine klinische Bedeutung. Ergebn. inn. Med. Kinderheilk. 44 (1932) 499

54 Lüthgen, W.: Herzbeutel- sowie Gelenk-Sehnenscheidengicht bei einem 3 Tage alten Küken. Dtsch. tierärztl. Wschr. 78 (1971) 180

55 Manzke, H., K. Dörner, J. Grünitz: Urinary hypoxanthine, xanthine and uric acid excretion in newborn infants with perinatal complications. Acta paediat. scand. 66 (1977) 713

56 Mertz, D. P.: Früherkennung und Frühbehandlung der Gicht. Hippokrates 39 (1968) 5

57 Mertz, D. P.: Experimental observations and mathematical considerations on the mechanism of transport of uric acid across human gastric mucosa. Pflügers Arch. ges. Physiol. 316 (1970) 132

58 Mertz, D. P.: Mechanismen der renalen Harnsäureausscheidung beim Menschen. Krankenhausarzt 54 (1981) 359

59 Mertz, D. P., Th. Thongbhoubesra: Experimentelle Studien über die physiologischen Ausscheidungsbedingungen von Harnsäure im menschlichen Magensaft. Ärztl. Forsch. 26 (1972) 131

60 Mertz, D. P., P. U. Koller, J. Vollmar, T. Wiedemann: Einfluß anthropometrischer Faktoren auf die Serumharnsäurekonzentration. Med. Klin. 69 (1974) 1297

61 Mikkelsen, W. M., H. J. Dodge, H. Valkenburg: The distribution of serum uric acid values in a population unselected as to gout or hyperuricemia. Tecumseh, Michigan 1959–1960. Amer. J. Med. 39 (1965) 242

62 Miller, J. M., T. B. Wiper: Physiologic observations on patients with external pancreatic fistula. Ann. Surg. 120 (1944) 852

63 Monkus, E. St. J. W. L. Nyhan, B. J. Fogel, S. Yankow: Concentrations of uric acid in the serum of neonatal infants and their mothers. Amer. J. Obstet. Gynec. 108 (1970) 91

64 Nagl, F.: Chemisch-analytische und klinische Untersuchungen über die Bedeutung des Gastro-Intestinaltraktes für den Eiweißstoffwechsel. Z. klin. Med. 151 (1954) 429

65 Nicholls, A., M. L. Snaith, J. T. Scott: Effect of oestrogen therapy on plasma and urinary levels of uric acid. Brit. med. J. 1973/I, 449

66 Oh, J. H., J. B. Dossetor, I. T. Beck: Kinetics of uric acid transport and its production in rat small intestine. Canad. J. Physiol. Pharmacol. 45 (1967) 121

67 Opsahl, R.: Hematopoiesis and endogenous uric acid. Acta med. scand. 102 (1939) 611

68 Peters, J. P., D. D. van Slyke: Quantitative Clinical Chemistry. I. Interpretation, 2nd ed. Williams & Wilkins, Baltimore 1946 (p. 950)

69 Raivio, K. E.: Neonatal hyperuricemia. J. Pediat. 88 (1976) 625

70 Roberts, J. S., B. Schmidt-Nielsen: Renal ultrastructure and the excretion of salt and water by three terrestrial lizards. Amer. J. Physiol. 211 (1966) 476

71 De Rougemont, D., M. Henchoz, F. Roch-Ramel: Renal urate excretion at various plasma concentrations in the rat: a free-flow micropuncture study. Amer. J. Physiol. 231 (1976) 387

72 Rubin, R. T., J. A. Plag, J. A. Arthur, B. R. Clard, R. H. Rahe: Serum uric acid levels: Diurnal and hebdomadal variability in normoactive subjects. J. Amer. med. Ass. 208 (1969) 1184

73 Saunders, D. R., M. Beck: Permeability of the human small intestine to uric acid. Biochim. biophys. Acta 102 (1965) 618

74 Schittenhelm, A., A. Harpuder: Der Einfluß parenteral verabreichter freier und gebundener Purinkörper auf die Purinkörperausscheidung im Urin des Menschen. Z. ges. exp. Med. 27 (1922) 14

75 Schloerb, P. R.: The management of uremia by perfusion of an isolated jejunal segment: with observations of the dynamics of water and electrolyte exchange in the human jejunum. J. clin. Invest. 37 (1958) 1818

76 Schmidt-Nielsen, B.: Organ systems in adaptation. In Amer. Physiol. Soc., Sect. 4: Handbook of Physiology. chap. 13 Washington 1964 (pp. 215–243)

77 Scott, J. T., V. P. Holloway, H. I. Glass, R. N. Arnot: Studies of uric acid pool size and turnover rate. Ann. rheum. Dis. 28 (1969) 366

78 Seegmiller, J.E., A.I. Grayzel, L. Laster, L. Liddle: Uric acid production in gout. J. clin. Invest. 40 (1961) 1304

79 Senekjian, H.O., T.F. Knight, S.C. Sansom, E.J. Weinman: Effect of flow rate and the extracellular fluid volume on proximal urate and water absorption. Kidney int. 17 (1980) 155

80 Simkin, P.A.: Uric acid binding to serum proteins: Differences among species. Proc. Soc. exp. Biol. 139 (1972) 604

81 Sivén, V.O.: Über den Purinstoffwechsel des Menschen. I. Sind die Purinkörper intermediäre oder terminale Stoffwechselprodukte? Pflügers Arch. ges. Physiol. 145 (1912) 283

82 Skeith, M.D., L.A. Healey: Urate clearance in Cebus monkeys. Amer. J. Physiol. 214 (1968) 582

83 Skrabal, F., H. Herholz, M. Neumayer, L. Hamberger, E. Cerny: Neues Konzept für die Entstehung der essentiellen Hypertonie. Genetisch bedingte Salzsensitivität als Folge erhöhter noradrenerger Empfindlichkeit und erhöhter proximaler Natriumrückresorption. Dtsch. med. Wschr. 108 (1983) 1122

84 Sorensen, L.B.: The elimination of uric acid in man studied by means of C^{14}-labeled uric acid: Uricolysis. Scand. J. clin. Lab. Invest. 12, Suppl. 54 (1960) 1

85 Sorensen, L.B.: The pathogenesis of gout. Arch. intern. Med. 109 (1962) 379

86 Sorensen, L.B.: Role of intestinal tract in the elimination of uric acid. Arthr. and Rheum. 8 (1965) 694

87 Steele, T.H., R.E. Rieselbach: The renal mechanism for urate homeostasis in normal man. Amer. J. Med. 43 (1967) 868

88 Steele, T.H., R.E. Rieselbach: Renal urate excretion in normal man. Nephron 14 (1975) 21

89 Thannhauser, S.J., G. Czoniczer: Kennen wir Erkrankungen des Menschen, die durch eine Störung des intermediären Purinstoffwechsels verursacht werden? Dtsch. Arch. klin. Med. 135 (1921) 224

90 Theorell, T., T. Akerstedt: Day and night work: Changes in cholesterol, uric acid, glucose and potassium in serum and in circadian patterns of urinary catecholamine excretion. Acta med. scand. 200 (1976) 47

91 Updegraff, H., H.B. Lewis: A quantitative study of some organic constituents of the saliva. J. biol. Chem. 61 (1924) 633

92 Voit, K.: Untersuchungen über das Vorkommen von Harnsäure im menschlichen Schweiß. Naunyn-Schmiedebergs Arch. exp. Path. Pharmak. 116 (1926) 321

93 Wacker, W.E.C.: Man sapient, but gouty. New Engl. J. Med. 283 (1970) 151

94 Waslien, C.I., D.H. Calloway, S. Margen: Uric acid production of men fed graded amounts of egg protein and nucleic acid. Amer. J. clin. Nutr. 21 (1968) 892

95 Weiner, I.M., G.M. Fanelli: Filtration, Rückresorption und Sekretion von Harnsäure in der Niere. In Feldmann, H.U., D. Mewes: Urolithiasis. Ätiologie, Pathogenese, Diagnostik, Therapie, Pro- und Metaphylaxe. Internationales Symposium in Davos. Perimed, Erlangen 1976 (S. 9–14)

96 Weiner, I.M., G.H. Mudge: Renal tubular mechanisms for excretion of organic acids and bases. Amer. J. Med. 36 (1964) 743

97 Weinman, J.E., D. Steplock, W.N. Suki, G. Eknoyan: Urate reabsorption in proximal convoluted tubule of the rat kidney. Amer. J. Physiol. 231 (1976) 509

98 Wyngaarden, J.B.: Gout. In Stanbury, J.B., J.B. Wyngaarden, D.S. Frederickson: The Metabolic Basis of Inherited Disease, 2nd ed. McGraw-Hill, New York 1966 (pp. 667–728)

99 Wyngaarden, J.B., D.W. Stetten: Uricolysis in normal man. J. biol. Chem. 203 (1952) 9

100 Yü, T.F., L. Berger, A.B. Gutman: Renal function in gout. II. Effect of uric acid loading on renal excretion of uric acid. Amer. J. Med. 33 (1962) 829

101 Zins, G.R., I.M. Weiner: Bidirectional urate transport limited to the proximal tubule in dogs. Amer. J. Physiol. 215 (1968) 411

102 Zöllner, N.: Der Purinstoffwechsel und seine Störungen. Verh. dtsch. Ges. Urol. 20 (1963) 15

103 Zöllner, N.: Physiologie und Pathologie der Harnsäure. Praxis 53 (1965) 1122

104 Zöllner, N.: Die Gichtniere. In Schwiegk, H.: Handbuch der inneren Medizin, 5. Aufl., Bd. VIII/3. Springer, Berlin 1968 (S. 77 ff.)

105 Zöllner, N., A. Griebsch, W. Gröbner: Einfluß verschiedener Purine auf den Harnsäurestoffwechsel. Ernährungsumschau 3 (1972) 74

4 Hypourikämie

„Der Gedanke ist die unsichtbare Natur, die Natur der unsichtbare Gedanke."
Heinrich Heine

Hypourikämie, unter der wir Serumharnsäurekonzentrationen von 2 mg/100 ml und weniger verstehen, kommt in kaum 1% aller Serumbestimmungen vor (52).

Wenn eine Hypourikämie gefunden wird, ist es einfach, deren *Ursache* festzustellen. Bei Vorliegen einer defekten Harnsäurebildung wird keine oder nur wenig Harnsäure renal eliminiert. Im Falle einer gestörten tubulären Reabsorption von Harnsäure ist deren Ausscheidung mit dem Harn normal. Hypourikämie mit Harnsäurekonzentrationen bis herab auf 1 mg/100 ml Serum beruhen in der Regel auf Medikamentenzufuhr mit urikosurischer Nebenwirkung, beispielsweise auf Gabe von Methicillin-Natrium, Gallenkontrastmittel, Aspirin. In wenigen Fällen handelt es sich um Patienten mit metastasierenden Karzinomen. Niedrige Proteinzufuhr mit der Nahrung und Hypoosmolalität sind gewöhnliche Befunde bei vielen hypourikämischen Patienten. Erniedrigte Serumharnsäurekonzentrationen, die per se keine Symptome erzeugen, werden meist ignoriert oder als Laborfehler abgetan.

Bei breit angelegter Durchuntersuchung der Allgemeinbevölkerung erweist sich das Vorkommen von extremer Hypourikämie mit Serumharnsäurewerten um 0,2–0,6 mg/100 ml kaum mehr als unwahrscheinlich und auf nur wenige Einzelfälle in der Weltliteratur beschränkt. Der Nachweis einer starken Hypourikämie lenkt die Aufmerksamkeit auf 2 allgemeine diagnostische Möglichkeiten:

1. Hypourikämie mit Normourikosurie *bei tubulären Störungen* entweder als Fanconi-Syndrom (65), hepatolentikuläre Degeneration (Wilsonsche Erkrankung) (4), Hartnupsche Erkrankung (1) und mehrere andere Syndrome (68) oder als isolierte Störung der tubulären Reabsorption von Urat (33, 51) und
2. Hypourikämie mit Hypourikosurie *bei Xanthinurie* als Folge eines Mangels an Xanthinoxidase (s. S. 299 ff.).

Primäre Hypourikämie

Fälle von *primärer*, sog. *„idiopathischer" Hypourikämie* mit Serumharnsäurewerten von weniger als 2 mg/100 ml kommen sehr selten vor. In der großen Versuchsserie von Tecumseh fanden sich lediglich 28 Männer und 31 Frauen unter insgesamt 6000 Personen mit derart niedrigen Harnsäurespiegeln (42). Primäre Hypourikämie beruht auf einer *überstarken tubulären Uratsekretion* (51).

Hereditäre renale Hypourikämie, die sehr selten auftritt, ist ein autosomaler rezessiv vererbter Defekt der tubulären Behandlung von Harnsäure (69). Bisher konnten 4 Gruppen von tubulären Defekten festgestellt werden (62):

1. ein Defekt der proximal-tubulären Reabsorption von Urat,
2. ein Defekt der postsekretorischen Reabsorption,
3. eine Kombination beider und
4. eine vermehrte Sekretion von Harnsäure.

Dabei bewegen sich die Serumharnsäurewerte zwischen 0,8 und 1,2 mg/dl. Häufig tritt bei solchen Patienten schon im Kindesalter eine Harnsäuresteinbildung in der Niere und den harnableitenden Wegen auf (18). Deshalb ist es vorteilhaft, eine renale Hypourikämie möglichst frühzeitig im Kindesalter zu diagnostizieren, um eine konservative Therapie (Trinken großer Flüssigkeitsmengen, Verschiebung des Harn-pH in Richtung des alkalischen Bereichs mit Citratgemischen) zur Verhinderung einer Steinbildung einleiten zu können.

Tubuläre Defekte der Reabsorption und Sekretion von Harnsäure kann man anhand der Reaktionen auf Pyrazinamid und auf Benzbromaron studieren. Unter der Annahme, daß Pyrazinamid selektiv und vollständig die Harnsäuresekretion blockiert und daß Benzbromaron hauptsächlich die postsekretorische Reabsorption hemmt (s. Abb. 3.12), ist die Reaktion auf Pyrazinamid im Falle einer gestörten präsekretorischen renal-tubulären Reabsorption von Harnsäure verstärkt. Dagegen vermindert Pyrazinamid bei defekter postsekretorischer Reabsorption von Harnsäure die Harnsäureausscheidung (11). In Abhängigkeit davon, ob nur die Reabsorption von Harnsäure gestört oder auch die Sekretion zusätzlich betroffen ist, bewegt sich bei Homozygoten das Clearance-Verhältnis von Harnsäure zu Kreatinin zwischen 1,00 und 1,46 (normalerweise um 0,15). Heterozygote dieser hereditären Störung zeigen für das Clearance-Verhältnis Werte, die zwischen denen normaler Kontrollen und Homozygoten liegen (62).

Sekundäre Hypourikämie

Durch verschiedene *Medikamente mit urikosurischem Effekt oder Nebeneffekt* gewinnen sekundäre Hypourikämien in diagnostischer Beziehung zunehmend an Bedeutung. Zur Beurteilung der Serumharnsäurekonzentration ist es wichtig, nicht nur Umstände, die zu einer sekundären Hyperurikämie führen können, sondern auch solche, die die Harnsäurekonzentration vermindern, zu kennen. Eine Reihe von unspezifisch analgetisch, antipyretisch und antirheumatisch wirksamen Mitteln fördert nämlich gleichzeitig die renale Harnsäureausscheidung bei entsprechender Dosierung. Es ist daher interessant zu wissen, welche Arzneimittel vor der Blutentnahme eingenommen wurden und wie diese Medikamente den Harnsäurestoffwechsel beeinflussen.

Stets sollten wenigstens 3 Tage vor der Blutentnahme keine harnsäuretreibenden oder den Harnsäurespiegel erhöhenden Mittel bzw. Maßnahmen verordnet werden.

Der urikosurische Effekt von pharmakologischen Substanzen ist von deren Konzentration in der Tubulusflüssigkeit abhängig (67). Theoretisch vermögen nur solche Substanzen die tubuläre Behandlung von Harnsäure kompetitiv zu hemmen, die selbst tubulär sezerniert werden. Tatsächlich sind die meisten bekannten urikosurisch wirkenden Mittel (Salicylate, Phenylbutazon, Probenecid, Benzbromaron) schwache organische Säuren, deren Ausscheidung eine Sekretion im proximalen Tubulussegment durch das Transportsystem für schwache Säuren einschließt. Auch an Glucuronsäure gekoppelte Glucocorticoide werden durch dieses System sezerniert.

Auf HIPPOKRATES (31) geht die Beobachtung zurück, daß Gicht und *Schwangerschaft* zusammen nicht vorkommen. Bei normaler Schwangerschaft ist die Harnsäurekonzentration im Serum gegenüber der Norm erniedrigt (28). Östrogene senken den Harnsäurespiegel im Serum durch Erhöhung der Uratausscheidung im Harn (47). Eine erhöhte Urat-Clearance besteht bei *Fanconi-Syndrom von Erwachsenen* (56) sowie bei *Wilsonscher Krankheit* (hepatolentikuläre Degeneration) (4). Bei beiden Erkrankungen finden sich in weiten Anteilen des proximalen Tubulussegmentes der Niere atrophische oder sonstige anatomische Strukturveränderungen (43). Vielleicht kommt die Hypourikämie bei hepatolentikulärer Degeneration durch Bildung eines Harnsäure-Kupfer-Komplexes zustande, der durch normale Nierentubuli nicht reabsorbiert werden kann. Nach Tab. 4.1 fördern folgende Mittel die Harnsäureausscheidung: *Salicylsäure* (20), *Acetylsalicylsäure* (73, 74), *Caronamid* (72), *Probenecid* (22), *Phenylbutazon* (73) und sein Abkömmling *Sulfinpyrazon* (7), *Benzbromaron* (39, 79), *Cortison und ACTH* (63). Daneben sind noch andere urikosurisch wirksame Substanzen bekannt, die aber in der Therapie der Gicht keine Rolle spielen: *Phenacetin, Adrenalin, Theophyllin, Coffein* (35), *Salyrgan* (8), *Zoxazolamin, Renin* (54). Ferner erhöhen sowohl Glycin (19) als auch Alanin, Asparaginsäure und Glutaminsäure (3) die Harnsäureausscheidung. Durch i. v. Injektion von hochgereinigter *Uricase* gelingt es beim Menschen, die Serumharnsäurekonzentration wenigstens 32 Std. lang auf nicht mehr bestimmbare Werte zu senken (10).

Hypourikämie kann auch relativ häufig bei Patienten mit *Leberzirrhose* beobachtet werden, wobei möglicherweise Veränderungen im Te-

Tabelle 4.1 **Verminderung der Serumharnsäurekonzentration durch urikosurisch wirksame Substanzen bzw. Bedingungen**

Schwangerschaft	p-Aminophenolderivate (Phenacetin, Antifebrin)
Hepatolentikuläre Degeneration	
Fanconi-Syndrom	Hg-Diuretika
Hereditäre Hämochromatose	
Kompensierter Diabetes mellitus	
Leberzirrhose	
Benzbromaron	Theophyllin, Coffein
Salicylate ⎫ in hohen Dosen	Glycin, Alanin, Asparaginsäure, Glutaminsäure
Probenecid ⎬ („Paradox-	
Phenylbutazon ⎭ effekte")	Osmotische Diurese mit Glucose, Mannit etc.
(Tienilsäure)	Protein- und/oder kohlenhydratreiche Diät (ausgenommen Xylit, Sorbit, Fructose)
Cortisol, Prednisone, ACTH	Dicumarol, Äthylbiscumacetat
Sulfinpyrazon	Renin
Phenolrot, Diodrast, Hippurate	
	Antidiuretisches Hormon im Übermaß
Östrogene	Guanidinbernsteinsäure
Niridazol	Orale Gallenkontrastmittel
	Acetohexamid
Gewichtsreduktion bei Adipositas	Verschiedene Lipidsenker, Citrat, Pyruvat
Nach Nierentransplantation	Ascorbinsäure
Antiepileptika	Diverse Anticholinergika

stosteronspiegel zu einer Erhöhung der renalen Harnsäure-Clearance im Vergleich zu gesunden Kontrollen beitragen (12, 30). Ferner vermindert *proteinreiche Nahrung* die Serumharnsäurekonzentration durch einen urikosurischen Effekt (6, 34, 37, 66). Auch unter *kohlenhydratreicher Diät* ist die Harnsäureausscheidung höher als unter *fettreicher Kost* (27).

I.v. Gabe eines *Aminosäurengemisches* geht mit vermehrter Harnsäureausscheidung im Urin einher (36). Wahrscheinlich kommt daneben noch ein weiterer Mechanismus ins Spiel, da die Harnsäureexkretion während Proteinzulage nicht eine klassische urikosurische Wirkung widerspiegelt (34). Vielmehr findet während *gesteigerter Proteinzufuhr mit der Nahrung* ein vermehrter Einbau von markiertem Glycin in Harnsäure statt (2). Damit erscheint eine gesteigerte endogene Harnsäureproduktion als möglich. Das Ausmaß der unter proteinreicher Ernährung stattfindenden Erhöhung der renalen Harnsäureausscheidung ist vergleichsweise gering, und der Abfall der Serumharnsäurekonzentration kann fast vernachlässigt werden (34) oder ist gar nicht nachweisbar (6).

Ebenso wie *Glucose* fördern *Fructose* und *Galactose* bei rascher i.v. Infusion die renale Ausscheidung von Harnsäure, Phosphat, Bicarbonat und Glucose, wobei der urikosurische Effekt von Fructose den der beiden anderen Hexosen bei weitem übertrifft (45). *Xylit* ist ebenfalls stark harnsäuretreibend. Die Harnsäure-

Clearance pro Einheit osmolale Clearance wird durch Glucose etwa 3mal so stark vermehrt wie durch osmotische Diurese mit Mannit (57). Trotzdem steigt die Serumharnsäurekonzentration nach hochdosierter rascher Infusion (1,5 g/kg Körpergewicht in 20%iger Lösung innerhalb von 20–25 Min.) von Sorbit, Xylit und Fructose vorübergehend an (17).

Neben *polyhydrischen Alkoholen* (22) fördern die *Clearance-Substanzen* Diodrast, Phenolrot (63) und große Mengen an Hippurat (5) die renale Eliminierung von Harnsäure. Zufuhr von *Pyruvat* (21) oder von *Citrat* (77) erhöht ebenfalls die renale Harnsäureausscheidung, vermutlich weil beide Stoffe eine Energiequelle für den Urattransport infolge eines erhöhten Substratangebotes für den Citronensäurezyklus sind.

Glucose, Harnsäure, Phosphate und Aminosäuren werden im proximalen Nierentubulus durch ähnliche oder durch miteinander in Beziehung stehende Mechanismen reabsorbiert. Beispielsweise besteht bei *Fanconi-Syndrom* eine gemeinsame Störung der tubulären Reabsorption von Glucose, Harnsäure, Phosphat und Aminosäuren. Bei *hepatolentikulärer Degeneration* (Morbus Wilson) wird eine gestörte Reabsorption von Harnsäure und Aminosäuren sowie gelegentlich auch von Glucose und Phosphat beobachtet. Es ist denkbar, daß der Harnsäuretransport und der Glucosetransport eine gemeinsame Energiequelle oder ein gemeinsames Substrat für den Carrier besitzen.

Abnorm niedrige Serumharnsäurespiegel können auch bei Patienten mit Hyponatriämie infolge einer unangemessen hohen Sekretion von *antidiuretischem Hormon* (beispielsweise bei Fällen von Bronchialkarzinom) (14) angetroffen werden. Sie sind Folge einer erhöhten renalen Urat-Clearance in Abhängigkeit von der Ausdehnung des extrazellulären Flüssigkeitsraumes. – Im allgemeinen weisen Männer mit *hereditärer Hämochromatose* niedrigere Serumharnsäurewerte auf als gesunde gleichaltrige Probanden. In einem derartigen Fall stellte man einen Defekt der Reabsorption von Harnsäure in der Niere fest (53).

Eine harnsäurespiegelsenkende Wirkung wurde auch *Antiepileptika* mit enzyminduktorischer Aktivität (Phenytoin, Primidon, Carbamazepin) zugesprochen (33a).

Als einziges Diuretikum wirkt *Tienilsäure* harnsäuretreibend, und zwar durch Hemmung der tubulären Reabsorption von glomerulär filtrierter und tubulär sezernierter Harnsäure (60) (s. Abb. 3.12). Die Substanz wurde jedoch Ende 1980 wegen nephrotoxischer und hepatotoxischer Nebenwirkungen, z.T. mit tödlichem Ausgang, aus dem Handel gezogen.

Eine harnsäuretreibende Wirkung haben ferner *Dicumarolpräparate*, und zwar unabhängig von deren blutgerinnungshemmender Wirkung (8, 26). Eine noch stärkere Erhöhung der Harnsäureclearance als Dicumarol soll Äthylbiscumacetat hervorrufen (59).

Guanidinbernsteinsäure, deren Serumkonzentration bei chronischer Niereninsuffizienz erhöht ist, bewirkt nicht nur eine Senkung der Herzfrequenz und einen Anstieg des Blutlactats bei unveränderter Pyruvatkonzentration, sondern auch eine Herabsetzung der Serumharnsäurekonzentration infolge einer Synthesehemmung unbekannter Art (13). Eine in den ersten 3 postoperativen Monaten nach erfolgreicher *Nierentransplantation* wiederholt beobachtete Hypourikämie wird ursächlich auf hohe Cortisongaben zurückgeführt (55).

Theoretisch können Megadosen von *Vitamin C* im Sinne eines pharmakologischen Effektes *akute Gichtanfälle* auslösen oder bei prädisponierten Personen zur Nierensteinbildung führen. In hohen Dosen (ab 4 g) wirkt Ascorbinsäure urikosurisch (67). Sie verändert den proteingebundenen Anteil von Harnsäure im Plasma nicht. Wegen ihres hypourikämisierenden Effektes kann *Ascorbinsäure* den Wert einer Harnsäurebestimmung im Serum einschränken und die Diagnose einer Gicht verschleiern. – Urikosurisch wirkt auch das seit Jahren in der Therapie der Bilharziose eingesetzte Mittel *Niridazol* (23).

Ebenfalls urikosurisch wirken die *Anticholinergika* Glycopyrrolat und Tridihexäthylchlorid. Beide erhöhen die fraktionale Harnsäureausscheidung um mehr als 20% des Ausgangswertes bei hyperurikämischen, jedoch nicht bei normourikämischen Personen (50). Diese Wirkung geht nicht mit einer Änderung der Uratbindung an Plasmaproteine (in vitro) einher. L-Hyoscyamin besitzt keinen urikosurischen Effekt. – In diesem Zusammenhang wird auf die urikosurische Nebenwirkung von Methicillin-Natrium hingewiesen (29).

Der Lipidsenker *Halofenat* erwies sich in Versuchen an männlichen Schimpansen als urikosurisch wirksam (16). Milde harnsäuretreibende Eigenschaften besitzen auch die Lipidsenker *Procetofen* (15) und *Etofyllinclofibrat* (41, 78). Eine Beeinflussung erhöhter Serumharnsäurewerte durch Clofibrat konnte beim Menschen nicht belegt werden (40). Bis jetzt ist der Befund eines Anstiegs der Serumharnsäurekonzentration nach Absetzen von Clofibrat für etwa 2–4 Wochen ungeklärt (70). Von den *blutzuckersenkenden Sulfonylharnstoffen* ist Acetohexamid die einzige Substanz mit starker urikosurischer Wirkung (75).

Wenigstens teilweise dürfte eine relative Hydratation, also ein Verdünnungseffekt, auch für die mit einem *Gewichtsverlust* bei fettleibigen Personen einhergehende Abnahme der Serumharnsäurekonzentration verantwortlich sein (46).

Erstaunlich ist die Tatsache, daß *Colchicin*, das einzige nahezu spezifische Gichtpräparat, offenbar keine Wirkung auf die Harnsäureausscheidung ausübt (9).

Die *oralen Gallenkonstrastmittel*, die im Hinblick auf ihre physikochemischen Eigenschaften Probenecid und einigen anderen Urikosurika ähneln, wirken in einer Intensität urikosurisch, die vergleichbar derjenigen von Probenecid ist (44). Die urikosurische Wirkung setzt prompt ein, erreicht bei abendlicher Einnahme der Mittel während der Nacht ihren Höhepunkt und ist zwischen 1 und 6 Tagen nachweisbar (49).

Da während der Nacht ein nahezu maximal konzentrierter Harn mit der höchsten Azidität gebildet wird, sollten Patienten, die abends oral Gallenkontrastmittel einnehmen, zur reichlichen Flüssigkeitszufuhr angehalten werden, um eine nephrotoxische Wirkung zu vermeiden.

Durch Flüssigkeitszufuhr wird der cholezystographische Effekt dieser Mittel nicht verschlechtert. Sie erhöhen die tubuläre Uratsekretion.

Von besonderem Interesse sind nun sog. „*Paradoxeffekte*" einiger harnsäuretreibender Mittel. Salicylate wirken in einer Dosierung von 5–6 g täglich urikosurisch und bei Gabe von 1–2 g täglich harnsäureretinierend (74). In mittlerer Dosierung verändern Salicylate die Harnsäureausscheidung nicht. Sorgfältige Clearance-Untersuchungen haben gezeigt, daß die sog. „Paradoxeffekte" von Salicylat auf das Clearance-Verhältnis Urat/Inulin in der Hauptsache von der Konzentration von *freiem Salicylat* im Tubulusharn abhängig sind.

Die Konzentration von freiem Salicylat wird einmal von der Serumkonzentration von Salicylat und zum anderen vom pH-Wert des Harnes bestimmt. Das im sauren Harn ausgeschiedene Salicylat liegt zu 80 und mehr Prozent in konjugierter Form (mit Glycin bzw. Glucuronsäure) vor, während im alkalischen Harn die Salicylatausscheidung unter Erhöhung des Anteils von freiem Salicylat auf 60 bis 90% stark zunimmt (25). Yü u. GUTMAN (73) nahmen an, daß niedrige Konzentrationen von freiem Salicylat im Tubulusharn die tubuläre Uratsekretion unterdrücken. Mittlere Konzentrationen von freiem Salicylat sollen sowohl die tubuläre Reabsorption als auch die tubuläre Sekretion in einem solchen Ausmaß hemmen, daß daraus keine oder nur geringe Nettoänderungen der Uratausscheidung resultieren. Vermutlich beeinträchtigt freies Salicylat in hoher Dosierung die tubuläre Reabsorption derart stark, daß die gleichzeitige Hemmung der Sekretion quantitativ nicht mehr ins Gewicht fällt und sich daraus ein urikosurischer Nettoeffekt ergibt. Ähnliche „Paradoxeffekte" wurden nach Gabe von Probenecid, Phenylbutazon und Chlorothiazid beobachtet (12, 73). Aus diesem Grunde ist es wichtig, eine Dauerbehandlung der Gicht mit Urikosurika nicht in zu kleiner Dosierung durchzuführen und zu beachten, daß schwache organische Säuren auf dem Wege einer nichtionalen Diffusion in einen alkalischen Harn besser sezerniert werden. In therapeutischer Hinsicht besonders bedeutungsvoll sind folgende Befunde: Kleine Dosen von Salicylat vermindern den urikosurischen Effekt von Probenecid (24) und gewissen Phenylbutazonabkömmlingen (32). Es ist daher nicht ratsam, verschiedene Urikosurika in Kombination mit Salicylaten zu geben. Eine depressorische Wirkung von Probenecid auf die durch Salicylate hervorgerufene vermehrte Harnsäureausscheidung ist als Folge einer inhibitorischen Wirkung von Probenecid auf die tubuläre Sekretion von Salicylsäure anzusehen. In dieser Beziehung unterscheidet sich das harnsäuresenkende Benzofuranderivat Benzbromaron (39, 79), bei dem die paradoxe Wirkung der Harnsäureretention in niedriger Dosierung fehlt (48) und Salicylate in analgetischen Dosen den harnsäuretreibenden Effekt nicht antagonistisch beeinflussen, von anderen Urikosurika. Da Benzbromaron lediglich die tubuläre Reabsorption von Urat hemmt (vgl. S. 261), übertrifft dessen harnsäurespiegelsenkende Wirkung diejenige der genannten Urikosurika deutlich (58) (s. Abb. 3.12).

Die Wechselwirkungen zwischen Salicylaten und anderen Pharmaka, die zu einer Störung der Harnsäureausscheidung durch die Niere führen können, beruhen darauf, daß infolge des sauren pH der Salicylsäure basische Substanzen verzögert ausgeschieden werden. So ergibt sich bei gleichzeitiger Verabreichung von Salicylaten und Probenecid bzw. Sulfinpyrazon oder Phenylbutazon unter Umständen eine Hemmung der Harnsäureexkretion.

Die wechselseitige Suppression des urikosurischen Effektes verschiedener Mittel und von Salicylat bei gleichzeitiger Gabe beruht z. T. aber nicht nur auf einem Wettbewerb dieser Substanzen mit Harnsäure hinsichtlich des tubulären Transportmechanismus, sondern im speziellen Falle von Sulfinpyrazon beim Menschen (nicht beim Hund) zusätzlich auf einer Kompetition um die Bindung beider Medikamente an Plasmaproteine (76).

Literatur

1 Baron, D.N., C.E. Dent, H. Harris, E.W. Hart, J.B. Jepson: Hereditary pellagralike skin rash temporary cerebellar ataxia, constant renal aminoaciduria and other bizarre biochemical features. Lancet 1956/II, 421

2 Bien, E.J., T.F. Yü, J.D. Benedict, A.B. Gutman, D.W. Stetten jr.: The relation of dietary nitrogen consumption to the rate of uric acid synthesis in normal and gouty man. J. clin. Invest. 32 (1953) 778–780

3 Bishop, C., J.H. Talbott: Uric acid: its role in biologic processes and influence upon it of physiological, pathological and pharmacological agents. Pharmacol. Rev. 5 (1953) 231

4 Bishop, C., W.T. Zimdahl, J.H. Talbott: Uric acid in two patients with Wilson's disease (hepatolenticular degeneration). Proc. Soc. exp. Biol. 86 (1954) 440

5 Bonsnes, R.W., L.V. Dill, E.S. Dana: The effect of diodrast on the normal uric acid clearance. J. clin. Invest. 23 (1944) 776

6 Bowering, J., D.H. Calloway, S. Margen, W.A. Kaufman: Dietary protein level and uric acid metabolism in normal man. J. Nutr. 100 (1969) 249–261

7 Burns, J.J., T.F. Yü, A. Ritterband, J.M. Perel, A.B. Gutman, B.B. Brodie: A potent new uricosuric agent, the sulfoxide metabolite of the phenylbutazone analogue, G-25671. J. Pharmacol. exp. Ther. 119 (1957) 418

8 Cristensen, F.: Uricosuric effect of dicoumarol. Acta med. scand. 175 (1964) 461

9 Coombs, F.S., L.J. Pecora, E. Thorogood, W.V. Consolazi, J.H. Talbott: Renal function in patients with gout. J. clin. Invest. 19 (1940) 525

10 Davis, S., Y.K. Park, A. Abuchowski, F.F. Davis: Hypouricaemic effect of polyethyleneglycol modified urate oxidase. Lancet 1981/II, 281

11 De Vries, A., O. Sperling: Inborn hypouricemia due to isolated renal tubular defect. Biomedicine 30 (1979) 75

12 Demartini, F.E., E.A. Wheaton, L.A. Healey, J.H. Laragh: Effect of chlorothiazide on the renal excretion of uric acid. Amer. J. Med. 32 (1962) 572

13 Dobbelstein, H., J. Grunst, G. Schubert, H.H. Edel: Guanidinbernsteinsäure und Urämie. II. Tierexperimentelle Befunde. Klin. Wschr. 49 (1971) 1077

14 Dorhout Mees, E.J., P. Blom van Assendelft, M.G. Nieuwenhuis: Elevation of uric acid clearance caused by inappropriate antidiuretic hormone secretion. Acta med. scand 189 (1971) 69

15 Drouin, P., L. Mejean, J.P. Sauvanet, J.P. Pointel, G. Gay, G. Debry: Étude de l'action hypolipidémiante du Procétofène chez des malades porteurs d'une H.L.P. du type IIa ou IIb. Gaz. méd. Fr. 83 (1976) 3848

16 Fanelli jr., G.M., D.L. Bohn, S.S. Reilly, J.E. Baer: Renal excretion and uricosuric properties of halofenate, a hypolipidemic-uricosuric agent in the chimpanzee. J. Pharmacol. exp. Ther. 180 (1972) 377

17 Förster, H., E. Meyer, M. Ziege: Erhöhung von Serumharnsäure und Serumbilirubin nach hochdosierten Infusionen von Sorbit, Xylit und Fructose. Klin. Wschr. 48 (1970) 878

18 Frank, M., M. Many, O. Sperling: Familial renal hypouricemia: two additional cases with uric acid lithiasis. Brit. J. Urol. 51 (1979) 88

19 Friedman, M.: The effect of glycine on the production and excretion of uric acid. J. clin. Invest. 26 (1947) 815

20 Friedman, M.: Observations concerning the effects of (1) sodium salicylate and (2) sodium salicylate and glycine upon the production and excretion of uric acid and allantoin in the rat. Amer. J. Physiol. 152 (1948) 302

21 Gibson, H.V., E.A. Doisy: A note on the effect of some organic acids upon the uric acid excretion in man. J. biol. Chem. 55 (1923) 605

22 Graffeld, G.P., D. Swanson: The uricosuric effects of certain polyhydric alcohols and saccharides. J. Pharmacol. exp. Ther. 74 (1942) 106

23 Gröbner, W., P. Heimstädt, N. Zöllner: Über die Wirkung von Niridazol (Ambilhar) auf Serumharnsäure sowie renale Harnsäure- und Oxypurinausscheidung.

Verh. dtsch. Ges. inn. Med. 77 (1971) 183

24 Gutman, A.B., T.F. Yü: Benemid (p-(di-n-propylsulfamyl)-benzoic acid) as uricosuric agent in chronic gouty arthritis. Trans. Ass. Amer. Phycns 64 (1951) 279

25 Gutman, A.B., T.F. Yü, J.H. Sirota: A study by simultaneous clearance techniques of salicylate excretion in man. Effect of alkalinization of the urine by bicarbonate administration, effect of probenecid. J. clin. Invest. 34 (1955) 711

26 Hansen, O.E., C. Holten: Uricosuric effect of dicoumarol. Lancet 1958/I 1047

27 Harding, V.J.: Influence of fat and carbohydrate diets upon the level of blood uric acid. J. biol. Chem. 74 (1927) 631

28 Harding, V.J, K.D. Allin, H.B. van Wyck: Non protein nitrogen and uric acid values in blood in pregnancy. J. Obstet. Gynaec. 31 (1924) 595

29 Healey, L.A., M.S. Skeith, P.A. Simkin: Hypouricemia. An incidental finding indicating xanthinuria or defective reabsorption of uric acid. Arch. intern. Med. 134 (1974) 46

30 Higuchi, T., T. Nakamura, H. Uchino: Enhanced renal clearance of uric acid in hepatic cirrhosis. Israel J. med. Sci. 17 (1981) 1015

31 Hippokrates: De affect. int. lib. VII; Aphorism. VI

32 Kersley, G.D., E.R. Cook, D.C.J. Tovey: Value of uricosuric agents and in particular of G-28315 in gout. Ann. rheum. Dis. 17 (1958) 326

33 Khachadurian, A.K., M.J. Arslanian: Hypouricemia due to renal uricosuria. Ann. intern. Med. 78 (1973) 547

33a Krause, K.-H., P. Berlit: Serum-Harnsäure und Antiepileptika. (Leser-Zuschrift). Dtsch. med. Wschr. 112 (1987) 529.

34 Löffler, W., W. Gröbner, N. Zöllner: Influence of dietary protein on serum and urinary uric acid. In Rapado, A., R.W.E. Watts, C.H.M.M. De Bruyn: Purine Metabolism in Man. III. Clinical and Therapeutic Aspects, vol. A. Plenum, New York 1980 (pp. 209–213)

35 Martin, G.J.: The effect of various agents in the excretion of uric acid and allantoin. Exp. Med. Surg. 6 (1948) 24

36 Matzkies, F., G. Berg: The uricosuric action of amino acids in man. Advanc. exp. Med. Biol. B 76 (1977) 36; J. clin. Chem. clin. Biochem. 14 (1976) 308

37 Matzkies, F., G. Berg, H. Mädl: The uricosuric action of protein in man. In Rapado, A., R.W.E. Watts, C.H.M.M. De Bruyn: Purine Metabolism in Man. III. Clinical and Therapeutic Aspects, vol. A. Plenum, New York 1980 (pp. 227–231)

39 Mertz, D.P.: Veränderungen der Serumkonzentration von Harnsäure unter der Wirkung von Benzbromaronum. Münch. med. Wschr. 111 (1969) 491

40 Mertz, D.P., G. Babucke: Die Dyslipoproteinämie bei primärer Gicht. Dtsch. med. Wschr. 98 (1973) 1457

41 Mertz, D.P., E. Göhmann, I. Suermann: Zur harnsäuresenkenden Wirkung von Etofyllinclofibrat. Akt. Endokr. 4 (1983) 57

42 Mikkelsen, W.M., H.J. Dodge, H. Valkenburg: The distribution of serum uric acid values in a population unselected as to gout or hyperuricemia. Tecumseh, Michigan 1959–1960. Amer. J. Med. 39 (1965) 242

43 Mudge, G.H.: Clinical patterns of tubular dysfunction. Amer. J. Med. 24 (1958) 785

44 Mudge, G.H.: Uricosuric action of cholecystographic agents. A possible factor in nephrotoxicity. New Engl. J. Med. 284 (1971) 929

45 Narins, R.G., J.S. Weisberg, A.R. Myers: Effects of carbohydrates on uric acid metabolism. Metabolism 23 (1974) 455

46 Nicholls, A., J.T. Scott: Effect of weightloss on plasma and urinary levels of uric acid. Lancet 1972/II, 1223

47 Nicholls, A., M.L. Snaith, J.T. Scott: Effect of oestrogen therapy on plasma and urinary levels of uric acid. Brit. med. J. 1973/I, 449

48 Podevin, R., F. Paillard, C. Amiel, G. Richet: Action de la benziodarone sur l'excrétion rénale de l-acide urique. Rev. franc. Étud. clin. biol. 12 (1967) 361

49 Postlethwaite, A.E., W.N. Kelley: Uricosuric effect of radiocontrast agents. A study in man of four commonly used preparations. Ann. intern. Med. 74 (1971) 845

50 Postlethwaite, A.E., C.M. Ramsdell, W.N. Kelley: Uricosuric effect of an anticholinergic agent in hyperuricemic subjects. Arch. intern. Med. 134 (1974) 270

51 Praetorius, E., J.E. Kirk: Hypouricemia: with evidence for tubular elimination of uric acid. J. Lab. clin. Med. 35 (1950) 865

52 Ramsdell, C.M., W.N. Kelley: The clini-

cal significance of hypouricemia. Ann. intern. Med. 78 (1973) 239
53 Rosner, I.A., A.D. Askari, G.D. McLaren, A. Muir: Arthropathy, hypouricemia and normal serum iron studies in hereditary hemochromatosis. Amer. J. Med. 70 (1981) 870
54 Schaffer, N.K., L.V. Dill, H.J. Stander: The effect of renin on uric acid metabolism of the pregnant and nonpregnant Dalmatian dog. Endocrinology 29 (1941) 243
55 Schmidt, P., J. Zazgornik, H. Kopsa: Hypourikämie nach Nierentransplantation. Wien. klin. Wschr. 85 (1973) 793
56 Sirota, J.H., D. Hamerman: Renal function studies in an adult subject with the Fanconi syndrome. Amer. J. Med. 16 (1954) 138
57 Skeith, M.D., L.A. Healey, R.E. Cutler: Urate excretion during mannitol and glucose diuresis. J. Lab. clin. Med. 70 (1967) 213
58 Sorensen, L.B., D.J. Levinson: Clinical evaluation of benzbromarone. A new uricosuric drug. Arthr. and Rheum. 19 (1976) 183
59 Sougin-Mibashan, R., M. Horwitz: The uricosuric action of ethylbiscoumacetate. Lancet 1955/I, 1191
60 Steele, T.H.: Mechanism of the uricosuric activity of ticrynafen. Nephron 23, Suppl. 1 (1979) 33
61 Stein, H.B., A. Hasan, I.H. Fox: Ascorbic acid-induced uricosuria. A consequence of megavitamin therapy. Ann. intern. Med. 84 (1976) 385
62 Takeda, E., Y. Kuroda, M. Ito, K. Toshima, T. Watanabe, M. Ito, E. Naito, I. Yokota, T.J. Hwang, M. Miyao: Hereditary renal hypouricemia in children. J. Pediat. 107 (1985) 71
63 Talbott, J.H.: Gout. Oxford University Press, New York 1943
64 Thorn, G.W., F.T.G. Prunty, P.H. Forsham: Clinical studies on the effects of pituitary adrenocorticotrophic hormone. Trans. Ass. Amer. Phycns 60 (1947) 143
65 Wallis, L.A., R.L. Engel jr.: The adult Fanconi syndrome. II. Review of eighteen cases. Amer. J. Med. 22 (1957) 13
66 Waslien, C.I., D.H. Calloway, S. Margen: Uric acid production in men fed graded amounts of egg protein and yeast nucleic acid. Amer. J. clin. Nutr. 21 (1968) 892–897
67 Weiner, I.M., G.H. Mudge: Renal tubular mechanisms for excretion of organic acids and bases. Amer. J. Med. 36 (1964) 743
68 Weinstein, B., F. Irreverre, D.M. Watkin: Lung carcinoma, hypouricemia and aminoaciduria. Amer. J. Med. 39 (1961) 520
69 Weitz, R., O. Sperling: Hereditary renal hypouricemia. Isolated tubular defect of urate reabsorption. J. Pediat. 96 (1980) 850
70 Wilke, H., H. Frahm: Behandlung der Hyperlipoproteinämie-Typen IIa, IIb, IV und V mit einer Clofibrat-Inositolnicotinat-Kombination. Dtsch. med. Wschr. 101 (1976) 401
71 Wilson, D., C. Bishop, J.H. Talbott: A fractional experiment to test various types of diets on uric acid excretion of normal human beings. J. appl. Physiol. 4 (1952) 560
72 Wolfson, Q.W., C. Cohn, R. Levine, B. Huddleston: The transport and excretion of uric acid in man. III. Physiological significance of the uricosuric effect of caronamide. Amer. J. Med. 4 (1948) 774
73 Yü, T.F., A.B. Gutman: Paradoxical retention of uric acid by uricosuric drugs in low dosage. Proc. Soc. exp. Biol. (N.Y.) 90 (1955) 542
74 Yü, T.F., A.B. Gutman: A study of the paradoxical effects of salicylate in low, intermediate and high dosage on the renal mechanisms for excretion of urate in man. J. clin. Invest. 38 (1959) 1298
75 Yü, T.F., L. Berger, A.B. Gutman: Hypoglycemic and uricosuric properties of acetohexamide and hydroxy-hexamide. Metabolism 17 (1968) 309
76 Yü, T.F., P.G. Dayton, A.B. Gutman: Mutual suppression of the uricosuric effects of sulfinpyrazone and salicylate: a study in interactions between drugs. J. clin. Invest. 42 (1963) 1330
77 Yü, T.F., J.H. Sirota, L. Berger, M. Halpern, A.B. Gutman: Effect of sodium lactate infusion on urate clearance in man. Proc. Soc. exp. Biol. 96 (1957) 809
78 Ziegler, W.J.: Zur Frage der harnsäuresenkenden Wirkung von Etofyllinclofibrat. Arzneimittel-Forsch. 30 (II) (1980) 2053
79 Zöllner, N., G. Stern, W. Gröbner, W. Dofel: Über die Senkung des Harnsäurespiegels im Plasma durch Benzbromaronum. Klin. Wschr. 46 (1968) 1318

5 Hyperurikämie

„Die Natur ist ein unendlich geteilter Gott."
F. v. Schiller

Hyperurikämie ist kein ungewöhnlicher Befund, da sie eine Vielzahl von Faktoren widerspiegelt. Erhöhung der Serumharnsäurekonzentration bedeutet jedoch ein bekanntes Risiko für Gicht und Uratnephropathie und einen möglichen Zusammenhang mit anderen chronischen Erkrankungen. Das einzige gut verständliche und *voraussagbare Risiko* ist das für Gicht und Uratnephropathie.

Nur selten geht Hyperurikämie auf eine einzige identifizierte Störung zurück wie bei Lesch-Nyhan-Syndrom. In der Regel ist die Pathogenese multifaktoriell. Zu einer für gewöhnlich schlecht definierten genetischen Prädisposition, bei der eine selektive Einschränkung der renalen Clearance von Urat in den meisten Fällen vorherrschender Faktor ist, kommen äußere Einflüsse.

Das Risiko, mit dem sich Gicht entwickelt, nimmt graduell mit steigender Serumharnsäurekonzentration zu. Die Erfahrungen mit der Framingham-Studie (63) haben gezeigt, daß von Patienten mit einem Serumharnsäurewert zwischen 6 und 6,9 mg/100 ml 1,8%, von solchen mit einer Harnsäurekonzentration zwischen 7 und 7,9 mg/100 ml 11,8% an Gicht erkranken. Liegt der Spiegel über 8 mg/100 ml, dann manifestiert sich Gicht klinisch bei 36% der Patienten, und bei Konzentrationen über 9 mg/100 ml ist die Aussicht auf manifeste Gichterkrankung nahezu gewiß (vgl. Abb. 5.1). Dabei spielt natürlich auch ein Zeitfaktor eine Rolle (vgl. Abb. 10.1). Harnsäurewerte über 10 mg/100 ml Serum bedeuten praktisch immer die schon erfolgte oder bevorstehende Gichtmanifestation.

Vergleichbar ist das Risiko, mit dem sich manifeste Gicht entwickelt, bei neuseeländischen Maoris, bei denen Gicht häufig vorkommt.

Nach den Befunden von PRIOR u. ROSE (146) entwickeln 25,5% der Maori-Männer und 16,2% der Frauen mit Serumharnsäurewerten über 8 mg/100 ml manifeste Gicht.

Auf Grund der Vielzahl von Faktoren, die die Höhe der Serumharnsäurekonzentration beeinflussen können, ist Hyperurikämie eher ein Ausdruck der Übereinkunft als die fest umrissene *Definition* (s. S. 19) einer Stoffwechselstörung. Gemessen an der Löslichkeit von Urat beim pH-Wert des Plasmas (141), ist mit einer Ausfällung von Uratkristallen

48 Hyperurikämie

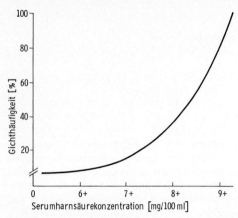

Abb. 5.1 Entwicklung einer Arthritis urica in Abhängigkeit vom Serumharnsäurespiegel bei Männern. Die Abbildung zeigt, daß mit Zunahme der Harnsäurekonzentration im Serum die Gichthäufigkeit signifikant zunimmt. So muß man bei Harnsäurewerten von über 9 mg/100 ml Serum in etwa 90% der Fälle früher oder später mit einer Arthritis urica rechnen (aus *Mertz, D. P.:* Münch. med. Wschr. 114 [1972] 180)

erst bei Harnsäurekonzentrationen von 6,5 mg/100 ml Serum an aufwärts zu rechnen.

Die Serumharnsäurekonzentration wird bei gesunden Personen von einer Anzahl angeborener und umweltbedingter Faktoren bestimmt. Wichtigste *endogene Komponenten* sind die genetische Kontrolle der Harnsäurebildung und die renale Uratausscheidung, die beide wiederum durch Alter und Geschlecht modifiziert werden. Von den vielen *Umweltfaktoren* scheinen die Art der Ernährung, die Regelmäßigkeit des Alkoholgenusses, der Grad der körperlichen Aktivität und Medikamente die Hauptrolle zu spielen.

Derzeit dürfen in einem Personenkreis, wie er in jeder Allgemeinpraxis anzutreffen ist, maximal bei jedem 5. Patienten – auch bei wiederholten Bestimmungen – erhöhte Harnsäurewerte im Serum erwartet werden. Der Anteil der gesicherten sekundären Hyperurikämien an der Gesamtzahl aller Patienten mit Hyperurikämie beträgt etwas über 5%. Im allgemeinen scheinen jedoch zahlreiche Umweltdeterminanten den individuell variablen Schwellenwert der Genwirkungen hinsichtlich der Höhe der Serumharnsäurekonzentration zu modifizieren. In Anbetracht der vielen Möglichkeiten von exogenen Bedingungen, die auf z. T. unbekannte Weise eine Hyperurikämie bewirken oder fördern können, kann es im Einzelfall schwierig sein, eine klare Trennung zwischen den Anteilen des Zusammenwirkens von endogenen und exogenen hyperurikämisierenden Faktoren herbeizuführen. Gerade bei nur geringer Penetranz und Expressivität der mutmaßlichen Gendefekte können hyperurikämisierende Umweltfaktoren einen wichtigen Ausschlag zur Manifestation einer Gicht durch Förderung überhöhter Serumharnsäurekonzentrationen geben. Ohne ihr Vorhandensein würde die Gicht in diesen Fällen womöglich überhaupt nicht oder erst im hohen Lebensalter klinisch manifest werden. Auf etwa 10 bis 20 Hyperurikämiker kommt derzeit ein Gichtkranker, wobei das Verhältnis von männlichen zu weiblichen Gichtkranken etwa 7:1 beträgt. Nicht die Hyperurikämie selbst, sondern nur die Disposition dazu wird vererbt.

Primäre Hyperurikämie

Primäre oder prägichtige, familiär auftretende Hyperurikämie ist gleichbedeutend mit der *asymptomatischen Gichtanlage*. Diese soll nach älteren Literaturangaben (166, 171) bei etwa 20–25% der Familienangehörigen von Gichtpatienten nach der Pubertät vorkommen, von denen nur wiederum die Hälfte, d. h. 10–15% der nächsten Verwandten, an Gicht erkrankt (69).

Noch vor wenigen Jahrzehnten wurde das Vorhandensein von primären, d. h. nicht näher erklärbaren Hyperurikämien in der Gesamtbevölkerung für sehr selten gehalten (111, 186). Man veranschlagte die Häufigkeit, in der Hyperurikämie in einem nach Gicht und Hyperurikämie unausgewählten Querschnitt der Allgemeinbevölkerung auftritt, vor knapp 40 Jahren auf 0,1% (171) bis 0,88% (166) und vor 25–30 Jahren auf 4,5–12% (54, 69, 81, 143, 162). Überraschend war daher das Ergebnis von fortlaufenden Harnsäurebestimmungen bei 300 unausgelesenen ambulanten poliklinischen Patienten (145 Männern und 155 Frauen) im Jahre 1973 (120). In 23% dieser Fälle stellten wir enzymatisch bestimmte Serumharnsäurekonzentrationen zwischen 6,5 und 14 mg/100 ml fest. Von den hyperurikämischen Patienten (51 Männern und 19 Frauen) waren 31 (= 45,0%) fettleibig gegenüber 28,0% im Gesamtkollektiv. In Übereinstimmung damit stehen Befunde anderer Untersucher (5, 11, 12, 63, 68, 178).

Nur bei 1% unserer primär hyperurikämischen ambulanten Patienten (5) ließ sich eine familiäre Gichtbelastung ausfindig machen. Bei jedem 6. Mann und jeder 21. Frau mit primärer Hyperurikämie bestand eine manifeste Gelenkgicht. Das Risiko, mit dem sich Gicht innerhalb von 10 Jahren bei Personen mit einer Serumharnsäurekonzentration von über 7 mg/100 ml entwickelt, beträgt etwa 1:5 (63). Ohne Differenzierung der Hyperurikämie nach Ausmaß und Dauer ihres Bestehens erbrachten retrospektive Untersuchungen ein Verhältnis der Fälle von primärer Hyperurikämie zu solchen mit manifester Gicht von 10:1 (166).

Sekundäre Hyperurikämie

Sekundäre Hyperurikämie kommt relativ selten vor. Im allgemeinen wurde die Häufigkeit, in der sekundäre Hyperurikämie unter allen hyperurikämischen Fällen einer allgemeinen Bevölkerungsgruppe auftritt, auf weniger als 3% veranschlagt (63). Diese Angabe erscheint heute wegen der zunehmenden Exposition gegenüber hyperurikämisierenden Faktoren zu klein. In unserer Studie (5) beträgt der Anteil von gesicherten sekundären Hyperurikämien an der Gesamtzahl aller Patienten mit Hyperurikämie etwas über 5%.

Die Serumharnsäurekonzentration ist eine veränderliche Größe, die die Funktion einer großen Anzahl von vielschichtigen und miteinander in Beziehung stehenden Faktoren widerspiegelt. Unter diesen sind Körpergröße, Gewicht, Diät, eingenommene Medikamente, Nierenfunktion, zusätzliche Krankheiten, Blutdruckhöhe, Enzymschäden, differente Stoffwechselbedingungen und zweifellos viele weitere genetische und umweltbedingte Variablen zu nennen. Ein so hoher Grad an *Komplexität*

Tabelle 5.1 **Nichtgichtige (sekundäre) Hyperurikämie**

Bei	arterieller Hypertension
vermehrtem Anfall von Harnsäure (Polycythaemia vera, Polyglobulie, myeloproliferative Prozesse, Paraproteinämie, infektiöse Mononukleose, Thalassaemia major, Pneumonie, Psoriasis, Sarkoidose, radiologische bzw. zytostatische Therapie, hämorrhagischer Schock durch Gewebshypoxie, Gabe von 2-Äthylamino-1,3,4-thiadiazol)	respiratorischer Azidose
	Gabe von Diuretika
	Pyrazinamid
	Benzoesäure
	Isoniazid
	Cycloserin
	Nicotinsäure
	Akromegalie
	Hypoparathyreoidismus
	Hyperparathyreoidismus
	angeborenem Diabetes insipidus renalis,
verminderter renaler Uratausscheidung bei Niereninsuffizienz	α_1-Antitrypsin-Mangel
	angeborener Chloriddiarrhö
Hyperlaktazidämie (i.v. Infusion von Lactat, schwere Muskelarbeit, Alkoholintoxikation, Schwangerschaftstoxikose, chronische angeborene Laktatazidose)	Glykogenspeicherkrankheit vom Typ I
	Hyperlipoproteinämie (bes. Typ IV nach Fredrickson)
Hypervitaminose A	CO-Vergiftung
	chronischer Bleivergiftung
	Bartter-Syndrom
Ketose (Fasten, dekompensierter Diabetes mellitus, fettreiche Diät)	chronischer Berylliumvergiftung
	Myxödem
	Fructose, Xylit, Sorbit
Adipositas	Eicosapentaensäure, Docosahexaensäure
	Mongolismus

macht das Studium der Hyperurikämie schwierig und die Auswertung der in diesem Zusammenhang erhobenen Befunde riskant. Epidemiologische Untersuchungen haben gezeigt, daß der Mittelwert für die Serumharnsäurekonzentration unter verschiedenen Bevölkerungsgruppen erheblich schwankt und daß die Verteilung der Werte nicht immer einer idealen Gaußschen Kurve entspricht (39, 126, 147, 151, 178, 179).

In Tab. 5.1 wird eine Anzahl von verschiedenen Bedingungen, die eine sekundäre Hyperurikämie auslösen und unterhalten können, aufgezeigt.

Psychosoziale-soziologische Phänomene

Historiker machten die interessante Feststellung (24, 155), daß Persönlichkeiten mit Geist und Rang häufig gichtkrank waren. Diese Entdeckung führte zu der Spekulation, die Höhe der Serumharnsäurekonzentration korreliere mit verschiedenen soziologischen und psychologischen Merkmalen, wie Intelligenz, erreichtem Sozialstatus oder Tatkraft (4, 15, 35, 84, 85, 128).

Im Mittelpunkt derartiger Überlegungen steht die von OROWAN (136) entwickelte Idee, Harnsäure habe gleichermaßen wie andere Purinkörper (Coffein, Theobromin) die Eigenschaft, die Großhirnrinde zu stimulieren. Darauf gründet sich die weitere Annahme, daß die überlegenen geistigen Leistungen von Mensch und Primaten auf die hohen Harnsäurespiegel dieser Spezies zu beziehen seien. Sodann vermutete HALDANE (62), hyperurikämische Personen seien durchschnittlich intelligenter als andere.

Zum Verständnis der beobachteten Beziehungen bieten sich 3 Erklärungsmöglichkeiten an:
1. Die Serumharnsäure übt ursächlichen Einfluß auf die Motivation, die Verhaltensweise oder beide aus;
2. Umweltfaktoren beeinflussen die individuelle Motivation, das Verhalten oder beide, die ihrerseits wiederum den Serumuratspiegel verändern;
3. Umweltfaktoren bestimmen sowohl den individuellen Serumharnsäurespiegel als auch die Motivation, die Verhaltensweise oder beide, ohne daß zwischen beiden eine kausale Beziehung bestünde.

Intelligenz wird vermutlich genetisch, durch Ernährungs- und Erfahrungsfaktoren sowie sozialkulturell bestimmt. Die Leistungsmotivation spiegelt wahrscheinlich so unterschiedliche Erscheinungen wie Aggressionstrieb, Konflikt, Identifizierung und Sublimation wider. Schließlich stellt die manifeste Leistung allem Anschein nach das Ergebnis der beiden erstgenannten Variablen und des wichtigen, aber oft zufälligen Faktors der Gunst dar. Wenn leistungsbezogene Variablen überhaupt den Serumharnsäurespiegel beeinflussen, so kann der Effekt nur klein sein und nicht in der Lage, den Einfluß von genetischen Faktoren und von Fettsucht – wobei der Diättyp möglicherweise ebenfalls bedeutsam ist – zu überspielen. Selbst wenn eine verläßliche Verbindung zwischen den genannten Variablen bestünde, würde eine derartige Beziehung wohl durch andere Faktoren vermittelt werden oder diese widerspiegeln. Weiterhin bleibt die Tatsache zu berücksichtigen, daß Frauen, die gegen eine Erfolgsaussicht im Leben gewiß nicht unempfindlich sind, für gewöhnlich bis zum Eintritt der Menopause keine signifikante Hyperurikämie aufweisen. Diese Gegebenheit zeigt, daß Hyperurikämie nicht nur außerstande, sondern auch nicht notwendig zur Entwicklung eines hohen Leistungstriebes ist. Zum anderen steigt die Serumharnsäurekonzentration bei männlichen Personen erst nach Eintritt der Pubertät auf höhere Werte an, zu einem Zeitpunkt also, an dem sich bei den meisten Menschen der individuelle Leistungstrieb bereits eingestellt und eine Leistungsorientierung herauskristalliert hat. Ob vorübergehende Erhöhungen der Serumharnsäurekonzentration als Reaktion auf hohe Beanspruchung oder Streßsituationen bedeutsam sind, ist unbekannt. Ein möglicherweise vermittelnder Mechanismus für solche Harnsäureanstiege könnte im individuellen Eßverhalten und im Alkoholkonsum zu suchen sein.

Nach allem scheint der Verlust des menschlichen Organismus zur Synthese von Uricase in der Leber (s. S. 11 ff.) nicht der Preis für die Entwicklung der Intelligenz zu sein. Bei genauerer Betrachtung erweist sich die These von OROWAN als recht fragwürdig, vor allem auf Grund der Tatsache, daß sich die leistungsbezogenen Erscheinungen, angefangen von der manifesten Leistung über intrapsychischen Leistungstrieb bis zu Persönlichkeitsmerkmalen und -werten einschließlich der Intelligenz, die allgemein in unserer Zivilisation mit hoher Leistung vergesellschaftet sind, in einem Lebensalter zu entwickeln, in dem Hyperurikämie zu den größten Seltenheiten zählt. Meines Erachtens fehlen die entscheidenden Gründe für die Annahme, die Menschheit sei klüger geworden, habe dafür aber eine Neigung zu Gicht eingehandelt (121).

Übergewicht, arterielle Hypertension

Die in der Literatur zu findenden Ansichten über eine mögliche positive Korrelation zwischen der Höhe der Serumharnsäurekonzentration und dem Grad einer Fettleibigkeit sind widersprüchlich. Verschiedene Autoren berichteten über einen engen Zusammenhang zwischen Serumharnsäurekonzentration und *Übergewicht* (17, 35, 94, 135), andere konnten keine derartige Beziehung nachweisen (4, 39, 71, 100). Zum Teil wenigstens läßt sich das Fehlen eines Nachweises irgendwelcher Zusammenhänge zwischen Serumharnsäurekonzentration und Körpergewicht mit rassischen oder bestimmten von der Umwelt bedingten, auf die gesamte jeweils untersuchte Population einwirkenden Momenten erklären. So sind beispielsweise Eingeborene von Hawaii häufig übergewichtig, aber kaum hyperurikämisch (71).

Nach dem Ergebnis eigener Untersuchungen an 300 unausgewählten ambulanten poliklinischen Patienten besteht bei 145 Männern und 155 Frauen eine positive Korrelation zwischen dem Lebensalter (15–84 Jahre) und der nach dem Rohrer-Index bestimmten Körperfülle (125). Dabei war der Anstieg der Körper-

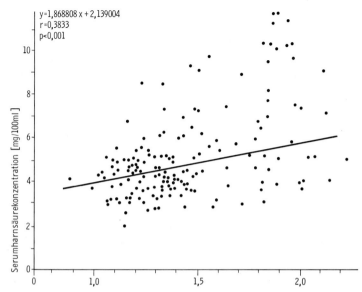

Abb. 5.2 Korrelation zwischen Körperfülle (Rohrer-Index) und Serumharnsäurekonzentration bei 155 Frauen (aus *Mertz, D. P., P. U. Koller, J. Vollmar, T. Wiedemann:* Med. Klin. 69 [1974] 1297)

fülle in Abhängigkeit vom Lebensalter bei der weiblichen Patientengruppe steiler als bei der männlichen Gruppe. Eine ähnliche Charakteristik wiesen die Beziehungen zwischen Serumharnsäurekonzentration und Körperfülle auf. In Abb. 5.2 ist die bei Frauen gefundene Korrelation dargestellt. Auf Grund dieser Gegebenheiten scheint der Schluß nicht unberechtigt zu sein, daß die bei Frauen mit dem Lebensalter ab dem 50. Jahr ansteigende Serumharnsäurekonzentration (s. Abb. 3.6) teilweise durch Zunahme der Körperfülle bedingt sein kann. Eine Beziehung zwischen Serumharnsäurekonzentration und Körpergewicht oder Gewichtsindex spiegelt angeborene und erworbene Faktoren wider.

Bekanntlich weisen Patienten mit *arterieller Hypertension* bei gut erhaltener Nierenfunktion unabhängig von Dauer und Schweregrad der Blutdruckerhöhung und von der Höhe der Serumkaliumkonzentration sehr viel häufiger eine Hyperurikämie auf, als bei der Gesamtbevölkerung gleicher Altersstufen zu erwarten ist (13, 19, 33, 89). In guter Übereinstimmung mit diesen Beobachtungen steht die Tatsache, daß Patienten mit essentieller Hypertension eine niedrige *Turnover-Rate von Harnsäure* haben (163). Das häufige Vorkommen von Hyperurikämie bei essentieller Hypertension wurde als Ausdruck einer vaskulären hypertensiven Erkrankung, d.h. einer Frühform von Nephrosklerose, gewertet (99). Jedoch kann es sich dabei nur um einen Teilaspekt handeln.

Während durchschnittlich zwischen 22 und 38% der unbehandelten Erwachsenen mit essentieller Hypertension hyperurikämisch sind, weisen 42% von *Kindern und Jugendlichen* im Alter zwischen 3,5 und 18 Jahren *mit essentieller Hypertension* bei freier Natriumzufuhr *Hyperurikämie* auf (144). Hauptfaktor für das Zustandekommen einer Hyperurikämie bei essentieller Hypertension während der Kindheit scheint eine herabgesetzte Urat-Clearance zu sein. Einschränkung des extrazellulären Flüssigkeitsvolumens unter natriumarmer Diät erhöht die tubuläre Reabsorption und vermindert die Sekretion von Urat im proximalen Tubulus (172, 174, 183).

Hyperurikämie durch vermehrten Anfall von Harnsäure

Hyperurikämie durch vermehrten Anfall von Harnsäure wird vor allem bei Hämoblastosen, Paraproteinämie, Polyglobulie, verschiedenen hämolytischen Anämien, infektiöser Mononukleose, radiologischer bzw. zytostatischer Therapie, Pneumonie, Psoriasis, Sarkoidose und bei Gewebshypoxie im hämorrhagischen Schock angetroffen. Die bei Leukämie zu beobachtende Hyperurikämie (156), die z.T. durch echte Überproduktion von Harnsäure zustande kommt, wird bekanntlich häufig durch Röntgentherapie und/oder *zytostatische Therapie* verstärkt und kann so zu Harnsäurenephropathie führen. Infolge Tumoreinschmelzung nimmt die Komplikationsquote durch Hyperurikämie zu (93).

Lebensbedrohliche Hyperurikämie mit Harnsäurewerten bis um 40 mg/100 ml Serum kann sich beispielsweise während zytostatischer Induktionstherapie von Kindern mit akuter Lymphoblastenleukämie entwickeln (Induktionstherapie mit Vincristin, Methylprednisolon, fakultativ zusätzlich Adriamycin und Asparaginase). Durch prophylaktische Gabe von Allopurinol in Dosen bis zu 600 mg/m^2 Körperoberfläche/d 2 Tage vor der initialen zytostatischen Therapie kann eine Hyperurikämie immer verhindert werden (159). Bei Verzicht auf diese Maßnahme kann sich eine gefährliche *Uratnephropathie* einstellen, die in bis zur Hälfte der Fälle tödlich enden kann (s. S. 160).

Im wesentlichen beruht die bei Hämoblastosen auftretende Hyperurikämie auf gesteigertem Nucleinsäurenkatabolismus infolge Überproduktion von Blutzellen. Der Umsatz von Nucleinsäuren ergibt sich aus Abbau und Synthese von Kernsubstanzen. Dabei hängt der Anfall von Purinkörpern hauptsächlich von der Lebensdauer der neoplastischen Blutzellen ab. Die höchsten Anstiege der Serumharnsäurekonzentration werden bei *Polycythaemia vera* beobachtet (97). Hier stammt die Harnsäure hauptsächlich von der proliferierten myeloischen Zellreihe ab (60), obschon keine signifikante Korrelation zu den peripheren Leukozytenwerten besteht. Daher kommt es bei solchen Patienten bereits in der ersten Phase nach Verabreichung von Radiophosphor bei noch unverändert hohen Erythrozytenzahlen zu einer prompten Reduktion der zuvor auf das 3fache der Norm erhöhten Serumharnsäurewerte, sofern sich die Leukozytenzahlen bereits normalisiert haben. Ebenfalls stark erhöht ist der Anfall von Purinkörpern bei *chronischer Myelose*, normal jedoch bei *chronischer Lymphadenose*. Dementsprechend findet man bei diesen Krankheitsbildern überhöhte oder normale Serumharnsäurewerte (97), weil leukämische Lymphozyten eine lange Lebensdauer haben und große Polynukleotidfragmente bei der Nucleinsäuresynthese der Lymphozyten wieder verwendet werden (64, 92).

Bei *Sichelzellanämie* ist der Turnover der Erythrozyten 6- bis 8fach gegenüber gesunden Kontrollen erhöht (27). Folgen davon sind Harnsäureüberproduktion und Hyperurikämie (30). Obwohl die Stoffwechselstörungen schon in der frühen Kindheit erscheinen, tritt Hyperurikämie erst im Erwachsenenalter auf, und zwar nur bei etwa 40% der Kranken, wobei die Serumharnsäurekonzentration dieser Patienten besser mit der Ausscheidung als mit der Bildungsrate von Harnsäure korreliert. Hyperurikämie entwickelt sich bei denjenigen Patienten, die 4. oder 5. Lebensdekade überleben, wenn dann die vorher gesteigerte tubuläre Uratsekretion abfällt (31).

Bei Angehörigen der Andenbevölkerung, die dauernd in einer Höhe von rund 5000 m leben, stellten SOBREVILLA u. SALAZAR (167) deutliche Erhöhungen der Harnsäure- und Kreatininwerte im Serum sowie des Hämatokrits fest. – Bei *Polyglobulien* anderer Genese wurde Hyperurikämie ebenfalls beobachtet (168).

Erstmals beschrieb COWDREY (25) die Entwicklung von Hyperurikämie bei Patienten beiderlei Geschlechts in der akuten Phase einer *infektiösen Mononukleose*. Während der ersten zwei Wochen der Erkrankung ist die Zunahme der Serumharnsäurewerte in Abhängigkeit von der Gegenwart abnormer Lymphozyten maximal. Für die Entstehung der Hyperurikämie wird ein ähnlicher Mechanismus wie bei Leukämie angenommen.

Sekundäre Hyperurikämie durch vermehrten Abbau von Nucleoproteinen ergibt sich unter anderen auch bei *Paraproteinämien* (14), bei verschiedenen hämolytischen Anämien unter Einschluß der *Thalassaemia major* (113), bei *Psoriasis* (37) und bei etwa 50% der Patienten mit *Sarkoidose* (83). Experimentell läßt sich die Harnsäureproduktion durch Beschleunigung der De-novo-Biosynthese von Purinen mit Hilfe von *2-Äthylamino-1,3,4-thiadiazol* steigern (91). Der genaue Mechanismus dieser Wirkung konnte bisher nicht aufgeklärt werden. Eine andere Möglichkeit, bei Laboratoriumstieren, die über das Enzym Uricase verfügen, experimentell eine Hyperurikämie zu erzeugen, besteht in der Anwendung der zyklischen Trinzinverbindung *Oxonsäure* oder von deren Natriumsalz Natriumoxonat (170). Oxonat steht im Wettbewerb mit Harnsäure um Uricase, ist keine Hemmsubstanz der Xanthinoxidase.

Übrigens läßt sich keine Korrelation zwischen der Ausdehnung der Hauterscheinungen bei *Psoriasis* und der Höhe der Serumharnsäurekonzentration nachweisen. Die bei 20–50% der Psoriatiker vorhandene Hyperurikämie ist nach HOLZMANN u. Mitarb. (76) Folge einer Aktivitätssteigerung der Glucose-6-phosphat-Konzentration in den Erythrozyten (vgl. Abb. 5.5).

Als Ursache für die bei *Mongoloiden* beobachtete Hyperurikämie werden Störungen in der Produktion von Granulozyten angeschuldigt (51).

Von besonderer Bedeutung erscheint die Entwicklung einer Hyperurikämie bei *Hypoxie*, beispielsweise im hämorrhagischen Schock (28). Bei Sauerstoffmangel wird nämlich Sauerstoff zum begrenzenden Faktor der Resynthese von ATP.

Dabei ist der Betrag an energiereichen Verbindungen, der von der Zelle abgebaut wird und zum Schluß als Harnsäure erscheint, der Sauerstoffschuld proportional. Schwere Hyperurikämie erweist sich in Akutfällen als potentieller Indikator von Zuständen einer erheblichen *Gewebshypoxie* mit ernster Prognose (185). Dabei wurden Anstiege der Serumharnsäurekonzentration bis weit über 30 mg/100 ml beobachtet. Sie spiegeln einen hochgradigen intrazellulären Verlust an energiereichen Phosphaten in Verbindung mit einer gestörten Nierenfunktion wider. Bei Niereninsuffizienz allein steigt die Serumharnsäurekonzentration selten auf Werte über 10 mg/100 ml an. Bei akuten Krankheitszuständen mit schwerer Gewebshypoxie steht vielmehr eine vermehrte Harnsäurebildung durch beträchtlichen Abfall des intrazellulären Gehaltes an ATP, ADP und AMP mit anschließendem Abbau zu Harnsäure im Vordergrund. Solche Zustände wurden bei hämorrhagischem Schock, kardiogenem Schock, schwerer Herzinsuffizienz, myokardialer Ischämie, akuter respiratorischer Insuffizienz und bei Neugeborenen mit akuter hochgradiger Atemnot gesehen. Gewebshypoxie kann sich trotz normalen oder hyperoxischen arteriellen pO_2-Werten entwickeln. Da 5 ATP-Moleküle zur Resynthese von einem Molekül Purinnucleotid, das als Harnsäure verlorengeht, erforderlich sind, bedeutet ausgeprägte Hyperurikämie einen großen und potentiell irreversiblen Abfall von ATP bei einer Krankheit, wo die Aufrechterhaltung einer Homöostase von Gewebsenergie ohnedies gefährdet ist. Bei akuten Krankheitszuständen stellt daher die Höhe der Serumharnsäurekonzentration einen brauchbaren prognostischen Index dar (23) (vgl. S. 290 u. Abb. 5.8). Die *„funktionellen" Purinbasen* Adenosin, Hypoxanthin, Inosin diffundieren bei Sauerstoffmangel in die extrazelluläre Flüssigkeit und werden in der Leber irreversibel in Harnsäure umgewandelt.

Organisch bedingte Verminderung der renalen Ausscheidung von Harnsäure

In diesem Abschnitt werden Formen von sekundärer Hyperurikämie abgehandelt, die durch *organische Nierenschädigung mit Niereninsuffizienz* bedingt sind. Verständlicherweise erhöht sich der Serumharnsäurespiegel mit zunehmender Dauer eines *akuten Nierenversagens*. Dagegen entwickelt sich Hyperurikämie lediglich in einem Teil der Fälle von chronischer Niereninsuffizienz gleich welcher Genese. Bei den von HOLBROOK u. HASKINS (75) untersuchten Patienten mit einer Retention von Harnstoff lag lediglich in 30% auch eine Harnsäureretention vor. Die Harnsäurekonzentration im Serum von Patienten mit chronischer Niereninsuffizienz ist im allgemeinen nur mäßig erhöht. Es erhöht sich zwar mit steigender Reststickstoffkonzentration im Serum der Harnsäurewert, jedoch streuen die Werte außerordentlich. Bei normalen Reststickstoffwerten bewegt sich der Harnsäurespiegel zwischen 2 und 6 mg/100 ml Serum, bei Werten um 60 mg/100 ml zwischen 2 und 8 mg/100 ml Serum usw. Bei 342 Patienten mit chronischer Niereninsuffizienz, gleich welcher Genese, zeigte sich in 13% eine Erhöhung der Harnsäurekonzentration über 6,5 mg/100 ml (157).

Die Seltenheit einer Harnsäureretention bei *chronischer Niereninsuffizienz* läßt sich durch folgende Bedingungen erklären: Die endogene

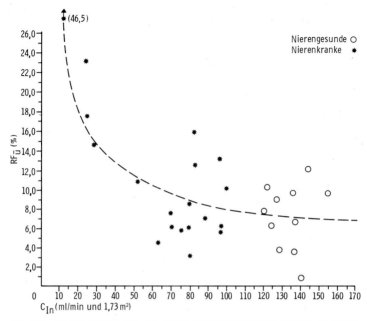

Abb. 5.3 Beziehung zwischen der (hypothetischen) Rejektionsfraktion von Harnsäure (RF_U) und der Inulin-Clearance (C_{In}) bei Nierengesunden und Nierenkranken (aus *Sarre, H., D. P. Mertz:* Klin. Wschr. 43 [1965] 1134)

Harnsäureproduktion ist normal, was wir durch extrakorporale Hämodialyse zeigen konnten (157). Wie Abb. 5.3 zeigt, wird die bei Nierenkranken von einer bestimmten Einschränkung der glomerulär filtrierten Harnsäuremenge zu erwartende Harnsäureretention durch Zunahme der sog. Rejektionsfraktion kompensiert. Bei einer Einschränkung der Inulin-Clearance auf Werte von 10 ml/min kann nahezu die Hälfte der glomerulär filtrierten Harnsäuremenge im Endharn erscheinen. Dadurch kommt es in den meisten Fällen zu einer normalen Harnsäureausscheidung, die weitgehend unabhängig vom verminderten Glomerulusfiltrat ist. Belastet man nierenkranke Patienten mit vergleichbarer glomerulärer Filtratrate wie Gichtpatienten mehrere Tage mit Ribonucleinsäure und erhöht damit die Serumharnsäurekonzentration auf das Niveau einer gichtigen Vergleichsgruppe, dann steigt die hypothetische Rejektionsfraktion von Harnsäure bei Nierenkranken auf 17–23% an im Vergleich zu 8–9% bei Gichtkranken. Für dieses Verhalten ist der Umstand verantwortlich zu machen, daß die luminale Flußrate der restlichen, noch funktionierenden Nephrone stark erhöht ist, wodurch die Reabsorption von Urat im Tubulussystem auf ein Minimum abfällt. Wie auf S. 28

ausgeführt ist, nimmt mit wachsender luminaler Flußrate die Reabsorption von Urat erheblich ab, und die Ausscheidung erhöht sich entsprechend. Erst bei Entwicklung einer schweren Niereninsuffizienz verlieren die verbliebenen Nephrone ihre funktionelle Unversehrtheit hinsichtlich der Reabsorption und Sekretion von Harnsäure.

Unsere Befunde konnten inzwischen von STEELE u. RIESELBACH (175) bestätigt und in einigen Punkten ergänzt werden. Bei einer Herabsetzung des glomerulären Filtratvolumens auf weniger als 15 ml/min fanden diese Autoren eine Verfünffachung der pro Nephron ausgeschiedenen Uratmenge (Rejektionsfraktion), wohingegen die Serumharnsäurekonzentration im Vergleich zu normalen Verhältnissen nicht einmal verdoppelt war.

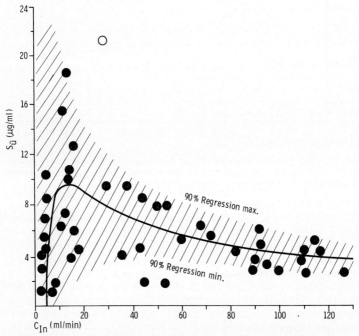

Abb. 5.4 Die Aufrechterhaltung der tubulären Sekretion von Harnsäure, bis eine fortgeschrittene chronische Nierenerkrankung überwiegt. Die mittlere Sekretionskurve ergibt sich aus der Subtraktion der Regression von renaler Uratausscheidung auf die Inulin-Clearance nach Gabe von Pyrazinamid (lg A_U : C_{In} nach Pyrazinamid = $2{,}430 - 1{,}271$ lg C_{In}) von der Regression des Kontrollwertes A_U : C_{In} gegen die C_{In}. Die schraffierte Fläche stellt den 90%-Vertrauensbezirk der sich ergebenden Differenz dar. Die tubuläre Sekretionsrate von Harnsäure erreicht einen theoretischen Gipfel bei einer C_{In} von 13,5 ml/min und fällt dann bei niedrigeren Werten von C_{In} scharf ab. Die Nettovarianz ist am größten im Bereich der maximalen Sekretionsrate (aus *Steele, T. H., R. E. Rieselbach:* Amer. J. Med. 43 [1967] 876)

Im einzelnen ergibt sich folgende Situation: Ebenso wie bei nierengesunden Personen nimmt die tubuläre Sekretionsrate von Urat bei nierenkranken Patienten in Abhängigkeit von der Harnsäurekonzentration im Serum solange zu, bis die glomeruläre Filtratrate einen Wert von 10 ml/min unterschritten hat. In Abb. 5.4 ist diese Beziehung dargestellt. Gleichzeitig vermindert sich in diesem Stadium einer chronischen Nierenerkrankung die Reabsorptionsquote von glomerulär filtrierter Harnsäure. Das glomerulotubuläre Gleichgewicht von Harnsäure ist bei Einschränkung der Filtratrate auf weniger als 15 ml/min nachweislich aufgehoben. Bei Filtratwerten von weniger als 10 ml/min werden durchschnittlich 45% (im Vergleich zu 2% normalerweise) der filtrierten Harnsäuremenge im Harn ausgeschieden, ein Wert, der mit unseren eigenen Befunden gut übereinstimmt.

Eine weitere Bestätigung unserer Befunde lieferten BERGER u. YÜ (9), wonach das Verhältnis zwischen sezernierter Harnsäuremenge und glomerulärer Filtratrate erst von Serumharnsäurekonzentrationen über 10 mg/100 ml deutlich ansteigt.

Auf die Möglichkeit eines Vorhandenseins von primärer Hyperurikämie bei *Zystinurie* wiesen erstmals MELONI u. CANARY (116) hin. Ein Zusammenhang könnte theoretisch auf einen beiden Störungen gemeinsam zugrundeliegenden Enzymdefekt mit Manifestation an den Nierentubuli zurückzuführen sein (114).

Hyperurikämie bei verschiedenen bekannten Stoffwechselstörungen

Seit langem ist bekannt, daß die Serumharnsäurekonzentration außer bei Zuständen mit vermehrtem Harnsäureanfall und solchen mit verminderter Ausscheidungskapazität (Niereninsuffizienz) bei einer Reihe von anderen klinischen Bedingungen oder von wohl definierten Stoffwechselsituationen erhöht sein kann. Tab. 5.1 gibt darüber Auskunft. Im einzelnen wurde sekundäre Hyperurikämie beobachtet: bei *Akromegalie*, bei *Myxödem* (102), bei *Hypoparathyreoidismus* (34), bei *Hyperparathyreoidismus* (127), bei *CO-Vergiftung* (105), bei *chronischer Bleivergiftung* (38), bei *chronischer Berylliumvergiftung* (86), während Infusion von *Natriumlactat* (52), während des *Fastens* (21), unter *fettreicher Diät* (106), in einigen Fällen von dominant autosomal vererbter *renaler tubulärer Azidose* (61), bei *Zystinurie* zusammen mit Methioninurie (88), bei chronischer angeborener *Laktatazidose* (158), nach Verabfolgung von *Benzoesäure* (148) bzw. des Tuberkulostatikums *Pyrazinamid* (173), bei akuter *Alkoholintoxikation* (149), bei *Schwangerschaftstoxikose* (65, 99, 176), bei schwerer *Muskelarbeit* (18), bei *respiratorischer Azidose* (80) sowie bei *Glykogenspeicherkrankheit* (78). Nicht zu vergessen sind ganz allgemein *Ketose* (vgl. S. 65, 68, 224) und verschiedene Typen einer *primären Hyperlipoproteinämie*.

Während Hyperurikämie bei Vorhandensein einer *primären Hyperlipoproteinämie* vom Typ II selten ist, liegt bei über 40% der Patienten mit primärer Hyperlipoproteinämie der Typen III (129), IV (48) und V (55) gleichzeitig eine Hyperurikämie vor.

In den meisten hier aufgezählten Fällen können wir den pathophysiologischen Mechanismus, der zur Hyperurikämie führt, nicht erklären. Eine verminderte renale Harnsäureexkretion wurde nach Verabfolgung von *Benzoesäure* (148, 149), bei chronischer *Berylliumvergiftung* (86) und bei chronischer *Bleivergiftung* im Sinne einer verminderten tubulären Uratsekretion (38) beobachtet.

Neuerdings wurde die These vertreten (115), daß *Hypervitaminose A* Ursache oder Korrelat von Hyperurikämie und/oder einer der Ursprungsmechanismen sein könne, der zu Gichtanfällen führen kann. *Vitamin A* kann eine Hyperurikämie bedingen. In einigen Fällen wurden Gichtsymptome bekannt.

An der Existenz einer echten *„Bleigicht"*, die im vergangenen Jahrhundert in Deutschland und England eine große Rolle gespielt hat, muß gezweifelt werden. Ein enger Zusammenhang zwischen chronischer Bleiexposition und Gicht ist nicht erkennbar. Durch renale Harnsäureretention kann jedoch chronische Bleiintoxikation bei prägichtigen Personen die Manifestation der Erkrankung beschleunigen. Einerseits wurde bei chronisch bleiexponierten Arbeitern selten Gicht gesehen (181). Zum anderen hatten 70 von 450 Gichtkranken in Spanien direkten und langanhaltenden Kontakt mit bleihaltigem Benzin (152), und in den Vereinigten Staaten läßt sich sogenannte „Bleigicht" sehr häufig auf Genuß von unerlaubt destilliertem Alkohol, der einen beträchtlichen Bleigehalt aufweist, zurückführen (7). So ist es verständlich, wenn dort unter laufenden Gichtfällen meist Zeichen einer chronischen Bleiintoxikation vorgefunden werden. Interessant ist dabei der Hinweis, daß ein starker Zusammenhang zwischen der Höhe der Bleikonzentration im Blut und dem Ausmaß des Alkoholkonsums ohne Rücksicht auf Lebensalter, Sozialklasse, Körperfülle, Rauchgewohnheiten, Bleikonzentration im Trinkwasser und Wohnort besteht. Unabhängig davon läßt sich eine etwas lockere Beziehung zwischen dem Zigarettenkonsum und der Bleikonzentration im Blut nach Ausschaltung der anderen Faktoren nachweisen (164). Die möglichen Mechanismen schließen eine durch alkoholinduzierte Leberstörung hervorgerufene Verminderung der Bleiausscheidung und eine vermehrte Bleiaufnahme aus dem Zigarettenrauchen ein. Zur Pathogenese der „Bleigicht" verweisen wir auf S. 103, 132, 314.

Hyperurikämie bei *Typ I der Glykogenspeicherkrankheit*, der sog. von-Gierke-Krankheit (1, 87), der ein Mangel an hepatischer Glucose-6-phosphatase zugrunde liegt, ist in Anbetracht einer gleichzeitig bestehenden Hyperlaktazidämie nicht verwunderlich. Die bei Typ I der Glykogenspeicherkrankheit gefundene Hyperurikämie ist das Ergebnis einer verminderten renalen Uratausscheidung und einer vermehrten Neubildung von Harnsäure. Folgende Bedingungen können für die Hyperurikämie verantwortlich gemacht werden: Hyperlaktazidämie, Hypo-

Sekundäre Hyperurikämie 61

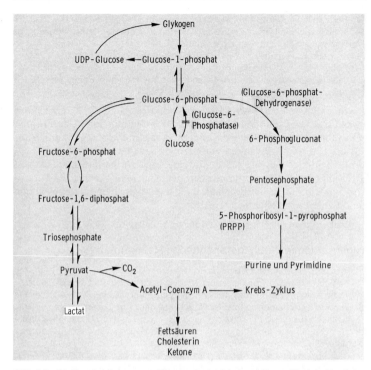

Abb. 5.5 Stoffwechselwege von Glucose-6-phosphat und Enzymblock in Typ I der Glykogenspeicherkrankheit (aus *Alepa, F. P., P. R. Howell, J. R. Klinenberg, J. E. Seegmiller:* Amer. J. Med. 42 [1967] 58)

glykämie und gegebenenfalls Ketonämie, die alle die renale Harnsäureausscheidung beeinträchtigen, sowie ein zusätzlicher nichtrenaler Faktor. Dieser betrifft eine Steigerung der De-novo-Purinsynthese wie bei primärer Gicht. Ein vollständiger oder partieller Mangel des Enzyms Hypoxanthin-Guanin-Phosphoribosyltransferase, der bei manchen Patienten mit primärer Gicht vorliegt, besteht bei Typ I der Glykogenspeicherkrankheit nicht (87). Vermutlich werden nicht abgebaute Zuckerphosphate bei dieser Krankheit in Ribosephosphate umgewandelt und führen so zu einer vermehrten Synthese von Phosphoribosylpyrophosphat, einem Substrat für die erste irreversible Stufe der De-novo-Purinsynthese, wie Abb. 5.5 ausweist.

Für die bei *Schwangerschaftstoxikose* auftretende Hyperurikämie werden mehrere Ursachen angenommen: direkt erhöhte Reabsorption und indirekt durch Hyperlaktazidämie bedingte verminderte Sekretion von Harnsäure im proximalen Nierentubulus sowie vermehrte Bildung von Hypoxanthin infolge eines veränderten Plazentarstoffwechsels (70).

Bei Patienten mit *angeborenem nephrogenem Diabetes insipidus* wurde die Spontanentwicklung einer beständigen Hyperurikämie und einer erniedrigten Harnsäure-Clearance im Erwachsenenalter beobachtet (53). – Schließlich wurde über Einzelfälle von obstruktiver Bronchopneumonie und Cor pulmonale auf der Grundlage eines schweren homozygot vererbten α_1-*Antitrypsin-Mangels* berichtet (50), bei denen zugleich eine erhebliche Hyperurikämie infolge eines vermehrten Harnsäureanfalls durch verstärkte Zytolyse bestand.

Nach LAHODA u. ROSS (100) soll bei knapp 50% der Patienten mit *Parkinson-Syndrom* eine Hyperurikämie vorliegen. Eine Überprüfung und nähere Differenzierung dieser einmaligen Literaturangabe durch uns (6) an 100 unausgewählten ambulanten Kranken mit Parkinson-Syndrom beiderlei Geschlechts ergab eine Hyperurikämiehäufigkeit von 18% aller Fälle. Hyperurikämie tritt demnach bei Patienten mit Parkinson-Syndrom nicht häufiger auf, als derzeit bei einem unausgewählten ambulanten Krankengut zu erwarten ist.

Zur *angeborenen Chloriddiarrhö* äußern wir uns auf S. 185.

Hyperurikämie durch therapeutische Maßnahmen

Pyrazinamid wirkt durch Hemmung der tubulären Uratsekretion antiurikosurisch (173). Beim Menschen konnte gezeigt werden, daß Pyrazinamid die urikosurische Wirkung von Glycin, Röntgenkontrastmitteln, Etacrynsäure, Benziodaron und Probenecid vermindern kann. Durch Benzbromaron in Dosen von nur 50 mg täglich kann die durch Pyrazinamid hervorgerufene Hyperurikämie in vergleichbarem Ausmaß wie durch andere Urikosurika in optimaler Dosierung gesenkt werden (96). Pyrazinamid vermindert auch den urikosurischen Effekt von Chlorothiazid, beeinflußt jedoch dessen natriuretische und phosphaturische Wirkung nicht. Übrigens kann die vermehrte Harnsäureausscheidung, die in gewissen Fällen von *hepatolentikulärer Degeneration* und *Lymphogranulomatose* erscheint, durch Pyrazinamid ebenfalls beseitigt werden.

Neben Pyrazinamid wirken andere *Tuberkulostatika*, wie Isonicotinsäurehydrazid (= *Isoniazid* = INH) (29) und *Cycloserin* (79), ebenfalls hyperurikämisierend. Weiterhin wurde unter der Behandlung mit Nicotinsäure eine leichte Erhöhung der Serumharnsäurewerte, jedoch ohne Auftreten von Gichtanfällen oder Nierenkomplikationen beobachtet (137). Andererseits können Gaben von Salyrgan trotz ihres urikosurischen Effektes (145) und Cumarinpräparate (177) sehr selten einen *Gichtanfall* auslösen.

In der Literatur wurde verschiedentlich über das Auftreten einer Hyperurikämie unter einer Therapie mit *L-Dopa* berichtet (2, 77 u.a.). Nach dem Ergebnis eigener Beobachtungen an 36 Kranken mit Parkinson-Syndrom, die mit L-Dopa behandelt wurden, tritt eine Hyperurikämie unter Therapie mit L-Dopa nicht vermehrt auf (6).

Hyperurikosurie, Ausscheidung von Harnsäurekristallen und Dysurie können durch orale Zufuhr einer Überdosis von kommerziell hergestelltem *enzymreichen Pankreasextrakt* bei Kindern mit zystischer Pankreasfibrose auftreten. Solche Kinder neigen zu Zuständen von Dehydratation durch Salzverlust mit dem Schweiß. Aus diesem Grunde kann eine gleichzeitig bestehende Hyperurikosurie (nahezu 500 mg über den normalen täglichen Uratausscheidungsraten) durch Zufuhr großer Mengen an Pankreasextrakten Teilrisiko für die Entwicklung von intraluminalen Uratausfällungen sein (169). Hyperurikämie tritt dadurch in der Regel nicht auf.

Saluretika

Der hyperurikämisierende Effekt von Thiazidderivaten wurde 1958 erstmals von LARAGH u. Mitarb. (101) am Beispiel von Chlorothiazid, danach unter der Wirkung von Hydrochlorothiazid (118) und vielen anderen, auch Nichtthiazid-Diuretika, aufgezeigt. Da alle Diuretika schwache Säuren darstellen und somit in Konkurrenz stehen mit dem tubulären Eliminationsprinzip für Harnsäure, wirken sie einschließlich der *kaliumsparenden Substanzen (Aldosteronantagonisten* und *Pseudo-Aldosteronantagonisten)* harnsäureretinierend (153). Die einzige Ausnahme hiervon bildet das Ende 1980 wegen nephrotoxischer und hepatotoxischer Nebenwirkungen (z. T. mit tödlichem Ausgang) aus dem Handel gezogene Diuretikum *Tienilsäure,* das harnsäuretreibend wirkt.

Diuretika erhöhen meist den Harnsäuregehalt des Blutes durch Verminderung des Plasmavolumens, die Thiazide zusätzlich durch eine Hemmung der tubulären Sekretion von Urat in der Niere (154). Deshalb sollte die Serumharnsäurekonzentration *vor* jeder Therapie mit Diuretika bestimmt werden.

Thiazidsaluretika beeinflussen die renale Behandlung von Harnsäure biphasisch. Zunächst wirken sie urikosurisch (122, 160) und dann harnsäureretinierend (160). Vermutlich sind am Zustandekommen des *initial urikosurischen Effektes* von Saluretika die starke osmotische Diurese und kompetitive Wirkungen am gemeinsamen Transportsystem im proximalen Tubulus beteiligt (182). Der initial urikosurische Effekt von Saluretika bleibt bei hypertensiven nierensuffizienten Patienten aus (122). Wahrscheinlich erhöht Furosemid die präsekretorische Reabsorption von filtriertem Urat. Die durch i. v. Gabe von 20 mg Furosemid beim Menschen induzierte Abnahme der Uratausscheidung kann wieder aufgehoben werden, wenn zuvor 4 Tage lang 1 g Acetylsalicylsäure pro Tag eingenommen worden ist. Dabei bleibt die natriuretische Wirkung von Furosemid unbeeinflußt (130). Vermutlich hemmt Acetylsalicylsäure die postsekretorische Reabsorption von Urat. Andererseits kann die durch Furosemid induzierte Natriurese durch Hemmung der Prostaglandinsynthese abgeschwächt werden (138).

Nach HELMSOTH u. HARTMANN (72) kommt es im Verlauf einer Langzeittherapie mit Saluretika erst durch zeitabhängige Addition eines unterschwelligen Störeffektes zu einer Hyperurikämie. Etwa nach dreimonatiger Behandlung erreicht die Harnsäurekonzentration im Serum ihr Maximum und steigt dann nicht weiter an. Diese Beobachtung läßt eine Anpassung der zur Hyperurikämie führenden Bedingungen vermuten. In manchen Fällen nahm der Serumharnsäurespiegel trotz Erhöhung der Saluretikadosierung nach einigen Monaten ab. Die hyperurikämisierende Wirkung der Thiazidsaluretika läßt sich durch Langzeitgabe von Urikosurika (47) ganz unterdrücken, während diese Mittel die saluretischen Eigenschaften der Thiazide nicht verändern.

Parenterale Infusionsbehandlung

Nach Gabe von 10–14 g *Natriumlactat* kommt es zu einer Verminderung der Harnsäureausscheidung durch die Nieren, verbunden mit einem Anstieg der Blutharnsäure (52), vermutlich infolge einer Zunahme der tubulären Reabsorption von Harnsäure (16). Bei gesunden Personen ruft dosierte Zufuhr von Äthanol nur einen geringen Anstieg der Harnsäuresynthese hervor, die mit dem Lactatstoffwechsel in keinem Zusammenhang steht (66, 67).

Nach Zufuhr von *Äthylalkohol* steigt der Serumharnsäurespiegel an (149). Für die hyperurikämisierende Wirkung ist *einmal* eine Verminderung der renalen Harnsäureausscheidung infolge einer Hyperlaktazidämie durch Alkoholoxidation verantwortlich zu machen (109). Bei Zufuhr von Alkoholmengen unter 100 g innerhalb von 4 Std. nimmt jedoch der Serumlactatgehalt normalerweise nur wenig zu, so daß eine Konzentration, die für eine Hemmung der Uratausscheidung durch die Niere notwendig ist, nicht erreicht wird (112). – Der Alkoholumsatz zu Acetaldehyd und dann zu Acetat erfordert die Reduktion großer Mengen von NAD (Nicotinamid-Adenin-Dinucleotid) zu NADH. Wenn also Alkohol im Stoffwechsel verbrannt wird, beeinträchtigt der sich daraus ergebende Anstieg von NADH das Gleichgewicht aller NAD-NADH-abhängigen Reaktionen und somit auch die Überführung von Lactat in Pyruvat. In der Peripherie gebildetes Lactat wird aus der Zirkulation durch die Leber entfernt (3). In der Leber wird Lactat entweder zu CO_2 über den Krebs-Zyklus abgebaut oder in Glucose über den Cori-Zyklus zurückverwandelt. Beim Lactatumsatz ist in jedem Falle die Überführung in Pyruvat notwendig. Diese Reaktion schließt die Reduktion von NAD zu NADH ein und erfordert zusätzlich die Gegenwart von Lactatdehydrogenase (108).

Zum anderen kommt es unter der Wirkung von Äthylalkohol zu einem beträchtlichen Anstieg der Harnsäurebildung in der Leber durch vergrößerten Abbau von präformierten Purinen (57, 58). Mit Hilfe der Lebervenenkatheterisation sowie durch Registrierung der Leberdurchblutung mittels der ^{133}Xenon-Inhalationstechnik wurde beim Menschen während intravenöser Zufuhr von Alkohol (15 g in 5 Minuten, danach 0,2 g pro Minute) ein Anstieg der Harnsäureabgabe der Leber um 50% der Ausgangswerte festgestellt. Parallel damit fand sich eine vermehrte Phosphataufnahme der Leber. Ursächlich kann für diese Veränderungen ein Konzentrationsabfall von zellulärem Phosphat und/oder ATP als

Folge des nach Alkoholverbrennung geänderten Redoxzustandes verantwortlich gemacht werden.

Die These, wonach Äthanol die Uratsynthese durch Erhöhung des Turnover von Adeninnucleotiden fördert, konnte jüngst bestätigt werden (40). Danach führt mäßige Alkoholbelastung von Gichtikern (Blutspiegel weniger als 150 mg/dl) im akuten und Langzeitexperiment zu keiner Verminderung der Uratausscheidung trotz Hyperlaktazidämie, sondern neben einer Hyperurikämie immer zu erhöhter Oxypurinausscheidung und einer Beschleunigung des Turnover von Adeninnucleotiden. Durch Erhöhung des ATP-Umsatzes zu AMP wird Energie zur Alkoholoxidation gewonnen. AMP kann dann entweder in Oxypurine und Harnsäure umgewandelt und so ausgeschieden oder aber resynthetisiert werden zu ATP (s. S. 71, 103 ff., 169).

Kombination von Fasten und Zufuhr von Äthylalkohol wirkt sich additiv auf eine Erhöhung des Serumharnsäurespiegels aus (112). Daneben führt Alkoholaufnahme zu einem fortschreitenden Anstieg einer *Ketonämie* und Ketonurie, die im gefasteten Zustand am stärksten ausgeprägt sind, wenn der Alkohol aus dem Blut bereits verschwunden ist (103). Die Hyperketonämie als Folge einer vermehrten Ketonkörperbildung aus Fettsäuren in der Leber kann die durch Hyperlaktazidämie bedingte Azidose und Hyperurikämie verstärken und gelegentlich eine schwere alkoholinduzierte Ketoazidose hervorrufen (107). Die Fähigkeit des Alkohols, eine Hyperketonämie zu erzeugen, ist größer als die von Fett. Wenn daher Gichtpatienten während einer Fastenperiode größere Alkoholmengen trinken, entwickeln sich *akute Gichtanfälle* häufiger. Bedingung hierfür sind starke akute Schwankungen des Serumharnsäurespiegels.

Parenterale Verabreichung von Fructose, Sorbit und Xylit bewirkt beim Menschen eine vorübergehende Zunahme der Serumharnsäurekonzentration mit gleichbleibender oder konsekutiv erhöhter renaler Uratausscheidung (44). Der innerhalb weniger Minuten prompt einsetzende Anstieg der Serumharnsäurekonzentration (s. Abb. 5.6) ist von der in der Zeiteinheit infundierten Kohlenhydratmenge abhängig (74), wobei Xylit die Serumharnsäurekonzentration auf Gewichtsbasis etwa dreimal stärker steigert als Fructose und in Zufuhrraten, bei denen Fructose den Serumharnsäurewert noch nicht verändert (Dauerinfusion von 0,5 g Xylit/kg Körpergewicht in der Stunde [73]). Theoretisch kommen für den hyperurikämisierenden Effekt 4 Möglichkeiten als Erklärung in Betracht (vgl. auch S. 111 ff.):

1. verminderte Harnsäureausscheidung mit dem Urin;
2. rascher Abbau von vorgebildeten Purinkörpern zu Harnsäure;
3. gesteigerte De-novo-Biosynthese von Purin und
4. Verschiebungen innerhalb des Harnsäurepools.

Da die nach hochdosierter rascher Infusion von Fructose (1,5 g/kg Körpergewicht innerhalb von 20 Min.) auftretende Hyperurikämie

66 Hyperurikämie

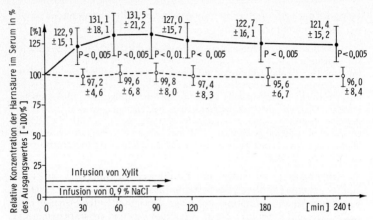

Abb. 5.6 Verhalten der Serumkonzentration von Harnsäure unter der akuten Wirkung einer i.v. Infusion von 5 ml/min einer 10%igen Xylitlösung (aus *Mertz, D. P., V. Kaiser, M. Klöpfer-Zaar, H. Beisbarth:* Klin. Wschr. 50 [1972] 1097)

durch Allopurinol (117) und Orotsäure (20) hemmbar ist, spielen renale Mechanismen keine Rolle, zumal die renale Eliminierung von Harnsäure bei Induktion einer osmotischen Diurese verstärkt und eine zeitliche Parallelität zwischen den Veränderungen der Serumharnsäurewerte und des Blutlactatgehaltes (unter Xylit) nicht erkennbar ist (123). Eine Ausschwemmung von Harnsäure aus dem intrazellulären in den extrazellulären Raum scheidet ebenfalls als ursächliche Bedingung aus (140). Für die durch Fructose induzierte Hyperurikämie ist sicherlich in der Hauptsache ein vermehrter Katabolismus präformierter Purinkörper verantwortlich zu machen (46, 133). Bei rascher Infusion größerer Fructosebeträge kommt jedoch noch eine Erhöhung der Purinneubildung hinzu (150). Während i.v. Infusion von 5 ml/min einer 10%igen Xylitlösung steigt die Serumharnsäurekonzentration bei jungen gesunden Versuchspersonen innerhalb von Minuten um etwa 30% über das Ausgangsniveau an und bleibt nach 100 Min. langer Infusion in einer Nachbeobachtungsperiode von weiteren 140 Min. erhöht (123). Die Abb. 5.6 gibt hierüber Auskunft.

GRUNST u. Mitarb. (59) fanden unmittelbar nach Beginn einer intravenösen Zufuhr von Fructose in einer Dosierung von 0,5 g/kg Körpergewicht/Std. eine gesteigerte Abgabe von Harnsäure durch die Leber, die nach 20–30 Min. mit einer Erhöhung auf das 5fache des Ausgangswertes ein Maximum erreichte und beim Gesunden nach 40 Min. wieder abfiel. Ursache für die Spontanreduktion der Fructosephosphorylierung bei gleichbleibendem Fructoseangebot ist eine gering vermehrte Insulininkretion (32), wodurch eine ungehemmte Fructosephosphorylierung und damit ein übermäßiger ATP-Verbrauch verhindert wird. Beim Diabetiker fehlt dieser Schutz für den Energiehaushalt der Leber.

Sekundäre Hyperurikämie 67

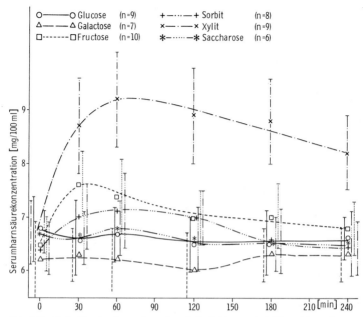

Abb. 5.7 Verhalten der Serumharnsäure bei nüchternen freiwilligen Versuchspersonen nach oraler Applikation von 50 g Glucose, Galactose, Fructose, Sorbit, Xylit oder Saccharose (aus *Förster, H., M. Ziege:* Z. Ernährungswiss. 10 [1971] 394)

Ein akuter Anstieg der Serumharnsäurekonzentration kann auch durch *orale Applikation* von Fructose, Sorbit und Xylit sowie von Saccharose, dagegen nicht durch Zufuhr von Glucose oder Galactose (auch bei i. v. Infusion) beim gesunden Menschen hervorgerufen werden, wobei sich Xylit hierbei ebenfalls am wirksamsten erweist (43). Schon nach oraler Gabe von nur 12,5 g Xylit wurde eine Steigerung der Serumharnsäurekonzentration festgestellt, während hierzu 25–50 g Fructose oder Sorbit und mehr als 100 g Saccharose als Einzeldosis erforderlich waren (s. Abb. 5.7). Umgekehrt nimmt die Serumharnsäurekonzentration unter saccharosearmer Ernährung um etwa 0,5 mg/100 ml ab. Der akute Serumharnsäureanstieg nach Verabreichung der Zuckeraustauschstoffe ist nicht besorgniserregend (ausgenommen bei unbehandelten, zu Anfällen neigenden Gichtkranken), da er nach oraler Applikation nur bei Dosierungen auftritt, die ohnehin bei Verwendung als Süßungsmittel oder Zuckeraustauschmittel kaum gebraucht werden. Während mittel- bis langfristiger oraler Aufnahme von 50 g Xylit täglich bleibt die Serumharnsäurekonzentration indessen unverändert, wenn Gewichtskonstanz eingehalten wird (124). Im Gegensatz zu akuter Fructosebelastung führt tägliche Zufuhr von 100 g Fructose über 5 Tage ebenfalls zu keiner Änderung der Serumkonzentration und renalen Ausscheidungsrate von Harnsäure (133). Hierbei muß die Tatsache berücksichtigt werden, daß eine intakte renale Harnsäureausscheidung eine Rolle spielt und ein Kohlenhydrataustausch, jedoch keine absolute Xylit- oder Fructosewirkung eingetreten ist. Im akuten Experiment erfolgt nach oraler Verabreichung von 50 g Xylit in 400 ml Leitungswasser innerhalb von 30 Min. ein signifikanter Anstieg der Serumharnsäurekonzentration um 0,5–2,5 mg/100 ml (s. Abb. 5.7), der bis 4 Std. nach der Zufuhr nachweisbar ist. Die von FÖRSTER u. ZIEGE (43) vorgelegten Befunde stehen zu den oben zitierten Ergebnissen keineswegs im Widerspruch, da sich die hyperurikämisierende Wirkung von tagsüber verzehrtem Xylit oder Fructose über Nacht wieder ausgleicht und somit im morgens abgenommenen Nüchternserum nicht mehr in Erscheinung tritt.

Übrigens führt orale Belastung mit Galactose bei Kindern mit *Galaktosämie* gleichermaßen zu einem Anstieg der Serumharnsäurekonzentration, der bei gesunden Kindern ausbleibt (45). Die Harnsäureausscheidung im Urin war bei beiden Gruppen im gleichen Ausmaß erhöht. Als Erklärung für dieses Phänomen diskutierten die Autoren einen erhöhten Katabolismus und eine Verarmung der Leber an Purinnucleotiden infolge einer Anhäufung von Galactose-1-phosphat durch Mangel an Galactose-1-phosphat-uridylyltransferase.

Diätetische Maßnahmen

Bei totalem *Fasten* nimmt die Harnsäurekonzentration im Serum infolge einer Verminderung der renalen Clearance progressiv zu (104, 105). Die Retention von Harnsäure verschwindet nach Unterbrechung des Fastens, so daß CRISTOFORI u. DUNCAN (26) Gicht nicht als Kontraindikation für eine 14tägige totale Fastenkur ansahen.

Als verantwortlicher Faktor für die Harnsäureretention bei totalem Fasten kommt eine sich entwickelnde *Ketose* in Betracht (105). Die Tatsache, daß die bei Fasten (26) sowie bei fettreicher und kohlenhydratarmer Kost (110) auftretende Hyperurikämie durch Zufuhr von Glucose beseitigt werden kann, zeigt die Bedeutung des Kohlenhydratstoffwechsels am Zustandekommen dieser Veränderungen auf. Die während Fastens bestehende Ketose bewirkt jedoch nur in der Anfangsphase, d.h. in der ersten Fastenwoche, eine verminderte renale Harnsäure-Clearance. Danach nimmt die mittlere Serumharnsäurekonzentration graduell wieder ab und erreicht innerhalb von 4 Wochen trotz fortgesetzten Fastens, unveränderter herabgesetzter Kreatinin-Clearance und fortbestehender Ketoazidose Normalwerte (47). In dieser Phase wirken akute Gaben von Natriumbicarbonat oder Natriumlactat auf intravenösem Wege sowie orale Gabe kleiner Dosen von Acetylsalicylsäure paradoxerweise urikosurisch. Für die Besonderheiten der renalen Behandlung von Harnsäure während prolongierten Fastens sind weder Änderungen im Säure-Basen-

Haushalt noch eine extrazelluläre Volumenkontraktion oder eine Änderung der Uratbindung an Plasmaproteine verantwortlich zu machen.

Bei experimenteller Ketose besteht eine umgekehrte Beziehung zwischen der renalen Harnsäureausscheidung und dem Ausmaß der Ketonämie (22, 148). Beseitigung der unter Fasten bestehenden metabolischen Azidose durch Zufuhr von Natriumbicarbonat hebt die Harnsäureretention nicht auf (131).

Unter *ketogener Diät* steigt der Serumharnsäurewert wesentlich stärker an als bei Fasten. SCHMIDT u. Mitarb. (161) stellten nach mehrtägiger Verabfolgung einer ketogenen 1000-Kalorien-Diät bei 8 adipösen Patienten eine Zunahme der Harnsäurekonzentration von 7,71 ± 1,40 mg/100 ml Serum in der Vorperiode auf 15,75 ± 4,24 mg/100 ml fest. Gleichzeitig erreichte die Serumkonzentration von β-Hydroxybuttersäure mehr als das 12fache (11,3 ± 2,6 gegenüber 0,9 ± 0,1 mg/100 ml) und diejenige von Acetessigsäure mehr als das 5fache (2,45 ± 0,71 gegenüber 0,47 ± 0,24 mg/100 ml) ihres Ausgangswertes. Eine Korrelation zwischen dem Anstieg der Ketosäuren und der Gewichtsabnahme ließ sich nicht nachweisen.

Algen stellen mit einem Proteingehalt von 50–55% (Scenedesmus obliquus) eine potentielle und dazu billige Eiweißquelle für proteinarm ernährte Menschen in Entwicklungsländern dar. Infolge ihres hohen Nucleinsäuregehaltes von 4% der Algensubstanz bewirkt Algenzufuhr jedoch eine ungewöhnliche Purinbelastung. GRIEBSCH u. ZÖLLNER (56) fanden unter einer Algenzufuhr, die lediglich dem Eiweißminimum von 0,62 g Algenprotein/kg Körpergewicht am Tage entsprach, einen Anstieg der Serumharnsäurekonzentration bei normourikämischen Personen im Mittel auf 7,3 mg/100 ml und bei Hyperurikämikern im Mittel auf 10,4 mg/100 ml. Da Algen mit etwa 7% Purin-N-Anteil am Gesamt-N viermal mehr Purin-N als Fleisch und andere pflanzliche Produkte enthalten, praktisch ebenso purinreich sind wie reines lymphatisches Gewebe, scheidet Algenernährung als alleinige Quelle der Eiweißzufuhr aus. Als Toleranzgrenzen für die Algenzufuhr wurde bei Normourikämikern ein Wert von 0,5 g Algenprotein/kg Körpergewicht und Tag, bei Hyperurikämikern eine Belastung mit 0,3 g/kg und Tag ermittelt.

Vorübergehende Anstiege der Harnsäurekonzentration um durchschnittlich 24% wurden im Serum von Patienten mit leichter essentieller Hypertension am Ende einer zweiwöchigen Periode gesehen, in der eine an *Eicosapentaensäure* ($C_{20:5}$,n-3) und *Docosahexaensäure* ($C_{22:6}$,n-3) reiche Diät verabfolgt worden war (165).

Respiratorische Azidose

Therapeutische Maßnahmen, die eine respiratorische Azidose hervorrufen können, wie Narkose, führen ebenfalls zu beträchtlicher Hyperurikämie (80) infolge verminderter renaler Ausscheidung von Harnsäure. Nach den bis jetzt vorliegenden Untersuchungen kann die Möglichkeit einer Mehrproduktion von Harnsäure allerdings nicht sicher ausgeschlossen werden. Bei einer Kohlensäurespannung (pCO_2) von 106 mm Hg wurde ein Harnsäurespiegel von 11,2 mg/100 ml Serum

70 Hyperurikämie

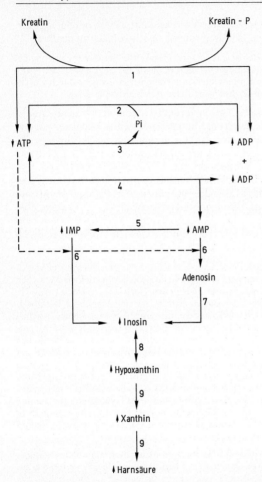

Abb. 5.8 Postulierte Wirkungen von körperlicher Belastung auf den Abbau von Purinribonucleotiden beim Menschen.
Im Muskelgewebe wird ATP unter der Einwirkung von Myosin-ATPase (3) in ADP umgewandelt. ADP wiederum wird wieder zu ATP zurückverwandelt, katalysiert durch Kreatinphosphokinase (1), das mitochondriale Elektronentransportsystem (2), Glykolyse (3) und durch Adenylatkinase (4). Mit dem Konzentrationsabfall von ATP werden AMP und IMP aufgebaut, wobei IMP unter dem Einfluß der Adenylatdesaminase gebildet wird (5). Der Anstieg von IMP und ADP sowie der gleichzeitige Abfall von ATP aktivieren die Dephosphorylierung durch 5′-Phosphomonoesterasen (6). Es entsteht so eine Kaskade des Nucleotidabbaus zu Intermediärabbauprodukten im Purinstoffwechsel. AMP oder IMP werden durch unspezifische Phosphatasen oder 5′-Nucleotidase (6) dephosphoryliert. Adenosindesaminase (7) baut Adenosin zu

beobachtet. Nach Abfall der Kohlensäurespannung im Blut nahm die Harnsäureausscheidung zu, und die Hyperurikämie verschwand im Verlauf weniger Tage völlig. Respiratorische Azidose selber führt – unabhängig von ihrer Genese – zu Hyperurikämie.

Körperliche Arbeit

Die bei anstrengender Muskelarbeit auftretende Erhöhung der Serumkonzentrationen von Harnsäure (95, 149) und *Oxypurinen* (134) ist wahrscheinlich die Folge eines vermehrten Abbaus von Purinnucleotiden zu den Präkursoren von Harnsäure im Skelettmuskel (180). Die Zunahme der Rate der Oxypurinbildung ist von der Schwere und der Dauer der körperlichen Anstrengung abhängig.

KRIZEK u. STEPANEK (95) fanden derartige Zunahmen der Serumharnsäurekonzentration auch nach Gymnastikübungen. Allerdings ist bei systematischen Übungen eine Anpassung der Harnsäurereaktion an die physische Anstrengung zu erwarten. Diese *Adaptation* kann Gichtkranke vor Anfällen schützen, die sonst bei außergewöhnlicher körperlicher Anstrengung auftreten können. Nach Mitteilung dieser Autoren war die Harnsäurekonzentration von Gichtpatienten nach der ersten Gymnastikstunde durchschnittlich um 0,80 mg/100 ml und nach 2 Stunden um 0,50 mg/100 ml Serum signifikant gegenüber den Ausgangswerten erhöht. Selbst 24 Stunden nach den Turnübungen konnte noch ein Anstieg des Harnsäurespiegels durchschnittlich um 0,45 mg/100 ml festgestellt werden. Nach einer Trainingsdauer von 4 Wochen stieg die Harnsäurekonzentration initial nur mehr unbedeutend und für weniger als 2 Stunden an.

Bei 3–4 Minuten dauerndem zunehmendem Belastungstest mit hoher Intensität am Fahrradergometer stellt sich nur eine Zunahme der Serumkonzentration von Oxypurinen und der renalen Ausscheidung von Oxypurinen und Inosin, jedoch keine Hyperurikämie trotz Hyperlaktazidämie ein (180). Dagegen geht ein 5000-m-Lauf oder ein Marathonlauf über 42 km mit einem durchschnittlichen Konzentrationsanstieg der Harnsäure um 1,5 bzw. 1,7 mg/100 ml bis über 12 Stunden Dauer einher. Bei einer Trainingsleistung von 1600 kpm/min vermindert sich die ATP-Konzentration im Skelettmuskel auf 56% des Kontrollwertes, und der Gehalt an ADP und AMP steigt um 52 bzw. 25% über das Ausgangsniveau an. Bei Patienten, die sich bis zur Erschöpfung körperlich verausgaben, findet sich eine Zunahme der renalen Ausscheidung von Oxypurin, hauptsächlich von Hypoxanthin (134). Die postulierten Wirkungen von körperlicher Belastung auf den Abbau von Purinribonucleotiden beim Menschen sind in Abb. 5.8 dargestellt (vgl. S. 55, 280, 290).

◄─────────────────────────────────────

Inosin ab. Inosin wiederum wird abgebaut zu Hypoxanthin durch Purin-Nucleosid-Phosphorylase (8). Dann wird Hypoxanthin zu Xanthin und Xanthin zu Harnsäure durch Xanthinoxidase (9) abgebaut. Die gepunktete Linie weist Hemmung von Enzym (6) durch ATP aus. Die Pfeile zeigen durch Muskelaktivität bedingte Änderungen im Sinne einer Förderung oder Hemmung an (aus Sutton, J. R., C. J. Toews, G. R. Ward, I. H. Fox: Metabolism 29 [1980] 254)

Hyperurikämie bei Atherosklerose und Neoplasie

> Hyperurikämie kann als ein von Übergewicht unabhängiger Indikator von kardiovaskulärer Krankheit angesehen werden. Eine direkte atherogene Wirkung der Harnsäure ist nicht bewiesen.

Immer wieder ergeben sich kontroverse Meinungen zu der Frage, ob die mit Hyperurikämie und Gicht einhergehende Zunahme der kardiovaskulären Morbidität Folge der dabei in der Regel vorhandenen Fettsucht ist oder nicht. Trotz der bekannten Assoziation zwischen Gicht oder Hyperurikämie einerseits und Atherosklerose oder Hypertension andererseits wird Hyperurikämie allgemein nicht als ein Risikofaktor für Atherosklerose angesehen auf Grund der Vermutung, daß Fettsucht ihr gemeinsamer Nenner sei. Andererseits läßt sich zeigen, daß die Höhe der Serumharnsäurekonzentration mit der fettfreien Körpermasse besser korreliert als mit dem Grad an Fettleibigkeit (42). Nach Untersuchungen von FESSEL (41) können arterielle Hypertension und Atherosklerose bei Patienten mit Gicht oder Hyperurikämie nicht einfach als Folgen von Übergewicht angesehen werden. Patienten mit asymptomatischer Hyperurikämie zeigen vermehrt Hypertension und atherosklerotische Komplikationen im Vergleich zu Kontrollgruppen, und zwar unabhängig vom Körpergewicht. Auch bei Gichtkranken, bei denen sich im Beobachtungszeitraum eine koronare Herzkrankheit entwickelt hat, besteht keine Beziehung zum Körpergewicht vor Beginn der Studie. An unausgewählten Kontrollen der Allgemeinbevölkerung läßt sich ein stufenweiser Anstieg der Zahl nachfolgender kardiovaskulärer Todesfälle in Abhängigkeit vom zuvor erfaßten Serumharnsäurewert, jedoch unabhängig vom Körpergewicht, feststellen.

Daraus kann man aber keineswegs die Aussage ableiten, Hyperurikämie stelle einen direkten Risikofaktor dar. Vielmehr kann man nur von einem *Risikoindikator* sprechen. Übrigens läßt sich in atheromatösen Plaques mittels Infrarotspektroskopie keine Harnsäure nachweisen.

Hyperurikämie tritt bei Männern, die vor dem 40. Lebensjahr einen Herzinfarkt durchgemacht haben, viermal häufiger auf als unter altersgleichen nichtdiabetischen Männern (36, 82, 90, 179 u. a.). BENEDEK (8) stellte bei Kranken mit durchgemachtem Herzinfarkt häufig erhöhte Harnsäurewerte fest. Jedoch zeigten Kranke mit vorausgegangener Zerebralthrombose in der Regel Normalwerte. Andererseits wurde kein Hinweis dafür gefunden, daß bei Koronarkranken (132) und bei männlichen Patienten mit obliterierender Angiopathie der Extremitäten, hauptsächlich im Stadium II (184), die Serumharnsäurespiegel höher als beim Bevölkerungsdurchschnitt liegen.

Häufig ist Hyperurikämie mit anderen kardiovaskulären Risikofaktoren vergesellschaftet (s. S. 51) *und kann daher als Hinweis auf die Gegenwart weiterer Stoffwechselstörungen gelten* (139). In der Framingham-Herz-Studie (10) fand sich nach 26jähriger Beobachtungszeit bei Frauen deutlicher als bei Männern ein enger Zusammenhang zwischen Serumharnsäurewert einerseits, systolischem und diastolischem Blutdruck sowie Myokardinfarkt (auch im Fall von behandelter arterieller Hypertension bei beiden Geschlechtern) andererseits. Der Serumharnsäurespiegel zeigte jedoch als unabhängige Größe, d. h. bei Berücksichtigung von Alter, systolischem Blutdruck, Körpergewicht, Rauchgewohnheiten und Serumcholesterinwert, keine Korrelation mehr mit einer erhöhten Inzidenz koronarer Ereignisse.

In der Malmö-Studie wurde bei hyperurikämischen Männern im mittleren Lebensalter eine Beziehung zu Tod an einer malignen Erkrankung festgestellt. Eine schwach positive, aber signifikante Korrelation zwischen Hyperurikämie und Gesamtmortalität ließ sich vollständig mit Todesfällen erklären, die durch ein *Neoplasma* weniger als 2½ Jahre nach der Untersuchung eingetreten waren (142). Keine Beziehungen bestanden zu alkoholbedingten Veränderungen oder koronarer Herzkrankheit als Todesursachen.

Literatur

1 Alepa, F.P., P.R. Howell, J.R. Klinenberg, J.E. Seegmiller: Relationship between glycogen storage disease and tophaceous gout. Amer. J. Med. 42 (1967) 58
2 Al-Hujuj, M., H. Schönthal: Hyperuricemia and Levodopa. New Engl. J. Med. 285 (1971) 859
3 Alpert, N.R.: Lactate production and removal and the regulation of metabolism. Ann. N.Y. Acad. Sci. 119 (1965) 995
4 Anumonye, A., J.W. Dobson, S. Oppenheim, J.S. Sutherland: Plasma uric acid concentrations among Edinburgh business executives. J. Amer. med. Ass. 208 (1969) 1141
5 Babucke, G., D.P. Mertz: Häufigkeit einer primären Hyperurikämie unter ambulanten Patienten. Münch. med. Wschr. 116 (1974) 875
6 Babucke, G., L. Sagebiel, D.P. Mertz: Hyperurikämie bei Parkinson-Syndrom – zufällig oder wahrscheinlich? Münch. med. Wschr. 118 (1976) 1489
7 Ball, G.V., L.B. Sorensen: Pathogenesis of hyperuricemia in saturnine gout. New Engl. J. Med. 280 (1969) 1199
8 Benedek, T.G.: Correlations of serum uric acid and lipid concentrations in normal, gouty, and atherosclerotic men. Ann. intern. Med. 66 (1967) 851
9 Berger, L., T.F. Yü: Renal function in gout. IV. An analysis of 524 gouty subjects including long-term follow-up studies. Amer. J. Med. 59 (1975) 605
10 Brand, F.N., D.L. McGee, W.B. Kannel, J. Stokes III, J.P. Castelli: Hyperuricemia as a risk factor of coronary heart disease: the Framingham study. Amer. J. Epidem. 121 (1985) 11
11 Bräuer, H., G. Vetter, W. Weniger, W. Wössner: Ein Beitrag zur Dosierung von Allopurinol in der Langzeittherapie der Hyperurikämie. Therapiewoche 27 (1977) 3213
12 Bräuer, R., A. Kennel, G. Clémencon: Wie häufig ist der Serumharnsäurespiegel beim ambulanten Patienten erhöht? Schweiz. Rdschr. Med. 62 (1973) 1228
13 Breckenridge, A.: Hypertension and hyperuricaemia. Lancet 1966/I, 15
14 Bronsky, D., A. Bernstein: Acute gout secondary to multiple myeloma, a case report. Ann. intern. Med. 41 (1965) 820
15 Brooks, G.W., E. Mueller: Serum urate concentrations among university professors; relation to drive, achievement and leadership. J. Amer. med. Ass. 195 (1966) 415
16 Burch, R.E., N. Kurke: The effect of lactate infusion on serum uric acid. Proc. Soc. exp. Biol. (N.Y.) 127 (1968) 17
17 Burch, T.A., W.M. O'Brien, R. Need, L.T. Kurland: Hyperuricaemia and gout in the Mariana Islands. Ann. rheum. Dis. 25 (1966) 114
18 Burian, R.: Die Herkunft der endogenen Harnpurine bei Mensch und Säugetier. Hoppe-Seylers. Z. physiol. Chem. 43 (1905) 532
19 Cannon, P.J., W.B. Stason, F.E. Demartini, S.C. Sommers, J.H. Laragh: Hyperuricemia in primary and renal hypertension. New Engl. J. Med. 275 (1966) 457
20 Caracini, C., M. Marugo, N. Scopinaro, F. Minuto: Orotic acid and fructose-induced hyperuricema. Chem. Abstr. 72 (1970) 1560

21 Cathcart, E.P.: Influence of carbohydrates and fats on protein metabolism. J. Physiol. (Lond.) 39 (1909) 311

22 Cheifetz, P.N.: Uric acid excretion and ketosis in fasting. Metabolism 14 (1965) 1267

23 Chien, S., R.J. Dellenback, S. Usami, D.A. Burton, P.F. Gustavson, V. Magazinovic: Blood volume, hemodynamic and metabolic changes in hemorrhagic shock in normal and splenectomized dogs. Amer. J. Physiol. 225 (1973) 866

24 Copeman, W.S.C.: Short History of Gout and Rheumatic Diseases. University of California Press, Berkeley/Calif. 1964 (p. 236)

25 Cowdrey, S.C.: Hyperuricemia in infectious mononucleosis. J. Amer. med. Ass. 196 (1966) 319

26 Cristofori, F.C., G.G. Duncan: Uric acid excretion in obese subjects during periods of total fasting. Metabolism 13 (1964) 303

27 Crosby, W.J.: The metabolism of hemoglobin and bile pigment in hemolytic disease. Amer. J. Med. 18 (1955) 112

28 Crowell, J.W., C.E. Jones, E.E. Smith: Effect of allopurinol on hemorrhagic shock. Amer. J. Physiol. 216 (1969) 744

29 Cullen, J.A., L.J.A. Early, J.M. Fiore: The occurrence of hyperuricemia during pyrazinamide-isoniazide therapy. Amer. Rev. Tuberc. 74 (1956) 289

30 Diamond, H., E. Sharon, D. Holden, A. Cacatian: Renal handling of uric acid in sickle cell anemia. Advanc. exp. Med. Biol. 41 B (1974) 759

31 Diamond, H.S., A. Meisel, E. Sharon, D. Holden, A. Cacatian: Hyperuricosuria and increased tubular secretion of urate in sickle cell anemia. Amer. J. Med. 59 (1975) 796

32 Dietze, G., M. Wicklmayr, J. Grunst, G. Stiegler, H. Mehnert: Utilization of equimolar glucose and fructose in liver and muscle of man. Int. J. Vitam. Nutr. Res., Suppl. 15 (1976) 31

33 Dollery, C.T., H. Duncan, B. Schumer: Hyperuricaemia related to treatment of hypertension. Brit. med. J. 1960/II, 832

34 Dubin, A., D.S. Kushner, D. Bronsky, L.R. Pascale: Hyperuricemia in hypoparathyroidism. Metabolism 5 (1956) 703

35 Dunn, J.P., G.W. Brooks, J. Mausner, G.P. Rodnan, S. Cobb: Social class gradient of serum uric acid levels in males. J. Amer. med. Ass. 185 (1963) 431

36 Eidlitz, M.: Uric acid and arteriosclerosis. Lancet 1961/II, 1046

37 Eisen, A.Z., J.E. Seegmiller: Uric acid metabolism in psoriasis. J. clin. Invest. 40 (1961) 1486

38 Emmerson, B.T.: The renal excretion of urate in chronic lead nephropathy. Aust. Ann. Med. 14 (1965) 295

39 Emmerson, B.T., W. Douglas, R.L. Doherty, P. Feigl: Serum urate concentrations in the Australian aboriginal. Ann. rheum. Dis. 28 (1969) 150

40 Faller, J., I.H. Fox: Ethanol-induced hyperuricemia. Evidence for increased production by activation of adenine nucleotide turnover. New Engl. J. Med. 307 (1982) 1598

41 Fessel, W.J.: High uric acid as an indicator of cardiovascular disease. Independence from obesity. Amer. J. Med. 68 (1980) 401

42 Fessel, W.J., G.D. Barr: Uric acid, lean body weight, and creatinine interactions: results from regression analysis of 78 variables. Semin. Arthr. Rheum. 7 (1977) 115

43 Förster, H., M. Ziege: Anstieg der Serumharnsäurekonzentration nach oraler Zufuhr von Fructose, Sorbit und Xylit. Z. Ernährungsw. 10 (1971) 394

44 Förster, H., E. Meyer, M. Ziege: Erhöhung von Serumharnsäure und Serumbilirubin nach hochdosierten Infusionen von Sorbit, Xylit und Fructose. Klin. Wschr. 48 (1970) 878

45 Forster, J., L. Schuchmann, Ch. Hans, H. Niederhoff, W. Künzer, D. Keppler: Increased serum urate in galactosemia patients after a galactose load: a possible role of nucleotide dificiency in galactosemic liver injury. Klin. Wschr. 53 (1975) 1169

46 Fox, I.H., W.N. Kelley: Studies on the mechanisms of fructose-induced hyperuricemia in man. Metabolism 21 (1972) 713

47 Fox, I.H., M.L. Halperin, M.B. Goldstein, E.B. Marliss: Renal excretion of uric acid during prolonged fasting. Metabolism 25 (1976) 551

48 Fredrickson, D.S., R.I. Levy: Familial hyperlipoproteinemia. In Stanbury, J.B., J.B. Wyngaarden, D.S. Fredrickson: The Metabolic Basis of Inherited Disease, 3rd ed. McGraw-Hill, New York 1972 (pp. 545–614)

49 Freis, E.D., R.F. Sappington: Longterm

effect of probenecid on diuretic-induced hyperuricemia. J. Amer. med. Ass. 198 (1966) 127
50 Fruhmann, G., H. Fritz, H. Bergstermann: Homozygot ererbter Alpha$_1$-Antitrypsinmangel mit Lungenemphysem, Cor pulmonale und Gicht. Klin. Wschr. 52 (1974) 80
51 Fuller, R.W., M.W. Luce, E.T. Mertz: Serum uric acid in mongolism. Science 137 (1962) 868
52 Gibson, H.V., E.A. Doisy: A note on the effect of some organic acids upon the uric acid excretion of man. J. biol. Chem. 55 (1923) 605
53 Gordon, P., G.L. Robertson, J.E. Seegmiller: Hyperuricemia, a concomitant of congenital vasopressin-resistant diabetes insipidus in the adult. New Engl. J. Med. 284 (1971) 1057
54 Grayzel, A.I., L. Liddle, J.E. Seegmiller: Diagnostic significance of hyperuricemia in arthritis. New Engl. J. Med. 265 (1961) 763
55 Greenberg, B.H., W.C. Blackwalder, R.I. Levy: Primary type V hyperlipoproteinemia. A descriptive study in 32 families. Ann. intern. Med. 87 (1977) 526
56 Griebsch, A., N. Zöllner: Harnsäure-Plasmaspiegel und renale Harnsäureausscheidung bei Belastung mit Algen, einer purinreichen Eiweißquelle. Verh. dtsch. Ges. inn. Med. 77 (1971) 173
57 Grunst, J., G. Dietze, M. Wicklmayr: Effekt von Äthylalkohol auf den Harnsäurestoffwechsel der menschlichen Leber. In Eckart, J., P.U. Heuckenkamp, B. Weinheimer: Grundlagen und neue Aspekte der parenteralen und Sondenernährung. (INA-Schriftenreihe, Bd. XIII.) Thieme, Stuttgart 1978 (S. 192)
58 Grunst, J., G. Dietze, M. Wicklmayr, H. Mehnert, K.D. Hepp, J. Eisenburg: Einfluß von Äthanol auf den Purinkatabolismus der menschlichen Leber. Verh. dtsch. Ges. inn. Med. 97 (1973) 914
59 Grunst, J., G. Dietze, M. Wicklmayr, S. Holz, J. Eisenburg, H. Mehnert, K.D. Hepp: Die Harnsäureproduktion der menschlichen Leber während parenteraler Fruktosezufuhr. Verh. dtsch. Ges. inn. Med. 80 (1974) 487
60 Gutman, A.B., T.F. Yü, B. Weissmann: The concept of secondary gout; relation to purine metabolism in polycythemia and myeloid metaplasia. Trans. Ass. Amer. Phycns 69 (1956) 229

61 Györy, A.Z., K.D.G. Edwards: Renal tubular acidosis. A family with an autosomal dominant genetic defect in renal hydrogen ion transport, with proximal tubular and collecting duct dysfunction and increased metabolism of citrate and ammonia. Amer. J. Med. 45 (1968) 43
62 Haldane, J.B.S.: Origin of man. Nature 176 (1955) 169
63 Hall, A.P., P.E. Barry, T.R. Dawber, P.M. McNamara: Epidemiology of gout and hyperuricemia. A longterm population study. Amer. J. Med. 42 (1967) 27
64 Hamilton, L.D.: Nucleic acid turnover studies in human leukaemic cells and the function of lymphocytes. Nature 178 (1956) 597
65 Handler, J.S.: The role of lactic acid in the reduced excretion of uric acid in toxemia of pregnancy. J. clin. Invest. 39 (1960) 1526
66 Hartmann, H., H. Förster: Studies on the influence of ethanol and of lactic acid on uric acid metabolism. J. clin. Chem. clin. Biochem. 14 (1976) 295
67 Hartmann, H., I. Hoos, H. Förster: Influence of sugar substitutes and of ethanol on purine metabolism. Nutr. Metab. 21, Suppl. 1 (1977) 141
68 Hasslacher, Ch., P. Wahl, J. Vollmar: Diabetes und Hyperurikämie. Dtsch. med. Wschr. 99 (1974) 2506
69 Hauge, M., B. Harvald: Heredity in gout and hyperuricemia. Acta med. scand. 152 (1955) 247
70 Hayashi, T.T., D. Gillo, J.H. Turner, G.P. Rodnan: Simultaneous measurement of plasma and erythrocyte oxypurines. II. Gouty patients with and without allopurinol medication. Gynec. Invest. 3 (1972) 237
71 Healey, L.A., J.E.Z. Caner, D.R. Bassett, J.L. Decker: Serum uric acid and obesity in Hawaiians. J. Amer. med. Ass. 196 (1966) 364
72 Heimsoth, V., F. Hartmann: Untersuchungen zur Störung des Harnsäure-Stoffwechsels nach Saluretika-Verabreichung. Dtsch. med. Wschr. 90 (1965) 1905
73 Heuckenkamp, P.U., N. Zöllner: Xylitbilanz während mehrstündiger Infusionen mit konstanten Zufuhrraten bei gesunden Menschen. Klin. Wschr. 50 (1972) 1063
74 Heuckenkamp, P.U., K. Schill, N. Zöllner: Zum Mechanismus des Serumharn-

säureanstiegs unter konstanter Fructose-infusion beim Menschen. Verh. dtsch. Ges. inn. Med. 77 (1971) 177
75 Holbrook, W. P., H. D. Haskins: Blood uric acid in neprhritis. J. Lab. clin. Med. 12 (1926) 11
76 Holzmann, H., B. Morsches, R. Krapp: Über Stoffwechselbeziehungen zwischen Psoriasis vulgaris und sekundärer Gicht. Klin. Wschr. 48 (1970) 1461
77 Honda, H., R. A. Gindin: Gout while receiving levodopa for parkinsonism. J. Amer. med. Ass. 219 (1972) 55
78 Howell, R. R., D. M. Ashton, J. B. Wyngaarden: Glucose-6-phosphatase deficiency glycogen storage disease. Pediatrics 29 (1962) 553
79 Isebarth, R., O. Wiedemann: D-Cycloserin bei Lungentuberkulose. Tuberk.-Arzt 14 (1960) 144
80 Isomäki, H., K.-E. Kreus: Serum and urinary uric acid in respiratory acidosis. Acta med. scand. 184 (1968) 293
81 Itskovitz, H. D., A. M. Sellers: Gout and hyperuricemia after adrenalectomy for hypertension. New Engl. J. Med. 268 (1963) 1105
82 Jacobs, D.: Hyperuricaemia and myocardial infarction. S. Afr. med. J. 46 (1972) 367
83 Kaplan, H., G. Klatskin: Sarcoidosis, psoriasis, and gout: syndrome or coincidence? Yale. J. Biol. Med. 32 (1960) 335
84 Kasl, S. V., G. W. Brooks, W. L. Rodgers: Serum uric acid and cholesterol in achievement behavior and motivation. I. The relationship to ability, grades, test performance, and motivation. J. Amer. med. Ass. 213 (1970) 1158
85 Kasl, S. V., G. W. Brooks, W. L. Rodgers: Serum uric acid and cholesterol in achievement behavior and motivation. II. The relationship to college attendance, extracurricular and social activities, and vocational aspirations. J. Amer. med. Ass. 213 (1970) 1291
86 Kelley, W. N., S. E. Goldfinger, H. L. Hardy: Hyperuricemia in chronic beryllium disease. Ann. intern. Med. 70 (1969) 977
87 Kelley, W. N., F. M. Rosenbloom, J. E. Seegmiller, R. R. Howell: Excessive production of uric acid in type I glycogen storage disease. J. Pediat. 72 (1968) 488
88 King jr., J. S., A. Wainer: Cystinuria with hyperuricemia and methionuria. Biochemical study of a case. Amer. J. Med. 43 (1967) 125
89 Kinsey, D., R. Walther, H. S. Sise, G. Withlaw, R. Smithwick: Incidence of hyperuricemia in 400 hypertensive patients. Circulation 24 (1961) 972
90 Kohn, P. M., G. B. Prozan: Hyperuricemia – relationship to hypercholesteremia and acute myocardial infarction. J. Amer. med. Ass. 170 (1959) 1909
91 Krakoff, I. H., M. E. Balis: Studies on the uricogenic effect of 2-substituted thiadiazoles in man. J. clin. Invest. 38 (1959) 907
92 Krakoff, I. H., M. E. Balis: Abnormalities of purine metabolism in human leukemia. Ann. N. Y. Acad. Sci. 113 (1964) 1043
93 Kritzler, R. A.: Anuria complicating treatment of leukemia. Amer. J. Med. 25 (1958) 532
94 Krizek, V.: Serum uric acid in relation to body weight. Ann. rheum. Dis. 25 (1966) 456
95 Krizek, V., P. Stepanek: Die Heilgymnastik bei der Gicht. Therapiewoche 16 (1966) 362
96 Kropp, R.: Zur urikosurischen Wirkung von Benzbromaronum am Modell der Pyrazinamid-bedingten Hyperurikämie. Med. Klin. 65 (1970) 1448
97 Kühböck, J., R. Afshar, K. Steinbach, R. Willvonseder: Hyperurikämie und Nierenfunktion bei Hämoblastosen. Wien. Z. inn. Med. 49 (1968) 392
98 Kuhlbäck, B., O. Widholm: Serum uric acid in toxaemia of pregnancy with special reference to the prognosis of the foetus. Acta obstet. gynec. scand. 43 (1965) 330
99 Kummer, H.: Hyperurikämie: abklären, vergessen, behandeln? Schweiz. med. Wschr. 116 (1986) 797
100 Lahoda, F., A. Ross: Neurologische Komplikationen bei Urikopathie. Münch. med. Wschr. 114 (1972) 441
101 Laragh, J. H., H. O. Heinemann, F. E. Demartini: Effect of chlorothiazide on electrolyte transport in man. Its use in the treatment of edema of congestive heart failure, nephrosis and cirrhosis. J. Amer. med. Ass. 166 (1958) 145
102 Leeper, R. D., R. S. Benua, J. L. Brenner, R. W. Rawson: Hyperuricemia in myxedema. J. clin. Endocr. 20 (1960) 1457
103 Lefevre, A., H. Adler, C. S. Lieber: Effect of ethanol on ketone metabolism. J. clin. Invest. 49 (1970) 1775
104 Lennox, W. G.: Increase of uric acid in

105 Lennox, W. G.: A study of the retention of uric acid during fasting. J. biol. Chem. 66 (1925) 521
106 Lewis, H. B., R. C. Corley: Studies in uric acid metabolism. III. The influence of fats and carbohydrates on the endogenous uric acid elimination. J. biol. Chem. 55 (1923) 373
107 Lieber, C. S.: Alcohol and malnutrition in the pathogenesis of liver disease. J. Amer. med. Ass. 233 (1975) 1077
108 Lieber, S. L., C. S. Davidson: Some metabolic effects of ethyl alcohol. Amer. J. Med. 33 (1962) 319
109 Lieber, S. L., D. P. Jones, M. S. Losowsky, C. S. Davidson: Interrelation of uric acid and ethanol metabolism in man. J. clin. Invest. 41 (1962) 1863
110 Lockie, L. M., R. S. Hubbard: Gout: changes in symptoms and purine metabolism produced in high fat diets in four gouty patients. J. Amer. med. Ass. 104 (1935) 2072
111 Löffler, W., F. Koller: Die Gicht. In Schwiegk, H.: Handbuch der inneren Medizin, 4. Aufl., Bd. VII/2. Springer, Berlin 1955 (S. 435 ff.)
112 MacLachlan, M. J., G. P. Rodnan: Effects of food, fast and alcohol on serum uric acid and acute attacks of gout. Amer. J. Med. 42 (1967) 38
113 March, H. W., S. M. Schlyen, S. E. Schwartz: Mediterranean hemopathic syndromes (Cooley's anemia) in adults. Amer. J. Med. 13 (1952) 46
114 Marketos, S., J. Triantaphyllidis, G. Carvountzis, Th. Mountokalakis, G. Merikas: Hyperuricemia in cystinuria. Minerva med. Greca 3, Suppl. 2 (1975) 183–185
115 Mawson, A. R.: Hypervitaminosis A toxicity and gout. Lancet 1984/I, 1181
116 Meloni, C. R., J. J. Canary: Cystinuria with hyperuricemia. J. Amer. med. Ass. 200 (1967) 257
117 Mehnert, H., H. Förster: Fructoseinduced hyperuricaemia. Lancet 1967/II, 1205
118 Mertz, D. P.: Pharmakologische Eigenschaften von Hydrochlorothiazid im Vergleich zur Wirkung anderer Diuretica. Naunyn-Schmiedeberg's Arch. exp. Path. Pharmak. 237 (1959) 71
119 Mertz, D. P.: Gicht, Diabetes mellitus und Fettleber. Münch. med. Wschr. 114 (1972) 180
120 Mertz, D. P.: Vergleichende Untersuchungen der enzymatischen Bestimmung von Harnsäure mit einer einfachen colorimetrischen Methode. Klin. Wschr. 51 (1973) 96
121 Mertz, D. P.: Gichtrisiko als Preis für die Entwicklung der Intelligenz? Dtsch. med. Wschr. 99 (1974) 24
122 Mertz, D. P., P. Schwoerer: Renale Ausscheidung von Natrium und Harnsäure bei arterieller Hypertonie unter der akuten Wirkung von Saluretica. Klin. Wschr. 47 (1969) 109
123 Mertz, D. P., V. Kaiser, M. Klöpfer-Zaar, H. Beisbarth: Fett- und Harnsäurestoffwechsel unter der akuten Wirkung von Xylit. Klin. Wschr. 50 (1972) 1097
124 Mertz, D. P., V. Kaiser, M. Klöpfer-Zaar, H. Beisbarth: Serumkonzentrationen verschiedener Lipide und von Harnsäure während 2wöchiger Verabreichung von Xylit. Klin. Wschr. 50 (1972) 1107
125 Mertz, D. P., P. U. Koller, J. Vollmar, T. Wiedemann: Einfluß anthropometrischer Faktoren auf die Serumharnsäurekonzentration. Untersuchungen an 300 unausgewählten ambulanten poliklinischen Patienten. Med. Klin. 69 (1974) 1297
126 Mikkelsen, W. M., H. J. Dodge, H. Valkenburg: The distribution of serum uric acid values in a population unselected as to gout or hyperuricemia. Tecumseh, Michigan 1959–1960. Amer. J. Med. 39 (1965) 242
127 Mintz, D. H., J. H. Canary, G. Garreon, L. H. Kyle: Hyperuricemia in hyperparathyreoidism. New Engl. J. Med. 265 (1961) 112
128 Montoye, H. J., J. A. Faulkner, H. J. Dodge, W. M. Mikkelsen, P. W. Willis III, W. D. Block: Serum uric acid concentration among business executives. With observations on other coronary heart disease risk factors. Ann. intern. Med. 66 (1967) 838
129 Morganroth, J., R. I. Levy, D. S. Fredrickson: The biochemical, clinical, and genetic features of type III hyperlipoproteinemia. Ann. intern. Med. 82 (1975) 158
130 Mountokalakis, Th., D. Rallis, D. Mayopoulou-Symvoulidou, Z. Komninos: Effect of combined administration of furosemide and aspirin on urinary

urate excretion in man. Klin. Wschr. 57 (1979) 1299
131 Murphy, R., K.H. Shipman: Hyperuricemia during total fasting. Arch. intern. Med. 112 (1963) 954
132 Myers, A.R., F.H. Epstein, H.J. Dodge, W.M. Mikkelsen: The relationship of serum uric acid to risk factors in coronary heart disease. Amer. J. Med. 45 (1968) 520
133 Narins, R.G., J.S. Weisberg, A.R. Myers: Effects of carbohydrates on uric acid metabolism. Metabolism 23 (1974) 455
134 Nasrallah, S., V. Al-Khalidi: Nature of purines excreted in urine during muscular exercise. J. appl. Physiol. 19 (1964) 246
135 O'Brien, W.M., T.A. Burch, J.J. Bunim: The genetics of hyperuricaemia in Blackfeet and Pima indians. Ann. rheum. Dis. 25 (1966) 117
136 Orowan, E.: The origin of man. Nature 175 (1955) 683
137 Parsons, W.B.: Studies of nicotinic acid use in hypercholesteremia. Arch. intern. Med. 107 (1961) 639, 653
138 Patak, R.V., B.K. Moorkejie, C.J. Bentzel, P.E. Hupert, M. Babej, J.B. Lee: Antagonism of the effects of furosemide by indomethacin in normal and hypertensive man. Prostaglandins 10 (1975) 649
139 van Peenen, H.J.: The causes of nonazotemic hyperuricemia. Amer. J. clin. Path. 55 (1971) 698
140 Perheentupa, J., K. Raivio: Fructose-induced hyperuricemia. Lancet 1967/II, 528
141 Peters, J.D., D.D. van Slyke: Quantitative Clinical Biochemistry. I. Interpretation, 2nd ed. Williams & Wilkins, Baltimore 1946 (p. 950)
142 Petersson, B., E. Trell: Raised serum urate concentration as risk factor for premature mortality in middle aged men: relation to death from cancer. Brit. med. J. 287 (1983) 7
143 Popert, A.J., J.V. Hewitt: Gout and hyperuricaemia in rural and urban populations. Ann. rheum. Dis. 21 (1962) 154
144 Prebis, J.W., A.B. Gruskin, M.S. Polinsky, H.J. Baluarte: Uric acid in childhood essential hypertension. J. Pediat. 98 (1981) 702
145 Price, N.L.: Gout following salyrgan diuresis. Lancet 1939/I, 22
146 Prior, I.A.M., B.S. Rose: Uric acid, gout and public health in the South Pacific. N.Z. med. J. 65 (1966) 295
147 Prior, I.A.M., B.S. Rose, H.P.B. Harvey, F. Davidson: Hyperuricaemia, gout, and diabetic abnormality in Polynesian people. Lancet 1966/I, 333
148 Quick, A.J.: The relationship between chemical structure and physiological response. III. Factors influencing the excretion of uric acid. J. biol. Chem. 98 (1932) 157
149 Quick, A.J.: The effect of exercise on the excretion of uric acid with a note on the influence of benzoic acid on uric acid elimination in liver diseases. J. biol. Chem. 110 (1935) 107
150 Raivio, K.O., M.A. Becker, L.J. Meyer, M.L. Greene, G. Nuki, J.E. Seegmiller: Stimulation of human purine synthesis de novo by fructose infusion. Metabolism 24 (1975) 861
151 Rakic, M.T., H.A. Valkenburg, R.T. Davidson, J.P. Engels, W.M. Mikkelsen, J.V. Neel, I.F. Duff: Observations on the natural history of hyperuricemia and gout. I. An eighteen year follow-up of nineteen gouty families. Amer. J. Med. 37 (1964) 862
152 Rapado, A.: Gout and saturnism. New Engl. J. Med. 281 (1969) 851
153 Rawer, P., G. Schütterle, V. Wizemann: Nephrologische Aspekte der Diuretikatherapie. Med. Welt 33 (1982) 117
154 Richards, P.: Drug-induced diseases. Drug-induced metabolic disease. Brit. med. J. 1979/I, 1128
155 Rodnan, G.P.: A gallery of gout: being a miscellany of prints and caricatures from the 16th century to the present day. Arthr. and Rheum. 4 (1961) 176
156 Salkowski, E.: Beiträge zur Kenntnis der Leukämie. Virchows Arch. path. Anat. 50 (1870) 174
157 Sarre, H., D.P. Mertz: Sekundäre Gicht bei Niereninsuffizienz. Klin. Wschr. 43 (1965) 1134
158 Schärer, K., A. Marty, J.P. Mühlenthaler: Chronic congenital lactic acidosis. Helv. paediat. Acta 23 (1968) 107
159 Schwenk, H.U., U. Schneider: Lebensbedrohliche Hyperurikämie bei zytostatischer Leukämie-Therapie. Fortschr. Med. 100 (1982) 454
160 Schirmeister, J., H. Willmann: Über die Harnsäure- und andere Clearances nach intravenöser Gabe von Furosemid beim Menschen. Klin. Wschr. 42 (1964) 623
161 Schmidt, H., I. Janik, K.-D. Voigt: Auswirkungen einer ketogenen Kost auf das Körpergewicht, den Intermediär- und

162 Schrade, W., E. Böhle, R. Biegler: Humoral changes in arteriosclerosis. Lancet 1960/II, 1409

163 Scott, J. T., V. P. Holloway, H. I. Glass, R. N. Arnot: Studies of uric acid pool size and turnover rate. Ann. rheum. Dis. 28 (1969) 366

164 Shaper, A. G., S. P. Pocock, M. Walker, C. J. Wale, B. Clayton, H. T. Delves, L. Hinks: Effects of alcohol and smoking on blood lead in middle-aged British men. Brit. med. J. 284 (1982) 299

165 Singer, P., M. Wirth, S. Voigt, E. Richter-Heinrich, W. Gödicke, I. Berger, E. Naumann, J. Listing, W. Hardtrodt, C. Taube: Blood pressure- and lipid-lowering effect of mackerel and herring diet in patients with mild essential hypertension. Atherosclerosis 56 (1985) 223

166 Smyth, C. J., C. W. Cotterman, R. H. Freyberg: The genetics of gout and hyperuricemia – and analysis of 19 families. J. clin. Invest. 27 (1948) 749

167 Sobrevilla, L. A., F. Salazar: High altitude hyperuricemia. Proc. Soc. exp. Biol. 129 (1968) 890

168 Somerville, J.: Gout in cyanotic congenital heart disease. Brit. Heart. J. 23 (1961) 31

169 Stapleton, F. B., J. Kennedy, S. Nousia-Arvanitakis, M. A. Linshaw: Hyperuricosuria due to high-dose pancreatic extract therapy in cystic fibrosis. New Engl. J. Med. 295 (1976) 246

170 Stavric, B., W. J. Johnson, H. C. Grice: Uric acid nephropathy: an experimental model. Proc. Soc. exper. Biol. 13 (1969) 512

171 Stecher, R. M., A. H. Heish, W. M. Solomon: Heredity of gout and its relationship to familial hyperuricemia. Ann. intern. Med. 31 (1949) 595

172 Steele, T. H.: Evidence for altered renal urate reabsorption during changes in volume of the extracellular fluid. J. Lab. clin. Med. 74 (1969) 288

173 Steele, T. H.: Urate secretion in man: the pyrazinamide suppression test. Ann. intern. Med. 79 (1973) 734

174 Steele, T. H., S. Oppenheimer: Factors affecting urate excretion following diuretic administration in man. Amer. J. Med. 47 (1969) 564

175 Steele, T. H., R. E. Rieselbach: The contribution of residual nephrons within the chronically diseased kidney to urate homeostasis in man. Amer. J. Med. 43 (1967) 876

176 Steenstrup, O. R.: A note on hyperuricaemia during labour. Scand. J. clin. Lab. Invest. 12 (1960) 205

177 Sterne, J.: Action de certains anticoagulants sur le metabolisme urique. Maroc. méd. (1956) 102

178 Susić, D., A. Bäumer: Serumharnsäurewerte von 217 Gelegenheitsblutspendern aus Westfalen. Z. Rheumaforsch. 28 (1969) 323

179 Susić, D., A. Bäumer, D. Schultz: Serum-Harnsäure-Werte von 113 Patienten mit Zustand nach Herzinfarkt. Z. klin. Chem. 7 (1969) 197

180 Sutton, J. R., C. J. Toews, G. R. Ward, I. H. Fox: Purine metabolism during strenuous muscular exercise in man. Metabolism 29 (1980) 254

181 Talbott, J. H.: Gout 3rd ed. Grune & Stratton, New York 1967

182 Weiner, I. M., G. H. Mudge: Renal tubular mechanisms for excretion of organic acids and bases. Amer. J. Med. 36 (1964) 743

183 Weinman, E. J., G. Eknoyan, W. N. Suki: The influence of extracellular fluid volume on the tubular reabsorption of uric acid. J. clin. Invest. 55 (1975) 283

184 Wollenweber, J., P. Doenecke, H. Greten, R. Hild, F. Nobbe, F. H. Schmidt, E. Wagner: Zur Häufigkeit von Hyperlipidämie, Hyperurikämie, Diabetes mellitus, Hypertonie und Übergewicht bei arterieller Verschlußkrankheit. Dtsch. med. Wschr. 96 (1971) 103

185 Woolliscroft, J. O., H. Colfer, I. H. Fox: Hyperuricemia in acute illness: a poor prognostic sign. Amer. J. Med. 72 (1982) 58

186 Zöllner, N.: Nucleinstoffwechsel. In Zöllner, N.: Thannhausers Lehrbuch des Stoffwechsels und der Stoffwechselkrankheiten, 2. Aufl. Thieme, Stuttgart 1957 (S. 511 ff.)

6 Häufigkeit, Epidemiologie und geschlechtspezifische Unterschiede der primären Gicht

„Solamen miseris socios habuisse malorum."
B. de Spinoza

Häufigkeit

Durch die Nivellierung der Lebens- und Konsumgewohnheiten ist Gicht heute nahezu gleichmäßig über die gesamte Bevölkerung aller westlichen Industrienationen verbreitet (10). Angesichts der derzeit vorliegenden sozialkulturellen Strukturierung der Bevölkerung hat sich das Wesen der Stoffwechselkrankheit Gicht gegenüber früher total gewandelt. *Infolge mangelnder Selbstdisziplin betrifft sie eher die breiten Massen als die wohlhabenden Kreise.* Als Kliniker kann man sich des Eindrucks nicht erwehren, daß „Neureiche" aus niederen sozialen Schichten wesentlich mehr zu manifester Gicht disponiert sind als „Altreiche" oder „Neuarme". Neuere amerikanische Statistiken und Schätzungen in der Bundesrepublik lassen den Schluß zu, *daß etwa 1-2% der erwachsenen Bevölkerung in einer Überflußgesellschaft –* meist unerkannt *– Gicht haben.* Zwischen 1948 und 1970 hat sich die Gichtmorbidität bei Männern verzwanzigfacht, so daß bei jedem zweiten männlichen Patienten, der wegen entzündlicher Gelenkerscheinungen die internistische Sprechstunde aufsucht, gegenwärtig mit Gicht gerechnet werden muß. Jede 16. Rheumadiagnose lautet derzeit Arthritis urica!

Über viele Jahrtausende wurde die Gicht als eine typische „*Krankheit des Wohlstandes*" (41, 42) angesehen, angefangen von Überlieferungen durch die indischen Veden bis 1250 v. Chr., von Berichten aus Persien und Ägypten, Beobachtungen von HIPPOKRATES bis zu den Abhandlungen von SENECA (41, 42), ARETAEUS von Kappadokien und GALENUS (10) in den beiden ersten nachchristlichen Jahrhunderten sowie zur arabischen und byzantinischen Medizin. Noch 1956 konnte man in Mitteleuropa feststellen (22), daß Gichtpatienten im Vergleich zu Patienten mit chronischer Polyarthritis finanziell durchschnittlich besser gestellt sind und daher häufiger in Privatwartezimmern als die Vorgenannten erschienen. Was die gesellschaftliche und berufliche Herkunft der Gichtkranken betrifft, so galt früher die Gicht als „Arthritis divitum" im Gegensatz zur chronischen Polyarthritis als „Arthritis pauperum". Um die Jahrhundertwende betrug die Gichthäufigkeit in Deutschland 3,5‰ unter der Gesamtbevölkerung, aber 28,2‰ unter Privatpatienten (30)! Dieses krasse Mißverhältnis von 1:8 wurde durch die erste soziale Revolution in diesem Jahrhundert in der unmittelbar auf den Ersten Weltkrieg folgenden Zeit auf etwa 1:2 bis 1:3 gemildert. Damals bekam BRUGSCH (5) in der Privatpraxis nur noch zwei- bis dreimal so viele Gichtkranke zu sehen wie auf der allgemeinen Klasse.

In einer Gesellschaft, die seit nunmehr 30 Jahren in einem zuvor nie gekannten, breit gestreuten Überfluß lebt, kann Gicht seit etwa 20 Jahren bei uns nicht mehr als eine Krankheit der Reichen oder der Privilegierten und auch nicht mehr als eine *„vergessene Krankheit"* wie etwa in Notzeiten während der beiden Weltkriege und danach bezeichnet werden. Damals wurde diese Erkrankung in höchstens 1–2‰ der Gesamtbevölkerung beobachtet (5, 8). Infolge der allgemeinen Anhebung des Lebensstandards ist die Häufigkeit, in der sich Gicht jetzt in der Bundesrepublik und in den meisten anderen westlichen Industrienationen manifestiert, größer als jemals zuvor, beispielsweise vor dem Ausbruch des Ersten Weltkrieges, als sie von BRUGSCH (5) auf 10‰ veranschlagt wurde.

Eine Zeitdauer von etwa 15 Jahren der Überernährung und der zunehmenden körperlichen Inaktivierung in einer modernen Industriegesellschaft ist erforderlich, um die latenten Erbanlagen in den meisten Fällen klinisch manifest werden zu lassen. Übrigens gilt eine ähnliche, wenn auch kürzere Zeitdauer für die Auswirkung eines Wirtschaftswunders auf die Penetranz der für den Diabetes verantwortlichen Erbmerkmale, wobei prädisponierte Personen der „Gefahrenzone des modernen Luxuskonsums" immer näher gerückt sind. Für die größere Latenz der Häufigkeitszunahme von Gicht ist der Umstand verantwortlich zu machen, daß eine Hyperurikämie der klinischen Gichtmanifestation im allgemeinen längere Zeit vorangehen muß als etwa ein absoluter oder relativer Insulinmangel dem klinisch manifesten Diabetes mellitus. Abb. 6.1 gibt die Häufigkeitszunahme von Hyperurikämie, Gicht und manifestem Diabetes mellitus in der Zeit nach dem Zweiten Weltkrieg wieder (26).

Epidemiologische Studien in der Stadt Framingham in Massachusetts, USA, die sich auf eine gründliche Beobachtung von mehr als 5000 erwachsenen Personen über eine Zeitdauer von 12 Jahren stützen, zeigen, daß etwa 1,5% der Gesamtpopulation, und zwar 2,8% der Männer und 0,4% der untersuchten Frauen, bis zum Erreichen eines mittleren Lebensalters von 55 Jahren mindestens einen Gichtanfall erlebten (17). Diese Häufigkeitsangaben über das Vorkommen von Gicht sind erschreckend und direkt vergleichbar denen des Diabetes mellitus. Sie überraschen Laien und Arzt gleichermaßen. Beide halten die Morbiditätsziffer für unwahrscheinlich hoch, beurteilt nach ihren täglichen Erfahrungen im Umgang mit Bekannten und Patienten. Der Unterschied zwischen vermeintlicher und tatsächlicher Gichthäufigkeit dürfte vorwiegend darauf beruhen, daß Gicht noch vor etwa 15 Jahren viel zu wenig diagnostiziert

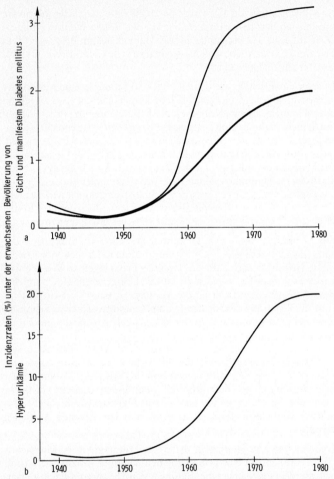

Abb. 6.1 Häufigkeitszunahme von Hyperurikämie, Gicht und manifestem Diabetes mellitus in der Zeit nach dem Zweiten Weltkrieg (aus *Mertz, D. P.:* Hyperurikämie, Gicht – ein kardiovaskuläres Risiko? Rudat, Neu-Isenburg 1980)

wurde. Für den Arzt war bis damals Gicht so häufig, wie man an sie dachte und sie in den Kreis der differentialdiagnostischen Möglichkeiten einbezog. Oft wurde bei unklaren Gelenkbeschwerden oder Uratnephropathie nicht an das Vorliegen einer Gicht gedacht. Gicht verläuft nämlich nicht immer nach der typischen Stadieneinteilung, besonders bei betag-

Tabelle 6.1 **Epidemiologische Untersuchungen über die Gichthäufigkeit bei Männern** an verschiedenen Bevölkerungsgruppen aus Norddeutschland. (Nach T. Behrend, persönl. Mitt. am 12. 3. 1977)

Bevölkerungsgruppe und Alter (Jahre)	total untersucht	Gicht	%
Nordseefischer			
35–64	129	2	1,6
Kontrollen an Bewohnern der Nordseeküste			
35–64	69	1	1,5
Tierärzte und Pfleger im Großraum Hannover			
35–44	112	3	2,7
45–54	93	1	1,1
55–64	69	3	4,3
35–64	274	7	2,7
Kontrollen aus dem Großraum Hannover			
35–44	64	1	1,6
45–54	45	1	2,2
55–64	33	2	6,1
35–64	142	4	3,3

ten oder jüngeren Patienten (s. S. 147). Auf diese Weise entgehen manche Gichtfälle einer exakten Diagnose. Ausbleiben eines therapeutischen Effektes, chirurgische Fehlintervention und Unzufriedenheit des Patienten sind oft die Folge.

Durch viel Aufklärungsarbeit ist das Interesse an Gicht in den letzten 15 Jahren stark gestiegen, so daß manche Gelenkerkrankung, die mit Gicht nichts zu tun hat, zunehmend häufiger mit Gicht verwechselt wird. Gicht wird daher mancherorts heutzutage zu oft diagnostiziert.

In unserem Lande ist die Gichthäufigkeit bei Männern gegenwärtig mindestens genau so hoch einzuschätzen wie in der Framingham-Studie. GRIEBSCH (15) rechnete mit einer Morbidität von 2,5–2,8%. Exakte Fehluntersuchungen von BEHREND ergaben regionale Unterschiede (Tab. 6.1) und bei Männern zwischen 55 und 64 Jahren Häufigkeiten zwischen 4,3 und 6,1% Gichtkranken.

In guter Übereinstimmung mit dem Ergebnis der Framingham-Studie steht eine retrospektive Erhebung im Bereich der Medizinischen Poliklinik der Universität Freiburg i. Br. (1, 27). Danach hat sich die Häufigkeit der Gicht unter den ambulanten Patienten zwischen 1948 und 1968

84 Häufigkeit, Epidemiologie, geschlechtspezifische Unterschiede

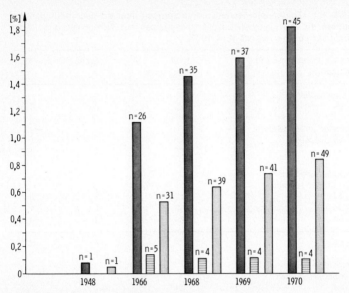

Abb. 6.2 Prozentualer Anteil der primären Gicht als Gelenkerkrankung am gesamten ambulanten Krankengut der Med. Univ.-Poliklinik Freiburg i. Br. aus den Jahren 1948, 1966, 1968, 1969 und 1970 ☐.
Prozentualer Anteil der gichtkranken Männer am männlichen Patientengut ■.
Prozentualer Anteil der gichtkranken Frauen am weiblichen Patientengut ☰ (aus *Babucke, G., D. P. Mertz:* Dtsch. med. Wschr. 98 [1973] 183)

verdreizehnfacht. Unter den artikulär entzündlichen Erkrankungen betrug der Anteil der Gicht bei Männern 1948 4,8%, 1968 dagegen 54,7% und bei den Frauen 8,2%. Bezogen auf die Erkrankungen des rheumatischen Formenkreises machte die Gicht 6,3% und unter den artikulär entzündlichen Erkrankungen 34,5% aus, beide Geschlechter zusammengenommen.

Da zu erwarten war, daß die schädlichen „Ausstrahlungen" einer Überflußgesellschaft auf die Manifestation einer primären Gicht im Jahre 1968 ihren Höhepunkt noch nicht erreicht hatten, wurden die Untersuchungen in gleicher Weise auf die Jahre 1969 und 1970 ausgedehnt (2). Danach erfolgte gegenüber der Gichthäufigkeit in den Jahren 1966 bis 1968 nahezu eine lineare weitere Zunahme, wie Abb. 6.2 zeigt. Insgesamt wurde ein Anstieg der Gichtmorbidität im Jahre 1970 auf das 17fache von 1948 festgestellt. *Bei Männern betrug die Gichtmorbidität 1970 mehr als das 20fache gegenüber 1948.*

Eine Zunahme der Morbiditätsziffern wenigstens um eine Zehnerpotenz ergab sich auch für den Diabetes mellitus in der Zeit nach dem Zweiten Weltkrieg.

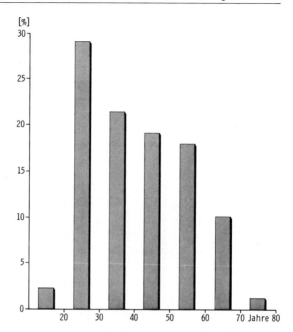

Abb. 6.3 Altersverteilung bei Manifestation der Gicht als Gelenkerkrankung (n = 90) (aus *Babucke, G., D. P. Mertz:* Dtsch. med. Wschr. 98 [1973] 183)

Betrug die Häufigkeit, in der Diabetes mellitus in Deutschland vor dem Zweiten Weltkrieg vorkam, schätzungsweise 2–3‰ in der Gesamtbevölkerung und 1949/50 1‰, so ist seit etwa 15 Jahren mit einer Erkrankungsziffer von wenigstens 3% manifester Diabetesfälle unter der Allgemeinbevölkerung (16, 25) und derzeit mit weiteren 10%, die sich im Vorstadium befinden (32), zu rechnen. Im Vergleich dazu schätzten JOSLIN u. Mitarb. (21) noch vor knapp 30 Jahren die tatsächliche Häufigkeit eines manifesten Diabetes mellitus in den USA auf maximal 1,7% (vgl. auch Abb. 6.1).

● Einen Hinweis darauf, daß die Bedingungen, die das Entstehen einer Gicht begünstigen, gegenwärtig besonders aggressiv wirken müssen, bieten 2 weitere Beobachtungen (2). Einmal ergab die Altersverteilung hinsichtlich der Erstmanifestation der Gicht bei den Freiburger Patienten, daß der Gipfel bei den männlichen Patienten um 2 Jahrzehnte auf die 3. Lebensdekade vorverlegt ist (s. Abb. 6.3).

Dieser Befund widerspricht zahlreichen Literaturangaben, wonach die Gicht bei Männern meist im mittleren Lebensalter mit einem Gipfel zwischen dem 40. und 50. Lebensjahr manifest geworden ist (24). Die erhebliche Altersverschiebung zugunsten einer *Gichtmanifestation bei jüngeren Patienten* erklärt sich mit den

86 Häufigkeit, Epidemiologie, geschlechtspezifische Unterschiede

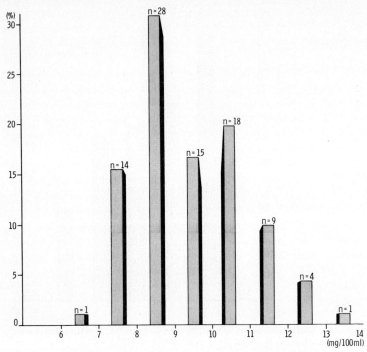

Abb. 6.4 Verteilung der Serumharnsäurekonzentration bei Gicht als Gelenkerkrankung (aus *Babucke, G., D. P. Mertz:* Dtsch. med. Wschr. 98 [1973] 183)

inzwischen länger bestehenden zivilisationsschädlichen Einflüssen einer hochindustrialisierten Überflußgesellschaft. Ein Drittel der gichtkranken Männer hatte bis zum 30. Lebensjahr den ersten Gichtanfall (Abb. 6.3). Jenseits des 30. Lebensjahres erfolgte ein allmählicher Abfall der Gichtmanifestation bis zum 70. Lebensjahr. Die mittlere Harnsäurekonzentration betrug 9,4 (Spanne: 6,9–13,3) mg/100 ml Serum (Abb. 6.4). In der Literatur finden sich nur vereinzelt Belege für eine derartige zeitliche Vorverlagerung der Erstmanifestation einer Gicht bei Männern. So lag im vergangenen Jahrhundert (43), vor allem aber zu dessen Beginn, in England (40) das hauptsächliche Manifestationsalter für eine Gicht bei Männern um eine Dekade früher als allgemein angenommen. Offenbar handelte es sich hierbei um die Folge des damals neu heraufziehenden Industriezeitalters mit seinen schädlichen Auswirkungen auf neue, nunmehr privilegierte Bevölkerungsschichten, die zunächst besonders anfällig waren. Es bleibt zu überlegen, ob die Widerstandsfähigkeit einer Bevölkerung, die erst seit kurzer Zeit gichtfördernden Einflüssen ausgesetzt ist, nicht geringer ist als die einer Population, welche unter einem jahrhundertelangen Selektionsdruck resistenzfördernde Anlagen angehäuft hat. Interessanterweise ging dieser Erscheinung die Entwicklung einer Manifestation des Diabetes mellitus ziemlich parallel. Die von MEHNERT u. Mitarb. (25) in München durchgeführte Früherfassungsaktion ergab einen verhältnismäßig hohen Anteil an kindlichen und jugendlichen Diabetikern, wobei deren Diabetestyp überraschend häufig dem Altersdiabetes ähnelte. Offenbar wartet eine „unvorbereitete" Bevölkerung bei Exposition gegenüber bestimmten Noxen mit den „Anpassungsleiden" Gicht oder Diabetes mellitus oder beiden auf.

● Ein zweiter Hinweis auf die starke Zunahme der gichtfördernden Faktoren ist in der Beobachtung zu erblicken, daß sich die *Krankheitsdauer bis zum Auftreten von Weichteil- und/oder Knochentophi* (bei 70% der Patienten mit chronischer Gicht) von früher durchschnittlich 10–20 Jahren auf jetzt durchschnittlich 4,9 (Knochentophi) bzw. 9,0 Jahre (Weichteiltophi) nach dem ersten Anfall *verkürzt* hat (2).

Epidemiologie

Ein bemerkenswertes Beispiel für den Einfluß von *Umweltfaktoren* auf die Entwicklung einer Gicht bildet die epidemiologische Situation unter der polynesischen Bevölkerung in Neuseeland. Obwohl Gicht unter der neuseeländischen Bevölkerung vor ihrem ersten Kontakt mit Europäern so gut wie unbekannt war (47), kommt heute Gicht bei den Maoris zum Teil häufiger als bei der europäischen Bevölkerung Neuseelands vor (34). Unter der männlichen Bevölkerung der neuseeländischen Maoris ist Gicht in über 10% als manifeste Erkrankung anzutreffen, und 10 von 38 gichtigen Männern weisen eine Störung der Kohlenhydratstoffwechsellage auf (35). Bei den weiblichen Angehörigen der neuseeländischen Maori kommt Gicht in 1,8% vor. 2 von 7 Frauen mit klinisch manifester Gicht haben Diabetes mellitus. Innerhalb eines Jahrhunderts manifestierte sich dort ein latentes genetisches Potential durch Umweltänderungen. Diese epidemiologischen Veränderungen vollzogen sich jedoch bei den verschiedenen polynesischen Bevölkerungsgruppen uneinheitlich. Unter einer vergleichbaren Gruppe weißer Neuseeländer hatten 2,4% der Männer, aber keine einzige Frau manifeste Gicht.

Im Gegensatz zu den Maoris auf Neuseeland zeigen einige andere polynesische Gruppen Hyperurikämie und Gicht ohne Fettsucht, arterielle Hypertension und degenerative kardiovaskuläre Erkrankungen oder eine Kombination von Fettsucht, Diabetes mellitus und arterieller Hypertension ohne Hyperurikämie und Gicht. Diese Befunde weisen auf bedeutende genetische Faktoren, die zu Hyperurikämie, Gicht und Diabetes beitragen, bei diesen polynesischen Bevölkerungsgruppen hin. – In der Zeit nach dem Zweiten Weltkrieg nahm die Häufigkeit, in der Gicht und Fettsucht bei der eingeborenen Bevölkerung des südpazifischen Raumes vorkommen, stark zu. Heute findet sich Hyperurikämie bei rund der Hälfte der Maoris auf Neuseeland und der Polynesier auf den benachbarten Inseln (38).

Nach Hawaii ausgewanderte Japaner haben durchschnittlich höhere Serumharnsäurewerte als einheimische. Sie sind korpulenter und schwerer als ihre in

Japan lebenden Landsleute. Als untergeordnete Bestimmungsgrößen für die Höhe der Serumharnsäurekonzentration erwiesen sich Alkoholzufuhr, Serumtriglyceridwerte, Diabetes mellitus (negative Beziehung) und diastolischer Blutdruck (50).

Auch aus den unterentwickelten Ländern und Ländern des Ostblocks häufen sich in den letzten Jahren Berichte über ein gesteigertes Vorkommen von Gicht mit und seit Besserung der Ernährungsbedingungen.

Beispielsweise hat sich in der DDR das allgemeine Harnsäureniveau in den Jahren zwischen 1968 und 1978 kontinuierlich signifikant bei beiden Geschlechtern, und zwar unabhängig von Alter und Körpergewicht, erhöht (37). Als Ursachen hierfür werden Überernährung, Zunahme des Alkoholverzehrs, fortschreitende körperliche Inaktivierung, gesteigerter Einsatz von bestimmten Medikamenten und Fasten genannt. Andererseits kommt Gicht auch heute noch unter Schwarzen und Farbigen in Südafrika praktisch nicht vor, gleichgültig ob sie in der Stadt oder auf dem Lande leben (4, 29).

Die Gicht entwickelte sich analog dem Diabetes mellitus und dem Herzinfarkt von einer Krankheit des Wohlstandes, als die sie einige Jahrtausende gegolten hatte, zu einer echten Gefahr für die Volksgesundheit. Gicht kann also keineswegs mehr für ein „Kuriosum" gehalten werden.

Die in jüngster Vergangenheit zu beobachtende *weitere Häufigkeitszunahme der manifesten Gicht und auch der noch symptomlosen Hyperurikämie in der Allgemeinbevölkerung* beruht meines Erachtens nicht allein auf schädlichen Ernährungsbedingungen einschließlich Alkoholabusus und Überernährung. Vielmehr muß die zunehmende körperliche Inaktivierung als zusätzlicher Faktor mit berücksichtigt werden, wodurch die Anpassung der Serumharnsäurereaktion an körperliche Belastungen (s. S. 71 und 280 ff.) verhindert wird. Außerdem dürfte die ärztliche Verordnung oder die unkontrollierte Einnahme von Medikamenten mit hyperurikämisierender Nebenwirkung eine nicht zu unterschätzende Rolle bei der Entwicklung von Gicht oder Hyperurikämie spielen. Hier ist vor allem an die weit verbreitete Einnahme von Saluretika jeder Art zu denken. Gerade bei nur geringer Penetranz und Expressivität der Erbschäden können diese Umweltfaktoren den Hauptausschlag für die Manifestation einer Gicht geben. Ohne sie würde die Erkrankung womöglich überhaupt nicht oder erst im hohen Lebensalter klinisch manifest werden.

Seit vielen Generationen ist ein Zusammenhang zwischen reichlichem Alkoholgenuß und der Entwicklung einer Gicht bekannt. Bereits 1876 führte GARROD in seiner bekannten Monographie aus (12):

„There is no truth in medicine better established than the fact that the use of fermented liquors is the most powerful of all the predisposing causes of gout; nay, so powerful that it may be a question whether gout would ever have been known to mankind had such beverages not been indulged in."

Unter Umständen ist die Entwicklung von Gicht nicht nur eine Funktion von Zeit und Hyperurikämie, sondern hängt von bisher nicht näher definierten Variablen ab. Möglicherweise gibt es zwei oder mehrere Populationen von hyperurikämischen Personen, von denen nur eine ein hohes Risiko hinsichtlich der Entwicklung einer Gicht hat (33).

In diesem Sinne könnte auch das Auffinden einer bimodalen (6, 44) oder gar einer trimodalen Verteilungskurve der Serumharnsäurewerte (45) bei gewissen Bevölkerungsgruppen (s. Abb. 6.5) interpretiert werden.

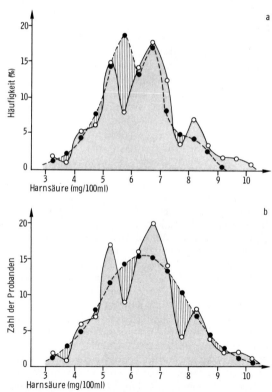

Abb. 6.5 a) Die Verteilungskurve der Serumharnsäurewerte bei Infarktpatienten (—) im Vergleich zu der von Gelegenheitsblutspendern (----). b) Die Verteilungskurve der Serumharnsäurewerte bei 113 Infarktpatienten (—) im Vergleich zur errechneten Gauß-Verteilung (----) (aus *Sušič, D., A. Bäumer, D. Schultz:* Z. klin. Chem. 7 [1969] 197)

Die große Mehrzahl der Gichtkranken setzt sich zwar aus lebensfrohen Pyknikern zusammen. Doch gibt es auch beredte Beispiele für introvertiert und verstimmt erscheinende asthenische Gichtiker. Unter 504 Behandlungspatienten mit primärer Gicht stellten KUZELL u. GAUDIN (22) viele auffallend energische, physisch und intellektuell aktive, ruhe- und rastlose Menschen fest. Diese Merkmale der körperlichen sowie geistig-seelischen Verfassung treffen teilweise auch auf Patienten mit *Altersdiabetes* und besonders auf solche mit vorzeitiger und schwerer *Atherosklerose* zu. Von OSLER (31) wurde der Herzgefäßkranke bereits 1897 als „kühner, ehrgeiziger Mann, dessen Maschinen immer auf volle Kraft voraus laufen", gekennzeichnet. Häufig kann gesteigerte Tatkraft zusammen mit einer ausgeprägten Intelligenz für den Aufstieg disponierter Personen in eine privilegierte Klasse mit der Möglichkeit eines Luxuskonsums verantwortlich gemacht werden. In diesem Zusammenhang ist bemerkenswert, daß sich die Eß- und Rauchgewohnheiten für gewöhnlich in der Kindheit und frühen Jugend entwickeln und während des späteren Lebens fortbestehen (19). Wie auf S. 51 ff. näher ausgeführt ist, besteht zwischen der Höhe der Serumharnsäurekonzentration und der persönlichen Verhaltensweise, die sich etwa in Aktivität, Ausdauer, Führungseigenschaften, Selbstvertrauen, Optimismus oder Forscherdrang ausdrücken kann, eine recht gute Korrelation.

Geschlechtspezifische Unterschiede

Die Bedeutung von *geschlechtlichen Faktoren* an der Entstehung einer Gicht wurde bereits von HIPPOKRATES (20) untersucht. Im wesentlichen können die von ihm erzielten Ergebnisse heute noch Gültigkeit beanspruchen. So postulierte er, daß der heranwachsende Mann nicht vor der Geschlechtsreife gichtkrank wird: „Puer non laborat podagra ante veneris usum" und daß Eunuchen nicht an Gicht erkranken: „Eunuchi non laborant podagra." Eine totale Immunität der Eunuchen wurde indessen bereits von GALENUS (10) unter dem Hinweis auf deren unersättliche Gier bestritten: „Ob hanc igitur causam etiam eunuchi podagra occipiuntur, quamvis nullum habeant usum venerorum." Außerdem kennen wir heute sehr wohl einige Fälle von kindlicher Gicht bei Knaben, von sog. *Lesch-Nyhan-Syndrom* (s. S. 206). Im Hinblick auf den Gichtbefall des weiblichen Geschlechts machte HIPPOKRATES (20) die Beobachtung, daß *Menstruation* und Gicht oder Gicht und *Schwangerschaft* zusammen nicht vorkommen: „Mulier non laborat podagra, nisi ipsi menstrua defecerint." Diese Feststellung ist mit der Einschränkung gültig, wonach Frauen bis zum Eintritt der Menopause vor Gicht geschützt sind, sofern nicht andere schwere Stoffwechselstörungen, die eine chronische Hyperurikämie bedingen können, bestehen.

Es ist hierbei besonders an Blutkrankheiten (14), Sarkoidose (7), Myxödem (13) zu denken. Mitteilungen über das Auftreten von Gicht bei menstruierenden Frauen beziehen sich im wesentlichen auf Einzelfälle (9, 12, 23, 49 u. a.). Eine Überprüfung aller bisher bekannten Fälle, in denen bei gichtkranken Patientinnen eine Schwangerschaft eingetreten ist, brachte die Gesamtzahl von 28 Entbindungen mit 16 Überlebenden (3, 46). Wir selbst hatten Gelegenheit, eine 27jährige, familiär nicht vorbelastete asthenische Frau zu untersuchen, bei der seit 5 Jahren akute Gichtanfälle bestanden (28). Die Gicht war mit einer schweren Hyperlipoproteinämie vom Typ IV nach Fredrickson und mit einer klinisch asymptomatischen diabetischen Stoffwechsellage vergesellschaftet. Zusammen mit einer Erhöhung der Serumharnsäurekonzentration auf Werte um 10 mg/100 ml fand sich bei der Erstuntersuchung eine Steigerung der Serumkonzentrationen von Gesamtlipiden auf 3130 mg/100 ml, von Triglyceriden auf 1840 mg/100 ml, von Gesamtcholesterin auf 456 mg/100 ml, von Phospholipiden auf 650 mg/100 ml und von β-Lipoproteinen auf 1405 mg/100 ml. Eine vor 4 Jahren durchgemachte Schwangerschaft führte bei unserer Patientin bei Mens VIII zu einer Frühgeburt, die nach 3 Tagen verstarb. Über eine Kombination von primärer Gicht bei Schwangerschaft mit Hyperlipoproteinämie ist unseres Wissens in der Literatur bisher nichts bekannt. Dieser Befund ist insofern von Bedeutung, als essentielle Hyperlipoproteinämie und Hyperurikämie gemeinsame Manifestationen eines angeborenen Stoffwechseldefektes sein können.

> Vielleicht sind einige Besonderheiten der klinischen Erscheinungsweise von Gicht bei Frauen auf die niedrigere Serumharnsäurekonzentration von menstruierenden Frauen, verglichen mit altersgleichen Männern, zu beziehen und nicht Folge einer abgeschwächten Penetranz und verminderten Expressivität des Erbschadens selbst. Wegen der kürzeren Dauer einer Harnsäureretention ist ihr Verlauf bei Frauen im allgemeinen milder, das Manifestationsalter höher und die Häufigkeit der Manifestation sehr viel seltener als bei Männern.

Verständlicherweise sind die Merkmale einer Krankheit in der Allgemeinbevölkerung meist anders als bei *Krankenhauspatienten*, die wegen besonders starker Krankheitserscheinungen oder Komplikationen stationär behandelt werden. Frei von diesen Einschränkungen sind lediglich epidemiologische Erhebungen.

Vielfach wird angegeben, das *Verhältnis*, in dem Gicht bei *Männern* im Vergleich zu *Frauen* vorkommt, betrage etwa 20:1 (18). Neuerdings wurde jedoch von verschiedenen Autoren über ein wesentlich kleineres Verhältnis als 10 oder 20:1 berichtet. TURNER u. Mitarb. (48) gaben einen Wert von 2,9:1, RAKIC u. Mitarb. (36) einen solchen von 5,6 bzw. 2,6:1 an. Bei unserem ambulanten Patientengut stellten wir ein Verhältnis von 10,2:1 fest (2). Am verläßlichsten dürften die in der Framingham-Studie ermittelten Befunde sein. Nach HALL u. Mitarb. (17) haben Männer unter der Allgemeinbevölkerung etwa 7mal häufiger manifeste Gicht als Frauen. Möglicherweise zögern viele Ärzte vor der Diagnosestellung einer Gicht bei Frauen angesichts der bekannten wesentlich größeren

Häufigkeit von Gicht bei Männern und geben anderen Diagnosen, wie chronischer Polyarthritis, Osteoporose usw., den Vorzug.

Literatur

1. Babucke, G.: Der rheumatische Formenkreis unter besonderer Berücksichtigung der Gicht. Inaug.-Diss., Freiburg i. Br. 1970
2. Babucke, G., D. P. Mertz: Wandlungen in Epidemiologie und klinischem Bild der primären Gicht zwischen 1948 und 1970. Dtsch. med. Wschr. 98 (1973) 183
3. Batt, R. E., W. J. Cirksena, T. B. Lebherz: Gout and salt wasting renal disease in pregnancy. – Diagnosis, management, and follow-up. J. Amer. med. Ass. 186 (1963) 835
4. Beighton, P., G. Daynes, C. L. Soskolne: Serum uric acid concentrations in a Xhosa community in the Transkei of Southern Africa. Ann. rheum. Dis. 35 (1976) 77
5. Brugsch, T.: Zur Lehre der Gicht. Klin. Wschr. 1 (1922) 703
6. Decker, J. L., J. J. Lane, W. E. Reynolds: Hyperuricaemia in a male Filipino population. Arthr. and Rheuma. 5 (1962) 144
7. Donaldson, S. W., A. C. Tompsett, R. H. Grekin, A. C. Curtis: Sarcoidosis. V. The effects of pregnancy on the course of the disease. Ann. intern. Med. 34 (1951) 1213
8. Drube, H., H. Reinwein: Zur Klinik der Gicht, „der vergessenen Krankheit". Med. Klin. 54 (1959) 631
9. Duckworth, D.: A Treatise on Gout. Griffin, London 1889
10. Galenus, C.: In Kühn, G.: Gesamtausgabe seiner medizinischen Schriften, Bd. XIX. Bd. I–XX, Leipzig 1821–1833 (S. 427)
11. Gamp, A., A. Schilling, L. Müller, M. Schacherl: Das klinische Bild der Gicht heute. Beobachtungen an 200 Kranken. Med. Klin. 60 (1965) 129
12. Garrod, A. B.: A Treatise on Gout and Rheumatic Gout (Rheumatic Arthritis), 3rd ed. Longmans, London 1876
13. Goodman, D. H., A. Eragan: Gout, myxedema, and hyperostosis frontalis interna. J. Amer. med. Ass. 173 (1960) 1734
14. Greenhut, I. J., R. A. Silver, J. A. Campbell: Occurrence of gout in a female; report of an unusual case. Radiology 60 (1953) 257
15. Griebsch, A.: Diät bei Gicht und Hyperurikämie. Z. Allgemeinmed. 50 (1974) 65
16. Gsell, O.: Epidemiologie des Diabetes unter besonderer Berücksichtigung von Morbidität und Mortalität. Dtsch. med. Wschr. 93 (1968) 2446
17. Hall, A. P., P. E. Barry, T. R. Dawber, P. M. McNamara: Epidemiology of gout and hyperuricemia. A long-term population study. Amer. J. Med. 42 (1967) 27
18. Hegglin, R.: Differentialdiagnose innerer Krankheiten, 12. Aufl. Thieme, Stuttgart 1972 (S. 797); 15. Aufl.: Siegenthaler, W. 1984
19. Hinkle jr., L. E., L. H. Whitney, E. W. Lehman, J. Dunn, B. Benjamin, R. King, A. Plakun, B. Flehinger: Occupation, education, and coronary heart disease. Science 161 (1968) 238
20. Hippokrates: De affect. int. lib. VII Aphorism. VI
21. Joslin, E. P., H. F. Root, P. White, A. Marble: The Treatment of Diabetes Mellitus, 10th ed. Lea & Febiger, Philadelphia 1959
22. Kuzell, W. Ch., G. P. Gaudin: Gicht. Documents. Rheumatol. Geigy, Nr. 10. Basel 1956
23. Lee, F. I., F. E. Loeffler: Gout and pregnancy. J. Obstet. Gynaec. Brit. Emp. 69 (1962) 299
24. Löffler, W., F. Koller: Die Gicht. In Schwiegk, H.: Handbuch der inneren Medizin, 4. Aufl., Bd. VII/2. Springer, Berlin 1955 (S. 435 ff.)
25. Mehnert, H., H. Sewering, W. Reichstein, H. Vogt: Früherfassung von Diabetikern in München 1967/68. Dtsch. med. Wschr. 93 (1968) 2044
26. Mertz, D. P.: Hyperurikämie, Gicht – ein kardiovaskuläres Risiko? Edition m + p, Dr. W. Rudat, Hamburg und Neu-Isenburg 1980
27. Mertz, D. P., G. Babucke: Epidemiologie und klinisches Bild der primären Gicht. Beobachtungen zwischen 1948 und 1968. Münch. med. Wschr. 113 (1971) 716
28. Mertz, D. P., D. Henninges, P. Schwoerer: Gicht und Schwangerschaft: Ein ungewöhnlicher Fall mit schwerer Hyperlipoproteinämie. Münch. med. Wschr. 114 (1972) 658
29. Meyers, O. L., S. Jessop, P. Klemp, M. Keraan: Rheuma – eine Zivilisationskrankheit? Häufigkeit entzündlicher rheumati-

scher Krankheiten in Südafrika. Fortschr. Med. 101 (1983) 1224–1230
30 Minkowski, O.: Die Gicht. In Nothnagel, H.: Specielle Pathologie und Therapie, Bd. VII/2. Wien 1903
31 Osler, W.: Lectures on Angina Pectoris and Allied States. Appletur, New York 1897
32 Pfeiffer, E. F.: Die pathogenetische Einteilung des Diabetes mellitus als Basis von Therapieplan und Prognose. Dtsch. Ärztebl. 79, H. 33 (1982) 17–31
33 Popert, A. J., J. V. Hewitt: Gout and hyperuricaemia in rural and urban populations. Ann. rheum. Dis. 21 (1962) 154
34 Prior, I. A. M., B. S. Rose: Uric acid, gout and public health in the South Pacific. N. Z. med. J. 65 (1966) 295
35 Prior, I. A. M., B. S. Rose, H. P. B. Harvey, F. Davidson: Hyperuricaemia, gout, and diabetic abnormality in Polynesian people. Lancet 1966/1, 333
36 Rakic, M. T., H. A. Valkenburg, R. T. Davidson, J. P. Engels, W. M. Mikkelsen, J. V. Neel, I. F. Duff: Observations on the natural history of hyperuricemia and gout. I. An eighteen year follow-up of nineteen gouty families. Amer. J. Med. 37 (1964) 862
37 Reuter, W., I. Sauer, W. Ries: Harnsäure – Längsschnittverhalten und Alter. Z. Alternsforsch. 35 (1980) 453
38 Rose, B. S.: Gout in the Maoris. Sem. Arthr. Rheum. 5 (1975) 121
39 Schilling, F.: Differentialdiagnose der Gicht, atypische Gicht und Pseudogicht. Therapiewoche 19 (1969) 245
40 Scudamore, C.: A Treatise on the Nature and Cure of Gout and Gravel, 4th ed. Mallett, London 1823
41 Seneca, C. A.: Philosophische Schriften, hrsg. von A. Gercke, O. Hense, E. Hernes, C. Hosius, III; 1905
42 Seneca, C. A.: Naturales quaestiones, hrsg. von A. Gercke, 1907; P. Oltramare, 1929
43 Strandgaard, N. J.: Gigt og Urinsur Diatese. Lund, Copenhagen 1899
44 Susić, D., A. Bäumer: Serumharnsäurewerte von 217 Gelegenheitsblutspendern aus Westfalen. Z. Rheumaforsch. 28 (1969) 323
45 Susić, D., A. Bäumer, D. Schultz: Serum-Harnsäure-Werte von 113 Patienten mit Zustand nach Herzinfarkt. Z. klin. Chem. 7 (1969) 197
46 Talbott, J. H.: Gout, 3rd ed. Grune & Stratton, New York 1967
47 Thomsen, A. S.: On the peculiarities in figure, the disfigurations, and the customs on the New Zealanders: With remarks on their diseases and on their modes of treatment. Brit. and For. Medic-Chirurg. Rev. 14 (1854) 356
48 Turner, R. E., M. J. Frank, D. van Ausdal, A. J. Bollet: Some aspects of the epidemiology of gout. Arch. intern. Med. 106 (1960) 400
49 Weingold, A. B.: Gout and pregnancy. Obstet. and Gynec. 16 (1960) 309
50 Yano, K., G. G. Rhoads, A. Kagan: Epidemiology of serum uric acid among 8000 men of Japanese ancestry in Hawaii. Circulation 51/52, Suppl. 2 (1975) 259

7 Pathogenese und Biochemie der primären Hyperurikämie

„Das Leben ist die Idee in ihrem unmittelbaren Dasein."
G. W. F. Hegel

Zahlreiche *Hypothesen* wurden über die Ätiologie der Gicht aufgestellt, von denen diejenigen, die die Hyperurikämie als Folge exogener Faktoren darstellen, seit Sicherung der familiären Disposition dazu abzulehnen sind. *Exogene Momente* haben lediglich die Bedeutung eines die Manifestation fördernden Faktors. Die Krankheit ist nicht die Folge irgendeiner schuldhaften Schwäche des Trägers, vielmehr familiär bedingt. Trotz der in den letzten Jahren gewonnenen neuen Erkenntnisse können viele der uns interessierenden Fragen nach ätiologischen und pathogenetischen Zusammenhängen bei der Gicht bis heute nicht beantwortet werden.

Pathogenese

Anomalien der renalen Ausscheidung von Harnsäure werden in über 99% der Fälle als Ursache für die primäre Hyperurikämie gefunden (36, 82, 96). Diese Feststellung trifft auch für Patienten zu, bei denen sich primäre Gicht in relativ jugendlichem Alter mit erheblichen Krankheitserscheinungen manifestiert hat (4). Diesen *Hypoexkretoren* sind die *Hyperproduzenten von Harnsäure* gegenüberzustellen. Von Hyperproduzenten spricht man, wenn unter purinfreier Diät mehr als 600 mg Harnsäure mit dem 24-Stunden-Harn ausgeschieden werden. Diese Definition gilt unter dem Vorbehalt, daß während der Sammelperiode keine Harnsäure aus Depots freigesetzt wird oder in solche abwandert.

Der Nachweis, ob eine Hypoexkretion oder Hyperproduktion von Harnsäure Bedingung für das Vorhandensein einer Gicht bei Erwachsenen ist, spielt indessen für die später einzuschlagende Dauertherapie bislang keine Rolle.

Mit verbesserter Technik konnten folgende Befunde bestätigt werden (13):

1. Patienten mit metabolischer Gicht (Überproduzenten) und solche mit renaler Gicht (Hypoexkretoren) weisen 2 unterschiedliche Muster des Turnover von Harnsäure auf. Patienten mit metabolischer Gicht sind durch normale metabolische Clearance-Raten von Harnsäure gekennzeichnet, während die Werte für die metabolische Clearance-

Rate bei Patienten mit renaler Gicht vermindert sind. Dabei besteht eine breite Überlappungszone zwischen beiden Gruppen, so daß eine große Zahl an Beobachtungen bei gesunden Personen notwendig ist zur Festlegung sicherer Vertrauensgrenzen für eine korrekte Unterscheidung.
2. Unabhängig vom Typ der Hyperurikämie besteht bei allen Gichtkranken eine Vergrößerung des Uratpools.
3. Die extrarenale Entfernung von Harnsäure bildet bei Gesunden und bei Gichtkranken, unabhängig vom Gichttyp, eine konstante Fraktion der gesamten Turnover-Rate. Harnsäure wird zu etwa zwei Dritteln renal entfernt. Die interindividuelle Variabilität ist beträchtlich.
4. Harnsäure muß beim Menschen als Endprodukt des Purinstoffwechsels betrachtet werden, da die Bildung weiterer Metaboliten in vivo völlig unbedeutend ist.

Somit lassen sich die Theorien über die Pathogenese der primären Hyperurikämie auf 2 Störmöglichkeiten zusammenziehen: 1. verminderte renale Harnsäureausscheidung und/oder 2. verstärkte Harnsäurebildung im Intermediärstoffwechsel (Tab. 7.1).

Tabelle 7.1 **Pathogenese der primären Hyperurikämie**

---

1. Hypoexkretion von Harnsäure (bei mehr als 99% der Fälle)
Idiopathisch

Vergesellschaftet mit Störungen im Aminosäurenstoffwechsel (?)

2. Hyperproduktion von Harnsäure (bei maximal 0,5% der Fälle)
Idiopathisch (erhöhte intrazelluläre Konzentration von PRPP; verminderte intrazelluläre Konzentration von Purinnucleotiden)

Vergesellschaftet mit spezifischen Enzymdefekten

Hypoxanthin-Guanin-Phosphoribosyltransferase (partieller oder kompletter Mangel)	primäre	Steigerung der Purinneubildung
PRPP-Synthetase (gesteigerte Aktivität)		
Glucose-6-phosphatase (Mangel)	sekundäre	
Adenylsäuredesaminase (verminderte Empfindlichkeit gegenüber einer Hemmung durch anorganisches Phosphat)		unbestätigte Befunde
Adenosindesaminase (gesteigerte Aktivität)		
Glutamin-PRPP-Amidotransferase (verminderte Empfindlichkeit gegenüber der Rückkopplungshemmung durch Purinnucleotide)		Sekundärphänomene
Xanthinoxidase (gesteigerte Aktivität)		
Glutaminase (Mangel in der Niere)		
Glutaminsynthetase (gesteigerte Aktivität)		theoretische Möglichkeiten
Glutathionreduktase (gesteigerte Aktivität)		
Inosinsäuredehydrogenase/Adenylbernsteinsäuresynthetase (verminderte Aktivität)		

Hypoexkretion von Harnsäure

Verschiedene Autoren (70, 82 u. a.) fanden bei Darstellung des Clearance-Verhältnisses Harnsäure/Inulin als Funktion der glomerulär filtrierten Harnsäuremenge eine Verminderung des renal ausgeschiedenen Anteils der glomerulär filtrierten Harnsäure bei Gichtpatienten.

Die meisten hyperurikämischen Gichtkranken scheiden Urat nicht mit derselben Geschwindigkeit wie normourikämische Personen ohne Gicht aus, deren Harnsäurekonzentration im Serum durch orale Gabe von Uratpräkursoren (3 g Ribonucleinsäure pro Tag) auf das Niveau von Gichtkranken erhöht ist (72). An der Tatsache, daß bei echter Gicht oft eine renale Ausscheidungsverminderung von Urat vorliegt, kann heute nicht mehr gezweifelt werden. Beispielsweise fanden Nugent u. Mitarb. (71) bei leukämischen Patienten ohne Gicht eine wesentlich stärkere Harnsäureausscheidung pro Tag als bei Gichtpatienten, obwohl die mittlere Harnsäurekonzentration im Serum dieser Patienten niedriger war als bei den Gichtkranken. Ob es sich bei der Ausscheidungsstörung von Harnsäure bei Gicht um eine spezifische oder um eine unspezifische renale Funktionseinschränkung handelt, ist nicht bekannt.

Nach Untersuchungen von Rieselbach u. Mitarb. (78) bestehen erhebliche Unterschiede bezüglich der renalen Uratausscheidung zwischen Gichtpatienten mit normaler Harnsäurebildungsrate einerseits, gesunden Kontrollpersonen und Gichtpatienten mit Harnsäureüberproduktion andererseits. Gichtige „Normalproduzenten" weisen eine unverhältnismäßig geringe tubuläre Uratsekretion auf. Mit zunehmender Harnsäurekonzentration im Plasma wird dieser Defekt manifest. Obgleich beide Gichtpatientengruppen im hyperurikämischen Zustand mehr Harnsäure als bei Normourikämie sezernieren, reagieren „Überproduzenten" auf eine endogene Hyperurikämie mit einer ähnlich raschen und starken Zunahme der Sekretionsrate wie gesunde Personen auf eine exogen induzierte Hyperurikämie. Demgegenüber erhöht sich die sezernierte Uratmenge bei gichtigen „Normalproduzenten" nur relativ träge und mäßig. Sie entspricht im wesentlichen der bei normalem Harnsäurespiegel zu erwartenden Quantität. Beim gesunden Menschen ist die sekretorische Komponente des tubulären Harnsäuretransportsystems primär für Änderungen der Uratausscheidung auf Schwankungen der Harnsäurekonzentration im Plasma verantwortlich. Die reabsorbierte Fraktion von filtriertem Urat bleibt nämlich bei Zunahme der filtrierten Menge unverändert. *Die Unfähigkeit der Niere von Gichtpatienten mit normaler Harnsäureproduktion, die Uratsekretion in adäquatem Maße erhöhen zu können, stellt demnach die Grundlage für die Hyperurikämie bei diesen Patienten dar.* Sie benötigen gewissermaßen einen erhöhten Plasmaharnsäurespiegel als Stimulus für die renale Ausscheidung der täglich gebildeten Harnsäuremenge. Daraus folgt, daß solche normal produzierenden, aber vermindert sezernierenden Patienten unter diätetische Purinrestriktion eher normourikämisch werden als Überproduzenten von Harnsäure. *Vermutlich handelt es sich bei dem Defekt der tubulären Uratsekretion um eine angeborene Anomalie,* da die Hyperurikämie bei einem solchen chronisch niereninsuffizient gewordenen Patienten nach Homotransplantation einer Niere verschwunden ist (87).

Hyperproduktion von Harnsäure

Eine vermehrte Harnsäurebildung läßt sich entweder 1. auf einen *vergrößerten Turnover von vorgebildeten Purinkörpern (sog. „salvage pathway"* [67]) oder 2. auf eine *beschleunigte Rate der De-novo-Biosynthese* von Purin zurückführen. Im Vergleich dazu ist die Hyperurikämie bei sekundärer Gicht meist Ergebnis einer verminderten renalen Uratausscheidung (bei Niereninsuffizienz, Langzeittherapie mit Saluretika), und in Fällen, in denen eine Mehrproduktion von Harnsäure nachgewiesen werden kann, läßt sich die Mehrproduktion von Harnsäure bei den meisten Patienten mit sekundärer Hyperurikämie mit einem vermehrten Abbau vorgebildeter Purinkörper erklären, beispielsweise bei chronisch verlaufenden Blutkrankheiten, nach akuter Verabreichung von Fructose (28, 68). Ein psychophysiologischer Mechanismus zur Erhöhung der Serumharnsäurekonzentration wird bei Einwirken eines sozialökonomischen oder individuellen „Distress" angenommen. Er schließt eine Einschränkung des zirkulierenden Blutvolumens als Folge einer Freisetzung von Katecholaminen ein (105).

Biochemie

Bildung und gegenseitige Umwandlung von Purinnucleotiden

Frühe Studien zu Beginn dieses Jahrhunderts (63) zeigten bereits, daß der Organismus bei purinfreier Diät lebensfähig und infolge des endogenen Metabolismus auf exogene Zufuhr von Purin nicht angewiesen ist, daß aber die exogenen Purine beim Zustandekommen von Gichtanfällen eine Rolle spielen. Außerdem wurde damals schon die harnsäuretreibende Wirkung von Protein (s. S. 40) auf die aus der Nahrung gebildete Harnsäure entdeckt, und es war auch der entgegengesetzte Effekt von Hungern auf die Elimination von endogener Harnsäure bekannt.

Purinnucleotide können einmal durch Neusynthese, zum anderen über 2 Mechanismen aus Purinbasen oder Ribonucleosiden, die dem Abbau endogener Ribonucleotide oder der Aufnahme purinhaltiger Nahrungsmittel bzw. der Zufuhr von Purinkörpern entstammen, entstehen. Die Bildung von Purinnucleotiden durch Wiederverwertung von Purinbasen läuft unter dem Begriff Reutilisierungsstoffwechsel oder „salvage pathway" (67).

De-novo-Biosynthese von Purinnucleotiden

Schon 1947 wiesen SHEMIN u. RITTENBERG (86) auf den Vorgang des Einbaus von Aminosäurenstickstoff in Harnsäure bei gesunden Personen hin (s. Abb. 7.1). Die größte Anreicherung von ^{15}N findet sich an N-7.

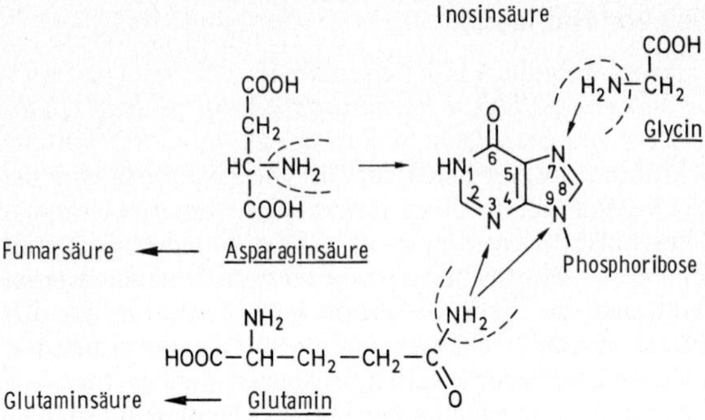

98 Pathogenese und Biochemie der primären Hyperurikämie

Abb. 7.1 Normaler Aufbau von Purinnucleotiden

Mit Abstand folgt eine Markierung an N-1 und nur spurweise an N-9 und N-3. Für das N-Atom 7 ist Glycin verantwortlich, Asparaginsäure liefert N-1, während N-9 und N-3 dem Amidstickstoff von *Glutamin* entstammen.

5β-Phosphoribosyl-1-amin (= Phosphoribosylamin) ist der erste spezifische Purinvorläufer. Die Bildung von Phosphoribosylamin aus *5-Phosphoribosyl-1-pyrophosphat (PP-Ribose-P) = Phosphoribosylpyrophosphat (PRPP)* und Glutamin ist irreversibel. Abb. 7.2 zeigt, aus welchen Quellen PRPP-Substrat und Glutaminsubstrat hergestellt werden, welche enzymatischen Reaktionen hierbei eine Rolle spielen und wie schließlich der erste irreversible Reaktionsschritt erfolgt. Er wird durch das Enzym *Glutamin-PP-Ribose-P-Amidotransferase (Glutamin-PRPP-Amidotransferase)* (Enzym Nr. 5 in Abb. 7.2 und Nr. 2 in Abb. 7.3) katalysiert. Hierbei handelt es sich um das *Schlüsselenzym der Purinneubildung*, das zugleich die Stelle einer synergistischen Rückkopplungskontrolle durch Adenin- und Guanin-Ribonucleotide ist. Phosphoribosylamin kann auch auf einem Nebenweg entstehen (48).

Neben Glutamin kann *Ammoniak* von eukaryoten intakten Zellen *direkt für die erste Reaktion der Biosynthese von Purin* verwertet werden. Diese Reaktion wird durch *PRPP-Aminotransferase* (Enzym Nr. 2a in Abb. 7.3) katalysiert:

| PRPP-Aminotransferase |

PRPP + NH$_3$ → Phosphoribosylamin + Pyrophosphat

Ribose-5-P-Aminotransferase ist für die Katalysierung der Synthese von Phosphoribosylamin aus Ammoniak in vitro und in vivo bedeutungslos. Theoretisch kommt folgende Reaktion in Frage:

1. Herstellung von PRPP-Substrat

Hexosemonophosphat-Shunt

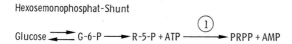

2. Herstellung von Glutaminsubstrat

α-Ketoglutarat

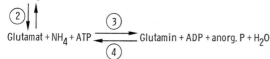

3. Erster Reaktionsschritt (irreversibel)

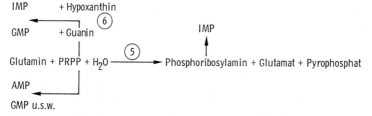

Abb. 7.2 Entwicklung der De-novo-Biosynthese von Purinnucleotiden
① PRPP-Synthetase
② Glutamatdehydrogenase
③ Glutaminsynthetase
④ Glutaminase
⑤ Glutamin-PRPP-Amidotransferase
⑥ Hypoxanthin-Guanin-Phosphoribosyltransferase

R-5-P-Aminotransferase

R-5-P + NH_3 + ATP → Phosphoribosylamin + AMP + Pyrophosphat

In menschlichen Plazentazellen werden PRPP-Aminotransferase und *Glutamin-PRPP-Amidotransferase* nur im Zytosol gefunden. Beide Enzyme besitzen vergleichbare physikochemische und identische Interkonversionseigenschaften nach Inkubation mit den Liganden, PRPP und Purinribonucleotiden. Entweder sind PRPP-Amidotransferase und PRPP-Aminotransferase enzymatische Funktionen ein und desselben Proteins, oder aber es handelt sich um zwei verschiedene

Pathogenese und Biochemie der primären Hyperurikämie

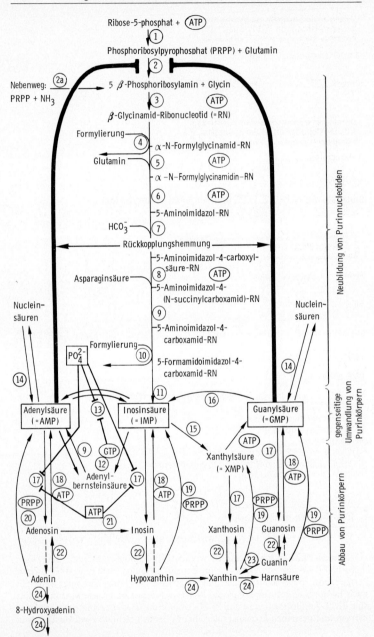

Biochemie 101

──▶ vorherrschende Reaktionsrichtung
----▶ nachrangige Reaktionsrichtung
───┤ Hemmung
◯ Verbrauch von...
◯ Enzym Nr.

Abb. 7.3 De-novo-Synthese, gegenseitige Umwandlung und Abbau von Purinnucleotiden

① PRPP-(α-5-Phospho-D-ribosyl-1-pyrophosphat-)Synthetase
② Glutamin-PRPP-Amidotransferase = Glutamin-PP-Ribose-P-Amidotransferase: Hemmung durch 1-Allopurinol-Ribonucleotid, Thiopurinol-Ribonucleotid, Ribonucleotid von 6-Mercaptopurin (Azathioprin*), Glutaminantimetabolite (Azaserin, Diazooxonorleucin); 5-Aminoimidazol-4-carboxamid
②ₐ PRPP-Aminotransferase (entweder identische enzymatische Funktion wie ② bei gleichem Protein oder ② und ②ₐ sind verschiedene Proteine mit sehr ähnlichen physikalischen Eigenschaften)
③ Phosphoribosyl-Glycinamid-Synthetase = β-Glycinamid-Ribonucleotid-Synthetase
④ Glycinamid-Ribonucleotid-Transformylase = Phosphoribosyl-Glycinamid-Formyltransferase
⑤ Phosphoribosyl-Formylglycinamid-Amidotransferase = Phosphoribosyl-Formylglycinamidin-Synthetase: Hemmung durch Glutaminantimetabolite (Azaserin, Diazooxonorleucin)
⑥ Aminoimidazol-Ribonucleotid-Synthetase
⑦ Aminoimidazol-Ribonucleotid-Carboxylase
⑧ Phosphoribosyl-Aminoimidazolsuccinocarboxamid-Synthetase
⑨ Adenylsuccinase
⑩ 5-Amino-4-imidazolcarboxamid-Ribotid-Transformylase = Phosphoribosyl-Aminoimidazolcarboxamid-Formyltransferase: Hemmung durch Folsäureanaloge (Aminopterin, Amethopterin)
⑪ Inosinicase
⑫ Adenylbernsteinsäuresynthetase
⑬ Adenylsäure-(AMP-)Desaminase
⑭ Nucleasen
⑮ Inosinsäure-(IMP-)Dehydrogenase
⑯ Guanylsäure-(GMP-)Desaminase
⑰ Nucleosid-5-Phosphatasen (5′-Nucleotidase)
⑱ Nucleosid-Kinasen
⑲ Hypoxanthin-Guanin-Phosphoribosyltransferase (HGPRTase) = IMP-Pyrophosphat-Phosphoribosyltransferase: Hemmung durch Ribonucleotide von Allopurinol, Oxypurinol, Thiopurinol, 6-Mercaptopurin (Azathioprin*)
⑳ Adenin-Phosphoribosyltransferase (APRTase) = AMP-Pyrophosphat-Phosphoribosyltransferase: Hemmung durch Ribonucleotide von Allopurinol, Oxypurinol, Thiopurinol, 6-Mercaptopurin (Azathioprin*)
㉑ Adenosindesaminase
㉒ Purin-Nucleosid-Phosphorylase; Phosphorylase für Adenosin
㉓ Guanase (Guaninaminohydrolase)
㉔ Xanthinoxidase: Hemmung durch Allopurinol, Oxypurinol, Thiopurinol, 6-Mercaptopurin (Azathioprin*)

* Azathioprin wird in vivo in 6-Mercaptopurin umgewandelt (21)

Proteine mit sehr ähnlichen physikalischen Eigenschaften. Wahrscheinlich aber katalysiert nur ein Enzym, nämlich die Glutamin-PRPP-Amidotransferase (E.C.2.4.2.14 = Glutamin-PP-Ribose-P-Amidotransferase), die Biosynthese von Phosphoribosylamin in der eukaryoten Zelle von Fibroblasten chinesischer Hamster oder von menschlicher Plazenta, und dieses Enzym verwertet entweder Glutamin oder Ammoniak als Stickstoffquelle.

Eine Folge der Aufnahme N-haltiger Nahrungsmittel im Überschuß zum Betrag, der für die Proteinsynthese benötigt wird, ist eine vermehrte Verfügbarkeit von Ammoniak in den Hepatozyten. Bei Nagetieren führt Verabreichung von Ammoniumsalzen zu einer Steigerung der Rate der De-novo-Biosynthese von Purin in der Leber (25), und beim Menschen geht die Zufuhr von Ammoniumcarbonat mit einer beträchtlichen Zunahme der Harnsäureausscheidung einher (14). Daneben ergaben Versuche an jungen freiwilligen Versuchspersonen Hinweise darauf, daß Ammoniak möglicherweise ebenso wie Glutamin über eine erhöhte Glutaminsynthese in der Leber zu einem Anstieg der Syntheserate von Purin führen kann (90).

Für die Entwicklung von Hyperurikämie und Gicht besonders wichtig ist die Erkenntnis (48), daß nicht nur die aufgenommene Menge purinhaltiger Nahrungsmittel, sondern auch der Proteinverbrauch bedeutsam ist. Die mit der Nahrung verzehrte Stickstoffmenge wirkt sich bereits auf die Rate der De-novo-Biosynthese von Purin aus.

Von den nachfolgenden Reaktionsschritten gehen keine Nebenreaktionen durch irgendwelche Verzweigungen aus. Sie verlaufen in direkter Linie bis zur Synthese von Inosinsäure (= Inosinmonophosphat = IMP). Als erster der zwischen 5β-Phosphoribosyl-1-amin und IMP liegenden 9 Reaktionsschritte ist die Reaktion von Phosphoribosylamin mit Glycin (s. Abb. 7.3) bemerkenswert, woraus β-Glycinamid-Ribonucleotid (= RN) entsteht, das erste Intermediärprodukt mit den fundamentalen Nucleotidkomponenten, nämlich der Kombination aus Zucker, Base und Phosphorsäure. Die Nucleotide von Adenin und Guanin zeigen keine Hemmwirkung auf das Enzym, das diese Reaktion katalysiert (Enzym Nr. 3 in Abb. 7.3), die Phosphoribosyl-Glycinamid-Synthetase (69). IMP kann als Muttersubstanz der Purine bezeichnet werden. Sie ist Intermediärprodukt bei Bildung der Adenyl- und Guanyl-Ribonucleotide Adenosinmonophosphat (= AMP = Adenylsäure) und Guanosinmonophosphat (= GMP = Guanylsäure), also der beiden Purinnucleotidverbindungen von Nucleinsäuren. Die Umwandlung von IMP zu AMP (1) erfolgt in 2 Stufen: Der erste Schritt betrifft die Kondensation von IMP mit Aminobernsteinsäure (Asparaginsäure), wodurch Adenylbernsteinsäure entsteht (15). Katalysiert wird diese Reaktion durch das Enzym (Nr. 12 in Abb. 7.3) Adenylbernsteinsäuresynthetase, gehemmt durch AMP (99). Spaltung von Adenylbernsteinsäure ergibt dann AMP und Fumarsäure. Sie erfolgt unter dem Einfluß von Adenylsuccinase (Enzym Nr. 9 in Abb. 7.3) und ist frei reversibel (54). Auch die Umwandlung von IMP in GMP geschieht in 2 Schritten: Zunächst steht die irreversible Oxidation von IMP zu Xanthosin-5'-monophosphat (= XMP) an, die durch das Enzym (Nr. 15 in Abb. 7.3) Inosinsäuredehydrogenase gesteuert und durch GMP gehemmt wird (53). In einem 2. Schritt wird XMP aminiert, und es bildet sich so GMP. Umgekehrt können AMP und GMP wieder in IMP zurückverwandelt werden unter dem Einfluß von Adenylsäure-Desaminase

(Enzym Nr. 13 in Abb. 7.3) (85) bzw. von Guanylsäure-Desaminase (Enzym Nr. 16 in Abb. 7.3) (58). Alle diese Reaktionen dienen der Bereitstellung ausreichender und ausgewogener Beträge von Adenyl- und Guanyl-Ribonucleotiden für die Zellen, und zwar von Adenosin- und Guanosintriphosphat (ATP und GTP), die für die Synthese der anderen Nucleotide erforderlich sind. Daneben können diese Ribonucleotide bei Bedarf ineinander umgewandelt werden. Sie üben zugleich eine synergistische Rückkopplungskontrolle der De-novo-Biosynthese von Purin durch Regulierung der Aktivität von Glutamin-PRPP-Amidotransferase (Enzym Nr. 2) aus (39, 97).

Katabolismus von Purinnucleotiden

Der Abbau der Purinnucleotide AMP, IMP, XMP und GMP zu den Ribonucleosiden Adenosin, Inosin, Xanthosin und Guanosin vollzieht sich unter dem Einfluß von Nucleosid-5'-Phosphatasen (5'-Nucleotidase) (Enzym Nr. 17 in Abb. 7.3) (37) und unspezifischen Phosphatasen (80). Von da aus wird die weitere Verstoffwechselung in die Purinbasen Adenin, Hypoxanthin und Xanthin einmal über Phosphorylase-Reaktionen gesteuert. Purin-Nucleosid-Phosphorylase ist in Säugetiergeweben weit verbreitet und aktiv mit Guanin, Hypoxanthin und in geringerem Umfange auch mit Xanthin (Enzym Nr. 22 in Abb. 7.3), aber nicht mit Adenin (52).

Die Umwandlung von Adenin in 2,8-Dihydroxyadenin über 8-Hydroxyadenin erfolgt unter dem Einfluß von Xanthinoxidase (Enzym Nr. 24 in Abb. 7.3) (98), die zugleich die Umwandlung von Hypoxanthin in Xanthin und von Xanthin in Harnsäure katalysiert (11). Die Bildung von Harnsäure aus Guanin erfolgt über Xanthin als Zwischenprodukt unter dem Einfluß von Guanase (= Guaninaminohydrolase) (Enzym Nr. 23 in Abb. 7.3), deren Aktivität bei *Bleiintoxikation* gehemmt ist (24). Eher als Adenin entsteht aus Adenosin Inosin. Diese Reaktion wird durch Adenosindesaminase katalysiert (Enzym Nr. 21 in Abb. 7.3) (42). – Zum anderen ist eine Reutilisierung der Purinbasen möglich (s. weiter unten).

Kontrolle der De-novo-Biosynthese von Purinnucleotiden

Wichtigster Faktor bei Kontrolle der De-novo-Biosynthese von Purinnucleotiden ist die Regulation der Bildungsrate von Phosphoribosylamin, d. h. des ersten irreversiblen Reaktionsschrittes in der langen Reaktionskette. Als rate- und geschwindigkeitsbestimmende Elemente, die diese Reaktion regulieren, erscheinen die intrazellulären Konzentrationen von Phosphoribosylpyrophosphat (PRPP) und Glutamin als die beiden Substrate, die angeborene Aktivität des katalysierenden Enzyms, die durch Hemmsubstanzen oder Aktivatoren verändert werden kann, sowie die intrazellulären Konzentrationen von Adenyl- und Guanyl-Ribonucleotiden (39, 97), die für die Synthese anderer Nucleotide benötigt werden und zugleich ihre eigene Synthese auf dem Wege einer Rückkopplungshemmung kontrollieren im Sinne einer „Vorwärtskontrolle" (16, 45). Stehen diese Ribonucleotide in verminderter Konzentration zur Verfügung, dann ergibt sich aus der Rückkopplung über eine Aktivitätssteigerung des rate- und geschwindigkeitsbestimmenden Enzyms Glutamin-PRPP-Amidotransferase (Nr. 2) eine vermehrte De-novo-Biosynthese von Purinnucleotiden. Umgekehrt führen erhöhte Konzentrationen von AMP und GMP in den Zellen zu einer Drosselung der Aktivität von Glutamin-PRPP-Amidotransferase und damit zur Neubildung von Purinkörpern.

Die kombinierten Einflüsse auf die „Vorwärtskontrolle" der De-novo-Biosynthese von Purinnucleotiden gründen sich auf die Verfügbarkeit von ATP und GTP (Adenosin- und Guanosintriphosphat) für die Synthese der anderen Nucleotide und auf die Rückkopplungskontrolle, wodurch AMP und GMP ihre eigene Synthese regulieren.

Purinnucleotide hemmen die Aktivität von Glutamin-PRPP-Amidotransferase (Nr. 2) und den ganzen Reaktionsweg (16, 69, 97), wohingegen die Umwandlung von Phosphoribosylamin zu IMP nicht gehemmt wird (101). Die Hemmung der Aktivität von Glutamin-PRPP-Amidotransferase durch gewisse Purinribonucleotide erfolgt synergistisch (16). Purinnucleotide mit einer Aminogruppe in Position 6 (wie AMP) können die Enzymaktivität ebenso hemmen wie Purinnucleotide mit einer Hydroxylgruppe in Position 6 (wie GMP). Jedoch bewirkt die Kombination dieser beiden Typen von Purinribonucleotiden eine signifikant größere Hemmung, als sie mit äquimolaren Konzentrationen von jedem einzelnen Purinribonucleotid allein beobachtet werden kann (16). Dasselbe gilt für eine Kombination der Purinnucleotide AMP + IMP, aber nicht für GMP + IMP (39).

Ein erhöhter intrazellulärer PRPP-Gehalt kann entweder durch verminderten Abbau (bei inkomplettem oder totalem Aktivitätsmangel an Hypoxanthin-Guanin-Phosphoribosyltransferase [= HGPRTase, Enzym Nr. 19 in Abb. 7.3]) oder durch vermehrte Bildung von PRPP (vermutlich bei Typ I der Glykogenspeicherkrankheit, Abb. 5.5) zustande kommen. Ein verminderter intrazellulärer PRPP-Gehalt mit Erniedrigung der Serumharnsäurekonzentration ergibt sich beispielsweise auch nach Gabe von Orotsäure durch Angriff am Pyrimidinstoffwechsel (s. Abb. 17.9) und nach Gabe von Allopurinol, das auf verschiedenen Wegen in den Purin- und Pyrimidinstoffwechsel eingreift (s. S. 246 ff.). Als erste berichteten HERSHKO u. Mitarb. (38) über eine erhöhte PRPP-Bildung in Erythrozyten von mehreren Gichtpatienten als Folge eines angeborenen Stoffwechseldefektes auf enzymatischer Ebene.

Insgesamt werden die Aktivitäten von PRPP-Synthetase (Enzym Nr. 1 in Abb. 7.2 und 7.3) (26), von Glutamin-PRPP-Amidotransferase (16) und von Ribose-5-P-Aminotransferase (77), aber nicht diejenige der β-Glycinamid-Ribonucleotid-Synthetase (Enzym Nr. 3 in Abb. 7.3) (69) durch Purinnucleotide reguliert. Alle Maßnahmen, die den intrazellulären Gehalt an PRPP ändern, variieren gleichsinnig die Biosynthese von Purinnucleotiden (36). Unter bestimmten Voraussetzungen kann die Verfügbarkeit von Glutamin ratebegrenzend für die De-novo-Biosynthese von Purin sein. In der Legende zu Abb. 7.3 ist eine Reihe von

Substanzen aufgeführt, die die Aktivität von Glutamin-PRPP-Amidotransferase hemmen. Vor allem Nucleotide, die *Adenin* enthalten (16), zeigen eine starke Hemmwirkung auf das geschwindigkeits- und ratebestimmende Enzym der Purinsynthese. Adenin selbst wird nur in geringen Mengen in Harnsäure selbst umgewandelt und führt daher nicht zu einer direkten Konzentrationserhöhung von Harnsäure im Serum. Gesunde Personen scheiden deshalb 1 bis 2 mg Adenin täglich mit dem Urin aus (93). Im Gegensatz dazu werden die anderen Purinbasen sofort in Harnsäure umgewandelt. Größere Dosen von Adenin sind imstande, eine übermäßige De-novo-Purinsynthese zu hemmen (100). Verabreicht man Adenin an Normalpersonen bzw. an Gichtkranke, so erfolgt eine Hemmung der Purinsynthese (83) infolge einer Rückkopplungshemmung. Trotzdem fällt die Harnsäureausscheidung im 24-Stunden-Harn nicht ab, da das zugeführte Adenin z.T. in Harnsäure umgewandelt wird.

Reutilisierungsstoffwechsel („salvage pathway")

Eine Bildung von Purinnucleotiden über den *„salvage pathway"* (67) durch *Reutilisation von Purinbasen* und im erweiterten Sinne auch von *Ribonucleosiden* dient der „Rettung" vorgebildeter Purinkörper, die aus dem Abbau der mit der Nahrung aufgenommenen Nucleinsäuren und Purine bzw. aus der Freisetzung körpereigener Purinbasen anfallen. Grundsätzlich sind *2 Mechanismen*, die der Synthese von Ribonucleotiden aus Purinbasen oder Ribonucleosiden dienen, voneinander zu unterscheiden. Der eine Mechanismus schließt *Phosphoribosyltransferase-Reaktionen*, der andere *Phosphorylase-Reaktionen* ein. Für Zellen, die wie Erythrozyten oder Gehirnzellen Purinnucleotide nicht oder nur in beschränktem Umfange neu synthetisieren können (40), ist dieser Stoffwechselweg von besonderer Bedeutung.

In Geweben, die Purinnucleotide sowohl durch De-novo-Biosynthese als auch durch Wiederverwertung von Purinbasen bzw. von Ribonucleosiden rasch bilden können, wird vermutlich eine Synthese auf dem Wege der Reutilisation bevorzugt, da hierfür höchstens ein Fünftel der für die De-novo-Biosynthese erforderlichen Energie verbraucht wird.

Die Umwandlung von Hypoxanthin in IMP, von Xanthin in XMP und von Guanin in GMP wird in menschlichen Geweben durch HGPRTase, diejenige von Adenin in das entsprechende Ribonucleotid durch Adenin-Phosphoribosyltransferase (= APRTase, Enzym Nr. 20 in Abb. 7.3) katalysiert (45). Purinnucleotide können demnach direkt aus den korrespondierenden Purinbasen in Gegenwart von PRPP gebildet werden (50). Die so entstandenen Mononucleotide beeinflussen ihrerseits den ersten Schritt der De-novo-Biosynthese von Purin im Sinne einer Rückkopplungshemmung. Außerdem schließt der zur Reutilisation von Purinbasen auf diesem Wege notwendige Verbrauch von PRPP einen Entzug von Ausgangsmaterial für die Purinneubildung ein (vgl. Abb. 7.2 und 7.3). Hypoxanthin wird für die Synthese der funktionell wichtigen

Adenyl- und Guanyl-Ribonucleotide über den „salvage pathway" wieder verwandt, wodurch sich eine Einschränkung der De-novo-Biosynthese von Purin ermöglicht. *Allopurinol* verstärkt diese Vergrößerung des Nucleotidpools beim Menschen (20). Übrigens katalysiert das Enzym HGPRTase auch die Umwandlung von 6-Thiopurin, 6-Thioguanin, 8-Azaguanin, Allopurinol (62) und Oxypurinol in ihre entsprechenden Ribonucleotide.

Beim gesunden Menschen sind nicht alle Zellen zur De-novo-Biosynthese von Purinnucleotiden imstande. Diejenigen *Organe, die Purinnucleotide nicht selbst zu synthetisieren* vermögen, werden von der Leber mit Purinbasen versorgt, wobei Erythrozyten eine Transportfunktion zufällt. Diese Gewebe bilden dann energiesparend aus Adenin und Hypoxanthin über den „salvage pathway" Purinnucleotide.

Zur Umwandlung von Hypoxanthin zu IMP ist nur ein Molekül ATP erforderlich, wodurch PRPP synthetisiert wird. Andererseits werden *zur De-novo-Synthese von einem Molekül IMP sechs Moleküle ATP verbraucht.* In Zellen, die zur Synthese von Purinnucleotiden über beide Stoffwechselwege verfügen (Leberzellen, menschliche Lymphozyten) ist daher unter normalen Bedingungen der Reutilisierungsstoffwechsel der bevorzugte Syntheseweg. BECHER u. Mitarb. (7) konnten diese Aussage für menschliche Leberzellen bestätigen. Dagegen findet sich bei *Lesch-Nyhan-Syndrom*, bei dem durch kompletten Mangel an HGPRTase die Reutilisierung gestört ist, eine Erhöhung der De-novo-Biosynthese von Purin auf das 20fache der Norm (43).

Eine *Inhibition von Enzymen des „salvage pathway"*, und zwar von APRTase (Nr. 20) und von PRPP-Synthetase (Nr. 1 in Abb. 7.3) in nichtkompetitiver Weise erfolgt dosisabhängig durch Gabe von *9-β-Arabinofuranosyladenin-5'-monophosphat (ara-AMP)* (5), wodurch der Einbau von Adenin-8-^{14}C in Nucleotide von intakten Erythrozyten gehemmt wird. Andere Inhibitoren der Purinnucleotidsynthese, wie Allopurinol, 6-Mercaptopurin und Azathioprin (s. Abb. 7.3), können die Wirksamkeit von ara-AMP, das antivirale Eigenschaften für DNS-Viren besitzt und antineoplastisch bei Hämoblastosen wirkt, verstärken und schädliche Arzneimittel-Interaktionen herbeiführen. Diese sind voraussagbar auf Grund einer Hemmwirkung von Allopurinol auf die Aktivität der Xanthinoxidase (Nr. 24 in Abb. 7.3).

Der *Abbau von Adeninnucleotiden* kann eine der Hauptquellen für Purinbasen sein, die während gewisser Arten von *metabolischem Streß* gebildet werden. Adeninnucleotide können *auf 2 Wegen abgebaut* werden: (1) über *AMP-Desaminase* (Enzym Nr. 13), die normalerweise durch Phosphat in ihrer Aktivität gehemmt wird, und (2) über die Enzyme *Purin-5'-Nucleotidase und Adenosindesaminase* (Enzyme Nr. 17 und 21 in Abb. 7.3).

Die AMP-Desaminase wird aktiviert durch absinkende anorganische Phosphatkonzentration. Dann werden Adeninnucleotide durch folgende Reaktionen abgebaut: AMP → IMP + NH_3; IMP → Inosin + PO_4^{2-}.

Der andere Stoffwechselweg unter der Katalyse durch Purin-5'-Nucleotidase und Adenosindesaminase verläuft folgendermaßen: AMP → Adenosin + PO_4^{2-}; Adenosin → Inosin + NH_3.

Ein Abfall der anorganischen Phosphatkonzentration ist der hauptsächliche Weg, auf dem der Abbau von Nucleotiden über AMP-Desaminase verläuft. Wenn die oxidative Phosphorylierung gehemmt ist, steigt der Gehalt an zellulärem anorganischem Phosphat an. Es muß deshalb ein anderer Reiz vorhanden sein für den Abbau von Adeninnucleotid über den *Nucleotidaseweg*. Die Aktivität des Enzyms kann gesteigert werden durch Konzentrationszunahme des Substrats AMP oder durch Konzentrationsabnahme der Nucleotidaseinhibitoren ADP und ATP. Dieser Stoffwechselweg wird eingeschlagen, wenn *Bedingungen einer Energieverarmung vorliegen*, beispielsweise während *Hypoxie* (61).

Abbau und Verwertung exogener Purinkörper

Purine werden größtenteils zu Harnsäure abgebaut. Die endogene Harnsäurebildung ist die wichtigste Purinquelle für den Organismus, weswegen weitgehende Unabhängigkeit von der exogenen Zufuhr von Purinkörpern besteht. Die mit der Nahrung zugeführten Purine sind fast ausschließlich hochmolekulare Substanzen, und zwar Nucleoproteine und Nucleinsäuren. Oligonucleotide, Purinbasen, auch in methylierter Form, bestimmen die Purinzufuhr nur unbedeutend. Durch proteolytische Enzyme, die größtenteils aus dem Pankreas stammen, werden im Dünndarm Nucleoproteine in Nucleinsäuren und Proteine hydrolysiert und diese dann durch Nucleasen (Enzym Nr. 14 in Abb. 7.3) aus Pankreas und Dünndarm bis zu Oligonucleotiden weiter abgebaut. Intestinale Phosphodiesterasen katalysieren – vermutlich an der Zelloberfläche – die weitergehende Hydrolyse zu Purin- und Pyrimidinnucleotiden (80). Sehr rasch entstehen dann, teils schon innerhalb der Zellen, die entsprechenden Purin- und Pyrimidinnucleoside zusammen mit Orthophosphat. Purinnucleosid-Phosphorylase (Enzym Nr. 22 in Abb. 7.3), die von der Mukosa des Dünndarms gebildet wird, kann dann intrazellulär eine Spaltung zur freien Base und Ribose-1-phosphat bewirken (41). Daraufhin erfolgt intrazellulär die Umwandlung in Purinribonucleotide unter dem Einfluß von HGPRTase bzw. APRTase.

Die Zufuhr von *Ribomononucleotiden* hat einen größeren harnsäuresteigernden Effekt als Nucleinsäuren (32). Adeningabe erhöht die Serumharnsäurekonzentration stark, während es Guanin an einer derartigen Wirkung mangelt (17), da nur 30 bis 50% der zugeführten Guaninmenge überhaupt resorbiert werden (29). Lösliches Guaninhydrochlorid wird anders behandelt (74). Gibt man eine Zulage von *Adenin* und *Adenosin*, dann stellt Hypoxanthin wenigstens 30% der gesamten Zunahme der Purinausscheidung mit dem Harn dar. Mit keinem anderen Purinabkömmling wird eine solche Wirkung erzielt. Normalerweise beträgt die *Hypoxanthinausscheidung* beim Menschen weniger als 2% der gesamten Purinausscheidung mit dem Urin, abgesehen vom *Lesch-Nyhan-Syndrom*. Daraus ergibt sich, daß diese Purine normalerweise keinen nennenswerten Beitrag zu den Urinpurinen leisten. Dagegen ist die Wiedergewinnungsrate von *Guanosin* beträchtlich. Diese Aussage ist wichtig, da Guanosin das hauptsächliche Purin im *Bier* ist (51). Zufügen von *Hypoxanthin* zu einer Basaldiät bewirkt beim Menschen einen Anstieg von Serumkonzentration und renaler Ausscheidung von

Harnsäure, bis sich nach Ablauf einer Woche ein neues Gleichgewicht einstellt (88).

Beschleunigte De-novo-Biosynthese von Purinnucleotiden

Eine sog. idiopathische Vermehrung der Harnsäurebildung durch erhöhte intrazelluläre Konzentration von PRPP und/oder verminderte intrazelluläre Konzentration von Purinnucleotiden kann mit einer Anzahl von Enzymanomalien vergesellschaftet sein, die zu einer beschleunigten Rate der De-novo-Biosynthese von Purin und zu Hyperurikämie beitragen.

Infolge der Irreversibilität des ersten Reaktionsschrittes bei der Biosynthese von Purinnucleotiden, nämlich Bildung von Phosphoribosylamin aus Glutamin und PRPP, engen sich die Möglichkeiten zur Beschleunigung der ratebestimmenden Reaktion ein auf:

1. eine Veränderung des Enzyms Glutamin-PRPP-Amidotransferase, deren Nachweis wegen des raschen Zerfalls des Enzyms (Nr. 2 in Abb. 7.3) sehr schwierig ist;
2. eine Zunahme von PRPP-Substrat und
3. eine Zunahme von Glutaminsubstrat.

Untersuchungen von HENDERSON u. Mitarb. (35) an Fibroblastenkulturen von 2 Patienten mit Harnsäureüberproduktion und normaler Aktivität von HGPRTase zeigten eine Veränderung der regulatorischen Eigenschaften der *Glutamin-PRPP-Amidotransferase* (Enzym Nr. 2 in Abb. 7.3). Eine Bestätigung dieser Anomalie bei anderen Gichtkranken steht bis heute aus. Die allgemeine Bedeutung aller dieser Befunde bleibt abzuwarten.

Ein vermehrtes Glutaminangebot kann sowohl durch Erhöhung der Glutamatkonzentration als auch durch veränderte Aktivitäten von Glutaminasen und Glutaminsynthetase hervorgerufen sein. GUTMAN u. YÜ (33) fanden bei Patienten mit primärer Gicht angeblich eine verminderte Verwertbarkeit von Glutamin bei der renalen Bildung von NH_3 (Abb. 7.2). Das vermehrt tubulär reabsorbierte Glutamin kann zur Leber transportiert werden und so zur vermehrten Synthese von Harnsäure und Harnstoff führen. Von POLLAK u. MATTENHEIMER (73 a) sowie von KOGUT u. Mitarb. (49) wurden jedoch bei Gichtpatienten – auch bei solchen mit einem inkompletten Aktivitätsmangel an HGPRTase – keine verminderten, sondern normale *Glutaminase*aktivitäten in Nierenbiopsiematerial nachgewiesen. SEGAL u. WYNGAARDEN (84) zeigten außerdem, daß der Glutamingehalt im Serum Gichtkranker nicht erhöht ist. Dagegen ist die *Glycinkonzentration im Serum* von Gichtikern leicht, aber signifikant erniedrigt (19, 73, 103). Eine erniedrigte Glycinkonzentration im Serum bedeutet jedoch eine verminderte Uratausscheidung durch die Niere des Menschen (102). Vielleicht sind wir hier einem physiologischen, urikosurisch wirksamen Faktor auf der Spur, der bei Hypoexkretoren von Urat mit primärer Gicht fehlt.

PAGLIARI u. GOODMAN (73) fanden bei Gichtkranken eine geringe, aber signifikante Erhöhung der Plasmakonzentration von Glutamat. Eine höhere Glutamatkonzentration in der Zelle könnte durch erhöhte Aktivität der *L-Glutamat-*

dehydrogenase (s. Abb. 7.2) erklärt werden. Dadurch käme es zu einer gesteigerten Glutaminbildung durch die hepatische *Glutaminsynthetase*. Auch könnte eine genetisch bedingte Störung der Regulation der Glutaminsynthetase Ursache für eine Überproduktion von Harnsäure sein. Für die Bildung von Glutamin aus Ammoniumionen und Glutamat ist nach Abb. 7.2 die Glutaminsynthetase verantwortlich zu machen. In der Leber gesunder und gichtkranker Personen fanden wir (6) jedoch keine Unterschiede bezüglich der Aktivität dieses Enzyms.

Bei etwa 0,5 % aller Patienten mit primärer Gicht beruhen Hyperurikämie und Hyperurikosurie auf einer bestimmten *angeborenen Enzymanomalie*, die über den Rückkopplungsmechanismus zu einer beschleunigten De-novo-Biosynthese von Purin führt (16, 96).

Patienten mit komplettem Mangel an Hypoxanthin-Guanin-Phosphoribosyltransferase (HGPRTase, Enzym Nr. 19 in Abb. 7.3) haben *Lesch-Nyhan-Syndrom*, solche mit inkomplettem Mangel Gicht, gewöhnlich mit Beginn in frühem Lebensalter. Ein Mangel an HGPRTase schließt mangelnde Wiederverwertung von Hypoxanthin und Guanin zu ihren Ribonucleotiden durch Reaktion mit PRPP ein. Der Überschuß an PRPP fördert die De-novo-Biosynthese von Purin. Bei Vorliegen eines Mangels an *Glucose-6-phosphatase* (von-Gierke-Krankheit) kommt es periodisch zu Hypoglykämie mit nachfolgender Glykogenolyse, Abbau von Adenylnucleotiden zu Harnsäure und Freisetzung der Rückkopplungshemmung auf frühen Stufen der Purinbiosynthese (PRPP-Synthetase und Glutamin-PRPP-Amidotransferase), sekundär zur gesteigerten De-novo-Biosynthese von Purin. Verschiedentlich fand man superaktive Varianten von *PRPP-Synthetase* mit a) vermehrter Affinität des Enzyms für ein Substrat (Ribose-5-phosphat), b) verminderter Empfindlichkeit gegenüber regulatorisch wirksamen Nucleotiden, c) vermehrter spezifischer Aktivität pro Enzymmolekül oder d) einer Kombination von b) und c). Das Ergebnis dieser Veränderungen ist eine vermehrte Synthese von PRPP mit erhöhten Gewebskonzentrationen dieses Schlüsselsubstrats für die erste spezifische Reaktion der Purin-Biosynthese. Dadurch kommt es zu erhöhter Synthese von Purinnucleotiden mit vermehrtem Abbau und Oxidation von Purinbasen zu Harnsäure. Daneben wurde ein neuer Mechanismus für Gicht beschrieben. Er gründet sich auf eine Variante von *Adenylsäure-(AMP)-Desaminase* (Enzym Nr. 13 in Abb. 7.3) mit verminderter Empfindlichkeit gegenüber einer Hemmung durch anorganisches Phosphat oder GTP. Dadurch werden Nucleotide beschleunigt abgebaut mit dem Ergebnis einer vermehrten Harnsäuresynthese als Reaktion auf Hexosebelastungen (Fructoseeffekt). Dieser unter der Allgemeinbevölkerung weit verbreitete Defekt in Leberzellen (92) könnte für viele Fälle von sog. *„idiopathischer Gicht"* eine Erklärung sein.

Nach Tab. 7.1 sind neben einem Mangel an *Hypoxanthin-Guanin-Phosphoribosyltransferase* (HGPRTase: Enzym Nr. 19 in Abb. 7.3) bzw. einem Mangel an Glucose-6-phosphatase in Typ I der Glykogenspeicherkrankheit (s. Abb. 5.5) hier eine vermehrte Aktivität von PRPP-Synthetase (Enzym Nr. 1 in Abb. 7.2 und 7.3), eine vermehrte Aktivität von Glutathionreduktase und eine vermehrte Aktivität von Xanthinoxidase (Enzym Nr. 24 in Abb. 7.3) hervorzuheben. Jede dieser Enzymanomalien kann die Purinneubildung durch Veränderung der intrazellulären Konzentration von PRPP oder von Purinnucleotiden erhöhen.

Auf die Möglichkeit des Vorhandenseins einer abnormen Form der *Glutamin-PRPP-Amidotransferase* (Enzym Nr. 5 in Abb. 7.2 und Nr. 2 in Abb. 7.3), einer *erhöhten Aktivität von Glutaminsynthetase* (Enzym Nr. 3 in Abb. 7.2), die die Bildung von Glutaminsubstrat katalysiert, sowie eines *Mangels an Glutaminase* (Enzym Nr. 4 in Abb. 7.2) als Bedingung für eine Hyperurikämie durch Überproduktion von Urat haben wir bereits hingewiesen. – Aus vielen Ähnlichkeiten zwischen experimentellen Studien mit *Hemmung der Aktivitäten von Inosinsäuredehydrogenase* (Enzym Nr. 15 in Abb. 7.3) (94) *und von Adenylbernsteinsäuresynthetase* (Enzym Nr. 12 in Abb. 7.3) auf pharmakologischem Wege (56) und Untersuchungen an einer adenylbernsteinsäuresynthetasemutanten Form von in Kultur angelegtem T-Zell-Lymphom bei Mäusen mit partiellem Aktivitätsmangel von Adenylbernsteinsäuresynthetase (91) läßt sich die Frage ableiten, ob derartige Anomalien in einigen Fällen nicht Ursache einer Überproduktion von Harnsäure sein oder eine arzneimittelbedingte Hyperurikämie bewirken können.

Vor einigen Jahren berichteten KELLEY u. Mitarb. (46) über einen inkompletten Verlust des Enzyms *HGPRTase* in Erythrozytenhämolysaten von manchen Patienten mit primärer Gicht, vor allem bei Überproduzenten von Harnsäure. Ein kompletter Aktivitätsverlust dieses Enzyms wurde von SEEGMILLER u. Mitarb. (81) erstmals bei Patienten mit sog. *Lesch-Nyhan-Syndrom*, also mit kindlicher Gicht, festgestellt. Durch das Fehlen dieses Enzyms (Nr. 19 in Abb. 7.3) ist die Rückkopplungshemmung beim Aufbau von Purinkörpern gestört. In Einzeluntersuchungen fand KELLEY (43) einen inkompletten Aktivitätsmangel an HGPRTase bei manchen Patienten mit Erwachsenengicht. Insgesamt dürfte ein Aktivitätsmangel an diesem Enzym bei erwachsenen Gichtikern nur sehr selten vorkommen (59, 79, 104). Bis jetzt wurde ein Dutzend mutanter Formen des Enzyms beschrieben (44). Der enzymatische Defekt kann die Enzymaffinität für PRPP, aber nicht die Michaelis-Konstanten von Hypoxanthin und Guanin verändern (10). Neuerdings stellten ARNOLD u. KELLEY fest, daß Umweltfaktoren in Form der diätetischen Zufuhr von Purinen die phänotypische Ausprägung eines basalen genetischen Defektes bei Lesch-Nyhan-Syndrom, namentlich die Aktivität des Enzyms HGPRTase, verändern können. Verantwortlich für das Zustandekommen eines Lesch-Nyhan-Syndroms scheint eine Mutation am Struktur-Gen zu sein, das den Code für die HGPRTase abgibt. Eine normale Aktivität von HGPRTase schließt eine signifikante funktionelle Mutation des Enzyms keineswegs aus (10). Die Aktivität dieses Enzyms kann in Erythrozyten und Fibroblasten ein normales Verhalten der Hitzestabilität und der Elektrophorese bei hohem pH zeigen und bei Standardsubstratspiegeln normal sein. Erst enzymkinetische Studien mit PRPP als variablem Substrat und inhibitorische Versuche mit NaF brauchen den Beweis für ein abnormes Enzym HGPRTase mit veränderter Stabilität und veränderten kinetischen Eigenschaften zu liefern.

Der *Rückkopplungsmechanismus* spielt auch bezüglich der durch *Fructose* induzierten Hyperurikämie (s.S. 65 ff.) eine Rolle. Fructose wird in der Rattenleber rasch phosphoryliert und führt so zu einer Verarmung des Gewebes an ATP, Adeninnucleotiden und anorganischem Phosphat (57, 75, 95). Aus diesen Befunden wurde auf einen beschleunigten Abbau von präformierten Purinkörpern geschlossen. MÄENPÄÄ u. Mitarb. (57) und RAIVIO u. Mitarb. (75) machten dafür eine Enthemmung der *Adenylsäure-Desaminase* (Enzym Nr. 13 in Abb. 7.3) durch einen intrazellulär stark absinkenden anorganischen Phosphatspiegel und eine von Inosin aus weitergehende Spaltung und Oxidation von Purinnucleotiden verantwortlich.

Hinzu kommt eine durch Mangel an ATP und anorganischem Phosphat auftretende Enthemmung von *5'-Nucleotidase* (Enzym Nr. 17 in Abb. 7.3) (95). Auf diese Weise wird die Leber befähigt, mehr Harnsäure aus präformierten Purinkörpern zu bilden. Frühzeitig und anhaltend erhöhen sich in der Leber der Gehalt an IMP und später die Konzentration von anorganischem Phosphat. Da beide Stoffe als Inhibitoren der Glutamin-PRPP-Amidotransferase, also des Schlüsselenzyms der De-novo-Biosynthese von Purin, bekannt sind (39, 97), wurde sogar eine gleichzeitige Hemmung der Neubildung von Purin durch Fructose angenommen (68). Vor allem dient der Nachweis, daß es beim Menschen unter rascher i.v. Infusion von Fructose zu einem Abfall der in den Erythrozyten bestimmten Konzentrationen von PRPP und des Präkursors Ribose-5-phosphat ohne meßbare Änderung der ATP-Konzentration kommt, als Hauptstütze für die Auffassung, wonach der durch Fructose bewirkte Harnsäureanstieg durch verstärkten Abbau von vorgebildeten Purinkörpern zustande kommt (28). Neuerdings konnten EMMERSON (22) und RAIVIO u. Mitarb. (76) jedoch zeigen, daß oral und i.v. zugeführte Fructose dann zusätzlich eine Erhöhung der Purinneubildung bewirken, wenn das Substratangebot entsprechend hoch ist. *Sorbit* wirkt über denselben Mechanismus wie Fructose hyperurikämisierend. Demgegenüber scheint eine nach Langzeitzufuhr von *Xylit* vorhandene Hyperurikämie vorwiegend auf eine vermehrte De-novo-Biosynthese von Purin zurückzugehen (34, 65), während die Beteiligung einer vermehrten Neusynthese von Purin am Zustandekommen eines kurzfristigen Konzentrationsanstiegs von Harnsäure im Serum unter Xylitzufuhr nicht ausgeschlossen werden kann (64). Über Möglichkeiten einer gegenseitigen Umwandlung von Purinderivaten gibt Abb. 7.3 Auskunft.

Für die durch *Alkohol* induzierte Hyperurikämie wird ebenfalls ein erhöhter Turnover von Adeninnucleotiden verantwortlich gemacht (s.S. 64).

Eine Kombination von renaler Ausscheidungsstörung der Harnsäure und beschleunigter Rate der De-novo-Biosynthese von Purin liegt bei Patienten mit Typ I der Glykogenspeicherkrankheit vor, die durch einen *Mangel an Glucose-6-phosphatase* gekennzeichnet ist. Die hierbei gefundene Hyperurikämie ist Ergebnis einer Hyperlaktazidämie, Hypoglykämie und Ketonämie, die alle die renale Harnsäureausscheidung beeinträchtigen, sowie eines zusätzlichen extrarenalen Faktors. Vermutlich werden nicht abgebaute Zuckerphosphate (s. Abb. 5.5) bei dieser Krankheit in Ribosephosphate umgewandelt und führen so zu einer vermehrten Synthese von PRPP, einem der beiden für die erste irreversible Stufe der De-novo-Biosynthese von Purin erforderlichen Substrat (2). Die Abb. 7.2 und 7.3 geben hierüber weiteren Aufschluß.

Auf der Suche nach den Pathomechanismen der primären Gicht als Folge einer beschleunigten De-novo-Biosynthese entdeckte man 2 weitere Enzymabnormitäten: Aktivitätsveränderungen der *Adenin-Phosphoribosyltransferase (= APR Tase)* (Enzym Nr. 20 in Abb. 7.3) und der *PRPP-Synthetase*. Einmal sollen Patienten mit komplettem Mangel an HGPRTase (Lesch-Nyhan-Syndrom) gleichzeitig abnorm hohe Aktivitäten von APRTase haben (66). Umgekehrt stellten verschiedene Autoren bei einigen erwachsenen Gichtkranken (18, 47, 91a), darunter bei einer Frau (23), einen Mangel an diesem Enzym fest. Vermutlich sind die abnormen Eigenschaften von APRTase bei Lesch-Nyhan-Syndrom Folge eines Defektes von HGPRTase und der daraus resultierenden Anreicherung von PRPP (30). Jedenfalls bestehen keine ausreichenden Anhaltspunkte für die Annahme einer genetisch bedingten molekularen Änderung von APRTase (59, 66).

Es wurden einige Fälle in wenigen Familien bekannt, bei denen Purinüberproduktion und Gicht Folge einer vermehrten Aktivität von *PRPP-Synthetase* (s. Abb. 7.2 und 7.3) sind (8). Dieses Enzym katalysiert die Synthese von PRPP aus Ribose-5-phosphat und ATP. Eine Erhöhung der Konzentration von PRPP durch mehrere Mechanismen geht mit einer erhöhten Rate der De-novo-Biosynthese von Purin einher (27). Dies ist die erste Beschreibung einer Überproduktionskrankheit beim Menschen als Ergebnis einer überschießenden Aktivität eines regulatorischen Enzyms, die durch direkte Wirkung einer Mutation entstanden ist (89). In Fibroblasten wurde eine mutante Form dieses Enzyms mit 2 Molekulardefekten gefunden (9): einem Mangel an regulatorischer und einer Überaktivität an katalytischen Eigenschaften.

Die Aktivität von *Glutathionreduktase* wurde bei einem Drittel der schwarzen Allgemeinbevölkerung der USA im Rahmen von Untersuchungen an Erythrozyten erhöht gefunden, zusammen mit einer gesteigerten Serumharnsäurekonzentration (55). Da die Aktivität dieses Enzyms durch diätetische Faktoren stark beeinflußt wird (12, 45), ist Vorsicht bei der Interpretation dieser Ergebnisse angezeigt.

Im Jahre 1969 beschrieben CARCASSI u. Mitarb. (14a) eine erhöhte Aktivität der *Xanthinoxidase* (Enzym Nr. 24 in Abb. 7.3) im Lebergewebe von einigen Gichtkranken mit Harnsäureüberproduktion. Dadurch erfolgt wahrscheinlich eine verstärkte Umwandlung von Hypoxanthin und Xanthin in Harnsäure, und die De-novo-Biosynthese wird vermehrt, weil der für die Umwandlung in IMP verfügbare Betrag an Hypoxanthin in diesem Falle vermindert ist. Eine reduzierte intrazelluläre IMP-Konzentration würde aber bis zu einem gewissen Grade die Hemmung der Glutamin-PRPP-Amidotransferase aufheben (s. Abb. 7.2 und 7.3). Zusätzlich kann eine verminderte Utilisation von Hypoxanthin zu einer Anreicherung von PRPP und zu einer vermehrten Rate der De-novo-Biosynthese von Purin führen. Vermutlich handelt es sich dabei aber um ein Sekundärphänomen, weil die Xanthinoxidase ein beispielsweise durch Ribonucleinsäure, Hypoxanthin, *2-Äthylamino-1,3,4-thiadiazol* oder Fructose (60) induzierbares Enzym ist.

Literatur

1. Abrams, R., M. Bentley: Transformation of inosinic acid to adenylic and guanylic acids in a soluble enzyme system. J. Amer. chem. Soc. 77 (1955) 4179
2. Alepa, F.P., P.R. Howell, J.R. Klinenberg, J.E. Seegmiller: Relationship between glycogen storage disease and tophaceous gout. Amer. J. Med. 42 (1967) 58
3. Arnold, W.J., W.N. Kelley: Dietary-induced variations by hypoxanthine-guanine phosphoribosyltransferase activity in patients with the Lesch-Nyhan syndrome. J. clin. Invest. 52 (1973) 970
4. Babucke, G., D.P. Mertz: Hypoexkretoren und Hyperproduzenten von Harnsäure unter juvenilen Gichtikern. Med. Welt (Stuttg.) N.F. 27 (1976) 558
5. Becher, H.J., P. Schollmeyer: Inhibition of salvage pathway enzymes by adenine arabinoside 5'-monophosphate(ara-AMP). Klin. Wschr. 61 (1983) 751
6. Becher, H., D. Mecke, R. Kleinen, D.P. Mertz: Aktivität der Glutaminsynthetase in der menschlichen Leber bei primärer Gicht. Klin. Wschr. 52 (1974) 396
7. Becher, H., T. Mack, W. Gerok: Synthese von Purinnucleotiden in der menschlichen Leber und ihre Beeinflussung durch Benzbromaronum Klin. Wschr. 56 (1978) 835
8. Becker, M.A., L.J. Meyer, J.E. Seegmiller: Gout with purine overproduction due to increased phosphoribosylpyrophosphate synthetase activity. Amer. J. Med. 55 (1973) 232
9. Becker, M.A., K.O. Raivio, B. Bakay, W.B. Adams, W.L. Nyhan: Variant human phosphoribosylpyrophosphate synthetase altered in regulatory and catalytic functions. J. clin. Invest. 65 (1980) 109
10. Benke, P.J., N. Herrick, A. Hebert: Hypoxanthine-guanine phosphoribosyltransferase variant associated with accelerated purine synthesis. J. clin. Invest. 52 (1973) 2234
11. Bergmann, F., S. Dikstein: Studies on uric acid and related compounds. III. Observations on the specifity of mammalian xanthine oxidase. J. biol. Chem. 223 (1956) 765
12. Beutler, E.: Glutathione reductase: stimulation in normal subjects by riboflavin stimulation. Science 165 (1969) 613
13. Bianchi, R., C. Vitali, A. Clerico, A. Pilo, L. Riente, L. Fusani, C. Mariani: Uric acid metabolism in normal subjects and in gouty patients by chromatographic measurement of ^{14}C-uric acid in plasma and urine. Metabolism 28 (1979) 1105
14. Borwood, H., G.L. Keighley: The "continuing" metabolism of nitrogen in animals. Proc. roy. Soc. B 188 (1935) 488
14a. Carcassi, A., R. Marcolongo jr., E. Marinelle, G. Riario-Sforza, C. Boggiano: Liver xanthine oxidase in gouty patients. Arthr. and Rheum. 12 (1969) 17
15. Carter, C.E., C.H. Cohen: The preparation and properties of adenylosuccinase and adenylosuccinic acid. J. biol. Chem. 222 (1956) 17
16. Caskey, C.T., D.M. Ashton, J.B. Wyngaarden: The enzymology of feedback inhibition of glutamine phosphoribosylpyrophosphate amidotransferase by purine ribonucleotides. J. biol. Chem. 239 (1964) 2570
17. Clifford, A.J., J.A. Riumallo, V.R. Young, N.S. Scrimshaw: Effect of oral purines on serum and urinary uric acid of normal, hyperuricaemic and gouty humans. J. Nutr. 106 (1976) 428–450
18. Delbarre, F., C. Auscher, B. Amor, A. de Gery, P. Cartier, M.M. Hamet: Gout with adenine phosphoribosyl transferase deficiency. Biomed. Express 21 (1974) 82
19. Derrick, J.B., A.P. Hanley: Amino acids in the blood and urine of normal and arthritic subjects before and after a glycine load given with and without adrenocorticotropin. Canad. J. Biochem. 35 (1957) 1005
20. Edwards, N.L., D. Recker, D. Airozo, I.H. Fox: Enhanced purine salvage during allopurinol therapy: an important pharmacologic property in humans. J. Lab. clin. Med. 98 (1981) 673

21 Elion, G.B., F.M. Benezra, I. Canellas, L.O. Carrington, G.H. Hitchings: Effects of xanthine oxidase inhibitors on purine catabolism. Israel J. Chem. 6 (1968) 787

22 Emmerson, B.T.: Effect of oral fructose on urate production. Ann. rheum. Dis. 33 (1974) 276

23 Emmerson, B.T., R.B. Gordon, L. Thompson: Adenine Phosphoribosyltransferase Deficiency in a Female with Gout. Int. Symp. on Purine Metabolism in Man, Tel Aviv, 17.–22.6. 1973 (Abstract p. 11)

24 Farkas, W.R., T. Stanawitz, M. Schneider: Saturnine gout: lead induced formation of guanine crystals. Science 199 (1978) 786

25 Feigelson, M., P. Feigelson: Relationships between hepatic enzyme induction, glutamate formation, and purine nucleotide biosynthesis in glucocorticoid action. J. biol. Chem. 241 (1966) 5819

26 Fox, I.H., W.N. Kelley: Human phosphoribosylpyrophosphate synthetase: distribution, purification and properties. J. biol. Chem. 246 (1971) 5739

27 Fox, I.H., W.N. Kelley: Phosphoribosylpyrophosphate in man: Biochemical and clinical significance. Ann. intern. Med. 74 (1971) 424

28 Fox, I.H., W.N. Kelley: Studies on the mechanism of fructose-induced hyperuricemia in man. Metabolism 21 (1972) 713

29 Gibson, T., A.V. Rodgers, H.A. Simmonds, F. Court-Brown, E. Todd, V. Meilton: A controlled study of diet in patients with gout. Ann. rheum. Dis. 42 (1983) 123–127

30 Gordon, R.B., L. Thompson, B.T. Emmerson: Erythrocyte phosphoribosylpyrophosphate concentrations in heterozygotes for hypoxanthine-guanine phosphoribosyltransferase defiency. Metabolism 23 (1974) 921

31 Grahame, R., J.T. Scott: Clinical survey of 354 patients with gout. Ann. rheum. Dis. 29 (1970) 461

32 Griebsch, A., N. Zöllner: Effect of ribomononucleotides given orally of uric acid production in man. Advanc. exp. Med. Biol. 41 B (1974) 435–442

33 Gutman, A.B., T.F. Yü: An abnormality of glutamine metabolism in primary gout. Amer. J. Med. 35 (1963) 820

34 Hartmann, H., I. Hoos, H. Förster: Influence of sugar substitutes and of ethanol on purine metabolism. Nutr. Metab. 21, Suppl. 1 (1977) 141

35 Henderson, J.F., F.M. Rosenbloom, W.N. Kelley, J.E. Seegmiller: Variations in purine metabolism of cultured skin fibroblasts from patients with gout. J. clin. Invest. 47 (1968) 1511

36 Henderson, J.F., M.K.Y. Khoo: Synthesis of 5-phosphoribosyl-1-pyrophosphate from glucose in Ehrlich ascites tumor cells in vitro. J. biol. Chem. 240 (1965) 2349

37 Heppel, L.A., R.J. Hilmoe: Purification and properties of 5-nucleotidase. J. biol. Chem. 188 (1951) 665

38 Hershko, A., C. Hershko, J. Mager: Increased formation of 5-phosphoribosyl-1-pyrophosphate in red blood cells of some gouty patients. Israel J. med. Sci. 4 (1968) 939

39 Holmes, E.W., J.A. McDonald, J.M. McCord, J.B. Wyngaarden, W.N. Kelley: Human glutamine phosphoribosylpyrophosphate amidotransferase: Kinetic and regulatory properties. J. biol. Chem. 248 (1973) 144

40 Howard, W.J., L.A. Kerson, S.H. Appel: Synthesis de novo of purines in slices of rat brain and liver. J. Neurochem. 17 (1970) 121

41 Kalckar, H.M.: Differential spectrophotometry of purine compounds by means of specific enzymes. III. Studies of the enzymes of purine metabolism. J. biol. Chem. 167 (1947) 461

42 Kalckar, H.M.: The enzymatic synthesis of purine ribosides. J. biol. Chem. 167 (1947) 477

43 Kelley, W.N.: Hypoxanthine-guanine phosphoribosyltransferase deficiency in the Lesch-Nyhan syndrome and gout. Fed. Proc. 27 (1968) 1047

44 Kelley, W.N., J. Meade: Studies on hypoxanthine-guanine phosphoribosyltransferase in fibroblasts from patients with the Lesch-Nyhan syndrome. Evidence for genetic heterogenicity. J. biol. Chem. 246 (1971) 2953

45 Kelley, W.N., W. Gröbner, E. Holmes: Current concepts in the pathogenesis of hyperuricemia. Metabolism 22 (1973) 939

46 Kelley, W.N., F.M. Rosenbloom, J.F. Henderson, J.E. Seegmiller: A specific enzyme defect in gout associated with

47 Kelley, W.N., R.I. Levy, R.M. Rosenbloom, J.F. Henderson, J.E. Seegmiller: Adenine phosphoribosyltransferase deficiency: a previously undescribed genetic defect in man. J. clin. Invest. 47 (1968) 2281

48 King, G., C. Meade, C.G. Bounous, E.W. Holmes: Demonstration of ammonia utilization for purine biosynthesis by the intact cell and characterization of the enzymatic activity catalyzing this reaction. Metabolism 28 (1979) 348

49 Kogut, M.D., G.N. Donnell, W.L. Nyhan, L. Sweetman: Disorder of purine metablism due to partial deficiency of hypoxanthine-guanine phosphoribosyltransferase. A study of a family. Amer. J. Med. 48 (1970) 148

50 Kornberg, A., I. Lieberman, E.S. Simms: Enzymatic synthesis and properties of 5-phosphoribosylpyrophosphate. J. biol. Chem. 215 (1955) 389

51 Kotz, R., H. Metzerroth, M.M. Müller: Stoffwechselbelastung mit Guanosin bei Gesunden und bei Patienten mit Arthritis urica. Z. Rheumatol. 34 (1974) 108

52 Krenitsky, T.A., G.B. Elion, A.M. Henderson, G.H. Hitchings: Inhibition of human purine nucleoside phosphorylase: studies with intact erythrocytes and purified enzyme. J. biol. Chem. 243 (1968) 2876

53 Lagerkvist, U.: Biosynthesis of guanosine 5'-phosphate. I. Xanthosine 5'-phosphate as an intermediate. J. biol. Chem. 233 (1958) 138

54 Lieberman, I.: Enzymatic synthesis of adenosine 5'-phosphate from inosine 5'-phosphate. J. biol. Chem. 223 (1956) 327

55 Long, W.K.: Association between glutathione reductase variants and plasma uric acid concentration in a Negro population. Amer. Soc. Hum. Genet. Program Abstracts, Oktober 1970 (p. 14a)

56 Lowe, J.K., L. Brox, J.F. Henderson: Consequences of inhibition of guanine nucleotide synthesis by mycophenolic acid and virazole. Cancer Res. 37 (1977) 736

57 Mäenpää, P.H., K.O. Raivio, M.P. Kekomäki: Liver adenine nucleotides: Fructose-induced depletion and its effect on protein synthesis. Science 161 (1968) 1253

58 Mager, J., B. Magasanik: Guanosine 5'-phosphate reductase and its role in the interconversion of purine nucleotides. J. biol. Chem. 235 (1960) 1474

59 Marcolongo, R., A. Debolini: Fréquence du déficit partiel en hypoxanthine-guanine phosphoribosyl-transférase chez une population de goutteux. Étude de la première famille italienne atteinte. Schweiz. med. Wschr. 104 (1974) 1411

60 Marcolongo, R., E. Marinello, G. Pompucci, R. Pagani: The role of xanthine oxidase in hyperuricemic states. Arthr. and Rheum. 17 (1974) 430

61 Matsumoto, S.S., K.O. Raivio, R.C. Willis, J.E. Seegmiller: Interactions between energy metabolism and adenine nucleotide metabolism in human lymphoblasts. In Rapado, A., R.W.E. Watts, C.H.M.M. De Bruyn: Purine Metabolism in Man. III. Biological, Immunological, and Cancer Research. Advances in Experimental Medicine and Biology, vol. 122 B. Plenum, New York 1980 (pp. 277–282)

62 McCollister, R.J., W.R. Gilbert jr., D.M. Ashton, J.B. Wyngaarden: Pseudofeedback inhibition of purine synthesis by 6-mercaptopurine ribonucleotide and other purine analogues. J. biol. Chem. 239 (1964) 1560

63 Mendel, L.B., E.W. Brown: The rate of elimination of uric acid in man. J. Amer. med. Ass. 49 (1907) 896

64 Mertz, D.P., V. Kaiser, M. Klöpfer-Zaar, H. Beisbarth: Fett- und Harnsäurestoffwechsel unter der akuten Wirkung von Xylit. Klin. Wschr. 50 (1972) 1097

65 Mertz, D.P., V. Kaiser, M. Klöpfer-Zaar, H. Beisbarth: Serumkonzentrationen verschiedener Lipide und von Harnsäure während 2wöchiger Verabreichung von Xylit. Klin. Wschr. 50 (1972) 1107

66 Müller, M.M., H. Stemberger: Biochemische und immunologische Untersuchungen der Hypoxanthin-Guanin-Phosphoribosyltransferase in den Erythrozyten von Lesch-Nyhan-Patienten. Wien. klin. Wschr. 86 (1974) 127

67 Murray, A.W.: The biological significance of purine salvage. Ann. Rev. Biochem. 40 (1974) 811

68 Narins, R.G., J.S. Weisberg, A.R. Myers: Effects of carbohydrates on uric acid metabolism. Metabolism 23 (1974) 455

69 Nierlich, D.P., B. Magasanik: Regulation of purine ribonucleotide synthesis by endproduct inhibition. J. biol. Chem. 240 (1965) 358

70 Nugent, C.A., F.H. Tyler: The renal excretion of uric acid in patients with gout and in nongouty subjects. J. clin. Invest. 38 (1959) 1890

71 Nugent, C.A., W.D. MacDiarmid, F.H. Tyler: Renal excretion of uric acid in leukemia and gout. Arch. intern. Med. 109 (1962) 540

72 Nugent, C.A., W.D. MacDiarmid, F.H. Tyler: Renal exretion of urate in patients with gout. Arch. intern. Med. 113 (1964) 115

73 Pagliari, A.S., A.D. Goodman: Elevation of plasma glutamate in gout. Its possible role in the pathogenesis of hyperuricemia. New Engl. J. Med. 281 (1969) 767

73a Pollack, V.E., H. Mattenheimer: Glutaminase activity in the kidney in gout. J. Lab. clin. Med. 66 (1965) 564

74 Potter, C.F., A. Cadenhead, H.A. Simmonds, J.S. Cameron: Differential absorption of purine nucleotides, nucleosides and bases. In Rapado, A., R.W.E. Watts, C.H.M.M. De Bruyn: Purine Metabolism in Man. III. Clinical and Therapeutic Aspects, vol. A. Plenum, New York 1980 (pp. 203–208)

75 Raivio, K.O., M.P. Kekomäki, P.H. Mäenpää: Depletion of liver adenine nucleotides induced by D-fructose. Dose-dependence and specifity of the fructose effect. Biochem. Pharm. 18 (1969) 2615

76 Raivio, K.O., M.A. Becker, L.J. Meyer, M.L. Greene, G. Nuki, J.E. Seegmiller: Stimulation of human purine synthesis de novo by fructose infusion. Metabolism 24 (1975) 861

77 Reem, G.H.: Enzymatic synthesis of 5'-phosphoribosylamine from ribose-5-phosphate and ammonia, alternative first step in purine biosynthesis. J. biol. Chem. 243 (1968) 5695

78 Rieselbach, R.E., L.B. Sorensen, W.D. Shelp, T.H. Steele: Diminished renal urate secretion per nephron as a basis for primary gout. Ann. intern. Med. 73 (1970) 359

79 Ropers, H.-H., D.P. Mertz: Normale Aktivität von Hypoxanthin-Guanin-Phosphoribosyltransferase bei primärer Erwachsenengicht. Klin. Wschr. 51 (1973) 283

80 Schmidt, G.: Nucleases and enzymes attacking nucleic acid component. In Chargaff, E., J.N. Davidson: The Nucleic Acids, vol. I. Academic Press, New York 1955

81 Seegmiller, J.E., F.M. Rosenbloom, W.N. Kelley: Enzyme defect associated with a sex-linked human neurological disorder and excessive purine synthesis. Science 155 (1967) 1682

82 Seegmiller, J. E., A. I. Grayzel, R. R. Howell, C. Plato: The renal excretion of uric acid in gout. J. clin. Invest. 41 (1962) 1094

83 Seegmiller, J.E., J.R. Klinenberg, J. Miller, R.W.E. Watts: Suppression of glycine-N^{15} incorporation into urinary uric acid by adenine-8-C^{13} in normal and gouty subjects. J. clin. Invest. 47 (1968) 1193

84 Segal, S., J.B. Wyngaarden: Plasma glutamine and oxypurine content in patients with gout. Proc. Soc. exp. Biol. (N.Y.) 88 (1955) 342

85 Setlow, B., R. Burger, J.M. Lowenstein: Adenylate deaminase. I. The effects of adenosine and guanosine triphosphate on activity and the organ distribution of the regulated enzyme. J. biol. Chem. 241 (1966) 1244

86 Shemin, D., D. Rittenberg: On the utilization of glycine for uric acid synthesis in man. J. biol. Chem. 167 (1947) 875

87 Sorensen, L.B., R.E. Rieselbach: Cure of gout by renal homotransplantation (abstract). J. Lab. clin. Med. 66 (1965) 1023

88 Spann, W.K., W. Gröbner, N. Zöllner: Effect of hypoxanthine in meat on serum uric acid and urinary uric acid excretion. In Rapado, A., R.W.E. Watts, C.H.M.M. De Bruyn: Purine Metabolism in Man. III. Clinical and Therapeutic Aspects, vol. A. Plenum, New York 1980 (pp. 215–219)

89 Sperling, O., P. Boer, S. Persky-Broch, E. Kanarek, A. de Vries: Altered kinetic property of erythrocyte phosphoribosylpyrophosphate synthetase in excessive purine production. Europ. J. clin. Biol. Res. 17 (1972) 703

90 Sperling, O., J.B. Wyngaarden, C. Starmer: The kinetics of intramolecular distribution of ^{15}N in uric acid after administration of [^{15}N]glycine: a reappraisal of the significance of preferential labeling of N-(3+9) of uric acid in primary gout J. clin. Invest. 52 (1973) 2468

91 Ullman, B., S.M. Clift, A. Cohen, L.J. Gudas, B.B. Levinson, M.A. Wormsted, D.W. Martin jr.: Abnormal regulation of de novo purine synthesis and purine salvage in a cultured mouse T-cell lymphoma mutant partially deficient in adenylosuccinate synthetase. J. cell. Physiol. 99 (1979) 139

91a Van Acker, K.J., H.A. Simmonds, C. Potter, J.S. Cameron: Complete deficiency of adenine phosphoribosyltransferase. Report of a family. New Engl. J. Med. 297 (1977) 127

92 Van den Berghe, G., H.-G. Hers: Abnormal AMP deaminase in primary gout. Lancet 1980/II, 1090

93 Weissmann, B., P.A. Bromberg, A.B. Gutman: The purine bases of human urine. II. Semiquantitative estimation and isotope incorporation. J. biol. Chem. 224 (1957) 423

94 Willis, R.C., J.E. Seegmiller: Increases in purine excretion and rate of synthesis by drugs inhibiting IMP dehydrogenase or adenylosuccinate synthetase activities. In Rapado, A., R.W.E. Watts, C.H.M.M. De Bruyn: Purine Metabolism in Man. III. Biochemical, Immunological, and Cancer Research. Plenum, New York 1980 (pp. 237–241)

95 Woods, H.F., L.V. Eggleston, H.A. Krebs: The cause of hepatic accumulation of fructose 1-phosphate on fructose loading. Biochem. J. 119 (1970) 501

96 Wyngaarden, J.B.: Inherited disorders of purine metabolism. Verh. dtsch. Ges. inn. Med. 88 (1982) 1254

97 Wyngaarden, J.B., D.M. Ashton: The regulation of activity of phosphoribosylpyrophosphate amidotransferase by purine ribonucleotides: a potential feedback control of purine biosynthesis. J. biol. Chem. 234 (1959) 1492

98 Wyngaarden, J.B., J.T. Dunn: 8-hydroxyadenine as the intermediate in the oxidation of adenine of 2,8-dihydroxyadenine by xanthine oxidase. Arch. Biochem. Biophys. 70 (1957) 150

99 Wyngaarden, J.B., R.A. Greenland: The inhibition of succinoadenylate kinosynthetase of escherichia coli by adenosine and guanosine 5'-monophosphates. J. biol. Chem. 238 (1963) 1054

100 Wyngaarden, J.B., J.E. Seegmiller, L. Laster, A.E. Blair: Utilization of hypoxanthine adenine and 4-amino-5-imidazole carboxamide for uric acid synthesis in man. Metabolism 8 (1959) 455

101 Wyngaarden, J.B., H.R. Silberman, J.H. Sadler: Feedback mechanisms influencing purine ribotide synthesis. Ann. N.Y. Acad. Sci. 75 (1958) 45

102 Yü, T.F., C. Kaung, A.B. Gutman: Effect of glycine loading on plasma and urinary uric and amino acids in normal and gouty subjects. Amer. J. Med. 49 (1970) 352

103 Yü, T.F., M. Adler, E. Bobrow, A.B. Gutman: Plasma and urinary amino acids in primary gout, with special reference to glutamine. J. clin. Invest. 48 (1969) 885

104 Yü, T.F., M.E. Balis, T.A. Krenitsky, J. Dancis, D.N. Silvers, G.B. Elion, A.B. Gutman: Rarity of x-linked partial hypoxanthine-guanine phosphoribosyltransferase deficiency in a large gouty population. Ann. intern. Med. 76 (1972) 255

105 Zir, L.M., W.B. Hugh, R.H. Rahe, R.J. Arthur, R.T. Rubin: Renal excretion of uric acid. Alterations during stressful underwater demolition-team training. Arch. intern. Med. 132 (1973) 808

8 Erbfaktoren

„Natura non facit saltus."
G.W. Leibniz

Bei der Entwicklung von Hyperurikämie und manifester Gicht haben wir uns etwa folgende Reaktionskette vorzustellen: Viele ätiologische Umweltfaktoren wirken über lange Zeiträume auf einen empfindlichen Genotypus ein und erzeugen Hyperurikämie. Andere, jedoch sich überlappende Umwelteinflüsse fördern diesen Phänotypus und können manifeste Gicht hervorrufen.

Vom Zeitpunkt der Konzeption an hängt die Erfahrung von Gesundheit und Krankheit vom Wechselspiel zwischen genetischer Zusammensetzung *(Genotypus)*, positiven und negativen Umweltfaktoren ab. Als Ergebnis dieser Beziehung liegt zu jedem beliebigen Zeitpunkt irgendein *Phänotypus* vor. Darunter versteht man im medizinischen Sprachgebrauch die *Konstitution*. Diese stellt die Gesamtheit der physikalischen und geistigen Eigenschaften und Funktionen dar, die die allgemeine körperliche Gesundheit, die Reaktion auf körperfeindliche Umstände, die Infektresistenz und die individuelle Persönlichkeit bestimmen. In Anbetracht des relativen Gleichgewichtes von günstigen und ungünstigen Umweltfaktoren über das ganze Leben kann sich die Konstitution über lange Zeiträume in Richtung Gesundheit oder Krankheit entwickeln oder über kürzere Perioden als Gesundheit oder Krankheit empfunden werden. Unter aufbauenden oder hauptsächlich günstigen Umweltfaktoren verstehen wir die Fähigkeit von physikalischen, psycho-emotionalen oder intellektuellen Umweltbedingungen, die Konstitution oder den Phänotypus förderlich zu entwickeln. Dagegen ist „Distress" eine potentiell schädliche Bedingung, eine auf Zerstörung gerichtete Kraft oder ein Agens, das eine physiologische Verteidigungsreaktion hervorruft und unter bestimmten Umständen fähig ist, krankhafte Veränderungen auszulösen.

Wie jede andere Krankheit ist Gicht stets das Resultat der Auseinandersetzung zweier Risikoklassen, die Krankheiten hervorrufen können. Im großen Wandel der Krankheiten bestimmen die *Gene* die Anfälligkeit gegenüber Umweltschäden, d.h. die Resistenz gegen bestimmte schädliche Einwirkungen und die Reaktion darauf, also die individuelle Krankheit. Auf der anderen Seite steht die *Umwelt* mit ihren schädlichen Ausstrahlungen, die sich im Auftreten von Risikofaktoren niederschlagen. Dadurch erscheinen genetische Dispositionen, die ohne die sich ändernden Umweltfaktoren nicht zutage treten würden. Aber nicht jeder Risikoträger erleidet unbedingt die Krankheit. Lediglich die Wahrscheinlichkeit einer Erkrankung ist bei ihm gegenüber Vergleichspersonen mit weniger ausgeprägtem Risikoprofil erheblich größer. Da eine Zeitdauer von einigen Jahrzehnten zu kurz ist, um den sich inzwischen vollzogenen Wandel im klinischen Bild der Gicht auf eine Änderung von Erbfaktoren zu beziehen, so können hierfür nur Umwelteinflüsse verantwortlich gemacht werden, die aus selbstverschuldeten Lebensgewohnheiten kommen. Diese Lebensgewohnheiten spiegeln den Lebensstil unserer Zeit wider. Sie sind in starkem Maße Ergebnis gesellschaftlicher Einwirkungen, die sich vorwiegend auf Sitten, Gebräuche, emotionale Reaktionen, ärztliche Maßnahmen und die Erziehung gründen.

Die zuerst von GARROD (7, 8) als „inborn error of metabolism" beschriebenen Krankheiten beruhen auf dem angeborenen Defekt eines oder weniger Gene und sind schon zum Zeitpunkt der Konzeption vorhanden. Zu diesen Erkrankungen zählt die Gicht, die sich als ein metabolischer oder klinischer Phänotyp darstellt (3).

Die Aussage, wonach primäre Gicht Folge einer genetisch fixierten Stoffwechselstörung ist, stützt sich auf die bereits im Altertum bekannte Tatsache eines *familiären Auftretens* dieser Erkrankung unter Bevorzugung des männlichen Geschlechts. Formal entspricht die Gicht als Erbkrankheit, auch wenn wir die Natur des Stoffwechseldefektes nur unzulänglich kennen, einer hereditären Hyp- oder Anenzymopathie. *Hereditärer Genausfall* führt bei solchen biochemischen Mißbildungen zur verminderten oder ausbleibenden Bildung eines bestimmten Enzyms. Hierdurch wird die Enzymmenge bei biokatalytischen Systemen zum begrenzenden Faktor. Im Vergleich dazu bestimmen unter physiologischen Verhältnissen im allgemeinen Substratangebot, Milieu-(pH-Wert, Osmolalität, Elektrolyte) und Systemfaktoren (Lokalisation, Permeabilität, Integration verschiedener Systeme) die Reaktionsgeschwindigkeit. Nur im Ausnahmefall einer extremen Belastung limitiert der meist im Überschuß vorhandene intrazelluläre Enzymbestand einen biochemischen Vorgang.

Angeborene Stoffwechselstörungen entstehen durch Mutation eines Gens, das die Information für die Bildung eines Enzymproteins kodiert. Mutationen können an mehreren oder völlig verschiedenen Genloci zu ähnlichen oder gar identischen klinischen Störungen führen (Heterogenität einer angeborenen Stoffwechselerkrankung). Angeborene Stoffwechseldefekte können klinisch über Jahre stumm bleiben und erst im Erwachsenenalter als typische Erkrankungen auftreten wie die Gicht oder die Hyperlipoproteinämien. Bei Heterozygoten bewegt sich die spezifische Enzymaktivität für gewöhnlich zwischen der bei Gesunden und bei Homozygoten. Obgleich bei Heterozygoten die restliche Enzymaktivität über der erforderlichen Minimalgrenze liegt, können derartige Patienten durch kleinere Merkmale auffällig werden. So sind heterozygote Überträgerinnen beim Lesch-Nyhan-Syndrom häufig hyperurikämisch (4). Das *Risiko für erstgradige Verwandte von gicht- bzw. hyperurikämiekranken Frauen* ist höher als für Verwandte hyperurikämischer *Männer* (20).

Im Mittelpunkt dieser Überlegungen steht die einfache Formel, daß jedem Gen eine Polypeptidkette entspricht (9). Dies bedeutet, daß es im genetischen Material jedes Individuums sehr viele sog. Struktur-Gen-Stellen gibt und daß die vorhandenen Gene sehr genau die Struktur und somit die Eigenschaften und funktionellen Aktivitäten von Tausenden von Enzymen und Proteinen bestimmen.

Möglicherweise sind familiäre Hyperurikämie und Gicht nicht als Ergebnis der Wirkung eines einzelnen autosomalen Gens (17, 18) anzusehen, sondern ebenso wie dies für die essentielle Hypertension (14), den Diabetes mellitus (12), die Hypertriglyzeridämie (21) und die Adipositas (19) vermutet wird, eine *polygenetisch bedingte quantitative Abweichung von der Norm* (10). Wenn mehrere Gene die Höhe der Serumharnsäurekonzentration bestimmen, so könnte man erwarten, daß sich die pathogenetischen Mechanismen in ihrer relativen Bedeutung von einem zum anderen primär hyperurikämischen Individuum unterscheiden und daß eine Umwelt, die für den einen Merkmalsträger harmlos ist, für den anderen höchst gefährlich sein kann. Zahlreiche, in den letzten Jahren durchgeführte Untersuchungen über die Stoffwechselwege von Harnsäure bei Gichtkranken (S. 94ff.) lieferten Beweismaterial für eine *biochemische Heterogenität:* Dementsprechend können wir heute noch nicht angeben, welcher oder welche Enzymdefekte im Einzelfall der Störung im Harnsäurestoffwechsel von Gichtkranken zugrunde liegen.

Genmutation kann einen Enzymmangel durch Synthese 1. eines strukturell veränderten Proteins mit veränderten oder fehlenden katalytischen Eigenschaften, 2. eines strukturell veränderten Proteins mit nicht oder nur wenig veränderter katalytischer Aktivität, aber veränderter Stabilität und 3. durch mangelhafte oder fehlende Enzymbildung zustande bringen. Da die klinische Auswirkung eines sehr unterschiedlich bedingten Enzymmangels gleich sein kann, besteht die Wahrscheinlichkeit, *daß viele Erbkrankheiten mit vollständigem oder nahezu vollständigem Enzymmangel nicht durch den Defekt eines einzelnen Gens hervorgerufen werden, sondern genetisch heterogen sind.* Die familiäre Hyperurikämie, die zur primären Gicht führen kann, könnte unter dieser Betrachtungsweise die Folge einer Anzahl gänzlich verschiedener Mutationen sein. Die Mehrzahl neuer mutanter Gene wird wahrscheinlich im Lauf der nächsten 10–20 Generationen mehr oder weniger zufällig aussterben. Änderungen der Selektionsbedingungen durch moderne therapeutische Maßnahmen bzw. Abwandlung von Umweltfaktoren wirken sich nur sehr langsam aus und sind im allgemeinen nicht in der Lage, eine „gefährliche Verschlechterung" des Erbgutes herbeizuführen (5, 6).

Hypoxanthin-Guanin-Phosphoribosyltransferase, die normalerweise in die Regulation der Harnsäurebildung einbezogen ist, kann in Erythrozyten nachgewiesen werden. Untersuchungen über dieses Enzym sind besonders ergiebig, da sich herausgestellt hat, daß es durch ein am X-Chromosom gelegenes Gen bestimmt wird. Bei der kindlichen Gicht, dem sog. Lesch-Nyhan-Syndrom (13), beruht der genetische Defekt auf der Erzeugung eines Proteins, das immunologisch mit Hypoxanthin-Guanin-Phosphoribosyltransferase identifizierbar, aber so verändert ist, daß es enzymatisch inert erscheint (16).

In einigen Fällen von *Erwachsenengicht* oder bei Patienten mit Uratnephrolithiasis und mit Hyperurikämie als Folge einer Überproduktion von Harnsäure wurde ein ausgesprochener Mangel an diesem Enzym, wenn auch nicht so schwer wie bei Lesch-Nyhan-Syndrom, gefunden (11). Diese Ergebnisse lassen vermuten, daß mehrere völlig differente Typen eines Defektes die Hyperurikämie bewirken können, aber unter den betroffenen Angehörigen einer einzigen Familie immer dieselbe spezifische Abnormität gegenwärtig ist. So kann beispielsweise in den Erythrozyten der Angehörigen einer bestimmten Familie eine Enzymaktivität von unter 1% der Norm angetroffen werden, je nachdem, ob als Substrat Hypoxanthin oder Guanin verwendet wird. Ferner kann das Enzymprotein wesentlich thermolabiler als das normale Enzym sein. Bei Angehörigen einer anderen Familie kann beispielsweise die Enzymaktivität stärker vermindert sein, wenn Guanin anstatt Hypoxanthin als Substrat gebraucht wird. Dabei erweist sich das Enzymprotein weniger thermolabil als normalerweise.

Ebenso wie beim Diabetes mellitus scheint die endogene Gichtkomponente noch keine Krankheit zu bedeuten. Für die Vererbung von Gicht und Diabetes mellitus sind allem Anschein nach *mehrere Gene mit unterschiedlich additivem Verhalten* bedeutsam. Damit würde sich auch die häufige Vergesellschaftung mit den Begleitkrankheiten erklären lassen. Beide Krankheiten – Gicht und Diabetes mellitus vom Typ II b – kommen bei Bevölkerungsgruppen bevorzugt vor, bei denen sich schädliche Manifestationsfaktoren der Zivilisation gehäuft finden. Als solche sind bewegungsarme, streßangefüllte Lebensweise, Alkohol- und Nikotinabusus, zu reichliches und zu fettes Essen zu nennen. Epidemiologische Studien über den Diabetes mellitus zeigten ganz eindeutig, daß die starke Zunahme der diabetischen Erkrankungen in den letzten beiden Jahrzehnten nicht mit dem höheren durchschnittlichen Lebensalter bzw. mit der gesteigerten Lebenserwartung erklärt werden kann (1). Es bestehen hier auffallende Parallelen zur anderen großen Stoffwechselkrankheit: der Gicht.

Seitdem klar geworden ist, daß ein partieller Mangel an Hypoxanthin-Guanin-Phosphoribosyltransferase nur bei einem verschwindend kleinen Anteil von Gichtpatienten nachgewiesen werden kann (15, 19), geht die Suche nach den vermutlich komplexen Pathomechanismen bei primärer Gicht weiter. Hier interessiert vor allem ein Nachweis der

Ursache für eine verminderte Harnsäuresekretion im Nierentubulus bei den vielen „Hypoexkretoren" von Harnsäure (s. S. 96).

Literatur

1 Angeli, I.: Über die Epidemiologie des Diabetes mellitus. Med. Welt 23 (N.F.) (1972) 376
2 Babucke, G., D.P. Mertz: Wandlungen in Epidemiologie und klinischem Bild der primären Gicht zwischen 1948 und 1970. Dtsch. med. Wschr. 98 (1973) 183
3 Brock, J.F.: Nature, nurture, and stress in health and disease. Lancet 1972/I, 701
4 Emmerson, B.T., J.B. Wyngaarden: Purine metabolism in heterozygous carriers of hypoxanthineguanine phosphoribosyltransferase deficiency. Science 166 (1969) 1533
5 Fuhrmann, W.: Taschenbuch der allgemeinen und klinischen Humangenetik. Wissenschaftliche Verlagsges., Stuttgart 1965
6 Fuhrmann, W.: Die Tätigkeit des Arztes und die biologische Zukunft des Menschen. Mat. med. Nordmark 22 (1970) 509
7 Garrod, A.E.: Iborn errors of metabolism. Lancet 1908/II, 1, 73, 142, 214
8 Garrod, A.E.: Inborn Errors of Metabolism. Oxford University Press, London 1909
9 Harris, H.: Genetical theory and the „inborn errors of metabolism". Brit. med. J. 1970/I, 321
10 Hauge, M., B. Harvald: Heredity in gout and hyperuricemia. Acta med. scand. 152 (1955) 247
11 Kelley, W.N., F.M. Rosenbloom, J.F. Henderson, J.E. Seegmiller: A specific enzyme defect in gout associated with overproduction of uric acid. Proc. nat. Acad. Sci. (Wash.) 57 (1967) 1735
12 Köbberling, J.: Typen des primären Diabetes mellitus und ihre Genetik. Med. Welt 27 (1986) 999
13 Lesch, M., W.L. Nyhan: A familial disorder of uric acid metabolism and central nervous system dysfunction. Amer. J. Med. 36 (1964) 561
14 Pickering, G.W.: High Blood Pressure. Churchill, London 1955
15 Ropers, H.-H., D.P. Mertz: Normale Aktivität von Hypoxanthin-Guanin-Phosphoribosyltransferase bei primärer Erwachsenengicht. Klin. Wschr. 51 (1973) 283
16 Rubin, C.S., J.Dancis, L.C. Yip, R.C. Nowinski, M.E. Balis: Purification of IMP: Pyrophosphate phosphoribosyltransferases, catalytically incompent enzymes in Lesch-Nyhan disease. Proc. nat. Acad. Sci. 68 (1971) 1461
17 Smyth, C.J., C.W. Cotterman, R.H. Freyberg: The genetics of gout and hyperuricemia – an analysis of 19-families. J. clin. Invest. 27 (1948) 749
18 Stecher, R.M., A.H. Heish, W.M. Solomon: Heredity of gout and its relationship to familial hyperuricemia. Ann. intern. Med. 31 (1949) 595
19 Stunkard, A.J., T.I.A. Sørensen, C. Hanis, T.W. Teasdale, R. Chakraborty, W.J. Schull, F. Schulsinger: An adoption study of human obesity. New Engl. J. Med. 314 (1986) 193
20 Theile, U., B. Böcking, G. Krauß: Empirische Belastungsziffern bei Gicht und Hyperurikämie – Ergebnisse einer Familienuntersuchung. Dtsch. Ärztebl. 80/8 (1983) 27
21 Williams, W.R., J.M. Lalouel: Complex segregation analysis of hypertriglyceridemia in a Seattle sample. Hum. Hered. 32 (1982) 24

9 Pathogenese von Gewebsveränderungen bei chronischer Hyperurikämie

„Si costrui si distrusse – un canto desolato restó sul mondo – questa l'idea –."

Marino Marini

Harnsäure hat keine bekannte biologische Funktion oder Aktivität, solange sie in den Körperflüssigkeiten gelöst bleibt. Krankhafte Veränderungen entstehen erst dann, wenn eine Ausfällung von Uratkristallen in den Geweben erfolgt. Da Harnsäure beim pH-Wert des Blutes zu 98% dissoziiert ist, bestehen fast alle direkt aus dem Blut stammenden Harnsäureablagerungen aus Mononatriumurat. Nach den gegenwärtigen Vorstellungen bezieht man nicht nur tophöse Gicht und Gichtnephropathie auf Uratausfällungen, sondern sieht die akuten Gichtanfälle als „Kristallablagerungskrankheit" (41) oder als „Kristallsynoviitis" (42, 58) an. Eine andere *biologische Wirkung von Harnsäure* ist – abgesehen von einer Förderung der durch ADP induzierten Thrombozytenaggregation (s. S. 171) – nicht bekannt, und die künstliche Veränderung des Serumharnsäurespiegels bei irgendeinem Menschen entbehrt einer wissenschaftlich begründbaren Notwendigkeit, es sei denn zur Prophylaxe oder Behandlung von Gicht oder Uratnephropathie. In gelöstem Zustand wirken Harnsäure und Urationen nicht toxisch.

Akuter Gichtanfall

Die Pathogenese der Gichtanfälle ist bis heute noch nicht vollständig geklärt.

Bedeutsam für die Auslösung eines akuten Gichtanfalls ist neben einer lokalen Uratkristallisation das Vorhandensein einer gewissen Entzündungsbereitschaft, die intra- und interindividuell erheblich schwanken kann. Deren Erfordernis wird bewiesen durch die Tatsache, daß Gichtattacken trotz ständiger Hyperurikämie und wiederholten Nachweises von Mononatriumuratkristallen in der Synovialflüssigkeit nur sporadisch auftreten. Zwischen der Höhe der Serumharnsäurekonzentration und dem Auftreten eines akuten Gichtanfalles besteht keine unmittelbare Beziehung. Vielmehr geht einem Anfall oft eine vorübergehende *Schwankung der Harnsäurekonzentration* im Serum mit rascher Änderung der Uratdeponierung im Gewebe voraus (67).

Verschiedene exogene und endogene Bedingungen können zu Schwankungen der Serumharnsäurekonzentration und damit zur Auslösung eines Gichtanfalls beitragen (S. 38 ff. und 50 ff.). Nicht zu vergessen ist dabei die Induktion von Schwankungen der Harnsäurekonzentration durch Anwendung von Allopurinol oder von Urikosurika (44, 45). Auch spielen Änderungen der lokalen Löslichkeit von Harnsäure eine erhebliche Rolle, und zwar in Abhängigkeit von lokalem pH-Wert, Ionenstärke, Grad der Bindung von Urat an Proteine und Temperatur. Gerade die Temperaturabhängigkeit der Löslichkeit von Urat kann hinsichtlich einer bevorzugten Harnsäureausfällung in Akren bedeutsam sein. Oft führt ungewöhnliche physikalische Beanspruchung eines Gelenkes, wie des Großzehengrundgelenkes, zu frühzeitigen degenerativen Veränderungen, die bei weiterer Belastung eine synoviale Effusion (59) bewirken können. In der Regel werden solche Effusionen über Nacht wieder aufgesaugt, wodurch sich die Harnsäurekonzentration in der Gelenkflüssigkeit vorübergehend erhöht. Unter bestimmten Voraussetzungen können Diffusionsgradienten in normalem menschlichen Bindegewebe eine Zunahme der Uratkonzentration bewerkstelligen.

THANNHAUSER (65) hielt neben exogenen Faktoren eine *lokale Überempfindlichkeitsreaktion* für bedeutsam. Aus der Wirkung einer während akuter Anfälle durchgeführten Hämodialyse kann geschlossen werden, daß der akute Gichtanfall nichts mit der Vermehrung eines bisher unbekannten dialysierbaren gefäßaktiven Stoffwechselproduktes zu tun hat (13). LERICHE u. FONTAINE (36) sahen die Pathogenese des posttraumatischen Gichtanfalls durch Mikrotraumen in einer posttraumatischen Vasomotorenstörung. Zuvor meinte UMBER (66): „Der akute Gichtanfall ist ein vegetativer Gewittersturm". Nach Ansicht von MUGLER (50) soll die Pathogenese des Gichtanfalles fern von einem Trauma und den polyartikulären Anfällen in einer Autoimmunisation liegen. LÖFFLER u. KOLLER (38) machten sog. „Endoallergene" für die Selbstunterhaltung der Gicht im Sinne eines „übertragbaren Elements" verantwortlich. Häufig kann man akute Infekte (wie Pharyngitis) als Vorläufer oder Begleiterscheinung einer akuten Gichtarthritis beobachten. VAN ARMAN u. Mitarb. (2) inaugurierten die interessante Hypothese, wonach *bakterielles Endotoxin* die Rolle eines zusätzlich auslösenden Faktors übernehmen könne. Tierexperimentell ist Endotoxin von Escherichia coli nach intraartikulärer Injektion hochwirksam bezüglich der Entwicklung von Schmerz und einer Leukozyteninfiltration. Endotoxin wird aus einer Lösung schnell und fest an Uratkristalle adsorbiert und in ausreichender Menge vom Gastrointestinaltrakt aus resorbiert.

Die Vorstellung, daß es sich bei den akuten Gichtanfällen um eine „*Kristallablagerungskrankheit*" (41) oder um eine „*Kristallsynoviitis*" (42) handeln könne, ist durch experimentelle Befunde belegt. Durch intraartikuläre oder subkutane Injektion von Mononatriumurat-monohydrat-Mikrokristallen mit einer Länge von 0,5–8 μm läßt sich bei Gesunden und gichtkranken Personen sowie beim Hund (20, 58) ein akuter Gichtanfall mit allen lokalen Entzündungsreaktionen (Präzipitation von Uratkristallen, Leukozytose, Phagozytose) nachahmen. Diese Gichtanfälle sprechen prophylaktisch und therapeutisch auf Colchicin gut an (40,

58). Die Stärke der Entzündung wird in erster Linie von den physikalischen Eigenschaften der Kristalle und nicht so sehr von deren chemischer Zusammensetzung bestimmt. Ähnliche Befunde wie nach Einspritzung von Uratkristallen ergeben sich nämlich auch nach Injektion von kristallinen Corticosteroidsalzen (41) oder von Natriumorotat, einem physikalisch ähnlichen, aber chemisch differenten Kristall (40). Auch hierbei ist Vorbehandlung mit Colchicin oder Phenylbutazon in der Lage, die Entzündungsreaktion zu vermindern. Schon GARROD (26) führte den akuten Gichtanfall auf eine Präzipitation von Natriumuratkristallen zurück. Nach SEEGMILLER u. HOWELL (57) soll sich der akute Gichtanfall durch fortgesetzte Ausfällung von Uratkristallen im entzündlichen Bereich aus den mit Natriumurat übersättigten Körperflüssigkeiten selbst unterhalten. Experimentell kommt es nach intraartikulärer Injektion von Uratkristallen nur bei Patienten mit starker Entzündungsbereitschaft zur Gelenkentzündung. Hierbei spielt der Mechanismus, der zur Selbstunterhaltung der Entzündung führt, offensichtlich keine Rolle, da die Entzündungsbereitschaft unabhängig vom Serumharnsäurespiegel ist. – Eine *Kristallsynoviitis* kann sich auch bei der sehr selten vorkommenden *primären angeborenen Oxalose* entwickeln (7). Kristallinduzierte Arthritis bezieht sich nach klassischer Vorstellung auf die Gegenwart von Natriumurat- oder Calciumpyrophosphatkristallen in den Gelenken.

Nach der *Phagozytose* von Uratkristallen werden die durch Adsorption an die Kristalloberfläche denaturierten Plasmaproteine (37) abgebaut. Zwischen den so freigelegten Uratkristallen und den Phospholipiden der Lysosomenmembran bilden sich zahlreiche Wasserstoffbindungen aus, die das elektrostatische Gefüge der Membran beeinträchtigen und die Membran selbst zerstören (33). Auf diese Weise können hydrolytische Enzyme ins Zytoplasma ausströmen. Sie bewirken die Autolyse der Zelle, wodurch zytoplasmatische und lysosomale Enzyme in das umgebende Gewebe freigesetzt werden und dort eine *akute Entzündungsreaktion* hervorrufen.

Auf eine mögliche Bedeutung der Bildung von *Kininhormonen* bei entzündlichen gichtigen Gelenkreaktionen hat HABERMANN (31) hingewiesen. Denkbar wäre eine Beteiligung von Kininen an der Entstehung akuter Gichtanfälle auf 2 verschiedenen Wegen (17, 28): 1. Uratkristalle aktivieren kininbildende Enzyme (Gerinnungsfaktor XII), 2. Uratkristalle werden durch Leukozyten phagozytiert, wodurch in jedem Fall Kininbildung ausgelöst wird. Kinine selbst wirken leukotaktisch und fördern die Phagozytose. Infolge ihrer Wirkung auf die Mikrozirkulation vermehren sie das Einströmen von Flüssigkeit und Proteinen in den Gelenkspalt, was wiederum die lokale Kininbildung steigert. Gesteigerte Lactatbildung während der Phagozytose vermindert den lokalen pH-Wert und bedingt wiederum Ausfällung von Urat. Da im sauren Milieu zudem die Aktivität von Kininasen, die die gebildeten Kinine abbauen, vermindert ist, könnten die vorhandenen Kinine in ihrer Wirksamkeit gefördert werden und so entzündliche Veränderungen steigern und unterhalten. Auch freigesetzte Mukopolysaccharide sind imstande, zur Kininbildung und Herabsetzung der Löslichkeit von Harnsäure beizutragen.

An der Existenz von *Ätiocholanolonfieber* (52), das früher sogar mit der Entstehung eines akuten Gichtanfalles in ursächlichen Zusammenhang gebracht wurde (56), muß gezweifelt werden.

Chronische Gicht

Vielschichtiger als bei der „Kristallsynoviitis" stellen sich die pathogenetischen Zusammenhänge bei chronischer Gicht dar.

> Die Entstehung der Gewebsveränderungen und der Röntgenbefunde bei chronischer Gicht hängt nach DIHLMANN u. FERNHOLZ (11) vom Mengen-Zeit-Quotienten der Uratpräzipitation ab. Bei sehr großem oder sehr kleinem Mengen-Zeit-Quotienten ergeben sich höchstens gichtverdächtige, jedoch keine gichtspezifischen Röntgenbefunde. Charakteristisch sind die Veränderungen für Gicht nur bei protrahierter Ablagerung der Harnsäuresalze in höherer Konzentration, d.h. bei einem mittleren Mengen-Zeit-Quotienten.

Wenn beispielsweise in kurzer Zeit massive Uratniederschläge, wie beim ersten akuten Gichtanfall, erfolgen, dann ergibt sich allein eine vieldeutige periartikuläre Weichteilschwellung. Wiederholter Befall im Laufe der Zeit kann aber die Entstehung von Usuren der gelenkbildenden Knochen, Knorpelzerstörung, gelenknahe Knochenstrukturatrophie und im Bereiche wachsender Uratdepots umschriebene Aufhellungen in den artikulierenden Knochen bewirken. Umgekehrt führt sehr langsam erfolgende Abscheidung von Uraten in geringer Konzentration meist nur zum Bild der Arthrosis deformans, weil die chemische Schädigung zu gering ist, um eine entzündliche Reaktion der Synovialmembran auszulösen. Eine Art Mittelstellung nimmt die chronische Gichtpolyarthritis ein, die sich bei unbehandelter, ungenügend behandelter oder fehlbehandelter akuter Gicht entwickelt. Hierbei wird Tophusbildung in der Regel vermißt. Es lassen sich aber Befunde wie bei Arthritis und Polyarthritis anderer Genese erheben.

Urate haben eine Affinität zum Bindegewebe und zu einer seiner hauptsächlichen Proteinpolysaccharidkomponenten (35). Elektronenoptische Befunde von GIESEKING (27) zeigen, daß Uratkristalle gewebstoxisch wirken. Der Austritt von Harnsäuresalzen aus dem Blut erfolgt in den Endothelzellen der zahlreichen Kapillaren in der kristallfreien Randzone von Gichtknoten, wo sich lebhafte Pinozytosevorgänge nachweisen lassen. Dort weist das kollagene Fasergewebe eine deutliche Fibrolyse auf, die als direkte Folge einer durch Harnsäureüberschwemmung bedingten Gewebsazidose angesehen wird. Die dicht von Uratkristallen durchsetzte Zone des Gichttophus ist völlig zellfrei. Im Gegensatz zum rheumatischen Granulom, bei dem Zellvermehrung durch Proliferationsvorgänge in Gefäßwandzellen erfolgt, bildet sich im Gichttophus ein zellulärer Randwall auf Grund von Exsudations- und Emigrationsprozessen. Das Bindegewebe reagiert auf die Einlagerung von Uratkristallen mit der Ausbildung eines dichten Histiozytenwalls, der zahlreiche Fremdkörperriesenzellen enthält (23). In diesen mehrkernigen Riesenzellen werden Uratkristalle abgebaut (s. Abb. 14.1, auf Farbtafel VI).

Gichtnephropathie

Die bei Gichtnephropathie im *Nierenmark*, besonders aber an der Papillenspitze, gefundenen *Harnsäureablagerungen* sind Folge des normalen Harnkonzentrierungsvorgangs.

Bei gesunden Personen steigt die Harnsäurekonzentration während der Harnkonzentrierung in der Regel auf den 15- bis 30fachen Betrag der Plasmakonzentration an (38). In Untersuchungen über die *Harnsäureverteilung* in der Hundeniere in vivo bei intravenöser Infusion von Lithiumurat fanden EPSTEIN u. PIGEON (19) während Antidiurese eine zunehmende Harnsäurekonzentration in Richtung auf die Nierenpapille. Bei Infusion großer Uratmengen erreichte oder überschritt die Harnsäurekonzentration im Papillengewebe diejenige des Endharns. Die renale Anreicherung von Harnsäure war in etwa proportional dem Plasmaharnsäurewert.

Theoretisch ist es durchaus denkbar, daß mit steigender Serumharnsäurekonzentration die Uratnephropathie, die Nephrolithiasis und die arterielle Hypertension zunehmend häufiger auftreten. Diese Erwartung trifft jedoch für eigene Beobachtungen an 675 Patienten mit primärer Hyperurikämie (3) allein im Hinblick auf die *Nephrolithiasis* und hier auch nur bedingt zu (vgl. Abb. 9.1). Denn deren *Häufigkeit steigt erst nach Überschreiten einer Harnsäurekonzentration von 9 mg/100 ml Serum stärker an*, als es der Verteilungskurve der Serumharnsäurekonzentration im Gesamtkollektiv der Hyperurikämiker entspricht. Ein Drittel aller Patienten mit einem Nierensteinleiden hatte Serumharnsäurewerte über 9 mg/100 ml.

Für die Entstehung einer Uratnephropathie ist lediglich das Überschreiten einer „kritischen" Serumharnsäurekonzentration bedeutsam, wodurch es zur Ausfällung und Ablagerung von Mononatriumuratkristallen kommt.

Dieser Umstand könnte unsere Beobachtung erklären, daß Uratnephropathie und konsekutive arterielle Hypertension mit Zunahme der Höhe einer permanenten Hyperurikämie nicht häufiger auftreten.

Die meisten pathologischen Befunde bei Gichtnephropathie sind unspezifisch (45, 48, 53, 54, 63, 68). Gichtspezifisch sind allein die Uratgranulome und Marktophi (Abb. 11.2 auf Farbtafel IV), worunter man Harnsäurekristalle versteht, die von Histiozyten und mehrkernigen Riesenzellen umgeben werden. Daneben kommen Uratsteine, Veränderungen im Sinne einer chronischen interstitiellen Nephritis sowie eine glomeruläre und vaskuläre Nephropathie vor. Hierbei findet man Mesangium- und Glomerulosklerose, Arteriolenhyalinose, Mediahy-

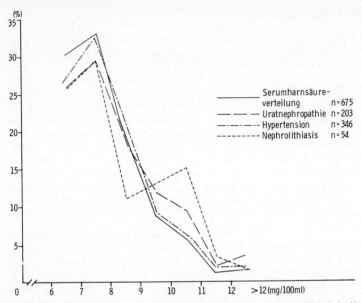

Abb. 9.1 Häufigkeit der Uratnephropathie, Hypertension und Nephrolithiasis in Abhängigkeit von der Höhe der Serumharnsäurekonzentration und im Vergleich zur Serumharnsäureverteilungskurve (aus *Babucke, G., D. P. Mertz:* Münch. med. Wschr. 116 [1974] 875)

pertrophie und Intimafibrose (vgl. Abb. 11.3 und 11.4 auf Farbtafeln IV und V).

Gefäßveränderungen im Sinne einer Nephrosklerose, chronische interstitielle Nephritis, die an eine Pyelonephritis erinnert, und Nephrolithiasis sind die häufigsten Befunde bei Gichtnephropathie. Ablagerungen von Uratkristallen erfolgen für gewöhnlich im Nierenmark, entweder in den Sammelrohren oder im interstitiellen Gewebe, und hier wiederum wahrscheinlich primär als Mononatriumurat. Vermutlich wirken solche Materialansammlungen als Gewebsreize und geben Anlaß zur Entwicklung einer Gichtnephropathie (21, 58).

Erst mit Hilfe der Nierenbiopsie konnte die über Jahrzehnte sich hinziehende Streitfrage entschieden werden, ob die großen nadelförmigen Uratkristalle im Mark einer Gichtniere ausschließlich von zunächst im Sammelrohrlumen lokalisierten Ausfällungen abstammen, die dann nach Zerstörung des Epithelbelags ins medulläre Interstitium verlagert werden (47, 68), oder ob diese direkt im Interstitium des Nierenmarks neu entstehen. In den Frühstadien einer Gichtniere konnten GREENBAUM u. Mitarb. (29) eine primäre Schädigung der Niere durch interstitielle

Harnsäureablagerungen nachweisen. Diese extratubulären interstitiellen Uratablagerungen wirken wie „Stöpsel in einem Waschbecken" (23). Sie können zu einer stromaufwärts gerichteten Harnstauung mit Ausbildung einer Hydronephrose und Untergang des Nephrons führen. Ausfällungen von Harnsäurekristallen in der Niere sind der Grund für eine nephrotoxische Wirkung von i.v. Harnsäureinjektionen (14), wobei die nekrotischen Läsionen am stärksten in den Sammelrohren ausgeprägt sind, also am Ort der höchsten intratubulären Harnsäurekonzentration (60). Akutes Nierenversagen kann die Folge sein (12).

Pyelonephritis bei Gicht kann in vielen Fällen als Folge eines Harnstaus, der sich aus intra- und extrarenalen Uratablagerungen ergibt, angesehen werden (6). Sie kann aber auch bei nur geringfügigen Uratablagerungen ohne Harnstauung auftreten (63). RICHET u. Mitarb. (54) machten vor allem auf die Möglichkeit einer aufsteigenden interstitiellen Nephritis mit Tubulusatrophie und interstitieller Fibrose bei Vorliegen einer Uratlithiasis aufmerksam. Bedingt durch diese chemischen Schädigungen, die durch nichtinfektiöse und/oder infektiöse interstitielle Prozesse in der Regel kompliziert werden, können sich im Laufe der Zeit diverse Nierenpartialfunktionen bis zur allmählichen Entwicklung einer Niereninsuffizienz verschlechtern. Die Frage, ob für das Fortschreiten des Nierenschadens bei abakterieller interstitieller Gichtnephritis *immunologische Faktoren* von Bedeutung sind, bleibt vorerst unbeantwortet (1).

Da die Löslichkeit von Natriumurat in Plasma und physiologischer Kochsalzlösung nur 6,4 bzw. etwa 13 mg/100 ml beträgt, muß Natriumurat in Urin und Nierengewebsflüssigkeiten entweder in übersättigter Lösung oder als Suspension von festen Bestandteilen bzw. als mikrokristallines Präzipitat, das sich dann aber im Gewebsschnitt einem mikroskopischen Nachweis entziehen würde, vorhanden sein. Für die tubuläre Nettoreabsorption und den Abtransport von Harnsäure im Nierenmark sind möglicherweise Eiweißbindung und Aufnahme von Urat in Erythrozyten bedeutsam (s. S. 29).

Die Ausfällung von Natriumurat im Nierenmark wird wahrscheinlich durch die hier normalerweise bei der Bildung eines maximal konzentrierten Harns vorhandenen hohen Natriumkonzentrationen gefördert. Nach dem *Löslichkeitsgesetz für einwertige Salze* verändert sich die Konzentration von Uratanionen in einer gesättigten Lösung, die noch andere Natriumsalze enthält, umgekehrt proportional der Konzentration der Natriumionen. Wenn also die Natriumkonzentration doppelt oder dreimal so hoch wie im Plasma ist, dann wird die Löslichkeit von Natriumurat um den Faktor 2 oder 3 vermindert. Diese Herabsetzung der Löslichkeit kann durch einen „peptisierenden" Effekt von Harnstoff bei den in Urin und Nierengewebe üblichen Konzentrationen nur beschränkt aufgefangen werden (43). Nach ZÖLLNER (68) kann man durch Verringerung der Natrium- und Uratkonzentration im Harn bei Verdoppelung der Harnmenge während Wasserdiurese ausnahmsweise die Löslichkeit von Urat bis auf das 4fache des Ausgangswertes steigern. Die Neigung zur Ausfällung von Natriumurat im Interstitium der Markpyramide kann durch *osmotische und Wasserdiurese* vermindert werden. Beide setzen die Natriumkonzentration in der Nierenpapille herab, bewirken eine Verdünnung der Harnsäurekonzentration im Urin und verbessern die Nierenmarkdurchblutung (19).

Nephrolithiasis

Die Entstehungsmechanismen der Harnsteine sind komplex. Wichtigste Voraussetzungen sind eine pathologische Übersättigung mit Steinkomponenten und Instabilität des Harnes, Vorhandensein eines Kristallisationszentrums (fibrilläre organische Matrix aus Uromukoiden, Mikrokristallen, Bakterien, Epithelschäden, Fremdkörper usw.), von dem aus die Kristalle radiärwärts wachsen können (25). Nach der *Kristallisationstheorie* (5) beginnt die Steinbildung mit Ausfällung von Harnsalzen, die durch Eiweißkolloide des Harnes zum Konkrement werden. Diese Eiweißkolloide setzen sich auf den Steinen ab.

Für die Steinentstehung bei Hyperurikämie ist die Harnsäurekonzentration im Harn, für die Steinbildung selbst der Säuregrad des Urins ausschlaggebend.

Bei einem Urin-pH von 5,4 sind 70% der Harnsäure undissoziiert, bei einem pH von 6,4 dagegen nur noch 20%. Von Harnsäuresteinträgern weisen 50–70% der Patienten eine Hyperurikämie auf (46). Bei Patienten ohne Hyperurikämie genügt offenbar eine relative Hyperurikosurie, bezogen auf den Säuregrad des ausgeschiedenen Harns, um eine Uratnephrolithiasis zu bewirken.

Eine *Harnsäuresteinbildung* kann folgende 4 *Ursachen* haben (46):
1. Gicht und primäre Hyperurikämie;
2. sekundäre Hyperurikämie;
3. idiopathisch bei normaler Harnsäureausscheidung im Harn und Normourikämie, aber höherem Säuregrad des Urins bei vergleichbarer Gesamtsäureausscheidung;
4. iatrogene. Hierunter fällt die Harnsäuresteinbildung, die unter der Therapie mit Urikosurika erfolgen kann, wenn die für eine urikosurische Behandlung notwendigen Kautelen, nämlich die Induktion einer adäquaten Diurese durch Trinken großer Flüssigkeitsvolumina und Alkalisierung des Harnes, entweder nicht exakt eingehalten werden (mangelnde Kooperationsbereitschaft des Patienten), undurchführbar (Herzinsuffizienz, fortgeschrittene Niereninsuffizienz) oder unerreichbar sind (körperliche Schwerarbeit, Hitzearbeit).

Eine Störung des Harnsäurestoffwechsels scheint auch bei der Bildung von calciumhaltigen Steinen eine gewisse Rolle zu spielen (61, 62). *Das Syndrom der Hyperurikämie und Hyperkalziurie ist nicht zufällig.* Bei 10% bis über 30% aller Patienten mit rezidivierender Oxalatsteinbildung finden sich Hyperurikämie und Hyperurikosurie zusammen mit einer Hyperkalziurie (8, 16, 64). Überzufällig häufig kommen Calciumsalzsteine bei Gichtpatienten (12% der Steinträger (30) und Hyperurikämikern einerseits und Hyperkalziämie im Rahmen eines Hyperparathyreoidismus bei Harnsäuresteinträgern andererseits vor (24). Offenbar kann eine metastabile Lösung von Calciumoxalat durch Harnsäurezusatz zur Mikrosphärolithenbildung führen (9, 32). Es handelt sich dabei nicht um eine ungeordnete Ausfällung, sondern um eine gesetzmäßige Verwachsung ungleichartiger Kristalle durch Übereinstimmung bestimmter Gitterdimensionen (sog. *Epitaxie*: 39).

Bei Gicht und Hyperurikämie wird die Bildung *gemischter Nierensteine* auf eine heterogene Nucleation von Calciumoxalaten durch bereits ausgefällte Harnsäurekristalle zurückgeführt. Mononatriumuratkristalle sind wirksame heterogene Kondensationskerne, die eine Kristallisation von Calciumoxalat aus einem übersättigten Harn hervorrufen können (9, 51).

Zum Verständnis der Uratlithiasis und der intrarenalen Uratpräzipitation sei angemerkt, daß bei hohen Natrium- und Calciumkonzentrationen in der Tubulusflüssigkeit der Henleschen Schleife ein kritischer Punkt erreicht werden kann. Normalerweise ist der tubuläre Transport von Urat (und Oxalat) auf das proximale Nephron beschränkt (s. S. 27). An dieser Stelle des Nephrons beträgt die Konzentration von Substanzen im Tubulusinhalt nur etwa 10% derjenigen in einem antidiuretischen Endharn. Eine Präzipitation von Natriumurat und Calciumoxalat wird jedoch im Bereich der Henleschen Schleife durch hohe Natrium- und Calciumkonzentrationen sowie dadurch begünstigt, daß die Henlesche Schleife verhältnismäßig lang ist und ein extrem enges Lumen aufweist. Daher kann mit rascher Auswaschung eines Kristalls nicht, sondern es muß eher mit einer Blockierung des Lumens und erleichterter weiterer Ausfällung gerechnet werden.

Im Falle des Vorliegens von Harnwegsinfekten mit ureasespaltenden Bakterien (vor allem Proteus, dann von Pseudomonas) ist die Möglichkeit für die Entstehung nichtschattengebender *Monoammoniumuratsteine* durchaus gegeben, wenn in bezug auf den Säuregrad des Harnes eine Hyperurikosurie besteht. Durch die von Proteusbakterien stammende Urease wird Harnstoff in Ammoniak und CO_2 gespalten und damit der Harn alkalisiert, so daß sich das saure Ammoniumsalz der Harnsäure bildet. Infolge der besseren Löslichkeit dieses Salzes wird eine Uratsättigung erst bei einer 2½fach größeren Substanzmenge im Vergleich zur Harnsäure erreicht. Deswegen treten Monoammoniumuratsteine wesentlich seltener auf als Harnsäuresteine. Im sauren Milieu allerdings geht Monoammoniumurat in freie Harnsäure über, die unter diesen Verhältnissen praktisch unlöslich ist.

„Bleigicht"

Für die Entstehung von „Bleigicht" (s. auch S. 60, 103, 314) können theoretisch 2 Pathomechanismen verantwortlich gemacht werden.

Einmal bewirkt chronische Bleiexposition eine direkte Schädigung tubulärer Transportsysteme in der Niere, wodurch eine renale Harnsäureretention begünstigt wird (4, 18). Bei chronisch bleiexponierten Personen entwickelt sich eine progrediente Niereninsuffizienz. Bis zur Hälfte dieser Fälle weist eine unverhältnismäßig starke Hyperurikämie auf mit gelegentlich erscheinenden Gichtattacken (15). Die Existenz einer reinen „Bleischrumpfniere" wird indessen heute abgelehnt. Aber als Teilfaktor für die Entstehung sklerotischer Gefäßveränderungen kommt chronische Bleivergiftung durchaus in Betracht (49). Tierexperimentelle Untersuchungen an Ratten zeigten (10), daß chronische Gabe kleiner Bleimengen Mediahypertrophie, arterielle Hypertension und Nephrosklerose erzeugen kann. Bei Annahme dieser Erklärungsmöglichkeit ist „Bleigicht" als sekundäre Gicht oder sonstwie als Sekundärphänomen zu definieren, wodurch die Entstehung einer Gicht auf genetischer Grundlage gefördert wird. Als zusätzliche wesentliche Manifestationsfaktoren kommen in diesem Zusammenhang Über- und Fehlernährung, Alkoholabusus und vielleicht auch körperliche Inaktivität hinzu. Gerade Alkohol vermag schon in mäßigen Mengen bei Gichtikern die Hyperurikämie zu fördern, wobei für den Harnsäureanstieg ein vergrößerter Abbau von präformierten Purinen verantwortlich zu machen ist (s. S. 64).

Zum anderen ist ein indirekter Entstehungsmechanismus im Sinne einer Kristallablagerungskrankheit als eine Art von Pseudogicht denkbar, wenn auch unwahrscheinlich. Als Ablagerungsprodukt kommt das weitgehend wasserunlösliche Guanin in Frage, das bei Bleivergiftung infolge einer Hemmung der Aktivität von Guanase (= Guaninaminohydrolase, Enzym Nr. 23 in Abb. 7.3) durch Blei vermehrt gebildet wird (22). Mittels dieser Hypothese läßt sich jedoch die Vielzahl der zur Diskussion stehenden Erscheinungen nicht hinreichend erklären.

Vermehrte Bleibelastung läßt sich vor allem bei niereninsuffizienten Patienten mit bekannter renaler Grundkrankheit erst nach Entwicklung einer sekundären Gicht nachweisen (55). Dagegen scheint Bleibelastung keine wesentliche Ursache einer Verschlechterung der Nierenfunktion bei Patienten mit primärer Gicht zu sein.

Literatur

1 Aoki, S., S. Imamura, M. Aoki, W. R. McCabe: „Abacterial" and bacterial pyelonephritis. New Engl. J. Med. 281 (1969) 1375

2 Van Arman, C. G., R. P. Carlson, P. J. Kling, D. J. Allen, J. V. Bondi: Experimental gouty synovitis caused by bacterial endotoxin adsorbed onto urate crystals. Arthr. and Rheum. 17 (1974) 439

3 Babucke, G., D. P. Mertz: Häufigkeit der primären Hyperurikämie unter ambulanten Patienten. Münch. med. Wschr. 116 (1974) 875

4 Ball, G. V., L. B. Sorensen: Pathogenesis of hyperuricemia in saturnine gout. New Engl. J. Med. 280 (1969) 1199

5 Boyce, W. H., J. S. King: Crystal-matrix interrelations in calculi. J. Urol. 81 (1959) 351

6 Brown, J., G.K. Mallory: Renal changes in gout. New Engl. J. Med. 243 (1950) 325
7 Chisholm, G.D., B.E. Heard: Oxalosis. Brit. J. Surg. 50 (1962) 78
8 Coe, F.L., L. Raisen: Allopurinol treatment of uric-acid disorders in calcium-stone formers. Lancet 1973/I, 129
9 Coe, F.L., R.L. Lawton, R.B. Goldstein, V. Tembe: Sodium urate accelerates precipitation of calcium oxalate in vitro. Proc. Soc. exp. Biol. (N.Y.) 149 (1975) 926
10 Cottier, P., H.A. Kunz, H.U. Zollinger: Experimenteller Beitrag zur Frage der Bleihypertonie. Helv. med. Acta 20 (1953) 443
11 Dihlmann, W., H.J. Fernholz: Gibt es charakteristische Röntgenbefunde bei der Gicht? Dtsch. med. Wschr. 94 (1969) 1909
12 Duncan, H., K.G. Wakim, L.E. Ward: Renal lesions resulting from induced hyperuricemia in animals. Proc. Mayo Clin. 38 (1963) 411
13 Duncan, H., W. Elliott, D.B. Horn, N.S. Kerr, D.T. Pearson, A.M. Robson: The effect of hemodialysis on acute gouty arthritis. Arthr. and Rheum. 6 (1962) 602
14 Dunn, J.S., C.L. Polson: Experimental uric acid nephritis. J. Path. Bact. 29 (1926) 337
15 Eigler, J.: Toxische Nephropathien und Arzneimittelschäden der Niere. In Losse, H., E. Renner: Klinische Nephrologie, Bd. II. Thieme, Stuttgart 1982 (S. 422)
16 Eisen, M., W. Dosch, J.E. Altwein, R. Hohenfellner: Urologische Gesichtspunkte der Hyperurikämie. Nieren- und Hochdruckkr. 4 (1975) 174
17 Eisen, V., C.A. Keele: Possible modes of kinin formation in some pathological states in man. In Erdös, E.G., N. Back, F. Sicuteri: Hypotensive Peptides. Springer, Berlin 1966 (S. 551)
18 Emmerson, B.T.: Chronic lead nephropathy. Kidney int. 5 (1973) 1
19 Epstein, F.H., G. Pigeon: Experimental urate nephropathy: studies of the distribution of urate in renal tissue. Nephron 1 (1964) 144
20 Faires, J.S., D.J. McCarty jr.: Acute arthritis in man and dog produced by intrasynovial injection of sodium urate crystals. Clin. Res. 9 (1961) 329
21 Faires, J.S., D.J. McCarty jr.: Acute synovitis in normal joints of man and dog produced by injections of microcrystalline sodium urate, calcium oxalate and corticosteroid esters. Arthr. and Rheum. 5 (1962) 295
22 Farkas, W.R., T. Stanawitz, M. Schneider: Saturnine gout: lead induced formation of guanine crystals. Science 199 (1978) 786
23 Fassbender, H.G.: Zur Pathologie der Gicht. Therapiewoche 22 (1972) 105
24 Frank, M., J. Lazebnik, A. de Vries: Uric acid lithiasis. A study of six hundred and twenty-two patients. Urol. int. (Basel) 25 (1970) 32
25 Frohmüller, H.: Die Entstehung von Harnsteinen. Med. Klin. 64 (1969) 269
26 Garrod, A.B.: A Treatise on Gout and Rheumatic Gout. Longmans, London 1876
27 Gieseking, R.: Elektronenoptische Befunde am Gichttophus. Therapiewoche 22 (1972) 108
28 Greenbaum, L.M., K.S. Kim: The kinin-forming and kininase activities of rabbit polymorphonuclear leucocytes. Brit. J. Pharmacol. 29 (1967) 238
29 Greenbaum, D., J.H. Ross, V.L. Steinberg: Renal biopsy in gout. Brit. med. J. 1961/I, 1502
30 Gutman, A.B., T.F. Yü: Uric acid nephrolithiasis. Amer. J. Med. 45 (1968) 756
31 Habermann, E.: Das Kininsystem – pathophysiologische Bedeutung und therapeutische Konsequenzen. Internist (Berl.) 7 (1966) 364
32 Kallistratos, G., A. Timmermann, O. Fenner: Zum Einfluß des Aussalzeffektes auf die Bildung von Calciumoxalat-Kristallen im menschlichen Harn. Naturwissenschaften 57 (1970) 198
33 Kapp, J.-F.: Phagozytose – ein zentraler Mechanismus der Entzündungsreaktion. Klin. Wschr. 56 (1978) 1039
34 Kappas, A., L. Hellman, D.K. Fukushima, T.F. Gallagher: The pyrogenic effect of etiocholanolone. J. clin. Endocr. 17 (1957) 451
35 Katz, W.A., M. Schubert: The interaction of monosodium urate with connective tissue components. J. clin. Invest. 49 (1970) 1783
36 Leriche, R., R. Fontaine: Les séquelles trophiques et douloureuses des traumatismes de la main et des doigts. Rapport au Congres int. des accidents et maladies du travail, Bruxelles, 22.–26.7. 1935,

vol. 51. Vromans Imprimeur, Brüssel 1935 (pp. 645–689)
37 Lewin, S.: Water surface energy contribution to adherence of hydrophobic groups in relation to stability of protein conformations. Nature 231 (1971) 80
38 Löffler, W., F. Koller: Die Gicht. In Schwiegk, H.: Handbuch der inneren Medizin, 4. Aufl., Bd. VII/2. Springer, Berlin 1955 (S. 435 ff.)
39 Lonsdale, K.: Epitaxy as a growth factor in urinary calculi and gallstones. Nature 217 (1968) 56
40 Malawista, S. E., J. E. Seegmiller: The effect of pretreatment with colchicine on the inflammatory response to microcrystalline urate. A model for gouty inflammation. Ann. intern. Med. 62 (1965) 648
41 McCarty jr., D. J.: Mechanisms of the crystal deposition diseases – gout and pseudogout. Ann. intern. Med. 78 (1973) 767
42 Mason, M.: Crystal synovitis. J. Bone Jt. Surg. 48 B (1966) 1
43 Medes, G.: Solubility of calcium oxalate and uric acid in solutions of urea. Proc. Soc. exp. Biol. (N. Y.) 30 (1932) 281
44 Mertz, D. P.: Gicht und Hyperuricämie. Arch. klin. Med. 212 (1966) 143
45 Mertz, D. P.: Gichtniere und Nierengicht. Dtsch. med. J. 19 (1968) 413
46 Mertz, D. P.: Urat-Nephrolithiasis: Ursache oder Folge? Fortschr. Med. 94 (1976) 1160
47 Minkowski, O.: Untersuchungen zur Physiologie und Pathologie der Harnsäure im Säugetieren. Naunyn-Schmiedeberg's Arch. exp. Path. Pharmak. 41 (1896) 375
48 Minkowski, O.: Die Gicht. In Nothnagel, H.: Spezielle Pathologie und Therapie Bd. VII/2. Holder, Wien 1903
49 Moeschlin, S.: Klinik und Therapie der Vergiftungen, 5. Aufl. Thieme, Stuttgart 1972; 7. Aufl. 1986
50 Mugler, A.: Gicht und Trauma. Münch. med. Wschr. 111 (1969) 1615
51 Pak, C. Y. C., L. H. Arnold: Heterogenous nucleation of calcium oxalate by seeds of monosodium urate. Proc. Soc. exp. Biol. 149 (1975) 930
52 Plewe, G., J. Beyer: Ätiocholanolon und Fieber. Dtsch. med. Wschr. 109 (1984) 589

53 Reubi, F., C. Vorburger: Die Gichtniere. Münch. med. Wschr. 104 (1962) 2152
54 Richet, G., R. Ardaillou, H. de Montera, R. Slama, T. Bougault: Le rein goutteux. Presse méd. 69 (1961) 644
55 Ritz, E., A. Wiecek, J. Mann: Nierenfunktion bei Bleibelastung. Klin. Wschr. 64 (1986) 871
56 Schilling, F., G. W. Oertel, L. Treiber: Periodisches Fieber und Ätiocholanolon-Fieber bei chronischen rheumatischen Leiden. Z. Rheumaforsch. 28 (1969) 117
57 Seegmiller, J. E., R. R. Howell: The old and new concepts of acute gouty arthritis. Arthr. and Rheum. 5 (1962) 616
58 Seegmiller, J. E., R. R. Howell, S. E. Malawista: The inflammatory reaction to sodium urate; its possible relationship to the genesis of acute gouty arthritis. J. Amer. med. Ass. 180 (1962) 469
59 Simkin, P. A.: Concentration of urate by differential diffusion: a hypothesis for initial urate deposition. In Sperling, O., A. de Vries, J. B. Wyngaarden: Purine Metabolism in Man, vol. XLI B. Plenum, New York 1974 (pp. 547–550)
60 Smith, J. F., Y. C. Lee: Experimental uric acid nephritis in the rabbit. J. exp. Med. 105 (1957) 615
61 Smith, M. J. V., W. H. Boyce: Allopurinol and urolithiasis. J. Urol. 102 (1969) 750
62 Smith, M. J. V., L. D. Hunt, J. S. King jr., W. H. Boyce: Uricemia and urolithiasis. J. Urol. 101 (1969) 637
63 Talbott, J. H., K. L. Terplan: The kidney in gout. Medicine 39 (1960) 405
64 Terhorst, D.: Oxalatsteinbildung bei Hyperurikämie (Leser-Zuschrift). Dtsch. med. Wschr. 98 (1973) 1306
65 Thannhauser, S. J.: Über die Pathogenese der Gicht. Dtsch. med. Wschr. 81 (1956) 492
66 Umber, F.: Zur Pathologie und Therapie der Gicht. Dtsch. med. Wschr. 45 (1921) 216, 245
67 Zöllner, N.: Nucleinstoffwechsel. In Zöllner, N.: Thannhausers Lehrbuch des Stoffwechsels und der Stoffwechselkrankheiten, 2. Aufl. Thieme, Stuttgart 1957 (S. 511 ff.)
68 Zöllner, N.: Die Gichtniere. In Schwiegk, H.: Handbuch der inneren Medizin, 5. Aufl., Bd. VIII/3. Springer, Berlin 1968 (S. 77 ff.)

10 Krankheitsbild der Gicht als Gelenkerkrankung

„Die Krankheit ist die Vergeltung der empörten Natur."
H. Ballou

Ausgehend von der klinischen Einteilung der Gicht in 4 typische Stadien (12, 74) handeln wir im folgenden die Symptomatologie der Prägicht, des akuten Gichtanfalles und der interkritischen Phasen sowie des chronischen Stadiums getrennt ab. Einen weiteren Abschnitt widmen wir der Besprechung atypischer Gichtformen.

Vorausschicken möchten wir die Bemerkung, daß sich *familiäre Gichtanamnesen* in etwa 10% der Fälle von primärer Gicht erheben lassen. Am Krankengut der Medizinischen Poliklinik der Universität Freiburg i. Br. ermittelte BABUCKE (2) eine positive Familienanamnese bei 12,5% der Gichtpatienten. Vergleichswerte aus der Literatur schwanken zwischen 9 und 36% (3, 6, 23). Unter Patienten mit primärer symptomloser Hyperurikämie läßt sich nur in 1% der Fälle eine familiäre Gichtbelastung erheben (4).

Seit langer Zeit wird übereinstimmend festgestellt, daß etwa 70% der Gichtpatienten lebensfrohe Pykniker sind (18, 21, 40). Das häufige Erscheinen von Gicht in verschiedenen Elitegruppen war eine klinische Beobachtung, die ebenso ehrwürdig wie weitverbreitet ist. In der mittelalterlichen Medizin galt der Spruch: „Vinum der Vater, Coena die Mutter, Venus die Hebamm', machen das Podagram." In der Überflußgesellschaft unserer Zeit hat sich allerdings die früher übliche Anschauung, wonach Köche, Gastwirte, Schlächter, Bierbrauer als beruflich besonders für Gicht exponiert galten, erheblich gewandelt. Geblieben ist nur die allgemeine Feststellung, daß Schlemmer stark gichtgefährdet sind. Auf die damit zusammenhängenden epidemiologischen Fragen und auf die unter Gichtkranken anzutreffenden Konstitutionstypen sind wir auf S. 6 ff., 87 ff. und 172 ff. näher eingegangen.

Prägicht

Bei männlichen Personen manifestiert sich eine asymptomatische Hyperurikämie schon in der Jugend, während dies bei Frauen für gewöhnlich erst nach der Menopause der Fall ist (51).

Die hohe *Prävalenz von Hypertension* in diesen Familien eröffnet die Möglichkeit, daß eine Nierenfunktionsstörung, die mit Hypertension einhergeht, für die Entwicklung von Hyperurikämie wenigstens bei einigen Verwandten von Gichtkranken verantwortlich ist (51).

Zuweilen entwickelt sich eine *Gichtniere* Jahre vor dem Auftreten erster Gichtanfälle, besonders bei jüngeren Patienten. Derartige Nierenveränderungen leiten dann meist unerkannt oder falsch gedeutet die Prägicht in die manifeste Gicht über. Manchmal manifestiert sich Gicht zunächst nicht als Gelenkgicht, sondern mit einer Nierensteinkolik, einer arteriellen Hypertension, einer abakteriellen bzw. bakteriell infizierten interstitiellen Nephritis im Sinne einer Pyelonephritis mit Neigung zu Rezidiven. Wir verweisen in diesem Zusammenhang auf die hierzu auf S. 148 und 156 gemachten Ausführungen.

Zwischen subklinischer und klinischer Manifestation der Hyperurikämie bestehen fließende Übergänge und zugleich rückläufige Entwicklungen. Wenn man den rezidivierenden Charakter der Nierensymptomatik in Betracht zieht, können Zustände von völliger Symptomlosigkeit mit solchen abwechseln, bei denen geringgradig pathologische Harnbefunde (Eiweißopaleszenz, Leukurie, Harnsäurekristallnachweis im Harnsediment, funktionelle Einschränkung der konzentrativen Nierenleistung) und gegebenenfalls labile arterielle Hypertension bestehen.

Der akute Gichtanfall

Entscheidend für die Erstmanifestation der Gicht als Gelenkerkrankung ist ein Mengen-Zeit-Quotient der Uratpräzipitation. Mit anderen Worten:

Es besteht eine deutliche Abhängigkeit zwischen dem Lebensalter, in dem der erste Gichtanfall auftritt, und dem Grad der Hyperurikämie. Je stärker der Grad der Hyperurikämie dauernd ausgeprägt ist, desto jünger wird das Manifestationsalter sein (Abb. 10.1). Bei Männern liegt das hauptsächliche Alter bei der Erstmanifestation derzeit in unserem Lande in der 3. Dekade (3), in der Deutschen Demokratischen Republik in der 4. Dekade (1). Insgesamt ergab sich gegenüber den Verhältnissen noch vor 2 bis 3 Jahrzehnten eine deutliche „Linksverschiebung" des Häufigkeitsgipfels (s. Abb. 6.3).

Überreichliches fettreiches Essen, Alkoholexzesse, körperliche Anstrengung, lokales Trauma, Auswirkungen von naßkaltem Wetter, parenterale Applikation von Penicillin gelten als Hauptmomente, die einen Gichtanfall auslösen können (18, 61, 73, 75). Außerdem werden Operationen, Blutverlust, Bluttransfusionen, allergische Reaktionen und seelische Verstimmungen als *anfallsauslösend* angesehen (36). In mehr als einem Drittel aller Gichtigen besteht chronischer *Alkoholabusus* (23,

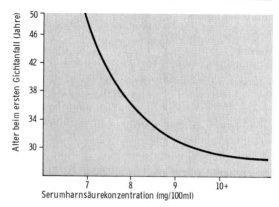

Abb. 10.1 Die Abhängigkeit des ersten Gichtanfalls von der ungefähren Höhe des Serumharnsäurespiegels bei einer Population männlicher Gichtkranker. Die Kurve zeigt deutlich, daß das Erkrankungsalter um so niedriger, je höher die Serumharnsäurekonzentration ist (aus *Mertz, D. P.:* Münch. Wschr. 114 [1972] 180)

72). Als anfallauslösend beschrieb bereits GUDZENT (24) Kuraufenthalte. Verantwortlich hierfür ist die Umstellung auf die dort angewandten therapeutischen Maßnahmen. Als solche kommen ungewohnte körperliche Anstrengungen beim Schwimmen oder bei der Durchführung aktiver Bewegungsübungen in Frage.

Seit langem wird einem chirurgischen Eingriff die Fähigkeit zuerkannt, akute Gichtanfälle auslösen zu können (26, 41). Gewöhnlich erfolgt innerhalb von 48 Std. nach einer Operation ein Anstieg der renalen Harnsäureausscheidung auf den doppelten bis dreifachen Betrag gegenüber der präoperativen Phase ohne nennenswerte Änderung der Serumharnsäurekonzentration oder der Kreatininausscheidung mit dem Harn (58). Die Hyperurikosurie hält mehrere Tage an. Somit besteht in der postoperativen Periode eine deutliche Störung des dynamischen Gleichgewichts von Urat. Diese Störung kann der Grund für akute Gichtattacken sein, die ähnlich schwer verlaufen wie diejenigen in der ersten Behandlungsphase mit *Allopurinol* oder *Urikosurika*. Andererseits können postoperativ auftretende Gichtanfälle auch durch eine vorübergehende Veränderung der Beziehungen zwischen Uratkristallen und Biomembranen ausgelöst sein. Die erste exakte Beschreibung der *Symptomatik* eines akuten Gichtanfalls sowie die Differentialdiagnose zwischen akutem Rheumatismus und Gicht verdanken wir SYDENHAM (1624 bis 1689) (60), der selbst unter schweren Gichtanfällen gelitten hat. Spätestens mit dem ersten Gichtanfall wird die Gicht klinisch manifest und behandlungsbedürftig. In etwa zwei Dritteln der Fälle beginnt die Gicht mit dem Befall eines Gelenkes (Podagra, Gonagra, Chiragra, Omagra).

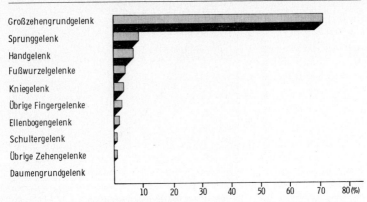

Abb. 10.2 Gelenklokalisation des ersten Gichtanfalls (n = 90) (aus *Babucke, G., D. P. Mertz:* Dtsch. med. Wschr. 98 [1973] 183)

Dagegen stellen sich Gichtanfälle in späteren Phasen als Polyarthritis dar. In über 50% der Fälle ist der erste Gichtanfall am Großzehengrundgelenk lokalisiert (2, 3, 20, 46).

Im Vergleich zu den Veröffentlichungen von KUZELL u. GAUDIN (36) und ZÖLLNER (76) konnten wir bei weiblichen Gichtpatienten keine nennenswerten Abweichungen von der Reihenfolge des ersten Gelenkbefalls unseres gesamten Krankengutes feststellen. Bei 90 konsekutiv untersuchten ambulanten Gichtpatienten war der erste Anfall in 72% der Fälle an einem oder an beiden Großzehengrundgelenken lokalisiert (Abb. 10.2). In der Reihenfolge der Häufigkeit des Erstbefalls sind hiernach Sprunggelenk, Handgelenk, Fußwurzelgelenke, Kniegelenk zu nennen. Am seltensten befallen waren bei diesen Kranken das Schultergelenk und Fingergelenke mit Ausnahme des Daumengrundgelenkes sowie Ellenbogengelenk und die übrigen Zehengelenke mit jeweils 1%. Bei 15% der Patienten waren 2 oder gar mehrere Gelenke betroffen (3). Monartikulär erscheint der erste Anfall bei über 60% der Gichtkranken (2, 20, 46).

Als Manifestationsort von Schmerzen bei Gicht und Hyperurikämie ist auch die *Wirbelsäule* in Betracht zu ziehen. Die Schmerzen befallen vor allem die Lendenwirbelsäule mit geringen Ausstrahlungen in Hüften und Schultern. Neurologische Ausfälle sind nicht typisch. Die Schmerzen selbst sind chronisch-rezidivierend, ihre Beherrschung hängt von einer zusätzlichen Therapie mit Allopurinol ab. Bei 50 relativ jugendlichen Gichtpatienten fanden wir (29) 12mal ein Lumbalsyndrom, während BOGNER u. TILSCHER (9) bei 63 von 103 Patienten mit Hyperurikämie ein Lumbalsyndrom feststellten. Ausnahmsweise ist auch einmal die Wirbelsäule in einen Anfall einbezogen, oder es findet sich eine *Spondylosis hyperostotica* (20). Hierunter versteht man eine ankylosierende vertebrale senile Hyperostose mit Verwandtschaft zur ligamentären Ossifikation der *Spondylitis ankylosans* (54). Dieses an sich harmlose, nicht entzündliche Leiden der alternden Wirbelsäule wird nicht nur bei Gichtpatienten, sondern auch bei solchen mit Diabetes mellitus und vor allem bei pyknischen Männern im 6. und 7. Lebensjahrzehnt angetroffen. Am häufigsten befallen ist die Brustwirbelsäule mit knöchernen Spangenbildungen. Röntgenologisch erkennt man bei seitlicher Aufnahme der Brustwirbelsäule ein ventrales, vor den Wirbelkörpern verlaufendes Verknöcherungsband.

Gicht kann sich auch in rezidivierend auftretenden *Muskelschmerzen*, beispielsweise in den Waden, in den Oberschenkeln und im Nacken, manifestieren. Diese Schmerzen nehmen über einige Tage zu und können sich über 3 bis 4 Wochen hinziehen (52). Unter Langzeittherapie mit Allopurinol verschwinden diese gichtbedingten Muskelschmerzen. Als *Vorboten* (Aura) eines akuten Gichtanfalles sind Störungen des Allgemeinbefindens, wie nervöse Übererregbarkeit, Abgeschlafftheit, Blähungen, zu nennen.

Der akute Gichtanfall entwickelt sich vorzugsweise nachts, meist über mehrere Stunden, seltener plötzlich mit heftigen Schmerzen, periartikulärer Rötung und Schwellung, Fieber, Störung des Allgemeinbefindens, Leukozytose, Tachykardie, positivem Ausfall der Akute-Phase-Reaktionen (Blutkörperchensenkungsgeschwindigkeit, C-reaktives Protein, $α_2$-Serumhaptoglobin, $α_2$-Globulin, Mukoproteinfraktion, Diphenylamin-Reaktion). Manchmal geht einem Gichtanfall ein *Prodromalstadium* mit psychischer Alteriertheit, unbestimmten Muskelschmerzen, gastrointestinalen Erscheinungen, Polyurie oder Nykturie voran. Weniger dramatisch, oft nur als Belastungsschmerz des befallenen Gelenks, stellen sich Anfälle über Tage ein. Die über dem Gelenk liegende Haut verfärbt sich düsterrot bis livide (Abb. 10.3, auf Farbtafel I). Die Umgebung des Gelenks kann ein Kollateralödem aufweisen. Das Gelenk selbst ist enorm berührungs- und erschütterungsempfindlich. Es besteht ein ausgesprochenes Krankheitsgefühl. Manchmal entwickeln sich gleichzeitig eine Episkleritis oder eine Phlebitis um das entzündete Gelenk. Möglicherweise kommt es später in der Umgebung des wieder hergestellten Gelenkes zu einer Hautschuppung. Auch ohne Therapie klingt ein Anfall meist binnen 1 bis 2 Wochen von selbst ab, bei sachgerechter Behandlung allerdings innerhalb weniger Tage.

In der *Synovialflüssigkeit* findet man beim akuten Gichtanfall polymorphkernige Granulozyten, im chronischen Stadium überwiegen Lymphozyten. Harnsäurekristalle lassen sich nicht nur in der Synovialflüssigkeit (Abb. 14.1 auf Farbtafel VI), sondern auch im Knorpel und in der Gelenkkapsel nachweisen.

Die Synovialflüssigkeit besteht aus einem modifizierten Blutdialysat und einem mukopolysaccharidhaltigen Sekret, das von Zellen der Synovia ausgeschieden wird (34).

Das Anfallsleiden hat einen ausgesprochenen Frühjahrs- und weniger ausgeprägten Herbstgipfel. Im unbehandelten Zustand kann der Anfall wenige Tage bis mehrere Wochen anhalten. Das beschwerdefreie Intervall dauert anfänglich mehrere Monate bis Jahre. Mit fortschreitender Krankheitsdauer häufen sich jedoch die Gichtanfälle. Innerhalb des auf den ersten Anfall folgenden Jahres tritt in etwa zwei Drittel aller Fälle der zweite Anfall auf.

In früheren Zeiten waren Gichtkranke bei Anfällen bis mehrere Wochen bettlägerig. So schrieb beispielsweise Herzog Christoph von Württemberg, der ein schweres Gichtleiden hatte, 1537 eine Abhandlung darüber und gab seinem Leidensgefährten Martin Luther Verhaltensmaßregeln (68). Einem Schreiben des englischen Kunstsammlers und Schriftstellers Horace Walpole aus dem Jahre 1786 an einen Bekannten (zit. nach TOYNBEE [65]) entnehmen wir folgende Passagen: „Es wird Sie sicher erfreuen, lieber Sir, zu erfahren, daß ich von meinem Gichtanfall genese, der, obwohl ich ihn nur als Pause betrachte, mich doch sechs Wochen lang bettlägerig machte und es einige Tage sehr ernst aussah. Es fing am mittleren Finger der Hand an, mit der ich jetzt schreibe, es bildete sich ein Kalkknoten, der Gicht und Entzündungen mit sich brachte und meinen Arm bis fast zur Schulter anschwellen ließ. Kurzum, ich mußte einen Chirurgen holen lassen. Erst in der vergangenen Woche wurde aus meinem Finger ein erbsgroßer Kalkstein herausgeholt, und ich hoffe, daß die Wunde bald verheilt sein wird."

Gichtanfälle betreffen nicht nur die Gelenke, sondern kommen auch an *Sehnenansätzen* (Ferse, Kniescheibe) und in *Schleimbeuteln* (Ellenbogen) vor (53). Aus Polynesien berichtete SLADE (57), daß die chronische Schwellung der Achillessehne dort als ein typisches Diagnostikum für Gicht angesehen wird. Sog. *viszerale Gicht* im Sinne einer akuten „Darmgicht", zerebrale Manifestationen, gichtige Phlebitis und *Augengicht* (Iritis urica) müssen größtenteils als unkontrollierte Deutungen hingestellt werden. Das Auftreten einer akuten Nackensteifigkeit wird mit hoher Wahrscheinlichkeit dann als Gichtanfall bewertet, wenn gleichzeitig auch ein anderweitig lokalisierter Anfall besteht. Vermutlich kommt die akute Nackensteifigkeit in solchen Fällen durch nuchale oder okzipitale Sehnenansatzentzündung zustande. Andererseits wurde an Halswirbelblockierung als auslösenden Faktor gedacht. SCHILLING (55) machte auf den sehr seltenen *Anfallstyp am Tibiaperiost* aufmerksam. Dieser geht mit starkem Ödem und ausgebreiteter Rötung des Unterschenkels einher, so daß oft eine Verwechslung mit einer Phlebitis naheliegend ist. Schließlich können auch mitigierte Anfälle, besonders bei Frauen, auftreten, die als *„goutiness"* bekannt sind.

> Die Vorzugslokalisation eines Gichtanfalls an den Gelenken der unteren Extremität, besonders an der Großzehe, wird durch die Orthostase erklärt (48).

Von besonderer Bedeutung ist die Tatsache, daß der typische Gichtanfall im Großzehengrundgelenk in 70–90% der Fälle als anamnestisches Kardinalsymptom angegeben wird. Die Auflösung eines Gichtanfalls durch ein *Trauma* (21, 37, 67) oder durch ein Mikrotrauma (56) war schon im 19. Jahrhundert bekannt. Zwischen dem Gichtanfall nach direktem Trauma an einem Gelenk und den Folgen eines entfernt einwirkenden (sog. „chirurgischen") Traumas ist zu unterscheiden. Die Bedeutung eines Mikrotraumas durch funktionelle, sportliche und berufliche Belastung für die Lokalisation eines akuten Gichtanfalls wurde bereits von BRICOUT (10), HENCH (28), WEIL u. MONTANTANT (71) erkannt. Beispielsweise wird beim Abrollen des Fußes während des Gehens das Großzehengrundgelenk für kurze Zeit praktisch mit dem gesamten Körpergewicht belastet. Die Anschauung, wonach „*aufsteigende Gicht*" auf statischen Veränderungen beruht (48), wird durch die Beobachtung unterstützt, daß sich Gichtanfälle an der Hand und an den Ellenbogen bei Patienten häufen, die wegen eines Befalls der unteren Extremitäten Krükken benützen müssen. Weitere aufschlußreiche Beispiele für den Einfluß funktioneller Beanspruchung auf die Lokalisation der Gicht sind die „Gaspedal-Gicht" bei Gichtpatienten nach Autofahrten über mehrere hundert Kilometer, der Befall von Gelenken der oberen Extremität bei Lastwagenfahrern, sakroiliakale Anfälle im Sinne einer Lumbago bei Gichtpatienten, die viel sitzen, und atypische Gichtformen ohne direktes Trauma bei Sportlern. MUGLER (48) beobachtete akute Schmerzattacken an Knöcheln und Kniegelenken bei Fußballspielern, an den Kniegelenken bei Skiläufern, am Ellenbogengelenk bei Tennisspielern, an den Ansätzen der Innenbänder des rechten Knies und/oder Epikondylitis links bei Golfspielern. Gichtanfälle, die nach langem Stehen unter Kälteeinfluß und Durchnässung besonders gern aufzutreten pflegen, bezeichnet man in diesem Zusammenhang treffenderweise als „*Messe- oder Ausstellungsgicht*".

Die Anfallsbereitschaft von Gichtkranken nimmt mit zunehmender Verschlechterung der Nierenfunktion, besonders bei Entwicklung einer *Niereninsuffizienz*, ab. Offenbar besteht beim Gichtkranken eine erhöhte *Reaktionsbereitschaft des Gewebes* auf intrakutan oder subkutan injizierte Mononatriumuratkristalle mit einem Durchmesser von 0,3 und 0,9 μm. Demgegenüber ist die schon bei Gesunden auf Uratkristalle auftretende entzündliche Reaktion des Gewebes bei Urämikern vermindert (13).

Die interkritischen Phasen und das chronische Stadium

Als interkritische Phasen bezeichnet man die klinisch symptomlosen Intervalle, in denen das Leiden aber fortschreitet. Wegen der Progredienz des Leidens nimmt die Häufigkeit der Anfälle im unbehandelten Zustand zu. Chronische Gicht kommt infolge Fehlbehandlung und/oder Fehltherapie heute nur noch selten vor. Die Erkennung einer primären Gicht ist eine klinische Diagnose, die durch weitere Untersuchungsmaßnahmen ergänzt und bestätigt wird. Atypische oder anderweitig schwer in das klinische Bild einer Gicht einzuordnende klinische Erscheinungen finden sich selten.

Das anfallsfreie Intervall kann im Laufe der Zeit von einigen Jahren auf einige Tage zusammenschrumpfen. Die Erkrankung geht dann gleitend in das chronische Stadium über, das durch fortschreitende polyartikuläre Gelenkdeformationen mit Ausbildung schwerster Ankylosen und Harnsäureablagerungen im mesenchymalen Geweben gekennzeichnet ist. Gichtknoten, sog. Tophi, stellen Gewebsreaktionen auf Ablagerungen von Mononatriumuratkristallen dar. Die Anwesenheit solcher Kristallablagerungen ist gleichbedeutend mit der klinischen Bedingung Gicht. Tophusbildung kommt nicht nur in Gelenknähe, sondern auch an den Streckseiten der Finger- und Zehengelenke sowie extraartikulär im subkutanen Bindegewebe vor. Sie kann in Knochen, Synovia, Sehnenscheiden, Skelett- und Herzmuskulatur (19), subkutanem Bindegewebe und interstitiellen Gewebsanteilen der Niere vorgefunden werden, fehlt jedoch auffälligerweise in Gehirn, Leber, Milz und Lunge. *Unter hypourikämisierender Langzeittherapie können sich nicht nur Weichteiltophi, sondern auch Knochentophi vollständig zurückbilden* (s. S. 239 ff.).

Im tophösen Stadium ist primäre Gicht eine Speicherkrankheit, vergleichbar anderen angeborenen Stoffwechseldefekten, wie Glykogenspeicherkrankheit, primärer Hämochromatose, Lipoidosen.

Neben dem Anfall stellt Tophusbildung die hervorstechendste klinische Manifestation der Gicht dar. Die Entwicklung der Tophi erfolgt oft schmerzlos und unbemerkt. Sie sind das *morphologische „Leitfossil"* der Gicht (19) und als Knochen- und Weichteiltophi *pathognomonisch* für die Gicht. Angesichts der heute verfügbaren therapeutischen Möglichkeiten sollte die Entwicklung von Gichtknoten in unserem Lebensraum eigentlich der Historie angehören.

Überschreitet die Harnsäurekonzentration in der extrazellulären Flüssigkeit die Löslichkeitsgrenze, dann lagern sich Uratpräzipitate bevorzugt in mesenchymalen Geweben mit schlechter Zirkulation der extrazellulären Flüssigkeit ab (64). Im wesentlichen handelt es sich dabei um Gewebe mit hohem Kollagen- oder Mukopolysaccharidgehalt (73). Urate können indessen in avaskulärem Gewebe eingelagert und eingekapselt oder aber in vaskularisiertem Gewebe ausgefällt werden und hier zu entzündlichen Gewebsreaktionen führen. Weiterhin können die in avaskulärem Gewebe eingekapselten Tophi in Gelenke einbrechen und Gichtanfälle auslösen. Als *Prädilektionsstellen für Harnsäureablagerungen* (Tophi) sind vor allem Knorpelgrundsubstanz, Knochen und Synovialschleimhaut, weniger häufig Sehnen und subkutane Gewebe, ferner

Muskel- und Nervengewebe (61) und in einzelnen Fällen Perikard (50), Arterien (27), Herzklappen (17) und Kehlkopf (38) zu nennen. Harnsäurekristalle wurden auch im Myokard (66) und in Myokardinfarktbezirken des linken Ventrikels in der Nähe der dort verlaufenden Koronararterie (14) gefunden. Tophöse Iliosakralarthritis ist eine Seltenheit (53). Für die Diagnose bedeutsam können Gichttophi in den Nierenpapillen sein (s. Abb. 11.2 auf Farbtafel IV).

Man kann zwischen *Weichteiltophi* und Knochentophi unterscheiden. Deren *Entwicklungsdauer* hat sich von früher durchschnittlich 10–20 Jahren auf jetzt durchschnittlich 5–9 Jahre verkürzt.

Im Jahre 1940 fand BRØCHNER-MORTENSEN (11) eine durchschnittliche Krankheitsdauer bis zum Auftreten erster Weichteiltophi von 13,2 Jahren, bei Knochentophi von 11,5 Jahren und bei kombiniertem Auftreten von Knochentophi und subkutanen Tophi von durchschnittlich 15,4 Jahren. Die durchschnittliche Krankheitsdauer bis zum Auftreten von Weichteiltophi beträgt heute in Anbetracht der starken Zunahme gichtfördernder Faktoren nur mehr 9,0 Jahre, von Knochentophi 4,9 Jahre und bei kombiniertem Auftreten 9,3 Jahre (3). Die kürzeste Zeitdauer zwischen Anfallsbeginn und Auftreten von Weichteiltophi erstreckte sich über 2 Jahre, die längste über 17 Jahre. In seltenen Fällen kann die Entstehung von Tophi den Gelenkerscheinungen vorausgehen. GARROD (21) und CHARCOT (15, 16) beobachteten Intervalle bis zu 5 Jahren. Manchmal kommt eine derartige Konstellation bei sekundärer Gicht infolge von Blutkrankheiten vor. Über die Entwicklung einer heimtückischen Niereninsuffizienz durch Urattophi in den Nieren vor der Erstmanifestation der Gicht, entweder als Arthritis oder als Nephrolithiasis, ist mir nichts bekannt geworden. In früheren Zeiten, als eine hypourikämisierende Dauerbehandlung noch nicht möglich war, entwickelten sich Tophi bei etwa einem Drittel bis der Hälfte der Gichtpatienten (42).

Bei den *Weichteiltophi* (Abb. 10.4 auf Farbtafel I) handelt es sich um knötchenförmige Fremdkörpergranulome, die Stecknadelkopf- bis Hühnereigröße erreichen können. Als bevorzugte Lokalisation ist die Ohrmuschel zu nennen. Im Volksmund spricht man von „Gichtperlen". Dort sind die Uratablagerungen intrakutan gelegen (Abb. 10.5 auf Farbtafel I). Weiterhin können sich Weichteiltophi an den Extremitäten bilden und neben destruierenden gichtigen Gelenkveränderungen zur Verunstaltung beitragen. Über die zunächst auf der knöchernen Unterlage gut verschieblichen Weichteilknoten ist die Haut durch Vorwölbung der normalen Körperoberfläche gespannt. An den Extremitäten sind besonders die Bursa olecrani, Finger (Abb. 10.6 auf Farbtafel II) und Zehen, die Bursa calcanei und die Patella betroffen. Seltene Lokalisationen von Weichteiltophi sind Nasenflügel, Augenlider, Kornea, Sklera, Skrotum, Penis, Zunge, Epiglottis, Kehlkopf, Aorta (42); ferner medialer Augenwinkel, Wirbelkörper und Sakroiliakalgelenke.

Beim Durchbruch von Tophi aus subkutanem Gewebe und Schleimhautbeuteln nach außen können *Gichtgeschwüre* entstehen. Bekannt ist der qualitativ chemische Nachweis von Uraten aus kutanen und subkutanen Tophi mittels der *Murexidprobe*. Dieses Nachweisverfahren kann allerdings falsch negative Ergebnisse liefern, wenn beispielsweise Gichttophi größere Anteile von Fremdstoffen (bis zu 90% Lipide) enthalten. In Abb. 10.7 (Farbtafel II) sind massive Uratablagerungen in den Weichteilen hinter dem Calcaneus und kranial davon im linken Unterschenkel eines 74jährigen zuvor unsachgemäß behandelten Gichtpatienten mit einer Diagnoseverzögerung von drei Jahrzehnten (!) dargestellt (Patient Sch. J. J., Aufnahme vom 15. 11. 1979).

Durch Gichttophi kann es zur Ausbildung eines *Karpaltunnelsyndroms* kommen (70). Dabei komprimieren Gichtknoten an der Beugeseite des Handgelenks den N. medianus im Canalis carpi, woraus sich eine Adduktor-Opponens-Atrophie der Hand mit Hypästhesie und Hypalgesie im Medianusgebiet, Atrophie des Thenar und Opponensparese des Daumens entwickeln können. Exzision der Gichtknoten und Durchtrennung des Lig. carpi transversum sind Therapie der Wahl. Ein durch Gicht ausgelöstes Karpaltunnelsyndrom kann auch bei Frauen auftreten, wobei der Verlauf gegebenenfalls unter konservativer Therapie mit einem Xanthinoxidasehemmer abgewartet werden kann (69). Histologisch wurde dabei als Ursache eine Tendovaginitis urica nachgewiesen.

In den Abb. 10.8 und 10.9 (auf Farbtafel III) werden Harnsäurekristalle im Kniegelenk und gichtige Veränderungen im Großzehengrundgelenk gezeigt, Tab. 10.1 gibt die Lokalisation von Tophi wieder (3, 47).

Als *Knochentophi* bezeichnet man sämtliche an Knochen nachweisbaren Strukturveränderungen durch Harnsäurekristalle. *Röntgenologisch ist der Gichttophus das typische Merkmal der chronischen Gicht*, erkennbar bei einem Durchmesser ab 5 mm (Abb. 10.10). Infolge eines Ersatzes von Calcium durch Urat kommt es zu einer erhöhten Strahlendurchlässigkeit. Ablagerung von Uratkristallen in und um Gelenkstrukturen führt nachfolgend oft zu Erosion und Zerstörung des Knorpels mit begleitender Einwanderung von Riesenzellen, subchondraler Knochenresorption und gelegentlicher fibröser Ankylose. Knochentophi können in Gelenke und Markhöhle von Knochen einbrechen und Frakturen hervorrufen. Als weitere *Komplikationen* kommen in schweren Fällen sekundäre Osteoarthrose (39) und knöcherne Ankylosen (32, 43) hinzu.

Tabelle 10.1 **Lokalisation von Weichteil- und Knochentophi bei 49 Patienten mit tophöser Gicht.**

Lokalisation	Weichteiltophi %	Knochentophi %
Großzehengrundgelenk	44,4	68,4
Ohrmuschel	44,4	–
Hand	30,6	21,1
Ellenbogen	27,8	–
Übriger Fuß	25,0	10,5
Kniegelenk	8,3	–

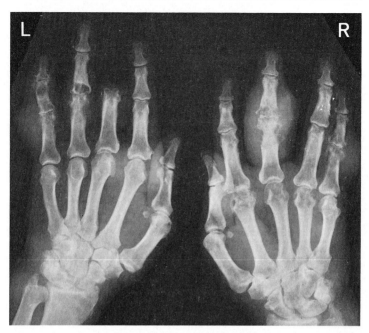

Abb. 10.10 Multiple Tophusbildungen an beiden Handskeletten bei dem 64jährigen Patienten A. J., Untersuchung am 16. 5. 1968. Der Mittelfinger der linken Hand war durch riesige perforierte Tophi praktisch amputationsreif. Röntgenologisch fand sich insgesamt ein etwas verminderter Kalkgehalt beider Handskelette. Erhebliche Strukturstörungen stellten sich im Bereich der Mittelgelenke und Grundgelenke, fast sämtlicher Phalangen, ausgenommen am Daumen, dar. An der linken Hand ist es zum Verlust des Mittel- und Endgliedes des 3. Fingers gekommen. Daneben bestanden erhebliche Weichteilverdichtungen rechts am 3. und 5. Finger, links am 4. und 5. Finger. Die gelenknahen Abschnitte zeigten erhebliche Strukturstörungen und typische Tophi bei teilweiser Auflösung der Kortikalis, besonders am 3. Finger rechts. Geringgradiger waren die Veränderungen am 5. rechten sowie am 4. und 5. linken Finger.

Von diesen knöchernen Ankylosen sind die Metatarsalgelenke charakteristischerweise betroffen. In Abb. 10.11 ist die Röntgenaufnahme einer Dünnschicht von Sagittalschnitten des rechten Fußes von einem 40jährigen Gichtpatienten, der seit dem 7. Lebensjahr gelegentlich Gelenkschmerzen hatte, dargestellt (32).

Wegen unerträglicher Schmerzen, Blutungen aus ulzerierten Tophi und Gehunfähigkeit mußten beide Beine amputiert werden. Im Metatarsalgelenk fanden sich eine knöcherne Ankylose und ein röntgenologisch erkennbarer Tophus. Kristallographisch konnten im Tophusgewebe hauptsächlich Mononatriumuratmonohydrat und in geringem Ausmaß Carbonat-Apatit nachgewiesen werden.

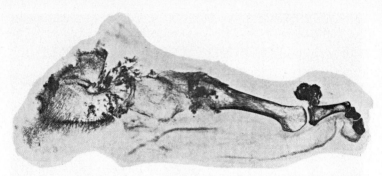

Abb. 10.11 Röntgenbild eines 2–3 mm starken Dünnschnittes des rechten Fußes mit knöcherner Ankylose in den mittleren Tarsalgelenken. Zusätzlich röntgenologisch nachweisbare Tophusbildung (aus *Hughes, G. R., C. G. Barnes, R. M. Mason*: Ann. rheum. Dis. 27 [1968] 67)

Die immer wieder vorgebrachte Behauptung (s. S. 193), die *Hallux-rigidus-Arthrose* komme bei Gichtpatienten überdurchschnittlich häufig vor und sei als ein Symptom für chronische Gicht zu werten, kann nicht länger aufrechterhalten werden. Nach neueren Erkenntnissen stellt sie neben der Heberden-Arthrose die häufigste Verwechslungsmöglichkeit mit Gicht dar (47). Bei Patienten mit Hallux-rigidus-Arthrose (Abb. 14.2) bestehen Hyperurikämie und Gicht sowie Fettleibigkeit zwar häufiger als in der erwachsenen Bevölkerung, häufig kombiniert mit statischen Veränderungen im Bereich der unteren Extremitäten. Anhaltspunkte für eine kausale Beziehung zwischen Hyperurikämie bzw. Gicht und Hallux-rigidus-Arthrose finden sich jedoch nicht. Vielmehr ist Fettleibigkeit als Bindeglied zwischen beiden anzusehen. Sie fördert ihre Entstehung.

Normalerweise beträgt der *austauschbare Harnsäurepool* etwa 1 g, bei Gichtkranken wurden Werte bis über 30 g gemessen (7). Dagegen beläuft sich die austauschbare Harnsäuremenge im Organismus von Gichtkranken ohne Tophi nur auf 3–5 g (7, 8). GUTMAN u. YÜ (25) vermuteten bei solchen Patienten auf Grund einer verzögerten Uratausscheidung nach Gabe von Urikosurika klinisch nicht nachweisbare Harnsäuredepots. Über die Uratmengen in chirurgisch entfernten Tophi liegen wenige Literaturangaben vor (5, 41). BACKMANN u. BÄUMER (5) bestimmten den Harnsäuregehalt in exstirpierten großen Gichtknoten von 2 Patienten mit schwerer Gicht. Im einen Fall betrug die Menge der mit dem Gewebe von 5 Tophi entfernten Harnsäure 2,1 g. Im anderen Falle wurden aus 13 Tophi 377 g Tophusgewebe mit einer Harnsäuremenge von 36,6 g exzidiert. Der größte Tophus wog 76,0 g, der kleinste 1,5 g. Auffallend war der zwischen 2,3 und 4,4% außerordentlich gerin-

Farbtafel I

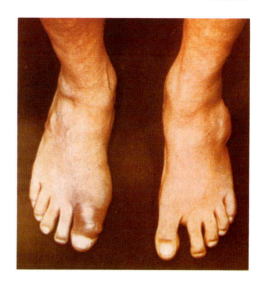

Abb. 10.3 Akute Gichtarthritis am rechten Großzehengrundgelenk (s. S. 139)

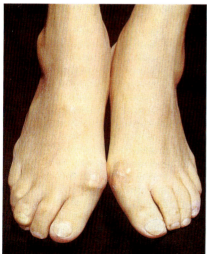

Abb. 10.4 Symmetrische Ablagerungen von Gichtknoten an beiden Großzehengrundgelenken (s. S. 143)

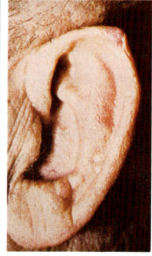

Abb. 10.5 Rezidiv eines Gichttophus in einer nach Exulzeration narbig abgeheilten Umgebung (s. S. 143)

Farbtafel II

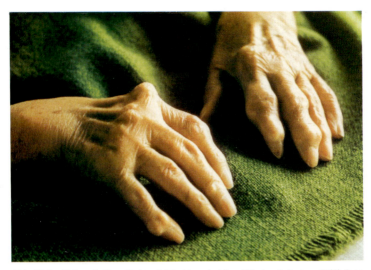

Abb. 10.6 Polyartikuläre Gicht mit Tophi an beiden Händen bei einer 65jährigen Frau (s. S. 143)

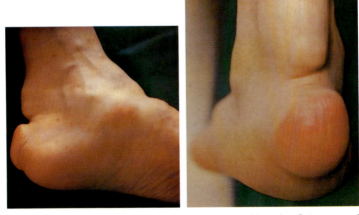

Abb. 10.7 Massive Uratablagerungen in den Weichteilen hinter dem Calcaneus und kranial davon im linken Unterschenkel. Links seitliche Aufnahme, rechts p.a. Aufnahme (s. S. 144) (aus *Mertz, D. P.:* Die Volkskrankheit Gicht im Wandel der Nachkriegszeit. Dtsch. Ärzteblatt 82 [1985] 3433–3440)

Farbtafel III

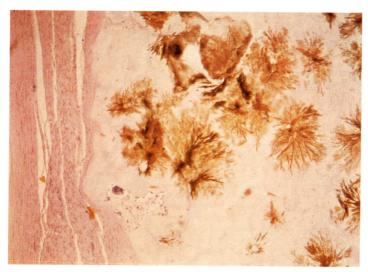

Abb. 10.8 Harnsäurekristalle im Kniegelenk. Anfärbung mit Lugol-Lösung (s. S. 144)

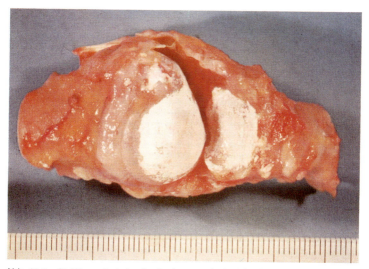

Abb. 10.9 Gichtig verändertes Großzehengrundgelenk (s. S. 144) (beide Abbildungen verdanke ich Herrn Prof. Dr. *W. Oehlert*, Pathologisches Institut der Universität Freiburg i.Br.)

Farbtafel IV

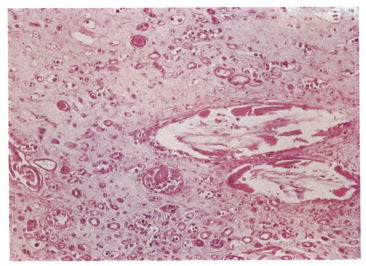

Abb. 11.2 Gichttophi im Interstitium des Nierenmarks (s. S. 127, 143, 153)

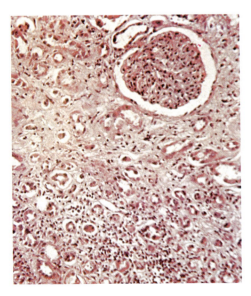

Abb. 11.3 Chronische interstitielle sklerosierende Uratnephritis mit lymphozytärer Stromainfiltration (aus *Thomas, C.:* Int. Welt 1 [1978] 59) (s. S. 128, 154)

Farbtafel V

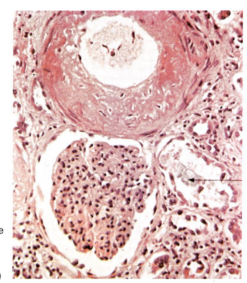

Abb. 11.4 Glomeruläre und vaskuläre Nephropathie mit Mediahypertrophie und Harnsäurekristall im Tubuluslumen (←) (aus *Thomas, C.:* Int. Welt 1 [1978] 59) (s. S. 128, 154)

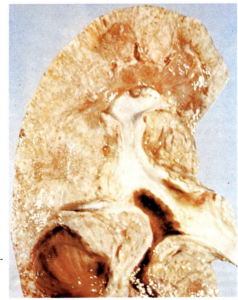

Abb. 11.8 Gichtniere bei Polyzythämie. Konkremente im Nierenbecken (aus *Thomas, C.:* Int. Welt 1 [1978] 59) (s. S. 160)

Farbtafel VI

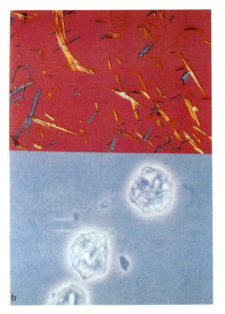

Abb. 14.1 Uratkristalle (Gelenkpunktat) im polarisierten Licht; a) extrazellulär, b) intrazellulär (s. S. 126, 139 u. S. 191) (aus *Müller, W.:* Die Untersuchung der Synovialflüssigkeit. Laboratoriumsblätter [Behring-Werke] 26 [1976] 25–35)

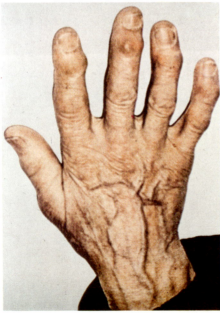

Abb. 14.9 Heberden-Arthrose (s. S. 204)

ge Harnsäuregehalt der betroffenen Bursawände im Gegensatz zu dem der Tophi an peripheren Gelenken mit 11,5 und 16,0%.

Nur der Tophus und die gichtige Bursitis können als für Gichtkranke typische *Hautaffektionen* angesprochen werden (35).

Atypische Gichtformen

Nicht immer durchläuft die Gicht die genannten 4 typischen Verlaufsstadien. Oft erfolgt die Festlegung der Häufigkeit, in der ein Merkmal auftreten muß, um als typisch zu gelten und den Rest als atypisch erscheinen zu lassen, rein subjektiv. Auch seltenere Ereignisse und Symptome können allein wegen ihrer Art als typisch erscheinen. SCHILLING (53) gliederte alles, was nicht häufig zu finden ist, in den Begriff der Atypie ein, angefangen von Besonderheiten des Habitus bis zu Atypien hinsichtlich des Beginns, der Lokalisation und der Verlaufsform der Gicht.

Den Begriff der atypischen Gicht möchten wir auf die primär chronische Gicht (22), und auf die isolierte Gichtniere beschränkt wissen. Die eine Verlaufsform bevorzugt alte Menschen, die andere jüngere Patienten.

Gicht ist in der Lage, ohne typische anfallsartige Zeichen *Hüftkopfgelenknekrosen* herbeizuführen (63), deren Behandlung aus einem totalen Hüftgelenkersatz besteht. Für die Nekrose des Oberschenkelkopfes sind atherosklerotische Veränderungen der Gefäße und nicht die Ablagerungen von Uratkristallen im Kapselgewebe verantwortlich zu machen (30).

In Fällen von *primär chronischer Gicht*, die nicht mit einem akuten Gichtanfall klinisch manifest wird, sind Frühdiagnose und Unterscheidung von anderen, auch primär nichtentzündlichen Gelenkerkrankungen, oft erschwert. Bei etwa 20% der Gichtfälle muß nach MELLINGHOFF u. GROSS (44) mit der primär chronischen Gichtform gerechnet werden. Diese Häufigkeitsangabe ist eher zu niedrig als zu hoch gegriffen (45). Mit zunehmender Lebenserwartung der Gesamtbevölkerung häufen sich die Fälle, bei denen sich die Krankheit erst in höherem Alter manifestiert (33, 59). Polyartikuläre Erscheinungsform und atypische Lokalisation in Knie-, Ellenbogen- und Handgelenken nehmen in vorgerücktem Alter zu (31). Meist fehlt jede Akuität der Erkrankung. Fieber besteht niemals, beschleunigte Blutsenkung und Leukozytose können fehlen. Eine Parallelität zwischen beschleunigter Blutsenkung und Leukozytose besteht nicht. Die Symptome der akuten Gelenkentzündung sind oft schleichend, die Colchicinbehandlung wirkt nicht immer drastisch. Zur Ausbildung typischer Tophi kommt es meist nicht mehr. Nennenswerte Nierenläsionen stellen sich bei Manifestation der Gicht in vorgeschrittenem Alter nur noch selten ein. Das klinische Bild ist langsam progredient und weist keine Remissionen auf. Degenerative Veränderungen können sich hinzugesellen. Der Nachweis der Erblichkeit läßt sich meist nicht führen. Relativ häufig werden die Erscheinungen der primär chronischen Gicht als degenerative Veränderungen an Gelenken und/oder Wirbelsäule verkannt. Dieser Form der *Gicht bei betagten Patienten*, die erst im Senium manifest wird, muß ein zweiter Typ der Altersgicht, nämlich die seit Jahrzehnten bestehende *Gichtkrankheit der Alten* gegenübergestellt werden (31). So können wir also zwischen dem gichtkranken Alten und dem alten Gichtkranken unterscheiden.

Ein *isoliertes Betroffensein der Niere* von den Störungen im Harnsäurestoffwechsel wird vor allem bei jüngeren Patienten etwa bis zum 30. Lebensjahr angetroffen. In einem Teil der Fälle besteht gleichzeitig eine arterielle Hypertension. Erst geraume Zeit später kann sich dann eine Gelenkgicht einstellen, und spätestens dann sollte die Diagnose gestellt sein.

In einer industrialisierten Überflußgesellschaft häufen sich die Fälle, in denen primäre Gicht in relativ jugendlichem Alter manifest wird. Am Beispiel von 50 primär hyperurikämischen Patienten im Alter zwischen 17 und 34 Jahren haben wir (29) auf *Besonderheiten in der Symptomatik der bei jüngeren Patienten vorhandenen Gicht* aufmerksam gemacht. In einem Drittel der Fälle erfolgte die Erstmanifestation nicht an den Gelenken, sondern isoliert an der Niere. Demgegenüber ist die Häufigkeit des Zusammentreffens von Übergewicht, arterieller Hypertension, Hyperlipidämie, Störungen im Kohlenhydratstoffwechsel und Fettleber vergleichbar derjenigen bei älteren Gichtkranken. Andererseits lassen sich oftmals schon im prägichtigen Stadium allgemeine Stoffwechselstörungen bei jüngeren Patienten nachweisen, wobei Harnsäure-, Kohlenhydrat- und Fettstoffwechsel kombiniert betroffen sein können. Die gegenseitige syndromartige Verflechtung von Übergewicht, arterieller Hypertension, Störungen im Fett- und Kohlenhydratstoffwechsel bei primärer Gicht läßt es nicht verwunderlich erscheinen, daß schon jüngere Gichtiker relativ häufig über pektanginöse Beschwerden klagen.

Literatur

1 Altus, R.E., F. Schnabel: Untersuchungen von Dispensairepatienten mit Arthritis urica. Z. ärztl. Fortbild. 69 (1975) 1081

2 Babucke, G.: Der rheumatische Formenkreis unter besonderer Berücksichtigung der Gicht. Inaug-Diss., Freiburg i.Br. 1970

3 Babucke, G., D.P. Mertz: Wandlungen in Epidemiologie und klinischem Bild der primären Gicht zwischen 1948 und 1970. Dtsch. med. Wschr. 98 (1973) 183

4 Babucke, G., D.P. Mertz: Häufigkeit der primären Hyperurikämie unter ambulanten Patienten. Münch. med. Wschr. 116 (1974) 875

5 Backmann, L., A. Bäumer: Harnsäuregehalt chirurgisch entfernter Gichtknoten und gichtisch veränderter Schleimbeutel. Münch. med. Wschr. 111 (1969) 1620

6 Barcelo, P., L. Sans-Sola, A. Santa-Maria: Estudio estadistico sobre 933 casos de gota. Rev. esp. Reum. 1 (1967) 1

7 Benedict, J.D., P.H. Forsham, W. de Stetten jr.: The metabolism of uric acid in the normal and gouty human studied with the aid of isotopic uric acid. J. biol. Chem. 181 (1949) 183

8 Bishop, C., W. Garner, J.H. Talbott: Pool size, turnover rate, and rapidity of equilibration of injected isotopic uric acid in

normal and pathological subjects. J. clin. Invest. 30 (1951) 879

9 Bogner, G., H. Tilscher: Wirbelsäulenbeschwerden bei Hyperurikämie-Patienten. Münch. med. Wschr. 118 (1976) 103

10 Bricout, C.: L'influence du traumatisme local dans le déterminisme des crises de goutte ou du rhumatisme goutteux. Congrès de la goutte et de l'acide urique. Vittel, 1935 Kongressbd. (S. 242–244)

11 Brøchner-Mortensen, K.: The uric acid content in blood and urine in health and disease. Medicine 19 (1940) 161

12 Brugsch, T.: Die Gicht. In: Lehrbuch der inneren Medizin. Urban & Schwarzenberg, Berlin 1930

13 Buchanan, W.W., J.R. Klinenberg, J.E. Seegmiller: The inflammatory response to injected microcrystalline monosodium urate in normal, hyperuricemic, gouty and uremic subjects. Arthr. and Rheum. 3 (1965) 361

14 Bunim, J.J., C. McEwen: Tophus of valve in gout. Arch. Path. 29 (1940) 700

15 Charcot, J.M.: Ouvres complètes, recueillées et publiées par, Boumeville, Bureaux du progrés médical, Delahaye u. Lecrosnier, Paris 1886–1890. Textholzschnitte, hysterische Positionen und arthritische Extremitätenveränderungen.

16 Charcot, J.M.: Leçons cliniques sur les maladies des vieillards et les maladies chroniques. Paris 1874

17 Coupland, S.: Gouty deposits on the aortic valves. Lancet 1873/I, 447

18 Drube, H., H. Reinwein: Zur Klinik der Gicht, „der vergessenen Krankheit". Med. Klin. 54 (1959) 631

19 Fassbender, H.G.: Zur Pathologie der Gicht. Therapiewoche 22 (1972) 105

20 Gamp, A., F. Schilling, L. Müller, M. Schacherl: Das klinische Bild der Gicht heute. Beobachtungen an 200 Kranken. Med. Klin. 60 (1965) 129

21 Garrod, A.B.: The Nature and Treatment of Gout and Rheumatic Gout, 2nd ed. Walton & Maberly, London 1863

22 Grafe, E.: Die Gicht. Dtsch. med. Wschr. 78 (1953) 867

23 Grahame, R., J.T. Scott: Clinical survey of 354 patients with gout. Ann. rheum. Dis. 29 (1970) 461

24 Gudzent, F.: Gicht und Rheumatismus. Springer, Berlin 1928

25 Gutman, A.B., T.F. Yü: Gout, a derangement of purine metabolism. Advanc. intern. Med. 5 (1952) 227

26 Hench, P.S.: A clinic on some diseases of joints. Med. Clin. N. Amer. 19 (1953) 551

27 Hench, P.S.: The diagnosis of gout and gouty arthritis. J. Lab. clin. Med. 22 (1936) 48

28 Hench, P.S.: Comments on the diagnosis and management of gout in certain parts of the United States. Proc. Mayo Clin. 12 (1937) 262

29 Henninges, D., D.P. Mertz: Urikopathie bei Jugendlichen. Besonderheiten im klinischen Bild. Münch. med. Wschr. 113 (1971) 458

30 Hofmeister, F., H. Brandt: Die Lokalisation der Gicht im Hüftgelenk. Arch. orthop. Unfall-Chir. 73 (1972) 267

31 Holländer, E., P. Schwarczmann: Gicht im vorgeschrittenen Alter. Münch. med. Wschr. 110 (1968) 649

32 Hughes, G.R., C.C. Barnes, R.M. Mason: Bony ankylosis in gout. Ann. rheum. Dis. 27 (1968) 67

33 Johnson, W.M.: The Older Patient. Harper & Row, New York 1960 (p. 441)

34 Kaminski, M.: Diagnostische Bedeutung der Synovialflüssigkeit und der Synovialmembranen. Schweiz. Rdsch. Med. 69 (1980) 182

35 Krizek, V., L. Hanzlickova: Hautbefunde bei Gichtkranken. Ther. Gegenw. 109 (1970) 1652

36 Kuzell, W.Ch., G.P. Gaudin: Gicht. Documm. Rheumatol. Geigy, Nr. 10. Basel 1956

37 Lecorché, B.: Traité de la goutte, Paris 1884

38 Levkovits, A.M.: Gouty involvement of the larynx. Report of a case and review of the literature. Arthr. and Rheum. 81 (1965) 1019

39 Lichtenstein, L., H.W. Scott, M.H. Levin: Pathologic changes in gout: Survey of eleven necropsied cases (with twenty-three illustrations). Amer. J. Path. 32 (1956) 871

40 Lichtwitz, L., E. Steinitz: Die Gicht. In: Handbuch der inneren Medizin, 2. Aufl. Bd. IV/1. Springer, Berlin 1926

41 Linton, R.R., J.H. Talbott: The surgical treatment of tophaceous gout. Ann. Surg. 117 (1943) 161

42 Löffler, W., F. Koller: Die Gicht. In Schwiegk, H.: Handbuch der inneren Medizin, 4. Aufl. Bd. VII/2. Springer, Berlin 1955 (S. 435 ff.)

43 Ludwig, A.O., G.A. Bennett, W. Bauer:

A rare manifestation of gout: widespread ankylosis simulating rheumatoid arthritis. Ann. intern. Med. 11 (1938) 1248
44 Mellinghoff, C.H., R.H. Gross: Erfahrungen über die Gicht, insbesondere über die uricosurische Therapie mit Anturan. Z. Rheumaforsch. 21 (1962) 42
45 Mertz, D.P.: Gicht, Diabetes mellitus und Fettleber. Münch. med. Wschr. 114 (1972) 180
46 Mertz, D.P., G. Babucke: Epidemiologie und klinisches Bild der primären Gicht. Beobachtungen zwischen 1948 und 1968. Münch. med. Wschr. 113 (1971) 617
47 Mertz, D.P., A. Mertz: Zwischen Halluxrigidus-Arthrose und Gicht besteht kein Kausalzusammenhang. Med. Klin. 76 (1981) 743
48 Mugler, A.: Gicht und Trauma. Münch. med. Wschr. 111 (1969) 1615
49 Müller, H.O., E. Fritze: Pathophysiologie, Klinik und Therapie der Gicht. Med. Klin. 60 (1965) 735
50 Paulley, W.J., K.E. Barlow, P.E.J. Cutting, J. Stevens: Acute gouty pericarditis. Lancet 1963/1, 21
51 Rakic, M.T., H.A. Valkenburg, R.T. Davidson, J.P. Engels, W.M. Mikkelsen, J.V. Neel, I.F. Duff: Observations on the natural history of hyperuricemia and gout. I. An eighteen year follow-up of nineteen gouty families. Amer. J. Med. 37 (1964) 862
52 Rückert, K.-H., W. Chowanetz: Die übersehene Gicht. Münch. med. Wschr. 114 (1972) 663
53 Schilling, F.: Differentialdiagnose der Gicht, atypische Gicht und Pseudogicht. Therapiewoche 19 (1969) 245
54 Schilling, F.: Differentialdiagnose der Spondylitis ankylopoetica: Spondylitis psoriatica, chronisches Reiter-Syndrom und Spondylosis hyperostotica. Therapiewoche 19 (1969) 249
55 Schilling, F.: Klinik und Therapie der Gicht und deren Abgrenzung von der Pseudogicht. In Boecker, W.: Fettsucht, Gicht. Thieme, Stuttgart 1971 (S. 139–160)
56 Scudamore, C.: A treatise on the Nature and Cure of Gout. London 1816.
57 Slade, I.H.: Achilles tendon in gout. New Engl. J. Med. 277 (1967) 160
58 Snaith, M.L., J.T. Scott: Uric acid excretion and surgery. Ann. rheum. Dis. 31 (1972) 162

59 Sokoloff, L.: The pathology of gout. Metabolism 6 (1957) 230
60 Sydenham, Th.: Opuscula omnia. Tractatus de podagra et hydrope. London, 1683. Deutsch in Sudhoff, K.: Klassiker der Medicin. Barth, Leipzig 1910
61 Talbott, J.H.: Gicht und Gicht-Arthritis. Klin. Wschr. 35 (1957) 797
62 Talbott, J.H.: Gout, 3rd ed. Grune & Stratton, New York 1967
63 Teubner, E.: Beitrag zur Frage der Coxitis urica. Dtsch. Gesundh.-Wes. 28 (1973) 2136
64 Thannhauser, S.J.: Lehrbuch des Stoffwechsels und der Stoffwechselkrankheiten. Bergmann, München 1929
65 Toynbee, P.: The Letters of Horace Walpole. Clarendon, Oxford 1904
66 Traut, E.F., A.A. Knight, P.B. Szanto, E.W. Passerelli: Specific vascular changes in gout. J. Amer. med. Ass. 156 (1954) 591
67 Trousseau, A.: Clinique médicale del Hôtel-Dieu de Paris, vol. II, Baillière, Paris 1862
68 Vierordt, H.: Medizinisches aus der Weltgeschichte, Tübingen 1893
69 Walther, B., H. Bauer, W. Gröbner, N. Zöllner: Karpaltunnelsyndrom bei Gicht. Dtsch. med. Wschr. 107 (1982) 942
70 Ward, L.E., W.H. Bickel, K.B. Corbin: Median neuritis (carpal tunnel syndrome caused by gouty tophi). J. Amer. med. Ass. 167 (1958) 844
71 Weil, M.P., P. Montantant: Le problème de la goutte. Rev. Rhum. 15 (1948) 61
72 Williamson, C.S.: Gout: a clinical study of 116 cases. J. Amer. med. Ass. 74 (1920) 1625
73 Zöllner, N.: Nucleinstoffwechsel. In Zöllner, N.: Thannhausers Lehrbuch des Stoffwechsels und der Stoffwechselkrankheiten, 2. Aufl. Thieme, Stuttgart 1957 (S. 511 ff.)
74 Zöllner, N.: Gicht. Dtsch. med. Wschr. 84 (1959) 920
75 Zöllner, N.: Moderne Gichtprobleme. Ätiologie, Pathogenese, Klinik. Ergebn. inn. Med. Kinderheilk. N.F. 14 (1960) 321
76 Zöllner, N.: Diagnostische Maßnahmen bei Gicht. Dtsch. med. Wschr. 92 (1967) 115

11 Primäre Gicht als Allgemeinkrankheit

„Quantum mutatus ab illo."
P.V.M. Vergil

Die eigentliche Problematik der Gicht beruht nicht so sehr auf ihrer Eigenschaft als Gelenkerkrankung, die heute bei konsequenter hypourikämisierender Langzeitbehandlung als besiegt gelten kann, sondern auf ihrer Eigenschaft als schwere Allgemeinkrankheit.

So bestehen (s. Tab. 11.1) bei mehr als der Hälfte aller Patienten mit primärer Gicht eine Nierenbeteiligung, meist schon Monate bis Jahre vor der Etablierung der Gicht als Gelenkerkrankung, arterielle Hypertension, Übergewicht, Störungen im Kohlenhydrat- und Fettstoffwechsel und hier besonders Typ IV einer Hyperlipoproteinämie nach Fredrickson, Fettleber, die in zwei Drittel der Fälle mit Mesenchymaktivierung kombiniert ist. Die sehr häufige Kombination von Gicht mit Bedingungen, die anerkanntermaßen als atherogen gelten, rechtfertigt die Feststellung, daß diese Krankheit dadurch als disponierender Faktor für die Entwicklung einer vorzeitigen und schweren Atherosklerose eingeschätzt wird. Auch die primäre Hyperurikämie ist häufig mit diesen Begleitkrankheiten verkettet (Tab. 11.2), die früher z.T. unter dem Begriff der *„viszeralen Gicht"* (41) zusammengefaßt wurden.

Tabelle 11.1 **Primäre Gicht als Allgemeinkrankheit.**

1. Uratnephropathie in 70–100%
2. Arterielle Hypertension in 40–80%
3. Übergewicht in mehr als 50% der Fälle
4. Störungen im Kohlenhydratstoffwechsel in 30–60%, davon manifester Diabetes mellitus in 10–25%, klinisch asymptomatischer Diabetes mellitus in 10–35%
5. Hyperlipoproteinämie in 40–100%
6. Fettleber mit oder ohne Mesenchymaktivierung in 60–90%
7. Frühzeitige schwere Atherosklerose
8. Manisch-depressive Stimmungslagen

Tabelle 11.2 **Komplikationen und Begleiterscheinungen** bei primärer Gicht und primärer Hyperurikämie (nach *Babucke* u. *Mertz*).

Primäre Gicht

Komplikationen	Gesamtzahl n = 90	Männer n = 82	Frauen n = 8
Hepatopathie	70 (77,8%)	66 (80,5%)	4 (50,0%)
Adipositas	62 (68,9%)	57 (69,5%)	5 (62,5%)
Hypertension	60 (66,7%)	54 (65,9%)	6 (75,0%)
Nephropathie	58 (64,4%)	54 (65,9%)	4 (50,0%)
Hyperlipoproteinämie	46 (51,1%)	43 (52,4%)	3 (37,5%)
Diabetes mellitus	28 (31,1%)	25 (30,5%)	3 (37,5%)
manifest	19 (21,1%)	16 (19,5%)	3 (37,5%)
subklinisch	9 (10,0%)	9 (11,0%)	0
Nephrolithiasis	14 (13,3%)	14 (17,0%)	0

Tabelle 11.2 (Fortsetzung)

Primäre Hyperurikämie

Komplikationen	Gesamtzahl n = 675	Männer n = 508	Frauen n = 167
Hepatopathie	278 (41,2%)	218 (42,9%)	60 (35,9%)
Adipositas	333 (49,3%)	249 (49,0%)	84 (50,3%)
Hypertension	346 (51,3%)	255 (50,2%)	91 (54,5%)
Nephropathie	203 (30,1%)	148 (29,1%)	55 (32,9%)
Hyperlipoproteinämie	143 (21,2%)	112 (22,0%)	31 (18,6%)
Diabetes mellitus	112 (16,6%)	91 (17,9%)	21 (12,6%)
manifest	67 (9,9%)	51 (10,0%)	16 (9,6%)
subklinisch	45 (6,7%)	40 (7,9%)	5 (3,0%)
Nephrolithiasis	54 (8,0%)	43 (8,5%)	11 (6,6%)

Uratnephropathie

Die sogenannte Gichtniere

Veränderungen im Sinne einer Gichtnephropathie lassen sich bei den meisten Gichtpatienten histologisch (bioptisch) und/oder autoptisch nachweisen. Uratablagerungen in der Niere finden sich schätzungsweise bei vier Fünfteln, interstitielle Entzündungen bei drei Vierteln, davon Pyelonephritis in zwei Drittel aller Fälle, vaskuläre Veränderungen bei der Hälfte und Nephrolithiasis bei etwa zwei Zehnteln aller Gichtpatienten (Abb. 11.1). Nach GRAFE (41) stellt die Niere das hauptsächliche Manifestationsorgan der chronischen extraartikulären, sog. „vis-

Uratnephropathie

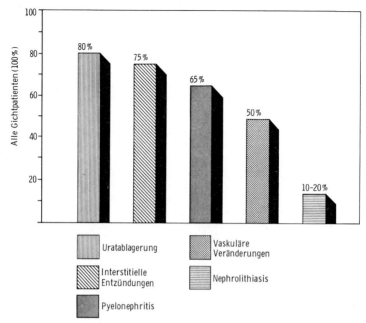

Abb. 11.1 Häufigkeit verschiedener Nierenveränderungen bei Gicht (aus *Mertz, D. P.:* Risikofaktor Gicht, Studienreihe Boehringer – Mannheim 1973)

zeralen" Gicht dar. Vor dem 35. Lebensjahr erfolgt die Erstmanifestation der Gicht in bis zu einem Drittel der Fälle isoliert an der Niere (54). In der Regel läßt sich schon vor der Entwicklung einer Gicht als Gelenkerkrankung histologisch eine Nierenbeteiligung nachweisen. Leider entziehen sich im Anfangsstadium die auf Ausfällungen und Ablagerungen von Harnsäure (vor allem im Nierenmark) beruhenden Nierenveränderungen bei fast der Hälfte aller Gichtpatienten wegen des rezidivierenden Verlaufs der Erkrankung der klinischen Diagnostik.

Kristalline oder amorphe Harnsäureausfällungen wirken als Kristallisationskern. Im Interstitium sind sie weiß und bestehen aus Mononatriumurat. Intratubulär sehen sie gelb aus und bestehen vorwiegend aus freier Harnsäure (110). Weiße „Harnsäureinfarkte" im pyramidennahen Nierenmark fand SOKOLOFF (126) in mehr als 80% der sezierten Gichtfälle. Nach ZOLLINGER (143) sind die mikroskopisch bestätigten *Gichttophi in den Nierenpapillen* (Abb. 11.2 auf Farbtafel IV) als *pathogno-*

monisch für Gicht zu bezeichnen. *Unspezifisch für Gicht* sind sämtliche anderen bei Gichtpatienten im Bereich der Nieren häufig vorkommenden Veränderungen: Uratsteine, chronische interstitielle Nephritis sowie eine glomeruläre und eine vaskuläre Nephropathie im Sinne von Mesangiumsklerose, Glomerulosklerose, Arteriolenhyalinose, Mediahypertrophie und Intimafibrose (Abb. 11.3 und 11.4 auf Farbtafeln IV und V). Bei den Gefäßveränderungen handelt es sich um eine unspezifische Glomerulosklerose, Arteriosklerose und Arteriolosklerose (143).

Wesentliche Fortschritte im Hinblick auf die Klärung der intra vitam während verschiedener Gichtstadien entstehenden Nierenveränderungen erbrachte die *Nierenbiopsie*, die erstmals bei einem Gichtkranken von GAUCHER (37) vorgenommen wurde. *Primär* entwickelt sich in der Niere von Patienten mit chronischer Hyperurikämie oder manifester primärer Gicht eine *diffuse interstitielle Fibrosierung* (Abb. 11.3 auf Farbtafel IV), wahrscheinlich als Reaktion auf Ausfällungen von Harnsäuremikrokristallen im Nierenmark. Dieser Vorgang wird durch die hier normalerweise bei der Bildung eines maximal konzentrierten Harnes vorhandenen hohen Natriumkonzentrationen gefördert (144). Solche Materialansammlungen geben Anlaß zur Entwicklung einer chronischen abakteriellen interstitiellen sklerosierenden Nephritis, die naturgemäß systemisch-diffus und nicht herdförmig-destruierend wie die Pyelonephritis erscheint. Danach können sich *pyelonephritische Veränderungen als Sekundärphänomen* zusätzlich einstellen (15). *Gefäßveränderungen* treten erst später auf. Wesentlich für deren Entstehen scheint eine Kombination mit Hypertension oder Diabetes mellitus zu sein. Unabhängig von der Krankheitsdauer lassen sich bei Gichtpatienten in der Regel bioptisch Nierenveränderungen nachweisen. Nur bei 2 von 22 Nierenpunktaten stellten LOUYOT u. Mitarb. (83) eine normale Gewebsstruktur fest. MOELLER (104) erhob ähnliche Befunde. In Frühfällen von Gichtnephropathie kann bioptisch eine interstitielle Fibrose nachgewiesen werden (43). Doch scheint ein Befall des interstitiellen Gewebes in der Niere von der Dauer der Gichterkrankung abhängig zu sein (83). *Je älter die Patienten sind und je länger die Gichtanamnese besteht, desto häufiger finden sich Gefäßveränderungen in der Niere.* Arteriosklerose, interstitielle Infiltrate und tubuläre Veränderungen sind oft in ausgedehnterem Maße nachweisbar als bei Diabetes mellitus. Überhaupt bestehen zwischen beiden Erkrankungen erstaunliche Parallelen. – Elektronenoptische Befunde, die an Nierenbiopsiematerial von Gichtpatienten erhoben worden sind (108), zeigen, daß sich die an Glomeruli und Epithelzellen der Henleschen Schleife gefundenen Veränderungen nicht von denen, die bei essentieller Hypertension angetroffen werden, unterscheiden.

Arteriosklerotische Veränderungen können im Bereich der Glomeruli (Abb. 11.4 auf Farbtafel V) zu einer teilweisen oder vollständigen Hyalinisierung führen, was man nach KOLLER u. ZOLLINGER (73) als „gichti-

sche Glomerulosklerose" bezeichnet. Die unspezifische Glomerulosklerose geht mit Verdickung des Mesangiums und z. T. auch der Basalmembranen einher. Zellproliferationen sind als Sekundärphänomen zu werten, Kapsel- und Deckepithel primär unverändert. Einzelne Schlingen können vollkommen veröden. Schlingenadhäsionen werden beobachtet. Diese extrakapillär gelegenen Veränderungen, die nichts mit den gleichnamigen, jedoch interkapillär lokalisierten bei Diabetes mellitus zu tun haben (67), können an das histologische Bild einer Glomerulonephritis erinnern. Deshalb können im Nierenpunktat relativ häufig glomeruläre Veränderungen festgestellt werden (43, 83). Gelegentlich kann es bei gleichtzeitigem Bestehen einer malignen Hypertension sogar zur Arteriolonekrose kommen (28). Zusammentreffen von Uratlithiasis mit unklaren Gelenkbeschwerden ist stets auf das Vorhandensein einer Gicht verdächtig (52).

Normalerweise erübrigt sich jedoch eine perkutane Nierenpunktion bei Gichtpatienten, da die *Nierenbiopsie* keine therapeutischen Konsequenzen nach sich zieht.

Auf pathogenetische Zusammenhänge bei der Gichtnephropathie sind wir auf S. 127 ausführlich eingegangen.

Nur bei 4 von 77 obduzierten Gichtpatienten fand GUDZENT (47) keinerlei Zeichen einer Nierenschädigung. TALBOTT u. TERPLAN (128) beobachteten bei *Autopsien* von Gichtkranken in 82% der Fälle (157 von 191) Uratablagerungen in der Niere, die wiederum in 80% von Pyelonephritis begleitet waren. In weiteren 10% der Fälle wurden abakterielle interstitielle Entzündungen und in nochmals 10% infizierte Nephrolithiasis oder *Amyloidose* festgestellt. Keine histologisch nachweisbaren Veränderungen an der Niere zeigten nur 3 von 191 Autopsien, also weniger als 2%. Dagegen fanden sich in 50%, teils schon recht frühzeitig, Gefäßveränderungen, und zwar in 17% Arteriosklerose und in 33% Arteriolosklerose. Über ähnliche Befunde berichteten RICHET u. Mitarb. (113).

Synonym mit der Bezeichnung „gichtische Glomerulosklerose" ist der von TUROLLA (133) geprägte Begriff der *gichtischen Glomerulonephrose*. Bevorzugt wird die dabei vorhandene Hyalinisierung und Sklerose der Glomeruli bei jungen Gichtpatienten schon vor Beginn der Gicht als Gelenkerkrankung angetroffen. Bei Hochdruckkranken mit Hyperurikämie ohne Gichtanfälle findet man eine derartige gichtische Glomerulosklerose neben renaler tubulärer Atrophie, besonders im Bereich der Henleschen Schleifen, und Harnsäureablagerungen im Nierengewebe (40).

Klinisch bestehen nicht so häufig Anzeichen einer Nierenschädigung wie pathologisch-anatomisch: nämlich nur in 20–65% der Fälle (1, 35, 83, 94, 112, 128). Die klinischen Symptome der Gichtnephropathie bestehen aus gelegentlich leichter bis mäßiger Proteinurie (bis 1,5 g/l), Zylindrurie, Mikrohämaturie, Uratkristallnachweis im Harnsediment, Einschränkung der Konzentrationsfähigkeit. Bekannt ist das häufige Vorkommen von Nephrolithiasis bei Gichtkranken. Die Prozentzahlen schwanken je nach Autor zwischen 5 und 41 (144). In etwa der Hälfte der Fälle kommt es zu Steinrezidiven. Die Feststellung der chemischen

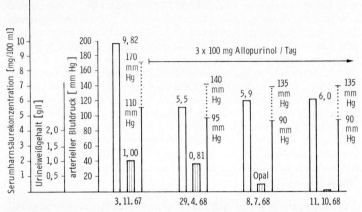

Abb. 11.5 Arterielle Hypertension bei einem 27jährigen Patienten mit Gichtnephropathie. Einjährige Verlaufsbeobachtung unter Behandlung mit Allopurinol (aus *Henninges, D.: D. P. Mertz:* Verh. Dtsch. Ges. inn. Med. 77 [1971] 180)

Zusammensetzung der Steine ist insofern wichtig, als nur 80% der Steine von Gichtpatienten aus Harnsäure bestehen (141). Auch gegenüber der derzeit *hohen Inzidenz von Urolithiasis unter der Allgemeinbevölkerung* sind diese Häufigkeitsangaben erschreckend hoch. Ungefähr 4% der Bevölkerung sind während ihrer Lebensspanne von Urolithiasis befallen (124), nach anderen anamnestischen Erhebungen 6,9% der Männer und 6,6% der Frauen (132).

Außer Nierensteinkoliken können sich Kreuzschmerzen einstellen. Mikrohämaturie mit Proteinurie besteht klinisch meist dann, wenn die Glomeruli primär oder sekundär in stärkerem Umfang in die Nephropathie einbezogen sind. Blutdruckerhöhung ist dabei nahezu konstant. Außerdem entwickelt sich bei glomerulären Veränderungen rascher eine Niereninsuffizienz als bei der außerordentlich langsam progredienten, wesentlich häufiger vorkommenden interstitiellen Gichtnephropathie (88).

Bei Vorliegen einer abakteriellen interstitiellen Nephritis besteht im Frühstadium durchaus die Möglichkeit, Nierenbeteiligung und Blutdruckerhöhung allein durch Dauertherapie mit Allopurinol zu beseitigen (Abb. 11.5).

Es ist möglich, daß der Grund für *das frühzeitige und häufige Betroffensein der Niere* bei relativ jugendlichen Hyperurikämikern in den besonders günstigen hämodynamischen und funktionellen Bedingungen der Niere in diesem Lebensabschnitt zu suchen ist. In seltenen Fällen kann eine Hyperurikämie bei jugendlichen Patienten sogar zu einer mechanischen Anurie führen (66). Ähnliche Beobachtungen machten LAGRUE u. Mitarb. (78) an zwei Adoleszenten im Alter von 15 und 19 Jahren.

In Anbetracht der heute verfügbaren Therapiemöglichkeiten bei Hyperurikämie wird das *Risiko von Gichttophi* in den Nieren selbst *bei ungenügend behandelten Gichtpatienten* mit leicht erhöhten Serumharnsäurewerten meist überschätzt. Die jetzt zu beobachtenden Nierenschäden beziehen sich *weit mehr* auf *Gefäßveränderungen* als auf große Gichttophi oder chronisch sklerosierende abakterielle interstitielle Entzündungen in den Nieren.

Nach meiner Erfahrung befindet sich die glomeruläre Filtratrate bei den meisten Gichtpatienten im altersüblichen Normbereich, wohingegen der Nierenplasmastrom in der Regel leicht eingeschränkt ist. Scheidet man jedoch alle Fälle mit arterieller Hypertension aus, dann liegt die PAH-Clearance bei Gichtkranken nicht signifikant unter dem für das betroffene Lebensalter normalen Vergleichswert.

Die Kontrolle einer arteriellen Hypertension ist bei primärer Gicht zur Verhinderung einer Gichtnephropathie ebenso wichtig wie die Kontrolle der Hyperurikämie oder wie die Verhütung eines Nierenschadens bei der hypertensiven nichtgichtigen Bevölkerung (89).

Die *Röntgendiagnostik* einer Gichtniere ist durch die Besonderheiten einer diffusen interstitiellen Fibrosierung des Organs gekennzeichnet. Aus der Tatsache, daß die Ausfällung und Ablagerung von Harnsäuremikrokristallen im Interstitium des Nierenmarks als *abakterielle Schädigung* die Nieren *systemisch-diffus* und nicht herdförmig-destruierend wie eine bakterielle Entzündung treffen, ergeben sich bei gleichem oder ähnlichem histologischen Befund wichtige makroskopische Unterschiede (77).

Eindeutige röntgenologisch faßbare Veränderungen ruft die chronisch sklerosierende interstitielle Gichtnephritis erst nach Herabsetzung der glomerulären Filtratrate auf weniger als die Hälfte des Normalwertes hervor. Typisch sind die im Hilusbereich um die Kelche verlaufenden, bis zur Rindenregion reichenden, unregelmäßig begrenzten rinnenförmigen Aufhellungsbezirke (Abb. 11.6).

Diesen Veränderungen entspricht pathologisch-anatomisch eine besonders im inneren Markraum vorhandene diffuse, zellarme Sklerose mit Stärkung des Fasergerüstes (39). Dadurch werden die Kanälchen von den ernährenden Gefäßen abgedrängt und atrophieren. Im fortgeschrittenen Stadium schrumpfen beide Nieren fast völlig gleichmäßig mit leichten narbigen Einziehungen an der Oberfläche. In den *symmetrisch gleichförmigen*, vernarbenden und schrumpfenden Vorgang ist das gesamte Hohlraumsystem einbezogen. Auffallend plumpe Deformationen der Kelche oder eine Dilatation der Hohlraumsysteme, wie bei chronischer Pyelonephritis, fehlen. Die *Kelche* verlaufen *vermehrt gestreckt* und erscheinen *teilweise stenosiert*. Stets lassen sich deutlich Kontrastdichteunterschiede zwi-

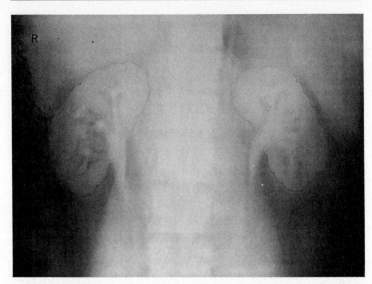

Abb. 11.6 Infusionsurogramm mit Tomogramm, Schichttiefe 8 cm, von einem 36jährigen Gichtpatienten (Serumkreatininkonzentration 2,3 mg/100 ml). Gichtnieren mit beginnender Funktionseinschränkung. Kontrastmittelausscheidung seitengleich gering verzögert mit beiderseits flau erkennbaren Nierenhohlraumsystemen. Nierengröße an der unteren Normgrenze: Nierenlängs- zu Nierenquerdurchmesser 11:5 cm. Leichte narbige Einziehungen der Oberfläche beiderseits. Um die Kalizes herum verlaufen rinnenförmige kontrastarme Bezirke, während der Rindenparenchymsaum kontrastreicher dargestellt ist. Die Kalizes wirken narbig ausgezogen, verlaufen gestreckt und zeigen mäßige Stenosierung. Nierenbiopsie: chronische interstitielle Sklerose und Fibrose (Markzylinder) (aus *Kröpelin, T., D. P. Mertz:* Dtsch. med. Wschr. 97 [1972] 71)

schen der Nierenrinden- und Nierenmarkzone nachweisen, wobei besonders die innere Markzone in Kelchnähe kontrastarm, manchmal wie ausgespart leer wirkt, während sich der Parenchymrindensaum konstraststärker darstellt.

Papillennekrosen kommen sowohl bei der bakteriell bedingten als auch bei der abakteriellen chronischen interstitiellen Nephritis vor, jedoch von unterschiedlicher Qualität.

Die *infektiös-toxische Papillennekrose bei chronischer Pyelonephritis* und *Diabetes mellitus* tritt zunächst an einzelnen Papillen, meist im kranialen Bereich, auf. Sie zeigt im frischen Stadium eine typische Rundform sowie einen scharf begrenzten, mit Kontrastmittel gefüllten Ringschatten, der das nekrotische Papillengewebe gegenüber dem erhaltenen Marksaum absetzt. Später kommt es zu Ausziehungen der Randbegrenzung. Manchmal können die Papillen auch verkalken. Demgegenüber läßt sich die *sklerotische Form einer Papillennekrose bei Gichtniere* gut von der infektiös-toxischen Form durch das Auftreten winziger punkt- und strichförmiger Kontrastmitteldepots außerhalb der Kelche gleichmä-

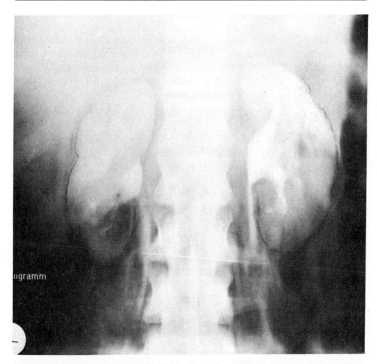

Abb. 11.7 Papillendefekte bei Gicht, bioptisch chronisch sklerosierende interstitielle Nephritis gesichert. 50jähriger Mann, Hyperurikämie. Infusionsurogramm: Nieren noch normal groß, zeitgerechte seitengleiche Ausscheidung. Kalizes mäßig narbig, gestreckt verlaufend. Geringe Dystonie. Außerhalb der Kelchbecher kleinste, punktförmige Kontrastmitteldepots im Papillenbereich, kraniale, mediale, kaudale Kelchgruppe links und kaudale Kelchgruppe rechts (Schicht 6–7 cm). Geringe narbige Oberflächeneinziehungen beiderseits. Noch keine auffallende Aufhellungsbezirke im inneren Markinterstitium. Diagnose: partielle kleinste punktförmige nekrotische Papillendefekte (aus *Mertz, D. P.*: Act. Urol. 4 [1973] 27)

ßig an fast sämtlichen Papillen beider Nieren abgrenzen (Abb. 11.7). Ein ringförmiger Kontrastmittelsaum wie bei Papillennekrose im Verlauf einer chronischen Pyelonephritis läßt sich nie erkennen.

Die röntgenologisch erkennbaren makroskopischen Veränderungen einer Gichtniere sind unspezifisch. Eine *Spezifität* liegt nur für die Läsionen einer chronisch sklerosierenden interstitiellen Nephritis vor, die jedoch zahlreiche Ursachen haben kann, angefangen von der Oxalose über die Ausfällung schwer löslicher Sulfonamide bis zum Phenacetinabusus, Kaliummangel, zur Röntgenbestrahlung der Nieren und zur Gicht.

160 Primäre Gicht als Allgemeinkrankheit

Akute Uratnephropathie

Unter akuter Uratnephropathie versteht man akute Niereninsuffizienz als Folge einer Ausfällung und Ablagerung von Harnsäurekonkrementen in Interstitium, Tubuli und Sammelrohren der Niere sowie gegebenenfalls in den harnableitenden Wegen. Ein solches Ereignis tritt auf entweder

a) bei sehr starker akuter Erhöhung der Serumharnsäurekonzentration und/oder
b) bei sehr starker akuter Erhöhung der ausgeschiedenen Menge und Konzentration von Harnsäure im Urin.

Die pathogenetische Durchschlagskraft dieser Faktoren ist für gewöhnlich an das Vorhandensein einer oder mehrerer der folgenden Vorbedingungen gebunden:

a) vorgeschädigte Niere mit deutlicher Funktionsminderung,
b) Bildung eines konzentrierten Harns,
c) Ausscheidung eines sauren Harns, in dem Harnsäure praktisch unlöslich ist.

Seit langer Zeit ist bekannt (Lit. bei 91), daß *akutes Nierenversagen bei sehr starker akuter Hyperurikämie* und/oder bei sehr starker akuter Hyperurikosurie auftreten kann. So liegen Beobachtungen über akutes Nierenversagen nach plötzlich starkem Anstieg der Harnsäurekonzentration im Serum vor bei Patienten mit Hämoblastosen (Abb. 11.8 auf Farbtafel V) während Röntgentherapie und/oder zytostatischer Therapie, bei Patienten mit vorgeschädigter Niere nach Gabe von Saluretika (Furosemid in hohen Dosen), als Komplikation von Fastenkuren (145) sowie ganz allgemein bei akutem Nierenversagen gleich welcher Genese, wobei die darunter sich entwickelnde Hyperurikämie zur Ablagerung von Uratkristallen im Nierenmark führt und so den Verlauf des akuten Nierenversagens beschleunigen kann. In die Kategorie von *akutem Nierenversagen bei sehr starker akuter Hyperurikosurie* gehören alle Fälle, bei denen der Übersättigungsgrad des Harns an Harnsäure bei vorgeschädigter Niere, Dehydratation, Azidose, primärer oder sekundärer Hyperurikämie durch zusätzliche Verabreichung von *Urikosurika* akzentuiert wird, vor allem, wenn dabei die für urikosurische Therapie gültigen Kautelen (S. 256) unberücksichtigt bleiben. Als Komplikation von Fastenkuren wurde akutes Nierenversagen beschrieben, wenn es durch Verabreichung von Urikosurika zur massiven Hyperurikosurie mit akuter Harnsäurenephropathie gekommen ist (145).

Hyperurikämisches akutes Nierenversagen kann sich auch bei *Nierentransplantatträgern* entwickeln, wenn wegen Hyperurikämie (in 60% der Fälle, meist induziert durch antihypertensive Behandlung mit Saluretika) Urikosurika verabreicht werden (59), oder bei Patienten, bei denen sich unter länger anhaltenden bzw. gehäuften *Grand-mal-Anfällen* auf Grund einer forcierten Beanspruchung der Skelettmuskulatur und einer Hypoxie eine schwere Laktatazidose einstellt (34).

Arterielle Hypertension

Bei mindestens der Hälfte aller Gichtfälle liegt ein mäßiger bis erheblicher arterieller Bluthochdruck vor (19, 49, 123). Hypertension scheint unter schwer nierenfunktionsgestörten Gichtpatienten häufiger aufzutreten als bei solchen, deren Nierenfunktion noch einigermaßen intakt ist (s. Tab. 11.2).

In Verlaufsbeobachtungen stellte GUDZENT (47) bei Erstuntersuchungen in 40%, einige Jahre später jedoch in 70% seiner Gichtkranken arterielle Hypertension fest. Mit diesem Ergebnis stehen andere Erfahrungen in Einklang (1, 94, 101). Frauen und Männer waren in den verschiedenen Kollektiven etwa gleich häufig betroffen. SCHNITKER u. RICHTER (123) fanden arterielle Hypertension bei 13 von 17 Gichtpatienten mit schwerer Nierenfunktionseinschränkung, aber nur bei 14 von 38 Gichtkranken mit nur geringer Einbuße der Nierenfunktion.

Vergleichsweise beträgt die Häufigkeit, in der definierte arterielle Hypertension mit systolischen Blutdruckwerten von 160 mm Hg oder höher bzw. diastolischen Blutdruckwerten von 95 mm Hg oder höher unter der erwachsenen Allgemeinbevölkerung westlicher Industrienationen vorgefunden wird, etwa 20%. Ein ähnlich großer Bevölkerungsanteil weist Blutdruckwerte in der Indifferenzzone zwischen Normo- und Hypertension (140–159 mm Hg systolisch und/oder 90–94 mm Hg diastolisch) auf (82). Dabei steigt die Häufigkeit des Vorkommens von arterieller Hypertension mit wachsendem Alter an, und zwar um etwa 1–2% jährlich bei der über 40jährigen erwachsenen Bevölkerung (7).

Prinzipiell kann Hochdruck bei Gichtkranken im Falle des Vorhandenseins einer Gichtnephropathie renal bedingt, andererseits aber auch primärer Natur sein, wenn sich essentielle Hypertension vor einer Gicht entwickelt (12). Auf Grund der frühzeitigen Schädigungsmöglichkeiten der Niere schon vor der Manifestation einer Gelenkgicht und der oft nur geringen oder rezidivierenden Symptomatik einer Nierenbeteiligung bei primärer Hyperurikämie ist eine eindeutige Unterscheidung im Einzelfall meist nicht gegeben. Ganz allgemein ist eine Hypertension, die sich bei einseitiger oder doppelseitiger obstruktiver oder stenosierender Schädigung des extra- oder intrarenalen Anteils einer oder beider Nierenarterien oder auch der Arteriolen entwickelt, stets in die Reihe der renalen Hochdruckformen einzugliedern. KOLLER u. ZOLLINGER (73) sehen extrakapilläre glomerulosklerotische Veränderungen im Zusammenspiel mit einer Sklerose der Arterien und Arteriolen als Bedingung für die sich bei Gichtkranken weit häufiger als unter der Allgemeinbevölkerung entwickelnde Hypertension bzw. maligne Hypertension an. Obgleich sich

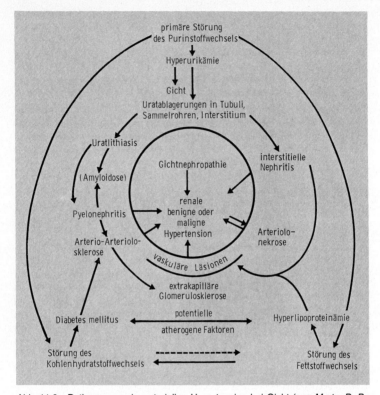

Abb. 11.9 Pathogenese der arteriellen Hypertension bei Gicht (aus *Mertz, D. P.:* Dtsch. med. J. 19 [1968] 413)

die Pathogenese der Hypertension bei Gichtkranken individuell oft nicht eindeutig klären läßt, kann man davon ausgehen, *daß für die benigne oder auch maligne Verlaufsform der Hypertension bei Gicht in erster Linie ein renal-ischämischer Ursprung anzunehmen ist* (88, 144), wobei noch manche Unklarheiten über den renalen Pathomechanismus bestehen (vgl. Abb. 11.9).

Übergewicht

Zusammentreffen von Übergewicht mit Gicht findet sich bei weit mehr als 50% der Patienten, wenn man als Maß des Übergewichtes ein Übersteigen des individuellen Idealgewichtes um mehr als 20% annimmt (14, 138).

Wir selbst fanden bei 74% von 71 Gichtpatienten (94) bzw. bei 69% von 90 Fällen (3) ein Überschreiten des Idealgewichtes um 20% und mehr.

In unseren Vergleichsreihen kam Übergewicht bei den gichtkranken Frauen nicht häufiger vor als bei den gichtkranken Männern (Tab. 11.2). Vergleichsweise fanden GAMP u. Mitarb. (35) immerhin bei 156 von 200 ihrer Gichtpatienten (78%) Fettleibigkeit. Diese Häufigkeitsangaben liegen weit über der allgemeinen Verbreitung von Übergewicht und Fettsucht in unserer Überflußgesellschaft, die im Jahre 1972 unter der erwachsenen Bevölkerung ihren Kulminationspunkt noch nicht erreicht hatte (98). Zu Beginn des letzten Jahrzehnts wurde festgestellt, daß mit dem 50. Lebensjahr bereits etwa die Hälfte aller Frauen und etwa ein Drittel aller Männer in unserem Lande als fettsüchtig zu bezeichnen waren (23). An unseren in 2 Feldstudien an mehr als insgesamt 7000 Patienten erzielten Ergebnissen fällt auf, daß 1975 in einem Personenkreis, wie er in jeder ambulanten Praxis erscheinen kann, 40,8% der über 50jährigen Männer und 57,3% der über 50jährigen Frauen Fettsucht aufwiesen. Anteilmäßig waren in der Gewichtsklasse Fettsucht am häufigsten Patienten mit kardiovaskulären Erkrankungen und Stoffwechselerkrankungen vertreten. In aufsteigender Reihenfolge überschritten das individuelle Idealgewicht um mehr als 10%: 72,0% der Patienten mit Diabetes mellitus, 76,9% der Patienten mit kardiovaskulären Erkrankungen, 78,0% der Leberkranken, 81,0% der Patienten mit Hyperlipoproteinämie und 88,8% der Gichtpatienten! Von 260 Gichtikern waren 173 (66,5%) z.T. erheblich fettleibig (98). Demgegenüber hat nur jeder zweite Patient mit primärer, noch symptomloser Hyperurikämie Fettsucht (s. Tab. 11.2). Aber auch schlanke, asthenische Gichtkranke sind bekannt.

Diabetes mellitus

Normalisierung überhöhter Serumuratkonzentrationen durch Langzeittherapie mit Urikostatika und/oder Urikosurika zeigt keinen Einfluß auf begleitende Störungen des Kohlenhydratstoffwechsels (48a, 101).

Bei bis zu 60% aller Gichtkranken lassen sich mäßige Störungen des Kohlenhydratstoffwechsels nachweisen (1, 8–11, 31, 71, 94, 101, 131). Diabetische Gichtpatienten neigen nur selten zu Ketose. In der Mehrzahl ist der Diabetes mellitus nicht insulinbedürftig. Für gewöhnlich geht die Gicht dem Diabetes mellitus zeitlich voraus (5, 135). Ungewöhnlich hoch ist auch der Prozentsatz von Störungen des Kohlenhydratstoffwechsels bei Patienten mit primärer Hyperurikämie (2) (vgl. Tab. 11.2).

Relativ häufig finden sich bei Gichtpatienten ähnliche Veränderungen von Blutglucose und freien Fettsäuren wie bei Patienten in der latenten oder asymptomatischen Phase eines Diabetes mellitus. Überdies treten verminderte Glucosetoleranz und relative Unempfindlichkeit gegenüber Insulin oft bei Gichtpatienten mit begleitender Hypertriglyzeridämie auf. Man kann daher an gewisse Wechselwirkungen im Stoffwechsel von Harnsäure, Triglyceriden und Kohlenhydraten denken.

Bereits 1768 machte WHYTT (136) auf das häufige gemeinsame Vorkommen von Gicht und Diabetes mellitus aufmerksam. Noch im vergangenen Jahrhundert konnte diese Beobachtung vielfach bestätigt werden (18, 26, 36, 111, 127). Die meisten Gichtiker, die eine Störung der Kohlenhydratstoffwechsellage aufweisen, sind fettleibig. Diabetes mellitus tritt bei Fettleibigen 3- bis 4mal häufiger als in der Durchschnittsbevölkerung in Erscheinung (65), und bei fast der Hälfte aller fettleibigen Personen besteht eine Störung der oralen und intravenösen Glucosetoleranz (22). Nach JOSLIN u. Mitarb. (63, 65) sind etwa 80% der neu entdeckten Altersdiabetiker fettleibig.

Während Diabetes mellitus bei primärer Gicht sehr häufig vorkommt, ist umgekehrt *bei Diabetikern* nicht mit einem vermehrten Auftreten von *Gicht* und Hyperurikämie zu rechnen. Im Gegenteil scheint das Manifestwerden eines Diabetes mellitus einen „protektiven" Einfluß auf Gichtattacken (4) und Hyperurikämie zu haben.

JOSLIN u. Mitarb. (63) stellten allerdings eine ungewöhnlich niedrige Gichtmorbidität unter Diabetikern im Verhältnis 1:1500 (= 0,066%) fest. Die von BECKETT u. LEWIS (5), HASSLACHER u. Mitarb. (51) sowie von WHITEHOUSE u. CLEARY (135) ermittelten Häufigkeitszahlen bewegen sich mit 0,8%, 1,3% und 1,6% im Bereich der Gichthäufigkeit unter der Allgemeinbevölkerung. Als Ursache für den protektiven Einfluß eines Diabetes mellitus (56) auf die Entstehung einer Hyperurikämie kommt eine Zunahme der renalen Harnsäure-Clearance in Betracht. Eine bei Hyperglykämie auftretende vermehrte Reabsorption von Glucose im proximalen Tubulussegment könnte auf Kosten der Reabsorption von Harnsäure stattfinden, womit sich das Phänomen, daß eine manifeste Gicht durch einen hinzukommenden Diabetes mellitus gebessert werden kann (4, 5, 135), zwanglos erklären ließe.

Beobachtungen in einer prospektiven Studie (55) weisen aus, daß das Serumharnsäureniveau bei Prädiabetikern höher als bei Nichtdiabetikern ist, dann aber mit zunehmender Dauer und Entwicklung einer Hyperglykämie abfällt. Es wird vermutet, daß erhöhte Lipidspiegel mit dem Anstieg der Serumharnsäurewerte vor Manifestation eines Diabetes mellitus vergesellschaftet sind.

Hyperlipoproteinämie

Fettstoffwechselstörungen bei Gicht und Hyperurikämie werden durch medikamentös mittels Urikostatika und/oder Urikosurika erzwungene Normalisierung überhöhter Serumuratwerte nicht beeinflußt (48a, 101, 133a).

In der Regel besteht bei mehr als der Hälfte der Gichtkranken eine mäßiggradige Fettstoffwechselstörung (68, 95, 137, 139 u.a.). Als *häufigste Fettstoffwechselstörung* erweist sich bei Gicht und Hyperurikämie eine *Verminderung von HDL-Cholesterin* in 70% bzw. 40% der Fälle infolge einer Abnahme der als vasoprotektiv eingeschätzten Subfraktion HDL_2-*Cholesterin* (97, 99). An nächster Stelle folgt in einem Drittel beider Patientengruppen eine *Konzentrationserhöhung triglyceridreicher VLDL*. Daneben liegt das Niveau von *Lipoprotein Lp(a)*, dem eine eigenständige atherogene Wirkung zugeschrieben wird (75, 92), im Serum von Gichtkranken und Hyperurikämikern signifikant über dem eines normalen Vergleichskollektivs. Absolut erhöhte Lp(a)-Werte über 20 mg/dl Serum kommen genau so häufig vor wie absolut erhöhte Konzentrationen von LDL-Cholesterin (über 180 mg/dl), das als eigentlicher Vasoaggressor gilt, und zwar zu je 15%. Bei einem Gruppenvergleich zeigt die Höhe der Konzentrationen von *LDL-Cholesterin* und *Gesamtcholesterin* im Serum bei Patienten mit Gicht und Hyperurikämie *keine* Abweichung von der Norm. – Umgekehrt findet man Hyperurikämie bei den Typen I und II einer *Hyperlipoproteinämie* in normaler Häufigkeit, aber in 16% der Patienten mit Typ-III-Hyperlipoproteinämie und in etwa je 40% bei Kranken mit Hyperlipoproteinämie der Typen IIb, IV und V (33).

Fettstoffwechselstörungen rangieren in einer Häufigkeit von mehr als 20% in der unausgelesenen Allgemeinbevölkerung weit vor dem Diabetes mellitus (122, 139, 140). Zieht man als Bewertungsgrundlage für den Fettstoffwechsel nur die übliche Bestimmung von Serumlipiden heran, dann weisen 60% der Patienten mit primärer Gicht und 50% der Patienten mit primärer Hyperurikämie ein normales *Lipidspektrum* auf, d.h. bei enzymatischer Analyse liegen die Konzentrationen von Gesamtcholesterin im Serum unter 230 mg/dl, von Triglyceriden unter 200 mg/dl und von Phospholipiden unter 310 mg/dl. Erweitert man jedoch die Diagnostik um eine quantitative Erfassung des *Lipoproteinstatus*, dann verbleiben *nur mehr 20% der Gichtkranken und 36% der Patienten mit Hyperurikämie, die einen normalen Fettstoffwechsel* aufweisen (97). Es konnte auch die Auffassung widerlegt werden, wonach Fettstoffwechselstörungen bei Patienten mit symptomloser Hyperurikämie nicht häufiger zu beobachten seien als beim Bevölkerungsquerschnitt (2, 32). Diese Ansicht stützte sich auf Ergebnisse einer damals meist mit semiquantitativen Methoden durchgeführten Lipiddiagnostik, die allenfalls ergänzt war durch eine semiqualitative Lipoproteinanalyse.

Daneben konnten bei Gichtpatienten eine signifikante Erniedrigung der Konzentration von HDL-Phospholipiden im Serum sowie hochsignifikante Zunahmen von Gesamt-Apolipoprotein B und der Quotienten Gesamt-Cholesterin/HDL-Cholesterin, Apolipoprotein B/LDL-Cholesterin und Apolipoprotein A-I/HDL-Cholesterin bzw. Apolipoprotein A-I/HDL-Phospholipiden festgestellt werden (133a). Diese Lipoproteinveränderungen weisen auf eine abnorme Zusammensetzung der Hauptlipoproteinkomponenten hin. Sie bestehen unabhängig von einer erhöhten Serumuratkonzentration und werden durch medikamentöse harnsäurespiegelsenkende Behandlungsmaßnahmen (Urikostatika, Urikosurika) nicht beeinflußt (48a, 101, 133a).

Geht man von Störungen des Fettstoffwechsels mit atherogener bzw. antiatherogener Wirkung aus, dann steht zunächst einmal fest, daß bei Gichtikern und Hyperurikämikern eine *relative Hyper-LDL-Cholesterinämie* mit Werten zwischen 140 und 180 mg/dl zusätzlich in 25% bzw. 42% dieser Kranken vorkommt. Allein in diesem Bereich sind die in der HDL-Fraktion enthaltenen antiatherogenen Schutzfaktoren wirksam (20, 99). Schon lange steht fest (17, 115), daß die Schutzwirkung der HDL bei Vorhandensein hoher LDL-Cholesterin-Konzentrationen (über 180 mg/dl) aufgehoben ist. So kann sich die bei den meisten Gichtkranken erniedrigte HDL-Cholesterin-Konzentration im Sinne eines vermehrten Risikos für Atherosklerose auswirken. Dementsprechend ist der Mittelwert für das Konzentrationsverhältnis LDL/HDL („Atherosklerose-Index") bei Hyperurikämikern und mehr noch bei Gichtkranken signifikant höher als normalerweise (um 1). Werte über 1,5 werden bei fast der Hälfte aller Patienten angetroffen. So stellt sich also *eine Erniedrigung von HDL-Cholesterin bei Gichtkranken und Patienten mit Hyperurikämie als eine hauptsächliche atherogene Komponente* auf dem Gebiet des gestörten Fettstoffwechsels heraus. Selbst dann, wenn in einer Gruppe gichtkranker Männer die mittlere Gesamt-HDL-Cholesterin-Konzentration im Serum noch nicht signifikant erniedrigt ist, kann bereits eine signifikante Verminderung der als vasoprotektiv eingeschätzten Subfraktion HDL_2-Cholesterin im Vergleich zu normalen Kontrollen nachgewiesen werden (99a). Dabei besteht eine Abhängigkeit der Atherogenität erhöhter Lp(a)-Spiegel von der Höhe der LDL-Cholesterin-Konzentration. Zunehmende LDL-Konzentrationen erhöhen das Risiko von koronarer Herzkrankheit auf Grund erhöhter LP(a)-Spiegel (1a).

Allgemein soll bei männlichen Gichtkranken eine Verminderung von *VLDL-Apolipoprotein C II* als Prädisposition für Hypertriglyzeridämie vorhanden sein (84).

In der Regel besteht bei mehr als der Hälfte aller Patienten mit primärer Gicht eine mäßiggradige Fettstoffwechselstörung (68, 95, 137, 139 u. a.). Erste Untersuchungen darüber wurden 1920 und 1935 angestellt. Danach hatte es zunächst den Anschein, als käme Hypercholesterinämie bei Gichtkranken gehäuft vor. Erst MECCOLI (87) stellte 1943 fest, daß Hyperurikämie und Hypercholesterinämie nur in 19,2% seiner Gichtfälle gleichzeitig vorhanden waren. In unseren Erhebungen ergab sich eine Koinzidenz von 15% (102). Dagegen kommt Hypertriglyzeridämie bei 38 bis 100% der Patienten mit primärer Gicht vor (3, 6, 9, 48 u. a.).

Zwischen einer Hypertriglyzeridämie und der Höhe der Serumcholesterinkonzentration läßt sich bei Gichtikern keine Beziehung nachweisen (6, 8, 9, 48).

Sehr häufig findet man unter Gichtigen eine Hyper-VLDL-ämie (Typ-IV-Hyperlipoproteinämie nach Fredrickson), manchmal kombiniert mit einer Hyper-LDL-ämie (Typ-IIb-Hyperlipoproteinämie) und selten (meist bei schweren Alkoholikern) in Kombination mit einer Hyperchylomikronämie (Typ-V-Hyperlipoproteinämie) (67, 94, 100, 137, 138). Hyper-VLDL-ämie bei Gicht kann auch dann auftreten, wenn eine Störung der Kohlenhydrattoleranz, eine Erhöhung des arteriellen Blutdruckes oder klinische Zeichen einer Atherosklerose fehlen, ferner unabhängig von einem daneben vorhandenen Übergewicht, vom Lebensalter, von der Regelmäßigkeit des Alkoholgenusses oder vom Schweregrad einer Leberfunktionsstörung (94, 101). Außerdem beschränkt sich die Gegenwart von Störungen im Fettstoffwechsel keineswegs auf hyperlipidämische Gichtpatienten. Vielmehr lassen sich Veränderungen des Lipoproteinmusters im Sinne einer Dyslipoproteinämie auch bei Gichtkranken mit „normalen" Werten für Gesamtlipide, Gesamtcholesterin und Triglyceride im Serum nachweisen (95).

Über die Ursachen der Verknüpfung von Gicht und Fettstoffwechselstörungen wurden folgende Hypothesen vorgebracht (79):

1. genetischer Zusammenhang,
2. direkter metabolischer Zusammenhang,
3. indirekter Zusammenhang über Adipositas, Störung des Kohlenhydratstoffwechsels, Fettleber, Nierenfunktionsstörungen, Alkoholabusus, Arteriosklerose, arterielle Hypertension.

Genetische Faktoren im Sinne einer kombinierten Hyperlipoproteinämie scheinen eine wesentliche Rolle zu spielen (61).

Von den hauptsächlichen Lipoproteinklassen, die im Plasma vorkommen, sind die *cholesterinreichen LDL* (low density lipoproteins) die eigentlichen Vasoaggressoren. Die gefäßschädigende Wirkung kann durch die *HDL* (high density lipoproteins), genauer gesagt durch ihre Subfraktionen HDL_{2a} und HDL_{2b} (125), gehemmt werden, aber nur dann, wenn die LDL-Cholesterin-Konzentration einen Wert von maximal 180 mg/100 ml nicht übersteigt. Wahrscheinlich begünstigen Störungen im Katabolismus *triglyceridreicher* Lipoproteine, und zwar von *VLDL* (very low density lipoproteins) und von *Chylomikronen* die Entwicklung einer Atherosklerose dadurch, daß deren mangelhafte Lipolyse durch gefäßwandständige Lipasen eine verringerte HDL-Konzentration und erhöhte Spiegel von cholesterinreichen atherogenen Bruchstücken, sogenannten „remnants", zur Folge hat, die von den Endothelien und Makrophagen aufgenommen werden können (93).

Fettleber

Bei Gicht wird die Leber sehr häufig geschädigt, allerdings reversibel und wenig spezifisch.

Es ist daher verwunderlich, daß gerade dem wichtigsten Stoffwechselorgan des Organismus bei der Stoffwechselkrankheit Gicht viel zu geringe Aufmerksamkeit geschenkt wurde. Unseres Wissens berichtete

SCHILLING (120) als einer der ersten über eine Fettleber mit oder ohne eine mesenchymale entzündliche Begleitreaktion im Sinne einer sekundären chronischen Hepatitis bei den meisten untersuchten Gichtkranken. Über die Pathogenese der Fettleber bei Gicht können bisher nur Vermutungen ausgesprochen werden. Es ist denkbar, daß die Fettleber Folge der mit ihr in hohem Maße korrelierten Störung im Kohlenhydratstoffwechsel ist (53) mit dem Ergebnis einer *gesteigerten hepatischen Neutralfettproduktion*. Danach würde eine Hypertriglyzeridämie einem Gleichgewichtszustand zwischen einer gesteigerten hepatischen Neutralfettbildung und einer vermehrten Abgabe dieser Stoffe ins Blut entsprechen.

Diese Ansicht konnte durch den Befund, daß die im allgemeinen leichte bis mäßiggradige Hyperlipoproteinämie bei Gichtikern meist dem Typ IV nach Fredrickson entspricht, gefestigt werden (100). Die Verflechtung dieser Befunde untereinander, besonders in Verbindung mit Gicht, hat syndromartigen Charakter. Überraschend ist der Nachweis einer Leberparenchymschädigung bei 32 von 50 jüngeren Patienten mit primärer Hyperurikämie im Alter zwischen 17 und 34 Jahren (54). Die Leberblindpunktate zeigten jeweils eine großtropfige unspezifische Leberzellverfettung (meist diffus). Die Verfettungsrate lag zwischen 40 und 80%. Parallel zu den häufig leicht erhöhten Serumaktivitäten der Transaminasen fand sich zusätzlich im Interstitium der Leber in der Regel eine Mesenchymaktivierung. Vergleichbare Leberbefunde wurden in vielen Untersuchungsreihen erhoben (2, 42, 53, 70, 71, 101, 131). Tab. 11.2 zeigt die Unterteilung der Lebermiterkrankung nach Geschlechtern.

Nach SCHILLING (121) findet sich ein entzündlicher Reizzustand mit *mesenchymaler Begleitreaktion* in etwa zwei Drittel der Fälle von Fettleber, wovon die Hälfte wiederum schubweise durch eine leichte bis mäßige Erhöhung der Serumaktivitäten der Transaminasen (Aspartataminotransferase, Alaninaminotransferase, identisch mit GOT und GPT) und – nach eigenen Beobachtungen – ein etwas geringerer Anteil durch einen Anstieg der GLDH (Glutamatdehydrogenase)-Werte erkennbar ist.

Im Gegensatz zur *alkoholinduzierten Fettleber*, die bei völliger Alkoholabstinenz ohne jegliche weitere Behandlung innerhalb von wenigen Wochen total rückbildungsfähig ist (80, 81, 129), und zu entzündlichen und nekrotischen alkoholischen Leberschäden (109, 117), die auf alleinigen Alkoholentzug entsprechend der reparativen Restkapazität der chronisch schwer geschädigten Leber teilweise zurückgehen, entwickelt sich eine Fettleber bei Gichtpatienten unabhängig von einer medikamentösen Beherrschung der Hyperurikämie.

Die *Exazerbation* einer Fettleber bei Gicht mit oder ohne mesenchymale Reaktion ist ebenso wie die sie in der Regel begleitende Zunahme der Serumkonzentrationen von Gesamtlipiden und Triglyceriden ein unvorhersehbares Ereignis, das sich nach meiner Erfahrung unabhängig und ohne Nachweis von Diätfehlern einstellen und wieder teilweise zurückbilden kann. Subjektiv geben die Patienten entweder eine unbestimmte Verschlechterung ihres Allgemeinbefindens, depressive Verstimmung, rasche Ermüdbarkeit, gelegentlich Druck- und Völlegefühl im

Oberbauch an. Meist werden derartig unspezifische Beschwerden auch nicht auf Befragen vorgebracht: Diese Patienten sind von seiten ihrer Leber völlig beschwerdefrei. Objektiv lassen sich Lebervergrößerung, besonders bei entzündlichen Veränderungen Druckschmerzhaftigkeit der Leber, Konsistenzveränderungen von teigig-elastischer Qualität bis zur deutlichen Verhärtung nachweisen. Bei Mesenchymaktivierung steigen die Serumaktivitäten von Aspartataminotransferase (identisch mit GOT) und Alaninaminotransferase (identisch mit GPT) fast regelmäßig an, während eine erhöhte Glutamatdehydrogenase-Aktivität im Serum (GLDH) auf nekrotische Vorgänge in der Leber hinweist. Die Serumbilirubinkonzentration ist bei lebergeschädigten Gichtpatienten kaum einmal vermehrt.

Gemessen an der Zahl der Alkoholiker unter den Gichtkranken läßt sich eine Fettleber in mehr als der Hälfte der Fälle auf eine alkoholische Noxe ursächlich beziehen. Die Frage, welche Faktoren außer einer möglichen alkoholbedingten Schädigung für die Entstehung einer sog. Fettleberhepatitis verantwortlich zu machen sind, kann augenblicklich nicht beantwortet werden. Vielleicht ist es der Gebrauch verschiedener Medikamente (nicht Allopurinol [96]). Die Fettleber der Gichtkranken scheint besonders *vulnerabel* zu sein, da bei sonst vernünftig lebenden Gichtikern nur ein einziger Alkoholexzeß oder ein relativ geringer Diätfehler in gewisser Regelmäßigkeit genügen kann, um die klinischen, histologischen und Laboratoriumsbefunde unverhältnismäßig stark zu verschlechtern.

Möglicherweise trägt der beschleunigte Turnover von ATP zu AMP (S. 65) zur Hepatotoxizität von Äthanol bei. Da es tierexperimentell gelingt (57), durch Zufuhr von „funktionellen Purinbasen" (S. 56 und 71, 290) die Entwicklung einer alkoholinduzierten Fettleber teilweise zu verhindern, und Allopurinol eine Vergrößerung des Adeninnucleotidpools verstärkt (S. 103 ff.), ergeben sich daraus interessante therapeutische Visionen, deren Erprobung am Menschen aussteht.

Atherosklerose, Persönlichkeitsstruktur

Seit vielen Jahren zählt Gicht zu den Erkrankungen, die die vorzeitige oder frühzeitige Entwicklung einer schweren Atherosklerose fördern können (21, 25, 26, 38, 46, 52, 58, 72, 103). Schon 1899 stellte HUCHARD (58) fest, daß Gicht für die Arterien dasselbe ist wie rheumatisches Fieber für das Herz. Die Meinungen über eine mögliche Assoziation von Hyperurikämie mit koronarer Herzkrankheit sind kontrovers. In den meisten Studien erwiesen sich irgendwelche Zusammenhänge als Sekundärphänomene von anderen Risikofaktoren, und auch in neueren Studien fand sich kein Beleg für die Anschauung, daß Harnsäure ein unabhängiger Risikofaktor für koronare Herzkrankheit ist.

Nicht selten kommen arterio- und arteriolosklerotische Gefäßveränderungen bzw. Schrumpfnieren wie überhaupt schwere Arteriopathien und Gicht gleichzeitig vor (13). Viele gemeinsame Züge im klinischen Bild beider Krankheiten, wie bevorzugtes Befallensein gleicher Konstitutionstypen, Erblichkeit, Verschlechterung nach opulenten Mahlzeiten, gehäufte Kombination mit Übergewicht, arterieller Hypertension, Diabetes mellitus, degenerativen zerebrovaskulären Erkrankungen (50), Störungen im Lipidstoffwechsel und *manisch-depressiven Stimmungslagen*, weisen auf eine ätiologische Verwandtschaft hin. Damit wird keineswegs behauptet, daß die Störung im Harnsäurestoffwechsel (mittelbar über eine renale Hypertension) allein für die Entwicklung und Förderung von atherosklerotischen Veränderungen bei Gichtkranken verantwortlich sei. Solange wir nicht wissen, ob und wie die Veränderungen im Fett- und Kohlenhydratstoffwechsel mit denen des Purinstoffwechsels bei Gichtikern genetisch fixiert, einander übergeordnet, gleichgestellt oder nachgeordnet sind, kann die Frage nach der Reaktionskette bei der Entstehung einer vorzeitigen Atherosklerose bei vielen unbehandelten Gichtkranken nicht befriedigend beantwortet werden. Es bleibt jedoch die Tatsache bestehen, daß Bedingungen, die die Gangart einer Atherosklerose als bekannte Risikofaktoren 1. und 2. Ordnung fördern, bei Gichtpatienten in einer unverhältnismäßig größeren Häufigkeit anzutreffen sind als unter der Allgemeinbevölkerung.

Es gibt Anhaltspunkte für direkte metabolische Beziehungen zwischen experimentell bei Sprague-Dawley-Ratten erzeugter Hyperurikämie und der Entwicklung von arterieller Hypertension, Hyperglykämie und Hypertriglyzeridämie (134). Die Nieren dieser Tiere sind erheblich vergrößert und weisen Uratablagerungen auf. Durch abnorm hohe Uratspiegel können atherosklerotische Veränderungen weder hervorgerufen noch verstärkt werden.

Als Risikofaktoren 1. Ordnung für die Entstehung degenerativer Herz- und Gefäßerkrankungen sind arterielle Hypertension, Zigarettenrauchen und Fettstoffwechselstörungen zu nennen. Von diesen kann jeder allein zum Herzinfarkt oder Schlaganfall führen (119). Zu den Risikofaktoren 2. Ordnung, von denen im allgemeinen mehrere zur Auslösung eines Herzinfarktes oder eines Schlaganfalles erforderlich sind, zählen Diabetes mellitus, Bewegungsmangel bei gleichzeitiger Überernährung (90). Übergewicht ist Risikoindikator. Unterstützt werden die eine Atherosklerose fördernden Bedingungen durch Fehlverhalten, wie ein Mißverhältnis zwischen Arbeit und Erholung, einen fehlerhaften Tag-Nacht-Rhythmus und psychische Störungen, die Ursache oder Folge eines unangemessenen *sozialökonomischen Stresses* und Ausdruck menschlicher „Unkultur" sein können. Nach Schätzungen von SCHETTLER (118) bedeutet die relativ häufig vorkommende Kombination von arterieller Hypertension, Fettsucht, Diabetes mellitus, Hyperlipoproteinämie und Hyperurikämie gegenüber einem altersgleichen gesunden Menschen eine Erhöhung des Infarktrisikos um das 9- bis 11fache und des Risikos für Schlaganfälle um das 10fache. Bei mehr als einem Drittel aller Männer mittleren Alters bestehen 2 oder 3 Risikofaktoren (Hypercholesterinämie, diastolische Hypertension, Zigarettenrauchen). Fast zwei Drittel aller im Laufe der folgenden 10 Jahre beobachteten Herzinfarkte und plötzlichen Herztodesfälle entfallen auf diese risikoreiche Personengruppe (27).

Sollte ein kürzlich von FELDMAN u. Mitarb. (30) vorgelegter Befund bestätigt werden, würde primäre Gicht nicht nur indirekt, sondern auch direkt ein atherogenes Risiko in sich bergen. Danach würde primäre

Gicht bei „Hypoexkretoren" von Harnsäure (s. S. 96 f.) analog dem Diabetes mellitus zu einer bisher für diesen als typisch aufgefaßten Schädigung der kleinen Gefäße führen können. Die bei Gichtpatienten selbst mit normaler Kohlenhydratstoffwechsellage beobachtete sog. *Mikroangiopathie* bezieht sich auf eine Verdickung der kapillären Basalmembranen.

Die Basalmembranen von „Hypoexkretoren" von Harnsäure waren in dieser Studie um ein Drittel dicker als die von altersgleichen Kontrollen und bei Harnsäure-„Hyperproduzenten" normal. Die Dauer der Gichterkrankung scheint dabei keine Rolle zu spielen, da sie bei Patienten mit und ohne Mikroangiopathie mit 8,5 gegenüber 7,7 Jahren annähernd gleich war. Die Gichtkranken waren familiär nicht mit Diabetes mellitus belastet, und die Mikroangiopathie wies keine Beziehung zur Zahl der Gichtattacken oder zum Vorhandensein von Tophi auf. Die Häufigkeit, in der Mikroangiopathie bei gesunden Vergleichspersonen, bei Patienten mit manifestem Diabetes mellitus, bei primärer Hyperlipoproteinämie mit subklinischem oder manifestem Diabetes mellitus und bei Gicht mit normaler Glucosetoleranz oder manifestem Diabetes mellitus vorgefunden wurde, betrug 0%, 62%, 56%, 71%, 64% und 75%.

Hyperurikämie per se stimuliert die durch ADP induzierte *Thrombozytenaggregation* (106). Bei Gichtkranken besteht ein vermehrter Umsatz von Thrombozyten mit verkürzter Überlebenszeit der Plättchen (105). Eine gesteigerte *Thrombosebereitschaft* ergibt sich bei Gichtpatienten auch dann, wenn eine Hyperlipoproteinämie vorhanden ist, da hierdurch eine Zunahme der Thrombozytenadhäsivität (62, 85), eine Erhöhung der Werte für Gerinnungsfaktoren und Thromboplastinbildung (74, 107), eine Beeinträchtigung der Fibrinolyse (44, 45) sowie eine erhöhte Blutviskosität mit deutlicher Verlangsamung der intrakapillären Korpuskularströmungsgeschwindigkeit (76) bewirkt werden. Selbst bei geringem Streß nimmt die Harnsäurekonzentration im Serum zu (24).

Zwischen den atherogenen Risikofaktoren 1. Ordnung (Hyperlipoproteinämie, arterielle Hypertension, Rauchen), denen eigenständige pathogenetische Bedeutung beigemessen wird, und *hämorheologischen Veränderungen* bestehen signifikante Beziehungen. Dabei ist davon auszugehen, daß die Risikofaktoren und die hämorheologischen Veränderungen möglicherweise konsekutive kausale, zumindest aber wichtige parallele Faktoren in der Atherogenese darstellen (86). In der überwiegenden Mehrzahl der Fälle gehen die Risikofaktoren uniform mit einer gesteigerten Blut- und Plasmaviskosität und speziell beim Rauchen mit einer gesteigerten Blutviskosität und erhöhtem Hämatokrit einher, ferner mit einer verminderten Flexibilität bzw. Filtrabilität der Erythrozyten sowie einer Hyperaggregabilität und verkürzten Lebenszeit der Thrombozyten. Hinsichtlich der gestörten Filtrabilität der Erythrozyten läßt sich eine additive Wirkung der Risikofaktoren nachweisen. Für eine durch Risikofaktoren induzierte hämodynamisch-hämorheologische, thrombozytogene Atherogenese spricht die Tatsache, daß Atherosklerose nur bei Erfüllung folgender Voraussetzungen überhaupt entstehen kann: Störung der arteriellen Hämodynamik, Vorhandensein einer ausreichenden Anzahl von Erythrozyten und von funktionstüchtigen Thrombozyten. Bei Vorliegen verschiedener Risikofaktoren kann mit einer erhöhten Fibrinogenkonzentration im Plasma gerechnet werden (142). Gegenüber gesunden Personen findet sich ein signifikanter Anstieg der Fibrinogenaktivität am stärksten im Plasma von Diabetikern, gefolgt von Patienten mit Hyperurikämie und Hyperlipoproteinämie der Typen II und IV.

Nicht alle Standardrisikofaktoren gestatten die gültige Voraussage einer vorzeitigen und schweren Atherosklerose in allen Kulturbereichen der Erde. Sie gewähren nur einen unvollständigen Einblick in das Erkrankungsrisiko einer Bevölkerung und eine unempfindliche Voraussage des individuellen Risikos. Obschon in den vergangenen 20 oder 30 Jahren viel über die Vorläufer der Atheroskleroseentwicklung bekannt geworden ist, blieb wenigstens ein ebenbürtiger Betrag an unbekannten Faktoren übrig. Es kann als gesichert gelten, daß *psychosoziale Risikofaktoren* als Ergebnis einer fortgesetzten konfliktbedingten Erregung oder von Emotionen auf der Basis eines „Distress" mit dem Herz-Kreislauf-System über Änderungen im autonomen Nervensystem und der endokrinen Aktivität verbunden sind (60). Es handelt sich dabei um die Reaktion des Organismus auf mißlungene oder zumindest mangelnde Anpassung an relativ unspezifische, vielfältige Umwelteinflüsse, sog. „Stressoren" (16). Oft weisen Gichtkranke *Persönlichkeitsmerkmale* auf, die für den späteren Koronarkranken als typisch bezeichnet werden (114): außerordentliche psychische und geistige Beweglichkeit, getriebene Lebensweise, Ungeduld und Impulsivität, Erfolgstrieb und Streben nach sozialer Billigung, Angespanntheit und Zwanghaftigkeit. Die Tatsache, daß Gichtkranke gehäuft zu *manisch-depressiven Stimmungslagen* neigen, könnte dazu beitragen, daß sich Gichtpatienten oft als unzuverlässig erweisen, wenn es ihnen gut geht.

Bei Gichtkranken findet man signifikant gehäuft Eigenschaften, die sie nach außen hin besonders „potent" erscheinen lassen (69). Sie verleugnen die Realität ihrer Krankheit. Im akuten Anfall geben sie sich trotz heftiger Schmerzen gelassen, gelockert und gehen großzügig mit ihren Beschwerden um. Die meisten Gichtiker stellen sich nach außen und innen offen und durchlässig dar. Jeweils über 80% der Kranken kochen gern selbst, legen großen Wert auf einen gut gedeckten Tisch, essen also bewußt gut. Für die meisten Gichtpatienten bedeutet gut zu essen eine der „großen Freuden im Leben", wobei „das Beste gerade gut genug" ist. Das überdimensionierte Selbstwertgefühl des Gichtkranken erweist sich indessen keineswegs als so stabil, wie es den Anschein haben könnte. Es wechselt mit Minderwertigkeitsgefühl, das infantile Züge tragen kann. Hinzu kommen Phasen von *depressiven Stimmungslagen* als Ausdruck einer „Wendung der Aggression nach innen". Durch eine Umkehrung vermeintlicher oder echter Mängel der eigenen Person ins Gegenteil mit Entwicklung phantasiereicher Überlegenheits- und Vollkommenheitseinstellungen oder durch Neigung zur Regression, d. h. Aufkommen von Anklammerungstendenzen und dem Bedürfnis, im Partner ganz aufzugehen, versucht die überwiegende Mehrzahl der Patienten, das sichere Selbstgefühl zu retten bzw. wiederherzustellen. Zur Stabilisierung eines übertriebenen Selbstwertgefühls erscheint auch die häufig vermißte Kooperationsbereitschaft der Gichtkranken *("Non-compliance")* notwendig zu sein, denn die Krankheit ist entsprechend der Persönlichkeitsstruktur für die meisten Gichtiker inakzeptabel. Die *narzißtische Persönlichkeitsstruktur* des Gichtkranken wurde mit einer frühkindlichen Entwicklungsstörung in Zusammenhang gebracht.

Die allzu häufig zitierte „Schädigung durch *Streß*" ist leider infolge simplifizierender Verwechslung von lebenserfüllender und lebensnotwendiger Belastung mit gefährlicher Überlastung *("Distress")* vielerorts zu einem Modewort degradiert worden. Nur dort, wo physische oder psychische Umweltbelastungen außergewöhnlich und unangemessen werden, wo sich der Mensch in überzogene Leistungsnormen hineingepreßt fühlt oder in solche hineingepreßt wird bzw. hineinpressen läßt, können Risikosituationen entstehen. In der chronischen „Risikophase" werden schädigende Einflüsse des vom „*Distress*" stark aktivierten Sympathikus (Zunahme des Blutfettgehaltes, der Gerinnungsneigung des Blutes und des Blutdruckes) durch akute Vorgänge in der Finalphase überlagert. Durch deren Wechselbeziehungen und gegenseitige Verstärkung kommt es akut zum Endzustand: Steigerung des Sauerstoffverbrauchs des Herzens, Versteifung der Erythrozyten infolge sinkenden pH mit Verstärkung der Hypoxie durch Verstopfung der Kapillaren, weitere Verstärkung der Hypoxie infolge Stoffwechselsteigerung durch Freisetzung von katabolen Enzymen aus zerfallenden Lysosomen sowie weitere Aktivierung des Sympathikus durch Angst, die pektanginöse Schmerzen hervorrufen (116). So ist die Wahrscheinlichkeit, daß „Distress" einen Myokardinfarkt auslöst, um so höher, je stärker die Vorschädigung durch Einwirkung atherogener Risikofaktoren ist.

Literatur

1 Babucke, G., D. P. Mertz: Wandlungen in Epidemiologie und klinischem Bild der primären Gicht zwischen 1948 und 1970. Dtsch. med. Wschr. 98 (1973) 183

1a Armstrong, V. W., P. Cremer, E. Eberle, A. Manke, F. Schulze, H. Wieland, H. Kreuzer, D. Seidel: The association between serum Lp(a) concentrations and angiographically assessed coronary atherosclerosis. Dependence on serum LDL levels. Atherosclerosis 62 (1986) 249

2 Babucke, G., D. P. Mertz: Häufigkeit der primären Hyperurikämie unter ambulanten Patienten. Münch. med. Wschr. 116 (1974) 875

3 Barlow, K. A.: Hyperlipidemia in primary gout. Metabolism 17 (1968) 289

4 Bartels, E. C., M. C. Balodimos, L. R. Corn: The association of gout and diabetes mellitus. Med. Clin. N. Amer. 44 (1960) 433

5 Beckett, A. O., J. G. Lewis: Gout and the serum uric acid in diabetes mellitus. Quart. J. Med. 29 (1960) 443

6 Benedek, T. G.: Correlations of serum uric acid and lipid concentrations in normal, gouty, and atherosclerotic men. Ann. intern. Med. 66 (1967) 851

7 Berglund, G., L. Wilhelmsen, L. Werkö: Blood pressure development and characteristics of subjects with moderate blood pressure elevation. A two-year follow-up study in a random population sample. Acta med. scand. 196 (1974) 301

8 Berkowitz, D.: Blood lipid and uric acid interrelationships. J. Amer. med. Ass. 190 (1964) 856

9 Berkowitz, D.: Gout, hyperlipidemia, and diabetes interrelationship. J. Amer. med. Ass. 197 (1966) 77

10 Bernheim, C.: Goutte et diabète. II. Le diabète et ses relations avec la goutte et l'hyperuricémie induites par les salidiuretiques. Schweiz. med. Wschr. 98 (1968) 327

11 Bernheim, C., H. Ott, G. Zahnd, E. Martin: Goutte et diabète. I. La goutte et ses relations avec le diabète. Schweiz. med. Wschr. 98 (1968) 33

12 Bock, K. D.: Gicht und Hochdruck (Fragen aus der Praxis). Dtsch. med. Wschr. 100 (1975) 390

13 Bourde, Ch., Ch. Ambrosi, P. Bernard: Incidences cliniques et thérapeutiques de la diathèse uricémique dans les artériopathies des membres. Arch. Mal. Cœur 52 (1959) 289

14 Brøchner-Mortensen, K.: Hundred gouty patients. Acta med. scand. 106 (1941) 81

15 Brown, J., G. K. Mallory: Renal changes in gout. New Engl. J. Med. 243 (1950) 325

16 Carlson, L. A., L. Levy, L. Orö: Stress and Distress in Response to Psychosocial Stimuli. Pergamon, Oxford 1972

17 Castelli, W. P., J. T. Doyle, T. Gordon, G. C. Hames, M. C. Hjortland, St. B. Hulley, A. Kagan, W. J. Zukel: HDL-cholesterol and other lipids in coronary heart disease. Circulation 55 (1977) 762

18 Charcot, J. M.: Leçons cliniques sur les maladies des vieillards et les maladies chroniques, Paris 1874

19 Coombs, F. S., L. J. Pecora, E. Thorogood, W. V. Consolazio, J. H. Talbott: Renal function in patients with gout. J. clin. Invest. 19 (1940) 525

20 Cremer, P., H. Kreuzer, D. Seidel: Lipoproteine als Risikoindikatoren der koronaren Herzkrankheit bei Frauen. Teilbericht aus der Göttinger Risiko-, Inzidenz- und Prävalenzstudie (GRIPS). Med. Klin. 81 (1986) 693

21 Cullen, W.: First Lines of the Practice of Physic, 2nd ed., vol. I. Creech, Edinburgh 1778

22 Daweke, H., H. Liebermeister, D. Grüneklee, K. Oberdisse: Die Insulinsekretion bei Adipositas und Diabetes. Med. Welt (N. F.) 20 (1969) 872

23 Ditschuneit, H.: Risikofaktor Fettsucht. Physiologie, Biochemie und Behandlung durch Langzeitfasten. Therapiewoche 22 (1972) 1726

24 Draxler, G., P. O. Schwille, F. J. Putz, D. Scholz: Urate metabolism and gastric ulcerations in rats as influenced by stress and allopurinol. Res. exp. Med. 173 (1978) 285

25 Dreyfuss, F.: The role of hyperuricemia in coronary heart disease. Dis. Chest 38 (1960) 332

26 Ebstein, W.: Die Natur und Behandlung der Gicht. Bergmann, Wiesbaden 1882

27 Epstein, F. H., F. Gutzwiller, H. Howald, B. Junod, W. Schweizer: Prävention der Atherosklerose: Grundlagen heute. Schweiz. med. Wschr. 109 (1979) 1171

28 Fahr, T.: Pathologische Anatomie des M. Brightii. In Lubarsch, O., F. Henke, R. Rössle, E. Uehlinger: Handbuch der speziellen pathologischen Anatomie und Histologie, Bd. VI/1. Springer, Berlin 1925

29 Feldman, E. B., S. L. Wallace: Hypertriglyceridemia in gout. Circulation, Suppl. 29 (1964) 508

30 Feldman, E. B., F. B. Gluck, A. C. Carter, H. S. Diamond, K. F. Wellmann, B. W. Volk: Microangiopathy in hyperlipidemia and gout. Amer. J. med. Sci. 268 (1974) 263

31 Frank, O.: Quote manifesten Diabetes bei 17,5 % der Gichtpatienten. Ber. über die österreich. Rheuma-Tagg., Graz 1970

32 Frank, O.: Untersuchungen über die Häufigkeit von Störungen des Lipid- und Kohlenhydratstoffwechsels bei primärer Gicht und symptomloser Hyperurikämie. Wien. klin. Wschr. 86 (1974) 252

33 Fredrickson, D. S., R. I. Levy: Familial hyperlipoproteinemia. In Stanbury, J. B., J. B. Wyngaarden, D. S. Fredrickson: The Metabolic Basis of Inherited Disease. McGraw-Hill, New York 1972

34 Friedberg, M., M. K. Rasmussen: Grand mal-hyperurikaemi – akut nefropati. Ugeskrift Laeg. 139 (1977) 2818

35 Gamp, A., F. Schilling, L. Müller, M. Schacherl: Das klinische Bild der Gicht heute. Beobachtungen an 200 Kranken. Med. Klin. 60 (1965) 129

36 Garrod, A. B.: The Nature and Treatment of Gout an Rheumatic Gout 2nd ed. Walton & Maberly, London 1863

37 Gaucher, A.: La fonction rénale des goutteux. Intérêt de la ponction-biopsie du rein dans son étude. Theses Méd. Nancy 1958, zit. bei Zöllner, N. 1968

38 Gertler, M.-M., S. M. Garn, S. A. Levine: Serum uric acid in relation to age and physique in health and in coronary artery disease. Ann. intern. Med. 34 (1951) 1421

39 Gloor, F.: Die doppelseitigen chronischen nicht-obstruktiven interstitiellen Nephritiden. Verh. dtsch. Ges. Path. 49 (1965) 92

40 Gonick, H. C., M. E. Rubini, I. O. Gleason, S. C. Sommers: The renal lesion in gout. Ann. intern. Med. 62 (1965) 667

41 Grafe, E.: Die Gicht. Dtsch. med. Wschr. 78 (1953) 867

42 Grahame, R., R. M. Haslem, J. T. Scott: Sulphobromthalein retention in gout

and asymptomatic hyperuricaemia. Ann. rheum. Dis. 27 (1968) 19
43 Greenbaum, D., J.H. Ross, V.L. Steinberg: Renal biopsy in gout. Brit. med. J. 1961/I, 1502
44 Greig, H.B.W.: Inhibition of fibrinolysis by alimentary lipaemia. Lancet 1956/II, 16
45 Greig, H.B.W., E.M. Cornelius: Fat emulsions and fibrinolysis. Brit. J. exp. Path. 42 (1961) 568
46 Gudzent, F.: Über Gicht und Rheumatismusprobleme. Klin. Wschr. 1927/II, 2404
47 Gudzent, F.: Gicht und Rheumatismus, Springer, Berlin 1928
48 Günther, R., M. Herbst, E. Knapp: Gicht und Hyperlipämie. Wien, klin. Wschr. 79 (1967) 218
48a Günther, R., E. Knapp: Zur Klinik und Therapie der Gicht unter besonderer Berücksichtigung der Stoffwechselwirkungen von Sulfinpyrazon (Anturan©) und Allopurinol (Zyloric©). Wien. klin. Wschr. 81 (1969) 817
49 Hanhart, E.: Vererbung und Konstitution bei Allergie. In Berger-Hansen: Allergie. Thieme, Leipzig 1904
50 Hansen, O.E.: Acute gouty arthritis provoked by cerebrovascular disease. Acta med. scand. 178 (1965) 423
51 Hasslacher, Ch., P. Wahl, J. Vollmar: Diabetes und Hyperurikämie. Dtsch. med. Wschr. 99 (1974) 2506
52 Hench, P.S.: Gout and gouty arthritis. In Beeson, McDermott: Cecil-Loeb: A Textbook of Medicine, 9th ed. Saunders, Philadelphia 1951
53 Hennecke, A., H. Südhof: Leberbeteiligung bei Gicht. Dtsch. med. Wschr. 95 (1970) 749
54 Henninges, D., D.P. Mertz: Zum klinischen Bild der juvenilen Gicht. Verh. dtsch. Ges. inn. Med. 77 (1971) 180
55 Herman, J.B., U. Goldbourt: Uric acid and diabetes: observations in a population study. Lancet 1982/II, 240
56 Herman, J.B., F.W. Mount, J.H. Medalic, J.J. Groen, T.D. Dublin, N.H. Nenfeld, E. Riss: Diabetes prevalence and serum uric acid. Diabetes 16 (1967) 858
57 Hernández-Muñoz, R., A. Santa-Maria, J.A. García-Sáinz, E. Piña, V.C. de Sánchez: On the mechanism of ethanol-induced fatty liver and its reversibility by adenosine. Arch. Biochem. Biophys. 190 (1978) 155

58 Huchard, H.: Traité clinique des maladies du cœur et de l'aorta, 3. ed. Doin, Paris 1899 (S. 174)
59 Ibels, L.S., J.H. Stewart, J.F. Mahonez, F.C. Neale, A.G.R. Sheil: Occlusive arterial disease in uraemic and haemodialysis patients and renal transplant recipients. Quart. J. Med. 46 (1977) 197
60 Jenkins, C.D.: Recent evidence supporting psychologic and social risk factors for coronary disease. New Engl. J. Med. 194 (1976) 987, 1033
61 Jiao, S., K. Kameda, Y. Matsuzawa, S. Tarui: Hyperlipoproteinaemia in primary gout: hyperlipoproteinaemic phenotype and influence of alcohol intake and obesity in Japan. Ann. rheum. Dis. 46 (1986) 308
62 Jipp, P., F. Jacobsen: Thrombozytenadhäsivität und Serumcholesterinspiegel bei arteriosklerotischen Verschlüssen der Extremitätenarterien. Z. Kreislaufforsch. 56 (1967) 1150
63 Joslin, E.P., L.I. Dublin, H.H. Marks: Studies in diabetes mellitus. IV. Etiology. Amer. J. med. Sci. 192 (1936) 9
64 Joslin, E.P., H.F. Root, P. White, A. Marble: The Treatment of Diabetes Mellitus, 9th ed. Lea & Febiger, Philadelphia 1952
65 Joslin, E.P., H.F. Root, P. White, A. Marble: The Treatment of Diabetes Mellitus, 10th ed. Lea & Febiger, Philadelphia 1959 (S. 64)
66 Karcher, G.P., H. Tammen: Seltene Form einer juvenilen Hyperurikämie mit mechanischer Anurie. Beschreibung eines Falles und Diskussion des Krankheitsbildes. Z. Urol. 65 (1972) 827
67 Kimmelstiel, P., L. Wilson: Intercapillary lesions in the glomeruli of the kidney. Amer. J. Path. 12 (1936) 83
68 Klemens, U.H., P. von Löwis of Menar, K. Borner: Harnsäurekonzentration im Serum bei verschiedenen Hyperlipoproteinämie-Typen, Herzinfarkt und Gicht. Klin. Wschr. 53 (1975) 369
69 Klussmann, R.: Der Gichtpatient und sein Krankheitsbewußtsein, Med. Klin. 76 (1981) 78
70 Knick, B.: Aktuelle Probleme der Fettleber. Dtsch. med. J. 19 (1968) 389
71 Knick, B., H.-J. Lange, U. Ritter, F. Schilling: Adipositas, Hypertriglyceridämie, Fettleber und latenter Diabetes bei Gichtpatienten. Therapiewoche 18 (1968) 2071

72 Kohn, P.M., G.B. Prozan: Hyperuricemia – relationship to hypercholesterolemia and acute myocardial infarction. J. Amer. med. Ass. 170 (1959) 1909

73 Koller, F., H.-U. Zollinger: Gichtische Glomerulosklerose. Schweiz. med. Wschr. 75 (1945) 97

74 Kommerell, B., H.D. Berger: Über die Wirkung der Nahrungsfette auf die Blutgerinnung und ihre mögliche Bedeutung für die Arteriosklerose. Klin. Wschr. 36 (1958) 795

75 Kostner, G.M., P. Avogaro, G. Cazzolato, E. Marth, G. Bittolo-Bon, G. Quincy: Lipoprotein Lp(a) and the risk for myocardial infarction. Atherosclerosis 38 (1981) 51

76 Kroeger, A., N. Heisig, H. Harders: Rheologische Aspekte der Blutströmung in Capillaren bei Lipämie. Klin. Wschr. 48 (1970) 723

77 Kröpelin, T., D.P. Mertz: Zur Röntgendiagnostik der Gichtniere. Dtsch. med. Wschr. 97 (1972) 71

78 Lagrue, G., P. Canlobre, R. Busuttil: Néphropathies apparemment primitives révélatrices d'une dyspurinie latente chez deux adolescents. Ann. Pédiat. 16 (1969) 567

79 Lang, P.D.: Fettstoffwechselstörungen bei Gicht. Münch. med. Wschr. 116 (1974) 909

80 Leevy, C.M.: Therapie der Alkoholfettleber und Hepatitis. Therapiewoche 20 (1970) 2396

81 Lelbach, W.K.: Leberschäden bei chronischem Alkoholismus. Ergebnisse einer klinischen, klinisch-chemischen und bioptisch-histologischen Untersuchung an 526 Alkoholkranken während der Entziehungskur in einer offenen Trinkerheilstätte. I. Klinische Ergebnisse. Acta hepatosplenol. 13 (1966) 321. – II. Klinisch-chemische Ergebnisse. Acta hepatosplenol. 13 (1966) 334. – III. Bioptisch-histologische Ergebnisse. Acta hepatosplenol. 14 (1967) 9. – IV. Diskussion und Schlußfolgerungen. Acta hepatosplenol. 14 (1967) 26

82 Lew, E.A.: High blood pressure, other risk factors and longevity: The insurance viewpoint. Amer. J. Med. 55 (1973) 281

83 Louyot, P., G. Rauber, A. Gaucher, C. Huriet, J. Peterschmitt: Le rein du goutteux. In: La goutte, Rapports présentés du XXXIVe Congr. Franç. de Médicine. Masson, Paris 1963

84 Macfarlane, D.G., C.A. Midwinter, P.A. Dieppe, C.H. Bolton, M. Hartog: Demonstration of an abnormality of C apoprotein of very low density lipoprotein in patients with gout. Ann. rheum. Dis. 44 (1985) 390

85 McDonald, L., M. Edgill: Changes in coagulability of the blood during various phases of ischemic heart disease. Lancet 1959/I, 1116

86 Marshall, M.: Beziehungen zwischen Arteriosklerose-Risikofaktoren I. Ordnung und hämorheologischen Parametern. Fortschr. Med. 101 (1983) 1716

87 Meccoli, V.: Colesterolemia ed uricoemia nella gotta. Estratto dal Policlinico (Sezione Medica) Volume L (1943). Roma. Amministrazione del giornale II Policlinico N. 14, 1943

88 Mertz, D.P.: Gichtniere und Nierengicht. Dtsch. med. J. 19 (1968) 413

89 Mertz, D.P.: Gichtnephropathie und röntgenologische Veränderungen bei der Gichtnephropathie. Act. Urol. 4 (1973) 27

90 Mertz, D.P.: Welche Bedeutung kommt körperlicher Aktivität bei der Vorbeugung degenerativer Herz- und Gefäßkrankheiten zu? Dtsch. med. Wschr. 101 (1976) 214

91 Mertz, D.P.: Uratnephropathie. In Losse, H., E. Renner: Klinische Nephrologie, Bd. II. Thieme, Stuttgart 1982 (S. 189–202)

92 Mertz, D.P.: Lp(a): ein wenig bekannter, selbständiger atherogener Risikofaktor. Med. Welt 35 (1984) 92

93 Mertz, D.P.: Zur Atherogenität, Diagnostik und Behandlungsbedürftigkeit von Lipidstoffwechselstörungen. Med. Welt 37 (1986) 991

94 Mertz, D.P., G. Babucke: Epidemiologie und klinisches Bild der primären Gicht. Beobachtungen zwischen 1948 und 1968. Münch. med. Wschr. 113 (1971) 617

95 Mertz, D.P., G. Babucke: Die Dyslipoproteinämie bei primärer Gicht. Dtsch. med. Wschr. 98 (1973) 1457

96 Mertz, D.P., H. Becher: Gedanken zur Pathogenese der Fettleber bei primärer Gicht. Therapiewoche 23 (1973) 2793

97 Mertz, D.P., G. Thuilot: HDL-Cholesterin und Lipoprotein Lp(a) bei Gicht und Hyperurikämie. Münch. med. Wschr. 127 (1985) 1026

98 Mertz, D.P., H.D. Wobbe: Häufigkeits-

zunahme von Übergewicht und Fettsucht unter jüngeren Bevölkerungsgruppen. Med. Welt (N.F.) 28 (1977) 869

99 Mertz, D.P., R.Rinne: Interrelationen zwischen HDL_2- und HDL_3-Cholesterin im Serum und dem Cholesteringehalt in Lipoproteinen hoher, niedriger und sehr niedriger Dichte (HDL, LDL, VLDL). Akt. Endokr. Stoffw. 8 (1987) 23–28

99a Mertz, D.P., G.Thuilot, R.Rinne: Fettstoffwechselstörungen bei primärer Gicht. Rolle der Subfraktionen des HDL-Cholesterins. Münch. med. Wschr. 129 (1987) 12

100 Mertz, D.P., P. Schwoerer, G.Babucke: Zur Klassifizierung der Hyperlipoproteinämie bei primärer Gicht. Dtsch. med. Wschr. 97 (1972) 600

101 Mertz, D.P., I. Sulzberger, M. Klöpfer: Diabetes mellitus, Hyperlipidämie, Fettleber, Hypertension bei primärer Gicht und deren Beeinflussung durch Benzbromaronum. Münch. med. Wschr. 112 (1970) 241

102 Mertz, D.P., I. Zaar, M. Klöpfer-Zaar, D. Henninges, G. Thieme, C.A. Scheier: Veränderungen des Lipidstoffwechsels bei primärer Gicht und Hyperuricämie. Dtsch. med. Wschr. 96 (1971) 488

103 Minkowski, O.: Die Gicht. In Nothnagel, H.: Spezielle Pathologie und Therapie, Bd. VII/2. Holder, Wien 1903

104 Moeller, S.: Nierenbioptische Untersuchungen zur Bedeutung der Gichtniere. Med. Welt (N.F.) 19 (1968) 1052

105 Mustard, J.F., E.A. Murphy, M.A. Ogryzlo, H.A. Smythe: Blood coagulation and platelet economy in subjects with primary gout. Canad. med. Ass. J. 89 (1963) 1207

106 Newland, H.: Antagonism of the antithrombotic effect of Warfarin by uric acid. Amer. J. med. Sci. 256 (1968) 44

107 O'Brien, J.R.: Fat ingestion. Amer. J. med. Sci. 234 (1957) 373

108 Pardo, V., E. Perez-Stable, E.R. Fischer: Ultrastructural studies in hypertension. III. Gouty nephropathy. Lab. Invest. 18 (1968) 143

109 Popper, H., F. Schaffner: Hepatitis: durch Viren, Alkohol und Medikamente. Med. Welt (N.F.) 20 (1969) 835

110 Prien, E.L., C. Frondel: Studies in urolithiasis; composition of urinary calculi. J. Urol. 57 (1947) 949

111 Prout, C.: An inquiry into the nature and treatment of the diabetes, calculus etc. London 1825

112 Prunier, Ph.: Complications renales de la goutte. Presse méd. 75 (1967) 139

113 Richet, G., R. Ardaillou, H. de Montéra, R. Slama, T. Bongault: Le rein goutteux. Presse méd. 69 (1961) 644

114 Rosenman, R.H., R.J. Brand, C.D. Jenkins, M. Friedman, R. Straus, M. Wurm: Coronary heart disease in the western collaborative group study: Final follow-up experience of 8½ years. J. Amer. med. Ass. 233 (1975) 872

115 Rotsztain, A.: Risk factors and HDL. Circulation 57 (1978) 1032

116 Schaefer, H.: Streß und Krankheit. Fortschr. Med. 99 (1981) 121

117 Schaffner, F.: Akute alkoholische Hepatitis. Therapiewoche 20 (1970) 2354

118 Schettler, G.: Der Mensch und seine Jahre. Dtsch. med. J. 22 (1971) 297

119 Schettler, G., E. Nüssel: Neuere Resultate aus der epidemiologischen Herzinfarktforschung in Heidelberg. Dtsch. med. Wschr. 99 (1974) 2003

120 Schilling, F.: Gicht-Diagnose, Differentialdiagnose und Therapie. Ärztl. Fortbild. 16 (1967) 36

121 Schilling, F.: Klinik und Therapie der Gicht und deren Abgrenzung von der Pseudogicht. In Boecker, W.: Fettsucht, Gicht. Thieme, Stuttgart 1971 (S. 139–160)

122 Schlierf, G., G. Weinans, T. Weinans, W. Reinheimer, W. Kahlke: Häufigkeit und Typenverteilung von Hyperlipoproteinämien bei stationären Patienten einer Medizinischen Klinik. Dtsch. med. Wschr. 97 (1972) 1371

123 Schnitker, M.A., A.B. Richter. Nephritis in gout. Amer. J. med. Sci. 192 (1936) 241

124 Scholz, D., P.O. Schwille: Klinische Laboratiumsdiagnostik der Urolithiasis. Dtsch. med. Wschr. 106 (1981) 999

125 Shepherd, J., C.J. Packard, J.M. Stewart, B.D. Vallance, T.D.V. Lawrie, H.G. Morgan: The relationship between cholesterol content and subfraction distribution of plasma high-densitiy lipoproteins. Clin. chim. Acta 101 (1980) 57

126 Sokoloff, L.: The pathology in gout. Metabolism 6 (1957) 230

127 Stosch, W.: Versuch einer Ontologie und Therapie des Diabetes mellitus. Berlin 1828

128 Talbott, J.H., K.L. Terplan: The kidney in gout. Medicine 39 (1960) 405

129 Thaler, H.: Morphologische Befunde

bei chronischer Alkoholintoxikation. Therapiewoche 20 (1970) 2347
130 Thomas, C.: Nierenveränderungen bei Gicht. Int. Welt 1 (1978) 59
131 Tremel, R., W. Pohl: Leberbefunde bei Gicht. Med. Klin. 66 (1971) 777
132 Tschöpe, W., E. Ritz, M. Haslbeck, H. Mehnert, H. Wesch: Prevalence and incidence of renal stone disease in a German population sample. Klin. Wschr. 59 (1981) 411
133 Turolla, E.: Contributio critico e casistico sul coridetto „rene gottoso". Arch. De Vecchi Anat. pat. 34 (1960) 391
133a Ulreich, A., G. M. Kostner, K. P. Pfeiffer, F. Rainer: Gicht und Hyperlipoproteinämie. Münch. med. Wschr. 129 (1987) 77
134 Wexler, B. C., B. P. Greenberg: Effect of increased serum urate levels on virgin rats with no arteriosclerosis versus breeder rats with preexistent arteriosclerosis. Metabolism 26 (1977) 1309
135 Whitehouse, F. W., W. J. Cleary jr.: Diabetes mellitus in patients with gout. J. Amer. med. Ass. 197 (1966) 73
136 Whytt, R.: The Works of Robert Whytt. Becket, Edinburgh 1768 (p. 707)
137 Wiedemann, E., H. G. Rose, E. Schwartz: Plasma lipoproteins, glucose tolerance and insulin response in primary gout. Amer. J. Med. 53 (1972) 299
138 Williamson, C. S.: Gout, a clinical study of 116 cases. J. Amer. med. Ass. 74 (1920) 1625
139 Wollenweber, J., H. L. Christl, Chr. Schlierf, H. Wohlenberg: Hyperlipoproteinämien bei ambulanten Patienten. Häufigkeit, Typenverteilung und Korrelationen zu klinischen Untersuchungsbefunden. Dtsch. med. Wschr. 98 (1973) 463
140 Wood, P. D. S., M. P. Stern, A. Silvers, G. M. Reaven, J. von der Groeben: The prevalence of plasma lipoprotein abnormalities in a free living population of the Central Valley, California. Circulation 45 (1972) 114
141 Yü, T. F.: Die Nephrolithiasis bei Gichtpatienten. Temp. Med. 4, H. 10 (1979) 8
142 Zöller, G., W. Gross: Plasma-Fibrinogenaktivität bei Diabetes mellitus, Hyperlipoproteinämie und Hyperurikämie. Münch. med. Wschr. 118 (1976) 493
143 Zollinger, H. U.: Pathologisch-anatomische Untersuchungen über die Gicht. In Belart, W.: Rheumatismus in Forschung und Praxis. Huber, Bern 1962
144 Zöllner, N.: Die Gichtniere. In Schwiegk, H.: Handbuch der inneren Medizin, 5. Aufl. Bd. VIII/3. Springer, Berlin 1968 (S. 77 ff.)
145 Zürcher, H. U., H. R. Meier, M. Huber, J. Lämmli, A. Wick, U. Binswanger: Akutes Nierenversagen als Komplikation von Fastenkuren. Schweiz. med. Wschr. 107 (1977) 1025

12 Komplikationen und Haupttodesursachen

„Und wenn der Mensch in seiner Qual verstummt,
gab mir ein Gott, zu sagen, wie ich leide."

J. W. v. Goethe

In der Regel finden sich mit zunehmender Dauer der Gicht erhebliche renale Schädigungen. Die meisten *Nierenveränderungen* bei Gicht sind geeignet, renale Durchblutungsminderungen hervorzurufen. Dies gilt besonders für die recht frühzeitig auftretenden *arterio-arteriolosklerotischen Gefäßveränderungen*, aber auch für infektiöse oder nichtinfektiöse interstitielle entzündliche Erscheinungen. Bei mindestens der Hälfte aller Gichtpatienten liegt eine mäßige bis deutliche *arterielle Hypertension* vor. Nicht ganz selten tritt sogar eine maligne Hypertension auf. In etwa 10–30% des Patientenguts ist mit dem Erscheinen eines klinisch manifesten, meist nicht insulinbedürftigen *Diabetes mellitus* bei *Übergewicht* zu rechnen. Relativ häufig finden sich bei Gichtpatienten ähnliche Veränderungen von Blutglucose und freien Fettsäuren wie bei Patienten in der latenten oder asymptomatischen Phase eines Diabetes mellitus. Zweifellos besteht bei Gicht eine Tendenz zu Hypertriglyzeridämie, wobei sich keine klare Beziehung zur Höhe des Serumcholesterinspiegels nachweisen läßt. Weiterhin haben Gichtpatienten mit *Hyperlipidämie* häufig eine *Fettleber*, überwiegend mit Mesenchymaktivierung. Wir haben diese Begleiterscheinungen an anderer Stelle abgehandelt (s. S. 151).

Überdies konnte von NEWLAND (15) nachgewiesen werden, daß eine Erhöhung des Harnsäurespiegels zu einer Förderung der ADP-induzierten Aggregation von Thrombozyten führt. Die auf diese Weise bei Gichtpatienten *gesteigerte Thrombosebereitschaft* wird bei gleichzeitig vorhandener Hyperlipidämie erhöht durch eine Verschlechterung der Fließeigenschaften des Blutes.

Für das Zusammentreffen von Hyperurikämie mit Thrombose der Koronarien (2, 5, 12 14), der Gehirn- (8) und peripheren Arterien (13) kann also teilweise die Hyperurikämie per se verantwortlich gemacht werden.

Daneben soll primäre Gicht bei Hypoexkretoren von Harnsäure offenbar analog dem Diabetes mellitus zu einer bisher für diese Erkrankung als typisch aufgefaßten Schädigung der kleinen Gefäße (3) führen (s. S. 96).

Haupttodesursache bei unbehandelten Gichtkranken ist *Koronarthrombose bzw. Apoplexie* (9, 17).

Trotz ihrer großen Häufigkeit wurde *Gichtnephropathie* nur in 20–25%, nach BLACK (1) in 30% aller *unbehandelten Gichtpatienten* als Todesursache angegeben (18). Zwischen der Schwere der gichtigen Gelenkerkrankung und einer

Nierenläsion besteht kein Zusammenhang (4). GUTMAN (7) stellte unter 1600 Patienten mit primärer Gicht in einem Beobachtungszeitraum von 20 Jahren eine *kumulative Mortalität* von 223 Todesfällen (14%) bei einem mittleren Lebensalter von 63 Jahren fest. In etwa 60% trat der Tod als Folge einer kardiovaskulären oder zerebrovaskulären Erkrankung oder einer Kombination beider ein. In 18% war Niereninsuffizienz als Grund- oder Begleitkrankheit Todesursache (38 Patienten). Die Niereninsuffizienz war 11mal allein durch Harnsäureablagerungen bedingt. In 12 Fällen bestand eine maligne Hypertension mit Arteriosklerose. 10 Patienten hatten eine chronische Glomerulonephritis, meist von früher Jugend an, und 5 Zystennieren.

Bei unkomplizierter Gicht ist die Nierenhämodynamik nur in seltenen Fällen von fulminanter Gicht eingeschränkt. Vermehrtes Auftreten von Tophi korreliert mit einer herabgesetzten Nierenfunktion, jedoch nicht die Häufigkeit, in der Nierenkonkremente erscheinen. Wenn eine Niereninsuffizienz bei Gichtkranken vorhanden ist, dann korreliert diese für gewöhnlich mit dem gleichzeitigen Vorhandensein von arterieller Hypertension, koronarer Herzkrankheit oder primärer präexistenter Niereninsuffizienz (20). Allerdings läßt sich zwischen dem Schweregrad einer Hypertension, vaskulären Komplikationen und den Symptomen einer Gichtarthritis kein Zusammenhang nachweisen.

Gichtniere stellt heutzutage eine Rarität dar. Sie entwickelt sich nur noch in Fällen mit hohen Harnsäurewerten im Blut in Gegenwart von Urolithiasis und Oligurie. Intrarenale und extrarenale Harnsäureausfällungen erscheinen bevorzugt in Gegenwart von Oligurie, Harnwegsinfektion und erheblicher Harnazidität. *Gerade in den letzten Jahren nahm die Häufigkeit des Auftretens von tophöser Gicht und von Nephropathie bei behandelter Gicht erheblich ab, selbst dann, wenn die harnsäurespiegelsenkende Dauerbehandlung unbefriedigend war.*

Durch die Gichtkrankheit selbst rückt das biologische Alter der Kranken etwa um 5 Jahre vor. Mit anderen Worten wird die individuell bei Gichtkranken zu erwartende *Lebensdauer* um etwa 5 Jahre verkürzt (6, 10, 11, 16). Die Ansichten hierüber sind jedoch geteilt. Solange sich Gicht nur als Gelenkerkrankung und nicht als Allgemeinkrankheit manifestiert, ist die von TALBOTT u. LILIENFELD (19) geäußerte Meinung sicher richtig, wonach die Lebensaussichten der Gichtkranken vom Durchschnitt nicht abweichen. Außerdem dürfte die Lebensdauer von Gichtkranken, bei denen die Krankheit erst im vorgeschrittenen Alter beginnt, nicht beeinträchtigt sein, wenn keine nennenswerte gichtbedingte Nierenläsion hinzukommt (11). Bei jugendlichen Patienten, bei denen die Krankheit frühzeitig erkannt und an die möglichen Störungen im allgemeinen Stoffwechsel gedacht wird, braucht die Lebenserwartung bei konsequenter Behandlung und vernünftiger Lebensführung nicht verkürzt zu sein. Prophylaxe, Frühbehandlung und Früherkennung der bei Gicht möglichen Organ- und Stoffwechselveränderungen stellen hierfür allerdings eine unabdingbare Voraussetzung dar. Auf Grund moderner diagnostischer und therapeutischer Möglichkeiten ist es gelungen, die früher so gefürchtete Gicht frühzeitig zu erkennen und als Gelenk- und Allgemeinerkrankung unschädlich zu machen.

Literatur

1 Black, D.A.K.: Renal Diseases. Blackwell, Oxford 1963
2 Dreyfuss, F.: The role of hyperuricemia in coronary heart disease. Dis. Chest 38 (1960) 332
3 Feldman, E.B., F.B. Gluck, A.C. Carter, H.S. Diamond, K.F. Wellmann, B.W. Volk: Microangiopathy in hyperlipidemia and gout. Amer. J. med. Sci. 268 (1974) 263
4 Fritze, E., O. Müller: Zur Probenecid-Behandlung der chronischen Gicht. Dtsch. med. Wschr. 87 (1962) 82
5 Gertler, M.M., P.D. White, L.D. Cady, H.H. Whitier: Coronary heart disease, a prospective study. Amer. J. med. Sci. 248 (1964) 377
6 Gudzent, F.: Gicht und Rheumatismus. Springer, Berlin 1928
7 Gutman, A.B.: Views on the pathogenesis and management of primary gout – 1971. J. Bone Jt Surg. 54 A (1972) 357
8 Hansen, O.E.: Acute gouty arthritis provoked by cerebrovascular disease. Acta med. scand. 178 (1965) 423
9 Hench, P.S.: Gout and Gouty Arthritis. In Beeson, McDermott: Cecil-Loeb: Textbook of Medicine, 9th ed. Saunders, Philadelphia 1951
10 Hetényi, G.: Részletes Belgyógyászat. Med. Budapest (1958) 667
11 Holländer, E., P. Schwarczmann: Gicht in vorgeschrittenem Alter. Münch. med. Wschr. 110 (1968) 649
12 Kahn, P.M., G.B. Prozan: Hyperuricemia-relationship to hypercholesterinemia and acute myocardial infarction. J. Amer. med. Ass. 170 (1959) 1909
13 Kramer, D.W., P.K. Perilstein, A. de Medeiros: Metabolic influences in vascular disorders with particular reference to cholesterol determinations in comparison with uric acid levels. Angiology 9 (1958) 162
14 Moore, C.B., T.E. Weiss: Uric acid metabolism and myocardial infarction. In James, T.N., N. Keyes: The Etiology of Myocardial Infarction. Henry Ford Hospital International Symposium. Little & Brown, Boston 1963 (p. 459)
15 Newland, H.: Antagonism of the antithrombotic effect of Warfarin by uric acid. Amer. J. med. Sci. 256 (1968) 44
16 Nugent, C.A., F.H. Tyler: The renal excretion of uric acid in patients with gout and in nongouty subjects. J. clin. Invest. 38 (1959) 1890
17 Schettler, G.: Krankheiten des Wohlstandes. Dtsch. med. Wschr. 87 (1962) 1221
18 Talbott, J.H.: Gout, 3rd ed. Grune & Stratton, New York 1967
19 Talbott, J.H., A. Lilienfeld: Longevity in gout. Geriatrics 14 (1959) 409
20 Yü, T.F., L. Berger: Impaired renal function in gout. Its association with hypertensive vascular disease and intrinsic renal disease. Amer. J. Med. 72 (1982) 95

13 Sekundäre Gicht

„Ordnung ist die Verbindung des Vielen nach einer Regel."
I. Kant

> Sekundäre Gicht wird nach GUTMAN (14) als *Komplikation anderer Krankheiten angesehen, die mit vermehrtem Auf- und Abbau von Nucleoproteinen* (wie Polyzythämie, Leukämie und Psoriasis) *oder mit verminderter renaler Harnsäureausscheidung* (bei chronischen Nierenkrankheiten) *oder kombiniert mit beiden Störungen* (bei Glykogenspeicherkrankheit) *einhergehen.* Vererbung spielt dabei natürlich keine Rolle, so daß eine Prädominanz des männlichen Geschlechtes nicht zu erwarten ist.

Sekundäre Gicht oder sekundäre Hyperurikämie bei Nierenkrankheiten (26) war bis vor zwei Jahrzehnten ein seltener Befund. Bei Blutkrankheiten (30) bzw. Psoriasis kommen beide Erscheinungen auch heute noch außerordentlich selten vor. TALBOTT (27) beispielsweise lehnte das Vorkommen einer sekundären Gicht überhaupt ab. Seiner Ansicht nach handelt es sich bei einer im Verlauf einer Nierenerkrankung entstehenden Gicht um das zufällige zeitliche Zusammentreffen von echter Gicht mit einer nicht durch Gicht bedingten *Niereninsuffizienz.* Untersuchungen von HOLBROOK u. HASKINS (16) zufolge führt Niereninsuffizienz selbst bei Harnsäureretention äußerst selten zu manifester Gicht. Indessen können bei chronisch urämischen, oligurischen oder anurischen Patienten nach Perioden weniger wirksamer *Hämodialysen* gichtähnliche Symptome, die mit Colchicin gut beeinflußbar sind, auftreten. In *periartikulären Tophi* konnten aber niemals Urate nachgewiesen werden (15). Chemische Analysen des Inhalts dieser Knötchen ergaben meistenteils Calciumphosphat. Allem Anschein nach sind diese Anfälle, die übrigens keine Korrelation zum Serumharnsäurewert aufweisen, nicht Ausdruck einer sekundären Gicht, sondern einer metastatischen Kalzifikation. Bei Niereninsuffizienz ist nämlich das biologische Löslichkeitsprodukt von Calcium und von Phosphat vermindert (10).

In den Vordergrund von Überlegungen über die Pathogenese der Gicht rückten TROUSSEAU (30) und CHARCOT (5) ein bei Gichtkranken gehäuftes Vorkommen von *Nierenerkrankungen.* Wir selbst (26) stellten bei 882 Fällen von chronischer Nierenerkrankung (davon 342 Fälle mit chronischer Niereninsuffizienz) bloß 2mal eine sekundäre Gicht, d.h. in 0,23% des Gesamtkollektivs bzw. in 0,58% der niereninsuffizienten Patienten fest. Bei schwerer Niereninsuffizienz mit Hyperurikämie finden sich Gichtanfälle erst dann, wenn die Hyperurikämie einige

Jahre lang besteht, so daß die wenigsten Patienten das Manifestationsalter erreichen. Die Harnsäurekonzentration im Serum von Patienten mit chronischer Niereninsuffizienz ist im allgemeinen nur mäßig erhöht. Ein bescheidener Anteil der Fälle weist überhaupt eine Hyperurikämie auf (S. 56 ff.). Am Beispiel eines Patienten, bei dem eigene Vorgeschichte und Untersuchungen von 7 Familienangehörigen keinen Hinweis auf eine asymptomatische Gichtanlage geliefert hatten, konnte von uns (24) die Möglichkeit der Entwicklung einer sekundären Gicht bei chronischer Niereninsuffizienz lückenlos aufgezeigt werden. Ähnliche Befunde stammen von RICHET u. Mitarb. (25).

Jetzt und künftig ist anzunehmen, daß sekundäre Gicht bei Niereninsuffizienz nicht mehr so extrem selten auftritt wie bei unserem vorwiegend an chronischer Glomerulonephritis erkrankten Patientenkreis (26). Unsere Untersuchungen stützten sich im wesentlichen auf Beobachtungen aus den Jahren zwischen 1950 und 1960, als die Ernährung allgemein noch nicht überreichlich war. Ferner wurden inzwischen Möglichkeiten zu einer Lebensverlängerung chronisch niereninsuffizienter Patienten mit konservativen Mitteln entwickelt, wodurch gleichzeitig die Manifestationschancen einer Gicht bei renal bedingter Hyperurikämie gestiegen sind. Außerdem hat sich unser Arzneimittelarsenal seitdem um Substanzen, wie Thiazide, erweitert, die ihrerseits wiederum eine Hyperurikämie hervorrufen oder fördern können. Auf Grund dieser Gegebenheiten wird man bei konservativ behandelten chronisch niereninsuffizienten jüngeren Frauen im Falle eines Auftretens von Gichtattacken in erster Linie an eine sekundäre Gicht denken müssen. Dies trifft vor allem dann zu, wenn die Niereninsuffizienz durch eine chronisch rezidivierende Pyelonephritis hervorgerufen wurde, deren Verlaufsdauer im allgemeinen länger ist als die der chronischen Glomerulonephritis, wenn zusätzlich eine arterielle Hypertension besteht und/oder eine Thiazidbehandlung durchgeführt wird. *Trotz dieser Entwicklung empfiehlt es sich, bei gleichzeitigem Vorhandensein von Gicht und Niereninsuffizienz, das Nierenleiden in erster Linie als Folge einer chronischen Gichtnephropathie und nicht etwa als Ergebnis einer chronischen Glomerulonephritis aufzufassen* (s. S. 152 ff.).

Aus Angaben von THEISS (28) läßt sich errechnen, daß auf 100 000 Personen etwa 1 bis 2 Patienten mit Psoriasis-Arthritis, Psoriasis und typischer Gicht kommen. Über die Häufigkeit des Zusammentreffens von echter Gicht mit Psoriasis allein liegen keine Vergleichszahlen vor.

ZÖLLNER (31) glaubt, daß sekundäre Gicht nur bei *chronisch verlaufenden Blutkrankheiten*, wie primärer und sekundärer Polyzythämie, myeloischer Metaplasie, chronischer Myelose, auftritt. KÖNIG u. ZÖLLNER (21) beschrieben je einen Fall von sekundärer Gicht bei Polycythaemia vera und bei myeloischer Metaplasie im Rahmen einer Osteomyelosklerose. Dagegen soll der vermehrte Harnsäureanfall bei anderen Hämoblastosen nur zur Verstärkung einer familiären Gichtanlage führen. Wie wir auf S. 54 näher ausgeführt haben, ist der Harnsäureanfall bei chronischer Lymphadenose meist nicht vermehrt im Gegensatz zu chronisch myeloischen Leukämien und Polyzythämie. Bei chronischer Myelose kann der metabolische Harnsäurepool bis auf das 6fache der Norm gesteigert sein (4). In bis zwei Drittel der Fälle von Osteomyelofibrose soll eine sekundäre Gicht auftreten (8). Bei Polycythaemia vera werden in 33–80% der Fälle Hyperurikämie und in 2–8% sekundäre Gicht beobachtet (7). Bei Hinzutreten einer Leukämie schnellt die Gichtfrequenz auf etwa 46% an.

In seltenen Fällen kann sich sekundäre Gicht bei Sphärozytose, Thalassämie und Drepanozytose entwickeln (27).

Sekundäre Gicht bei erwachsenen Kranken mit *Sichelzellanämie* wird als ungewöhnliche klinische Erscheinung bezeichnet (3, 9), obgleich diese Erkrankung in 1–1,5% unter Negern angetroffen wird. Von der frühen Kindheit an bis ins Erwachsenenalter hinein wird (soweit die Patienten das 40. Lebensjahr überhaupt überleben) ein vermehrter Anfall von Urat weitgehend oder vollständig durch erhöhte renale Harnsäureexkretion kompensiert.

Unter *L-Dopa*-Medikation wurden kürzlich (18) 2 Gichtfälle beobachtet. Auch bei Patienten mit *Parkinson-Syndrom* sollen erhöhte Harnsäurespiegel im Serum gehäuft vorkommen (18). Nach eigenen Untersuchungen (2) an 100 unausgewählten ambulanten Patienten mit Parkinson-Syndrom haben jedoch weder die Dauer, seit der ein Parkinson-Syndrom besteht, noch eine Therapie mit L-Dopa einen erkennbaren Einfluß auf die Höhe der Serumharnsäurekonzentration und die Häufigkeit, in der Hyperurikämie oder Gicht unter diesen Kranken auftritt.

Tophöse Gicht wurde wiederholt bei Fällen von Typ I der *Glykogenspeicherkrankheit* beschrieben (1, 19, 20 u.a.). Für das Zustandekommen der Hyperurikämie in diesen Fällen sind sowohl renale als auch extrarenale Faktoren im Sinne einer verminderten Ausscheidung und einer vermehrten Bildung von Harnsäure verantwortlich zu machen.

In der Regel bedingt Behandlung mit *Saluretika* einen Anstieg der Serumuratwerte (23). Akute Gichtanfälle werden durchschnittlich 3,7 Jahre nach Beginn einer Thiazidtherapie (Schwankungsbreite 8 Monate bis 7 Jahre) bei bis zu 5–10% hypertensiver Patienten beobachtet (17). Inwieweit das Gichtleiden in solchen Fällen primärer Natur oder durch die Saluretika allein induziert und nicht nur in seiner Manifestation gefördert ist, läßt sich individuell sehr schwer und im Kollektiv überhaupt nicht entscheiden. Hypertensive Patienten neigen schon an sich durch renale Harnsäureretention vermehrt zu Hyperurikämie (S. 161 ff.). LAGRUE u. Mitarb. (22) stellten in mehr als 50% ihrer mit Saluretika langzeitbehandelten hypertensiven Patienten eine Erhöhung der Serumharnsäurekonzentration auf über 8 mg/100 ml fest.

Grundsätzlich ist die Entwicklung von sekundärer Gicht auch bei Vorliegen eines *Mongolismus*, der in der Regel mit Hyperurikämie einhergeht (12), möglich.

Bei schwerem homozygot vererbtem α_1-*Antitrypsin-Mangel* mit obstruktiver Bronchopneumopathie und Cor pulmonale kann es auf dem Boden eines durch verstärkte Zytolyse ausgelösten vermehrten Harnsäureanfalls zur klinisch manifesten Gicht kommen (11). – Das Vorkommen von Gicht (diagnostiziert im 22. Lebensjahr) wurde auch bei einem Patienten mit *angeborener Chloriddiarrhoe* beschrieben (13). Bei diesem autosomal-rezessiv vererbten Leiden besteht infolge einer Veränderung des Chloridtransportmechanismus im Ileum und möglicherweise auch im Kolon ständig ein hypochlorämischer alkalotischer Zustand. Zu den Folgen der lebenslänglich bestehenden Störung im Flüssigkeits- und Elektrolythaushalt gehören unter anderen funktionelle und morphologische Nierenveränderungen, die Hyperurikämie und Gicht herbeiführen können (6).

Bei Auftreten von Gicht um das 20. Lebensjahr sollte man an das Vorhandensein von *Nierenmarkzysten* denken, denn in diesem Lebensalter ist Gicht bei Männern ungewöhnlich und bei Frauen extrem selten. Erstmals beschrieben THOMPSON u. Mitarb. (29) eine Sippe, in der Hyperurikämie, Gicht und zystische Veränderungen im Nierenmark bei 3 Personen von 2 Generationen auftraten. Hyperurikämie und Gichtarthritis erschienen im späten Adoleszentenalter, betrafen sowohl männliche als auch weibliche Familienmitglieder und gingen der Entwicklung einer chronischen Niereninsuffizienz um mehrere Jahre voraus. Zusätzlich wurde bei 2 heranwachsenden Söhnen der einen Patientin schwere Hyperurikämie infolge einer verminderten renalen Harnsäuresekretion gefunden.

Literatur

1 Alepa, F.P., P.R. Howell, J.R. Klinenberg, J.E. Seegmiller: Relationship between glycogen storage disease and tophaceous gout. Amer. J. Med. 42 (1967) 58

2 Babucke, G., L. Sagebiel, D.P. Mertz: Hyperurikämie bei Parkinson-Syndrom – zufällig oder wahrscheinlich? Münch. med. Wschr. 118 (1976) 1489

3 Ball, G.V., L.B. Sorensen: The pathogenesis of hyperuricemia and gout in sickle cell anemia. Arthr. rheum. Dis. Abstr. 13 (1970) 846

4 Bishop, C., W. Garner, J.H. Talbott: Pool size, turnover rate, and rapidity of equalization on injected isotopic uric acid in normal and pathological subjects. J. clin. Invest. 30 (1951) 879

5 Charcot, J.M.: Leçons cliniques sur les maladies des vieillards et les maladies chroniques. Paris 1874

6 Clifton, J.A.: Einige erbliche Störungen der intestinalen Resorption mit renaler Dysfunktion. Internist 17 (1976) 325

7 Denninger, K.: Polyzythämie, Polyglobulie und Gicht. Med. Klin. 68 (1973) 60

8 D'Eshougues, R.L.: Les gouttes secondaires. Lille méd. 15 (1970) 257

9 Espinoza, L.R., I. Spilberg, C.K. Osterland: Joint manifestations of sickle cell disease. Medicine 53 (1974) 295

10 Fanconi, A., G.A. Rosè: The ionized, complexed and protein-bound fractions of calcium in plasma. Quart. J. Med. 27 (1958) 463

11 Fruhmann, G., H. Fritz, H. Bergstermann: Homozygot ererbter Alpha$_1$-Antitrypsinmangel mit Lungenemphysem, Cor pulmonale und Gicht. Klin. Wschr. 52 (1974) 80

12 Fuller, R.W., M.W. Luce, E.T. Mertz: Serum uric acid in mongolism. Science 137 (1962) 868

13 Gordon, P., H. Levitin: Congenital alkalosis with diarrhea. Ann. intern. Med. 78 (1973) 876

14 Gutmann, A.B.: Primary and secondary gout. Ann. intern. Med. 39 (1953) 1062

15 Hegstrom, R.M., J.S. Murray, J.P. Pendras, J.M. Burnell, B.H. Scribner: Two year's experience with periodic hemodialysis in the treatment of chronic uremia. Trans. Amer. Soc. artif. intern. Org. 8 (1962) 266

16 Holbrook, W.P., H.D. Haskins: Blood uric acid in nephritis. J. Lab. clin. Med. 12 (1926) 11

17 Hollander, W., R.W. Wilkins: The pharmacology and clinical use of rauwolfia, hydralazine, thiazides, and aldosterone antagonists in arterial hypertension. Progr. cardiovasc. Dis. 8 (1966) 291

18 Honda, H., R.A. Gindin: Gout while receiving levodopa for parkinsonism. J. Amer. med. Ass. 219 (1972) 55

19 Jeune, M., A. Charrat, J. Bertrand: Polycorie hépatique, hyperuricémie et goutte. Arch. franç. Pédiat. 14 (1957) 897

20 Kolb, F.O., O.F. de Lalla, J.W. Gofman: The hyperlipemias in disorders of carbohydrate metabolism: serial lipoprotein studies in diabetic acidosis with xanthomatosis and in glycogen storage disease. Metabolism 4 (1955) 310

21 König, E., N. Zöllner: Sekundäre Gicht bei Osteomyelosklerose und bei Polycythaemia vera. Med. Klin. 57 (1962) 1741

22 Lagrue, G., J. Menard, M. Safar, P. Schlotterer, P. Milliez: Hyperuricémie provoquée par les diurétiques chez les sujets hypertendus. Traitement curatif et préventif par la benziodarone. Presse méd. 79 (1971) 849

23 Mertz, D.P.: Pharmakologische Eigenschaften von Hydrochlorothiazid im Vergleich zur Wirkung anderer Diuretica. Naunyn-Schmiedeberg's Arch. exp. Path. Pharmak. 237 (1959) 71

24 Mertz, D.P., F. Schindera: Sekundäre Gicht, sechs Jahre nach akutem Nierenversagen. Dtsch. med. Wschr. 93 (1968) 908

25 Richet, G., F. Mignon, R. Ardaillou: Goutte secondaire des néphropathies chroniques. Presse méd. 73 (1965) 633

26 Sarre, H., D.P. Mertz: Sekundäre Gicht bei Niereninsuffizienz. Klin. Wschr. 43 (1965) 1134

27 Talbott, J.H.: The diversity of gouty arthritis and its complications. Ann. intern. Med. 31 (1949) 555

28 Theiss, B.: Zur Differentialdiagnose der Gelenkerkrankungen bei Psoriatikern. Dtsch. med. Wschr. 96 (1971) 300

29 Thompson, G.R., J.J. Weiss, R.T. Goldman, G.A. Rigg: Familial occurrence of hyperuricemia, gout, and medullary cystic disease. Arch. intern. Med. 138 (1978) 1614

30 Trousseau, A.: Clinique médicale, de l'Hôtel-Dieu de Paris, vol. II, Baillière, Paris 1862

31 Zöllner, N.: Moderne Gichtprobleme. Ätiologie, Pathogenese, Klinik. Ergebn. inn. Med. Kinderheilk. (N.F.) (1960) 321

14 Diagnose und Differentialdiagnose der primären Gicht

„Vita brevis, ars longa, occasio praeceps, experientia fallax, iudicium difficile."
Hippokrates

Seiner Symptomatologie nach ist das Stoffwechselleiden Gicht als *symptomatische Arthritis den Krankheiten des rheumatischen Formenkreises* zuzuordnen und von diesen differentialdiagnostisch abzugrenzen. Durch viel Aufklärungsarbeit ist das Interesse an Gicht stark gestiegen. Wurde die Gicht bis vor gut 10 Jahren viel zu wenig diagnostiziert, so geschieht heute oft das Gegenteil.

Die Erkrankungsziffern über Gicht überraschen den Arzt häufig gleichermaßen wie den Laien, da sich beide an ihren täglichen Erfahrungen im Umgang mit Bekannten und Patienten orientieren. Der Unterschied zwischen vermeintlicher und tatsächlicher Gichthäufigkeit beruht nun aber darauf, daß Gicht viel zu wenig richtig erkannt wird. Nur bei einem Viertel bis zur Hälfte aller in die Klinik eingewiesenen Patienten ist die Diagnose Gicht vorher schon begründbar gestellt. Und nur wiederum die Hälfte der mit bekannter Gichtdiagnose die Klinik aufsuchenden Patienten ist, beurteilt nach der Höhe der Serumharnsäurekonzentration und nach der klinischen Erscheinungsweise, als ausreichend behandelt zu betrachten. Oft wird bei unklaren Gelenkbeschwerden und gleichzeitiger Nierensymptomatik nicht an das Vorhandensein einer Gicht gedacht. Auf diese Weise entgehen vor allem atypisch verlaufende Gichtformen einer exakten Diagnose. Umgekehrt werden nicht selten atypische Formen von progredient chronischer Polyarthritis, die vor allem bei Männern um das 50. Lebensjahr oder später auftreten, oder Beschwerden bei Hallux-rigidus-Arthrose bzw. bei Heberden-Arthrose oder Veränderungen im Rahmen einer Thrombophlebitis mit Gicht verwechselt. Ausbleiben eines therapeutischen Effektes, chirurgische Fehlinterventionen und Unzufriedenheit des Patienten sind die Folge. Eine weitere Folge, die eine Verwechslung von Gicht mit anderen Erkrankungen des rheumatischen Formenkreises in sich birgt, ist eine manchmal jahrzehntelange Verzögerung, bis die richtige Diagnose nach dem Auftreten des ersten Gichtanfalles gestellt wird. *Diagnoseverzögerungen* von bis zu 30 Jahren sind bekannt geworden (8). Die entzündliche Natur der Erkrankung wird auf Anhieb nur in etwa der Hälfte der Fälle erkannt, wobei chronische Polyarthritis die häufigste *Fehldiagnose* ist, gefolgt von einer Verwechslung mit sekundär entzündlich veränderten Arthrosen, besonders Gonarthrose. Das Spektrum reicht weiter über statische Beschwerden, Phlegmone, Bursitis und Infektarthritis bis zu Durchblutungsstörungen, Nervenentzündungen und Thrombophlebitis. Bei den uns zugewiesenen Gichtpatienten vergingen im Mittel 5,5 Jahre vom Erkrankungsbeginn bis zur Diagnosestellung und Einleitung einer Therapie (14).

Im Gegensatz zur ursprünglich ätiologischen Betrachtungsweise des *Rheumabegriffes* durch die hippokratische Schule gebrauchen wir heute die Bezeichnung Rheumatismus als symptomatischen Gruppenbegriff für alle schmerzhaften Zustände des Bewegungsapparates. Diese Sammelbezeichnung stellt also keine Diagnose dar. Erste Ansätze zur symptomatologischen Definition des Begriffes Rheumatismus lieferte Aretaeus von Cappadokien (81–138 n. Chr.). Wir schließen uns der von MATHIES (12) gewählten Formulierung der Bezeichnung Rheumatismus an: „Rheumatismus sind schmerzhafte und die Bewegungsfunktion beeinträchtigende Zustände des Muskel-Skelett-Systems und des Nervensystems unter Einschluß der diese Erkrankungen begleitenden oder gelegentlich auch isoliert vorliegenden bindegeweblichen Vorgänge an anderen Organen oder Organsystemen."

Im Vergleich zur rasant angestiegenen Gichtmorbidität blieb die *Rheumamorbidität in der Nachkriegszeit* etwa gleich. Unter dem unausgesuchten ambulanten Patientengut der Medizinischen Poliklinik der Universität Freiburg i. Br. aus den Jahren 1948, 1966 und 1968 fanden wir (14) Erkrankungen des rheumatischen Formenkreises bei durchschnittlich 10,6% der insgesamt 13 877 Patienten. Im Jahre 1948 kamen 11,3% der Patienten mit rheumatischen Beschwerden zur Aufnahme, 1966 9,8% und 1968 11,1%. Dieser Prozentsatz stimmt sehr gut mit den von HEIDE (6) angegebenen Werten überein, wonach etwa 10% aller Krankmeldungen wegen Rheumatismus erfolgen. Die Gesamtzahl unserer Patienten mit rheumatischen Beschwerden verteilte sich zu 45% auf Männer und zu 55% auf Frauen. Abweichend von den heute bei der Gicht anzutreffenden Bedingungen (s. S. 85 ff.) ergab die Altersverteilung eine deutliche Bevorzugung des höheren Lebensalters. Der Gipfel befand sich mit 30,8% zwischen dem 51. und 60. Lebensjahr. Jeder achte Rheumapatient war jünger als 30 Jahre. Eine nach Geschlechtern getrennte Betrachtung ergab keine nennenswerte Abweichung. Überraschend war die Feststellung, daß der Anteil der artikulär entzündlichen Erkrankungen an unserem Rheumapatientengut – trotz Zunahme der Gichthäufigkeit – von 27,7% im Jahre 1948 über 20,2% 1966 auf 17,5% 1968 zurückging. Vermutlich ist diese Entwicklung Folge der Auswirkung einer zunehmenden Verfügbarkeit immer neuer Antibiotika und Antirheumatika gewesen. Umgekehrt nahm die Gruppe der artikulär degenerativen Erkrankungen zwischen 1948 und 1968 zusammen mit einer allgemeinen Tendenz zur Fettleibigkeit weiter Bevölkerungskreise stark zu. Waren es 1948 noch 51,0%, so betrug der Anteil 1966 70,8% und 1968 gar 72,0% aller Erkrankungen des rheumatischen Formenkreises.

Diagnose

Die Volkskrankheit Gicht unterliegt bezüglich ihrer Erscheinungsweise, ihrer Erkennung und Verkennung und der sich daraus ableitenden therapeutischen Fehlleistungen einem steten Wandel. Diese Fehlleistungen beziehen sich nicht nur auf den akuten Gichtanfall, die Gichtarthritis, sondern auch auf die chronische Gicht und das Risiko von Gichttophi in den Nieren selbst bei ungenügend behandelten Gichtpatienten mit leicht erhöhten Serumharnsäurewerten. Da zumindest bis in die 60er Jahre die Gicht weitgehend noch als „vergessene" Krankheit angesehen wurde, stellte man die Diagnose Gicht bis vor etwa 15 Jahren sicher viel zu wenig. Infolge reichlicher publizistischer, rhetorischer und propagandistischer Aktivitäten auf diesem Gebiet ist das Pendel seitdem eher umgeschlagen. Unter den Erkrankungen, die den akuten Gichtanfall im artikulären Bereich nachahmen können, sind vor allem akute Schübe und Sonderformen einer progredient chronischen Polyarthritis sowie Hallux-rigidus-Arthrose an erster Stelle zu nennen. Unter den extraartikulären entzündlichen Erkrankungen sind gegenüber der Gichtarthritis vor allem Bursitis, Tendovaginitis, Thrombophlebitis und Erysipel abzugrenzen. Verwechslungsmöglichkeiten mit chronischer Gicht bieten Heberden-Arthrose, „Rheumaknoten", tendinöse oder tuberöse Xanthome und in seltenen Fällen auch einmal Ganglien. Kompliziert wird das Problem durch viele unnötige „Anbehandlungen" von vermeintlicher Gicht, wodurch das klinische Bild verschleiert wird (13). Kurskorrekturen sind daher notwendig geworden.

Da die Gicht als Gelenkerkrankung heute erfolgreicher beeinflußt werden kann als alle anderen Gelenkerkrankungen zusammen, ist eine *Frühdiagnose* von entscheidender Bedeutung. Deren Auffinden wird *erleichtert*, wenn man eine Anzahl von gichtverdächtigen Kriterien kennt und berücksichtigt.

Gichtverdächtig sind:
1. jede monartikulär auftretende Gelenkerkrankung mit der üblichen Symptomatik eines Gichtanfalls und jede atypische „schleichend" verlaufende Polyarthritis beim Mann (im Grunde ist jede akute Monarthritis beim erwachsenen Mann gichtverdächtig und bis zum Beweis des Gegenteils als Gichtanfall zu bewerten),
2. Zusammentreffen von Gelenkschmerzen und Uratlithiasis,
3. Kombination von mehr oder weniger typischen Gelenkbeschwerden mit mindestens 2 der folgenden Bedingungen:
    a) Übergewicht,
    b) Diabetes mellitus,
    c) Hyperlipoproteinämie,

d) arterielle Hypertension,
e) vorzeitige und schwere Atherosklerose,
4. wiederholter Nachweis einer Hyperurikämie bei ätiologisch ungeklärter Mikroproteinurie, unklare Beschwerden im Bewegungsapparat einschließlich der Wirbelsäule, besonders bei älteren Patienten.

Für eine *Früherkennung* ist es wichtig zu wissen, auch bei unklaren Gelenkbeschwerden und Vorhandensein anderer metabolischer Störungen mit oder ohne gleichzeitigem Bestehen eines Hochdrucks an eine in Entwicklung begriffene Gicht zu denken. Die endgültige Diagnose wird dann durch wiederholten Nachweis einer ständig weit über der oberen Normgrenze (s. S. 19) liegenden Harnsäurekonzentration im Serum des über Nacht gefasteten Patienten gestellt.

Für die Beurteilung der Höhe der Serumharnsäurekonzentration erscheint das Absetzen aller therapeutischen oder extrem diätetischen Maßnahmen wenigstens 3 Tage vor der Blutentnahme wichtiger als die Anordnung einer purinfreien Kost in der Vorperiode, die von Berufstätigen ohnehin kaum einmal exakt eingehalten werden kann. Zudem gibt die unter den üblichen Lebensgewohnheiten bestimmte Serumharnsäurekonzentration ein ziemlich genaues Bild von der Höhe des Risikos für den Patienten. Ausgenommen von der vorübergehenden Unterbrechung der Medikamentenzufuhr sind Digitalisglykoside und Antidiabetika, die die Serumharnsäurekonzentration nicht nachweisbar verändern und deren Weitergabe oft lebensnotwendig ist.

Wie an anderer Stelle vermerkt (s. S. 38 ff. und 50 ff.), hat eine Anzahl von Arzneimitteln und einseitigen diätetischen Maßnahmen hypo- oder hyperurikämisierende Nebenwirkung, die meist nicht bekannt ist und das Endergebnis verfälschen kann. Besonderer Wert ist auf eine enzymatische Harnsäurebestimmung zu legen. Dadurch lassen sich bei der weiteren Erkennung und Behandlung einer wachsenden Zahl von Gichtkranken Mißverständnisse und ärztliche Fehlleistungen vermeiden, die immer dann auftreten, wenn Harnsäure mit „einfachen" semiquantitativen Methoden bestimmt wird.

Nach erfolgreicher therapeutischer Senkung von zuvor überhöhten Serumharnsäurespiegeln sind Kontrollen während der Dauerbehandlung nur noch in Abständen von mehreren Monaten erforderlich.

Kriterien zur Sicherung der Diagnose Gicht:
1. Der akute Anfall:
a) beobachtet oder typisch geschildert,
b) Harnsäurekristallnachweis im Punktat der Synovialflüssigkeit;

ausnahmsweise: Bestimmung der Verteilungscharakteristik von i. v. injizierter markierter Harnsäure,
c) Colchicintest (Ausnahme: Gelenkschmerzen bei chronisch niereninsuffizienten Patienten während intermittierender Dauerdialysebehandlung, bei Pseudogicht [17] und bei Sarkoidose); jedoch bei atypischer Altersgicht nicht immer drastische Colchicinwirkung.
2. Die Uratablagerung (Tophus):
a) Weichteiltophus (Murexidprobe);
b) Knochentophus (charakteristische histologische und Röntgenbefunde).
3. Die Hyperurikämie.

Anamnestisch sind unter anderen Fragen nach heftig schmerzhafter nächtlicher Unverträglichkeit der auf den Füßen lastenden Bettdecke, nach Nierenkoliken und Hämaturie, nach einer evtl. durchgemachten schmerzarmen sackartigen Schwellung am Ellenbogen (Bursitis), nach Eß- und Trinkgewohnheiten und nach dem Vorkommen von „Rheuma", Nierensteinen oder Diabetes mellitus in der Familie aufschlußreich.

Die Suche nach *Kristallen in der Synovialflüssigkeit* kann als eines der spezifischsten Laboratoriumsverfahren zur Diagnose von Gicht und Pseudogicht angesehen werden. Jedoch können in der Synovialflüssigkeit auch andere Strukturen gefunden werden, die zu einer Verwechslung mit Natriumurat oder Calciumpyrophosphat Anlaß geben.

Diese betreffen Hydroxyapatitkristalle, Calciumoxalatkristalle, Kollagenfasern oder Knorpelfragmente, Cholesterinkristalle, phagozytierte Metallteilchen nach prothetischer Kniegelenkplastik. Vor allem können Kristalle von Kortikoidestern nach vorausgegangener intraartikulärer Injektion als Kunstprodukte zu einer Fehlbeurteilung der Synovialflüssigkeit führen: *Steroid-Arthritis* (7). Deren morphologische und Doppelbrechungseigenschaften hängen von der Art des verwendeten Präparates selbst ab. Gelegentlich rufen sie eine vorübergehende klinische Synoviitis hervor.

Der Nachweis von *Kristallphagozytosen* aus dem Gelenkpunktat ist gichtspezifisch, wenn sich die phagozytierten Kristalle im Polarisationsmikroskop eindeutig identifizieren lassen. Die Mononatriumuratkristalle der echten Gicht wirken zugespitzt, sind negativ doppelbrechend und erscheinen senkrecht zur Kompensatorachse des Polarisationsmikroskops blau, parallel zu ihr gelb (Abb. 14.1, auf Farbtafel VI). Dagegen enden die Pyrophosphatkristalle der Pseudogicht stumpf, erscheinen manchmal auch in Plättchenform und verhalten sich polarisationsoptisch zur Kompensatorachse umgekehrt wie die Uratkristalle. Der polarisationsmikroskopische Nachweis von nadelförmigen Harnsäurekristallen *im Gewebe* sollte am Nativpräparat vorgenommen werden, da selbst bei normalem Harnsäuregehalt durch Trocknen und Fixieren des Punktates nadelförmige Präzipitate entstehen können. Demgegenüber ist das von DE GALANTHA (1) angegebene Färbeverfahren (Reaktion von Harnsäure mit Silbernitrat unter Lichteinwirkung) unspezifisch, weil verschiedene Purine mit ihrem N-9-Atom ebenfalls mit Silber Salze bilden können. – Daneben ist zu bemerken, daß eine Fixierung mit Formalin Uratniederschläge zerstören kann.

Wenn auch Hyperurikämie eine nahezu unabdingbare Voraussetzung für die Diagnose eines akuten Gichtanfalles darstellt, so darf doch nicht jeder Gelenkschmerz bei einem hyperurikämischen Patienten zur Diagnose Gicht verleiten.

Diese Einschränkung betrifft vor allem Schmerzen in der *Wirbelsäule* (sooft auch Wirbelsäulenbeschwerden bei älteren Patienten nicht als Gichtmanifestation erkannt werden), in den *Hüften* und *Schultern*, wo die Gicht in der Regel erst Schmerzen bereitet, wenn tophöse Ablagerungen vorhanden sind. Schmerzen und Beschwerden, die in *kleineren Gelenken*, vor allem in den Fußgelenken, fortbestehen, sind ebenfalls für gewöhnlich nicht gichtiger Natur, wenn röntgenologisch keine tophösen Veränderungen nachgewiesen werden.

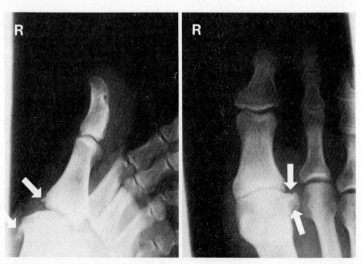

Abb. 14.2 Hallux-rigidus-Arthrose rechts bei einem 43jährigen Patienten. Dornartige Dorsalausziehung an der Basis der Grundphalanx 1. Randosteophyten dorsal und lateral am Metatarsuskopf 1 (Pfeile). Verschmälerung des Gelenkspalts und Sklerosierung der Gelenkflächen im Großzehengrundgelenk (aus *Mertz, D. P., A. Mertz:* Med. Klin. 76 [1981] 743)

Meist wird die sogenannte *Hallux-rigidus-Arthrose* als gichtverdächtig angesehen (2) und sogar behauptet: „Am Großzehengrundgelenk wird die Gicht häufig als banaler Hallux rigidus chronisch" (17). Zwischen Hallux-rigidus-Arthrose und Gicht besteht jedoch kein Kausalzusammenhang (15). Neben der Heberden-Arthrose stellt die Hallux-rigidus-Arthrose die häufigste Verwechslungsmöglichkeit mit Gicht dar (s. S. 146).

Man versteht darunter eine Teilversteifung des Großzehengrundgelenks als Folge von arthrotischen Veränderungen an der Basis der Grundphalanx. Die Abb. 14.2 zeigt typische dornartige Randosteophyten (Pfeile) an der Basis der Grundphalanx 1 und am Metatarsuskopf 1, Verschmälerungen des Gelenkspaltes im Großzehengrundgelenk mit Sklerosierung der Gelenkflächen sowie teilweise arthrotisch deformierte Sesambeine. Durch diese Veränderungen werden die Dorsalflexion im Großzehengrundgelenk zunehmend schmerzhaft eingeschränkt oder aufgehoben und die Abrollbewegung des Fußes beim Gehen behindert oder unmöglich gemacht. Schließlich entwickelt sich eine Flexionskontraktur im Großzehengrundgelenk. In der Regel treten Episoden von Sekundärentzündung, die an die Symptomatik eines akuten Gichtanfalles erinnern können, selten auf (15).

Zur *erweiterten Diagnostik* der Stoffwechselkrankheit Gicht gehört *in der Regel* die Durchführung einer Anzahl von gezielten Maßnahmen, um das Vorhandensein verschiedener Begleitkrankheiten, die die Gicht zu einer *Allgemeinkrankheit* machen, frühzeitig zu erkennen und gegebenenfalls durch Frühbehandlung davon ausgehende, die Lebensdauer verkürzende Komplikationen abwenden zu können.

Da fast alle Gichtkranken eine Nierenschädigung aufweisen, sollte bei jedem gichtverdächtigen oder gichtkranken Patienten ein Infusionsurogramm angefertigt werden, auch wenn sich klinisch zunächst keine Anhaltspunkte für das Vorliegen einer Gichtnephropathie ergeben. Die klinischen Zeichen einer Gichtnephropathie lassen sich nicht bei allen nierenkranken Gichtikern nachweisen. Wegen der Häufigkeit, in der *Pyelonephritis* als Folge einer abakteriellen chronisch sklerosierenden interstitiellen Uratnephritis oder eines mikroskopischen bzw. makroskopischen Harnstaues durch Uratablagerungen in Niere und/oder harnableitenden Wegen auftritt, sind quantitative chemische, mikroskopische und bakteriologische Untersuchungen des Mittelstrahlharns erforderlich. Vor, zu Beginn und während einer antihypertensiven Therapie sind Kontrollen der Nierenfunktion angezeigt, um das Bestehen oder die Entwicklung einer Niereninsuffizienz nicht zu übersehen. Im allgemeinen genügt eine Bestimmung der Serumkreatininkonzentration. Bei schweren röntgenologisch nachgewiesenen Nierenveränderungen und noch normalen Serumkreatininwerten empfiehlt sich anfänglich eine Bestimmung der endogenen Kreatinin-Clearance, um quantitative Anhaltspunkte über den tatsächlichen Funktionsausfall der Nieren zu gewinnen.

Klinisch, röntgenologisch, elektrokardiographisch (wenn möglich Belastungs-EKG) und mit Hilfe anderer notfalls gebotener diagnostischer Maßnahmen ist auf Symptome zu achten, die für die Entwicklung oder das Bestehen von *Herzinsuffizienz, koronaren oder sonstigen arteriellen Durchblutungsstörungen* typisch sind. Mögliche krankhafte Veränderungen im *Fett- und Kohlenhydrat-*

194 Diagnose und Differentialdiagnose der primären Gicht

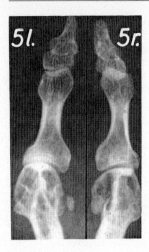

Abb. 14.3 Gicht, anfallsweiser Verlauf. Symmetrische unregelmäßig geformte, gelenknahe Osteolysen, die sich links bis in die Diaphyse des Metatarsus 5 ausdehnen (Abb. 14.3–14.8 aus *Dihlmann, W., H. J. Fernholz:* Dtsch. med. Wschr. 94 [1969] 1909)

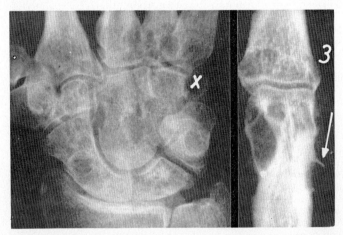

Abb. 14.4 In der Umgebung des Fingermittelgelenkes 3 rechts tophöse Zerstörungen, die sich bis auf den Phalanxschaft ausdehnen. Außerdem kleine tophusbedingte Periostreaktion, der „überhängende Knochenrand" (→). Karpal und metakarpal rundliche (zystoide) Osteolysen (Lochdefekte), am Os hamatum tophöser Defekt (markiert)

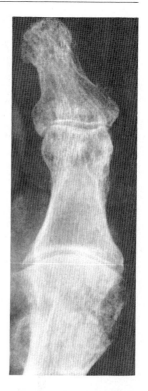

Abb. 14.5 Durch beidseitige randständige tophöse Zerstörungen zeigt das Metatarsusköpfchen 1 die für die Gicht typische „Hellebardenform"

stoffwechsel zwingen zur Kontrolle der Serumkonzentrationen von Cholesterin und Triglyceriden sowie der Glucosetoleranz (durch oralen Standard-Glucosetoleranztest mit 100 g Glucose). Ferner sollte auf eine klinische und laboratoriumsmäßige Überprüfung der Leber und ihres Funktionszustandes sowie im Falle des Vorliegens irgendwelcher krankhaften Leberveränderungen auf deren histologische Abklärung Wert gelegt werden. Zur Gewinnung von Leberbiopsiematerial kommt man im allgemeinen mit der perkutanen Biopsie nach Menghini aus.

In der Gichtdiagnostik spielen *Röntgenbefunde* eine nicht unerhebliche Rolle. Als typisch für die Gicht bezeichneten DE SÉZE u. RYCKEWAERT (19) multiple, runde, scharf begrenzte Vakuolen in den gelenknahen Epiphysen, wobei sich einzelne in die Gelenkhöhle hinein öffnen können. Als knochentophusverdächtig wird nicht der sog. „Lochdefekt" (5) oder der „Lochstanzdefekt" (4) angesehen. Vielmehr beschrieben DIHLMANN u. FERNHOLZ (2) unregelmäßig geformte, sich oft über die Diaphyse erstreckende gelenknahe osteolytische Veränderungen, die in den Abb. 14.3 und 14.4 dargestellt sind. Die durch randständige beiderseitige

196   Diagnose und Differentialdiagnose der primären Gicht

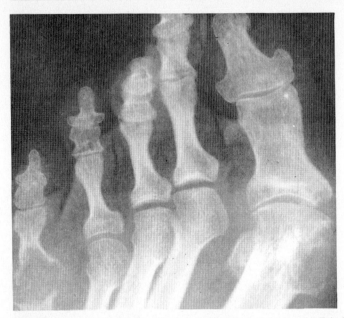

Abb. 14.6   Schwere tophöse Zerstörungen am Grundgelenk der 1. und 5. Zehe links. Typische becherförmige Gichtmutilation am Metatarsus 5 und an der Grundphalanx

Tophusarrosion entstehende „Hellebardenform" des Metatarsusköpfchens 1 (16), die ebenfalls als charakteristisch für Gicht gilt, veranschaulicht Abb. 14.5. Aus Abb. 14.6 ist eine bei Gicht vorkommende atypische Gelenkmutilation an den gelenkbildenden Knochen zu ersehen. Zum Vergleich ist in Abb. 14.7 eine bei Arthropathia psoriatica aufgetretene unspezifische „Becherung" an den Metatarsophalangealgelenken dargestellt. Schließlich werden in Abb. 14.8 „stachelige", in einen Tophus hineinragende Osteophyten und in Abb. 14.4 das Symptom des überhängenden Knochenrandes mit MARTEL (11) gezeigt. Beide Symptome wurden von DIHLMANN u. FERNHOLZ (2) als charakteristisch für die Gicht hingestellt.

Differentialdiagnose

Im Hinblick auf die Differentialdiagnose der Gicht zeigt Tab. 14.1 eine Reihe von Erkrankungen auf, die A. den akuten Gichtanfall, untergliedert nach artikulärer, vertebraler und extraartikulärer Lokalisation, B.

Differentialdiagnose 197

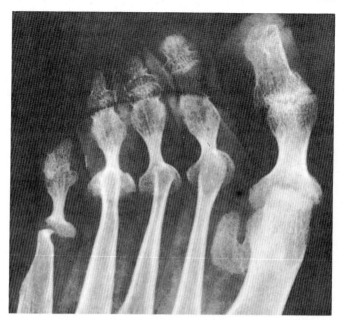

Abb. 14.7 Seronegative Arthritis psoriatica. Arthritische Mutilationen der Metatarsophalangealgelenke („angespitzte" Metatarsi, „gebecherte" Grundphalanxbasen)

die chronische Gichtarthritis einschließlich Tophusbildung nachahmen können (14).

Tabelle 14.1 **Differentialdiagnose der Gicht.**

A. Akuter Gichtanfall

I. *Artikulär:*

a) Rheumatisches Fieber (akute rheumatische Polyarthritis)
b) Akuter Schub oder zyklisch verlaufende Form einer chronischen Polyarthritis
c) Infektarthritis, Rheumatoide, Reizzustand einer Arthrose
d) Spezifische Arthritis (Tuberkulose, Spätlues)
e) Arthritis-Polyarthritis bei Kollagenkrankheiten im engeren Sinne (Lupus erythematodes disseminatus, Panarteriitis nodosa)
f) Peripher arthritisches Primärstadium (mit Oligarthritis, Monarthritis, Polyarthritis) bei Spondylitis ankylosans
g) Reiter-Syndrom
h) Arthropathia psoriatica

Tabelle 14.1 (Fortsetzung)

i) Chondrokalzinose, idiopathisch als erbliche „Pseudogicht", ferner bei Hämochromatose, Hyperparathyreoidismus und primärer Gicht
k) Generalisierte Hydroxyapatit-Krankheit
l) Steroid-Arthritis
m) Symptomatische Arthritis bei Leukosen, Malignomen, Colitis ulcerosa, Behçet-Syndrom, angioneurotischem Ödem
n) Serumkrankheit
o) Palindromer Rheumatismus (= Palliativdiagnose, oft Übergang in chronische Polyarthritis oder Gicht)
p) Hormonell bedingte rheumatische Syndrome
q) Durch Amyloidablagerung hervorgerufene Arthritis
r) Hallux-rigidus-Arthrose
s) Kristallsynoviitis bei primärer Oxalose

II. *Vertebral (selten):*
a) Spondylitis ankylosans
b) Spondylarthritis psoriatica
c) Reizzustand bei Spondylarthrose, Osteochondrose, Spondylose
d) Spondylosis hyperostotica (besonders bei Übergewicht, Diabetes mellitus und primärer Gicht)

III. *Extraartikulär:*
a) Rheumatische, traumatische Bursitis, Tendovaginitis, Tendosynoviitis
b) Reizzustand einer Tendoperiostose
c) Phlegmone, Empyem, Gangrän einer Sehnenscheide
d) Ostitis, Tendoostitis bei Spondylitis ankylosans und bei Reiter-Syndrom
e) Periarthropathia humeroscapularis
f) Erysipel, Thrombophlebitis
g) Arteriosclerosis obliterans, Thrombendangiitis obliterans

B. Chronische Gichtarthritis, Tophusbildung

a) Chronische Polyarthritis
b) Reizzustände von Arthrose, Spondylose, Spondylarthrose
c) Polyarthrose der Fingerendgelenke (sog. Heberden-Arthrose)
d) Hallux-rigidus-Arthrose
e) Subkutane Rheumaknoten bei chronischer Polyarthritis
f) Tendinöse oder tuberöse Xanthome bei Hyperlipoproteinämie
g) „Kalkgicht" (Calcinosis circumscripta)
h) Chondrome, Chondrosarkome etc.
i) Periartikuläre Tophi aus Calciumphosphat bei chronisch niereninsuffizienten Patienten während intermittierender Dauerdialyse
k) Zystenbildungen verschiedener Genese
l) Panchondritis
m) Diabetische Arthropathie
n) Primäre Oxalose
o) Ganglion

Differentialdiagnose

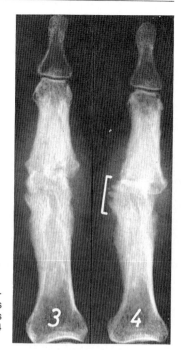

Abb. 14.8 „Stachelige" gelenknahe Osteophyten am Köpfchen der Grundphalanx des Fingers (markiert) und Verdickung des Schaftes der Grundphalangen 3 und 4 rechts durch Periostreaktion

Akuter Gichtanfall

Artikuläre Lokalisation

Im wesentlichen werden 4 Krankheitsbilder durch Ablagerungen von Kristallen im Gewebe hervorgerufen:
1. die *Gicht* (Mononatriumurat-Kristalle);
2. die *Chondrokalzinose* (Calciumpyrophosphat-Kristalle): Pseudogichtsyndrom (9);
3. die *generalisierte Hydroxyapatit-Krankheit* (Hydroxyapatit-Kristalle);
4. die *Steroid-Arthritis* (infolge intraartikulär injizierter Steroid-Kristallsuspensionen).

Diagnostisch führen gezielte Labor- und Röntgenuntersuchungen weiter. Tab. 14.2 gibt die Differentialdiagnose des Synovialpunktates bei Gelenkreizzuständen wieder. Typisch für jede Form einer *Kristall-Arthritis* sind anfallsweises plötzliches Auftreten starker Schmerzen an einem

Tabelle 14.2 **Differentialdiagnose des Synovialpunktates bei Gelenkreizzuständen** (nach *Fellmann, N., L. Matoso*: Med. Klin. 79 [1984] 192).

	Zellzahl/µl Davon Neutrophile (%)	Kristallnachweis	Glucose (normal 60–95 mg/100 ml)	LDH (U/l) (normal <200)	Gram-Färbung, Kultur
Arthritis urica	2000–60000 70–90	Negativ doppelbrechende Kristalle, extra- oder intrazellulär, meist wie feine Nadeln	Vermindert	>200	Negativ
Chondrokalzinose	2000–50000 80–90	Schwach positiv doppelbrechende Kristalle, meist intrazellulär, stämmig	Vermindert	~200	Negativ
Hydroxyapatit-Krankheit	8000–40000 60–90	Selten negativ doppelbrechende münzenförmige Partikel, meist nur elektronenmikroskopisch oder kristallographisch nachweisbare Apatitkristalle			Negativ
Corticosteroidkristall-Arthritiden	Bis 50000	Intra- und extrazellulär, negativ und positiv doppelbrechende Kristalle			Negativ
Mikrobielle Arthritiden	10000–200000 90	Keiner	Stark vermindert	>300	Oft positiv

Tabelle 14.2 (Fortsetzung)

	Zellzahl/µl Davon Neutrophile (%)	Kristallnachweis	Glucose (normal 60–95 mg/100 ml)	LDH (U/l) (normal <200)	Gram-Färbung, Kultur
Rheumatische Arthritiden:		Keiner (höchstens bei Mischformen)			
• Chronische Polyarthritis	2000– 25000 > 50		Vermindert	>300	Negativ
• Spondylitis ankylosans	> 1000 Bis 50		Vermindert bis normal	~200	Negativ
• Kollagenosen	Bis 10000 Bis 50				Negativ
Aktivierte Arthrose	< 2000 Bis 10	Keiner	Normal	~200	Negativ
Posttraumatisch	< 2000 Bis 10	Keiner	Normal	<200	Negativ

einzelnen Gelenk, Gelenk- und Weichteilschwellung mit Druckdolenz und Rötung sowie spontane Besserung nach einigen Tagen. Für diese synovialen und periartikulären Gewebsreaktionen sind die aus kristallgeschädigten Zellen freigesetzten Enzyme und Entzündungsmediatoren (Histamin, Prostaglandine, Kinine etc.) verantwortlich. Die Lokalisation der Kristallablagerungen wird von den Lokalbedingungen physikochemischer Verhältnisse (pH, Temperatur, Biochemie) bestimmt. Bevorzugt befällt die Gicht ein Gelenk der unteren Extremität, die Chondrokalzinose Knie und Hüfte, die *Hydroxyapatit-Krankheit* Schulter- und Handgelenke. Die generalisierte Hydroxyapatit-Krankheit läßt sich röntgenologisch durch Verkalkungen im Bereich von mehr als 2 Gelenken nachweisen.

Unter den Erkrankungen, die den *akuten Gichtanfall* artikulär imitieren, sind vor allem akute Schübe oder zyklisch verlaufende Formen einer *progredient chronischen Polyarthritis*, dann peripher arthritisches Primärstadium mit Oligarthritis, Monarthritis, Polyarthritis bei *Spondylitis ankylosans*, dann *Chondrokalzinose*, idiopathisch als erbliche „Pseudogicht", ferner bei Hämochromatose, Hyperparathyreoidismus und primärer Gicht, weiterhin die schon genannte *Hallux-rigidus-Arthrose*, der *palindrome Rheumatismus*, der eine Palliativdiagnose beim Übergang von unklaren Gelenkbeschwerden in chronische Polyarthritis oder Gicht darstellt, zu nennen.

In diesem Zusammenhang verdienen progredient chronische Polyarthritis und ihre verschiedenen Erscheinungsformen, Infektarthritiden, Spondylitis ankylosans und Chondrokalzinose besondere Beachtung.

Bei typischer Verlaufsform unterscheidet sich eine *progredient chronische Polyarthritis* (rheumatoide Arthritis) von Gicht durch den symmetrischen Befall kleiner Gelenke, die manchmal spindelförmig geschwollen sind, durch Parästhesien in Fingern und Händen, ein Gefühl der Morgensteifigkeit und den häufigen Nachweis von Rheumafaktoren. Ein akuter, stürmischer Beginn wie bei der Gicht kommt bei chronischer Polyarthritis typischerweise nicht vor. Aber nur in rund 60% der Fälle beginnt diese Erkrankung in der geschilderten Weise. In knapp der Hälfte der verbleibenden 40% der Fälle ist ein akuter fieberhafter Gelenkbefall mit Auftreten einer Leukozytose die häufigste Spielart. Auftreibung der Fingergrundgelenke und ulnare Deviation der Finger sind in fortgeschrittenen Stadien typisch.

Bei den zyklisch verlaufenden Formen wird eine Autonomie des Krankheitsprozesses nicht erreicht, die Rheumafaktoren bleiben deshalb negativ. Hierunter befinden sich viele asymmetrisch beginnende oligartikuläre Formen, die mit dem Befall mittelgroßer und großer Gelenke an eine Gichtarthritis oder Infektarthritis erinnern können. Weiterhin zeigt die Alterspolyarthritis, die erst im 7. Lebensjahrzehnt beginnt, oft einen mon- oder oligartikulären asymmetrischen Beginn und Verlauf.

Sie kann daher einer *Altersgicht* zum Verwechseln ähnlich sein, die als primär chronische Gicht in Erscheinung tritt, und zwar nicht mit einem akuten Gichtanfall, sondern oligartikulär. Meist fehlt jede Akuität der Erkrankung. Fieber besteht niemals, beschleunigte Blutsenkung und Leukozytose können fehlen. Die Symptome der akuten Gelenkentzündung sind oft schleichend, die Colchicinbehandlung wirkt nicht immer drastisch. Zur Ausbildung typischer Tophi kommt es meist nicht mehr. Nennenswerte Nierenläsionen stellen sich bei Manifestation der Gicht im vorgeschrittenen Alter nur noch selten ein. Das klinische Bild ist langsam progredient und weist keine Remissionen auf. Degenerative Veränderungen können sich hinzugesellen. Der Nachweis der Erblichkeit läßt sich meist nicht führen.

Wenn von typischer progredient chronischer Polyarthritis Frauen, besonders im Alter zwischen 20 und 40 Jahren, etwa 3mal häufiger betroffen sind als Männer, so stellt sich bei etwa einem Viertel der jenseits des 45.–50. Lebensjahres neu erkrankten Patienten die progredient chronische Polyarthritis als *Sonderform* dar mit besonders akutem und floridem Beginn. Dadurch wird eine Abgrenzung auch vom akuten Gichtanfall sowie von paraneoplastischen Arthropathieformen schwierig. Als charakteristisch wird die Symptomentrias: Erstbefall großer Gelenke (in bis zu 50% Schultergelenkarthritis), starke Beschleunigung der Blutsenkungsgeschwindigkeit, Zeichen einer schweren Allgemeinkrankheit angesehen (18).

Männer sind an dieser Erscheinungsform wenigstens gleich häufig oder mehr als Frauen beteiligt.

Bei akuten bzw. subakuten mon- oder polyartikulären Gelenkentzündungen kann es sich auch einmal um *Infektarthritiden* handeln, bei denen der Erreger des Grundleidens eine metastatische Gelenkentzündung hervorruft und im Gelenkpunktat nachgewiesen werden kann. – Als Systemerkrankung bindegewebiger Skelett- und Organteile mit Schwerpunkt am Achsenskelett ist die *Spondylitis ankylosans* ein eigenständiges, chronisch entzündliches rheumatisches Leiden des Bewegungsapparates, wobei ätiologische genetische Momente die größte Rolle spielen.

Es besteht eine Prädominanz des männlichen Geschlechtes von 90%, und in wiederum 90% der Fälle ist ein peripher arthritisches Primärstadium im Sinne einer Oligarthritis der unteren Extremitäten, einer Monarthritis des Kniegelenkes oder einer akuten Polyarthritis vorhanden.

Nahezu beweisend für die Diagnose Spondylitis ankylosans ist der Nachweis des Histokompatibilitätsantigens HLA-B 27 neben dem beidseitigen Befall der Sakroiliakalgelenke schon im Frühstadium.

Ein Beginn der Spondylitis ankylosans nach dem 50. Lebensjahr kommt praktisch nicht vor. Ein Maximum von tiefsitzenden Rückenschmerzen und ischialgiformen Symptomen wird in den frühen Morgenstunden angegeben. Morgensteifigkeit besteht vor allem im Bereich der Wirbelsäule.

Die Gicht ist auch gegenüber der Chondrokalzinose, dem sogenannten *Pseudogichtsyndrom* (10), abzugrenzen.

Chondrokalzinose kann idiopathisch als erbliche „Pseudogicht", ferner bei Hämochromatose, bei Hyperparathyreoidismus, Gicht und Diabetes mellitus auftreten. Klinisch geht Pseudogicht mit gichtartigen Anfällen von Gelenkentzündungen und röntgenologisch mit feinen Verkalkungsstreifen im Knorpel hauptsächlich von größeren Gelenken und in den Menisken der Kniegelenke einher. Bei der Pseudogicht spielt die Phagozytose von Kristallen durch segmentkernige Leukozyten eine pathogenetische Rolle. Pseudogicht befällt für gewöhnlich ältere Personen der 8. und 9. Lebensdekade. Die akuten Gelenkattacken unterscheiden sich kaum von akuten Gichtanfällen, abgesehen davon, daß die Knie-, Hüft- und Schultergelenke bevorzugt betroffen sind. Dadurch besteht die Möglichkeit einer Verwechslung mit einer degenerativen Gelenkerkrankung, die sekundär entzündliche Veränderungen aufweist. Ein akuter Pseudogicht-Anfall dauert meist länger als ein Harnsäuregicht-Anfall, geht mit Fieber und sehr zellreichem Erguß einher und läßt an eine septische Arthritis denken (Tab. 14.2). Röntgenaufnahmen der befallenen Gelenke, speziell der *Kniegelenke*, zeigen Verkalkungen im Sinne einer Chondrokalzinose. Daneben ergibt sich die richtige Diagnose aus der *Arthrozentese* und Analyse der Gelenkflüssigkeit, die im Polarisationsmikroskop *Calciumpyrophosphatkristalle* zeigt. Vorhandensein einer Hyperurikämie allein erlaubt keine sichere Unterscheidung zwischen Gicht und Pseudogicht, da Pseudogicht in bis zu einem Drittel der Fälle mit Hyperurikämie einhergeht.

Andererseits kann Pseudogicht auch progressiv polyartikulär verlaufen, wenn sie schon im 3. Lebensjahrzehnt beginnt.

Vertebrale Lokalisation

Unter den vertebralen Erkrankungen, die einen akuten Gichtanfall an diesem Teil des Bewegungsapparates nachahmen können, rangieren Spondylitis ankylosans, *Spondylarthritis psoriatica* sowie *Spondylosis hyperostotica*, die besonders bei Übergewicht, Diabetes mellitus und primärer Gicht in Erscheinung tritt, vordergründig.

Extraartikuläre Lokalisation

Unter den extraartikulären entzündlichen Erkrankungen sind gegenüber dem akuten Gichtanfall abzugrenzen vor allem die rheumatische, traumatische *Bursitis, Tendovaginitis, Tendosynoviitis, Phlegmone, Thrombendangiitis obliterans, Erysipel und Thrombophlebitis.*

Chronische Gichtarthritis, Tophusbildung

In differentialdiagnostischer Beziehung spielen bei der *chronischen Gichtarthritis* Krankheiten, wie progredient chronische Polyarthritis, Reizzustände von Arthrose, Spondylose und Spondylarthrose sowie die Polyarthrose der Fingerendgelenke im Sinne der *Heberden-Arthrose* (Abb. 14.9, auf Farbtafel VI), eine Rolle. Hie und da können subkutane „*Rheumaknoten*" bei chronischer Polyarthritis sowie tendinöse oder tuberöse *Xanthome* bei Hyperlipoproteinämien Anlaß zu Verwechslung mit tophöser Gicht geben.

Kutane bzw. subkutane „*Rheumaknoten*" lassen sich in etwa 12% der Fälle von progredient chronischer Polyarthritis nachweisen. Sie bestehen histologisch aus einem zentralen Nekrosebezirk, der von einem Kranz palisadenförmig angeordneter Fibroblasten umgeben ist.

Bei den Gichtknoten (Tophi) handelt es sich indessen um Gewebsreaktionen auf Ablagerungen von Mononatriumuratkristallen.

Die Anwesenheit solcher Kristallablagerungen ist gleichbedeutend mit der klinischen Bedingung Gicht. Tophusbildung kommt nicht nur in Gelenknähe, sondern auch an den Streckseiten der Finger und Zehengelenke sowie extraartikulär im subkutanen Bindegewebe vor. In seltenen Fällen kann sich dabei eine Verwechslungsmöglichkeit mit einem *Ganglion* ergeben.

Literatur

1 De Galantha, F.: Technic for preservation and microscopic demonstration of nodules in gout. Amer. J. clin. Path. 5 (1935) 165
2 Dihlmann, W., H.J. Fernholz: Gibt es charakteristische Röntgenbefunde bei der Gicht? Dtsch. med. Wschr. 94 (1969) 1909
3 Fellmann, N., L. Matoso: Kristalle im Gelenk. Med. Klin. 79 (1984) 192
4 Golding, D.N.: Rheumatische Erkrankungen. Thieme, Stuttgart 1967; 2. Aufl. 1971
5 Grafe, E.: Ernährungs- und Stoffwechselkrankheiten. In Schwiegk, H., A. Jores: Lehrbuch der Inneren Medizin, 6. u. 7. Aufl., Bd. II, Springer, Berlin 1949
6 Heide, M.: Erkrankungen des rheumatischen Formenkreises und therapeutische Gesichtspunkte. Med. Klin. 58 (1963) 439
7 Kahn, C.B., J.L. Hollander, H.R. Schumacher: Corticosteroid crystals in synovial fluid. J. Amer. med. Ass. 211 (1970) 807
8 Klotz, H., E. Prohaska, H. Salmhofer, L. Schmid: Gicht aus der Sicht einer Sonderheilanstalt für Rheumakranke. Wien. klin. Wschr. 83 (1971) 177
9 McCarty, D.J.: Pseudogout, articular chondrocalcinosis. Calcium pyrophosphate crystal deposition disease. In Hollander, J.L.: Arthritis and Allied Conditions, 7th ed. Lea & Febiger, Philadelphia 1966 (pp. 947–964)
10 McCarty, D.J., N.N. Kohn, J.S. Faires: The significance of calcium phosphate crystals in the synovial fluid of arthritic patients: The „pseudogout syndrome". I. Clinical aspects. Ann. intern. Med. 56 (1962) 711
11 Martel, W.: The overhanging margin of bone: A roentgenologic manifestation of gout. Radiology 91 (1968) 755
12 Mathies, H.: Zu Begriffsbestimmung und Terminologie rheumatischer Erkrankungen. Med. Klin. 60 (1965) 745
13 Mertz, D.P.: Die Volkskrankheit Gicht im Wandel der Nachkriegszeit. Dtsch. Ärztebl. 82 (1985) 3433
14 Mertz, D.P., G. Babucke: Epidemiologie und klinisches Bild der primären Gicht. Beobachtungen zwischen 1948 und 1968. Münch. med. Wschr. 113 (1971) 617
15 Mertz, D.P., A. Mertz: Zwischen Halluxrigidus-Arthrose und Gicht besteht kein Kausalzusammenhang. Med. Klin. 76 (1981) 743
16 Schacherl, M., F. Schilling, A. Gamp: Das radiologische Bild der Gicht. Radiologe 6 (1966) 231
17 Schilling, F.: Die Differentialdiagnose der Gicht. In Schwiegk, H.: Handbuch der inneren Medizin, 5. Aufl., Bd. VII/3: Gicht. Springer, Berlin 1976 (S. 276–322)
18 Schmidt, K.L., V. Frencl: Die rheumatoide Arthritis mit Beginn im höheren Lebensalter. Dtsch. med. Wschr. 107 (1982) 1506
19 De Séze, S., A. Ryckewaert: Maladies des os et des articulations. Editions médicales Flammarion, Paris 1954 (S. 1003)

15 Primäre kindliche Gicht (Lesch-Nyhan-Syndrom)

„Der Anfang aller Kunst ist die Liebe."
H. Hesse

1964 beschrieben LESCH u. NYHAN (15) ein Syndrom, das als kindlicher Typ von primärer Gicht bezeichnet werden kann. Die klinischen Merkmale dieses sog. Lesch-Nyhan-Syndroms sind Überproduktion von Harnsäure mit Hyperurikämie, Gicht und vermehrte renale Harnsäureausscheidung, postnatale Verzögerung der geistigen Entwicklung, Auftreten von Choreoathetose in den ersten Lebensjahren, spastische Zerebralparesen, aggresssives Verhalten, Selbstverstümmelung an Lippen und Fingern (Abb. 15.1) sowie gelegentlich Hämaturie und Nierensteinbildung. Das Syndrom tritt zwischen dem 6. Lebensmonat und dem 16. Lebensjahr nur bei Knaben auf und wird rezessiv geschlechtsgebunden vererbt (22). Unglücklicherweise läßt sich nur die Hyperurikämie, aber nicht die neurologische Symptomatik von Lesch-Nyhan-Syndrom behandeln. Stoffwechselmäßig ähnelt das Lesch-Nyhan-Syndrom dem Parkinson-Syndrom, dem klinischen Bild nach eher der Chorea major (Huntington). Bei Lesch-Nyhan-Patienten sind die dopaminergen Funktionen der Basalganglien sowie die cholinerge Funktion im Putamen und dessen Gehalt an vielen Aminosäuren herabgesetzt (9). Wie diese Ausfälle mit dem Enzymdefekt zusammenhängen, ist unbekannt.

Im Säuglings- oder Kindesalter manifestiert sich die Gicht außerordentlich selten. Im Jahre 1823 fand SCUDAMORE (26) unter 515 Gichtkranken nur 3 Kinder (= 0,58%). Hierbei ist zu beachten, daß bei der Hälfte der Fälle von kindlicher Gicht eine sekundäre Gicht, beispielsweise bei Blutkrankheiten oder Glykogenspeicherkrankheit, vorliegt (11, 23). Im Gegensatz zur *primären kindlichen Gicht* weisen die *sekundären Gichtformen* keine zerebrale Beteiligung auf und manifestieren sich für gewöhnlich erst nach dem 10.–13. Lebensjahr, während das Erkrankungsalter bei Lesch-Nyhan-Syndrom in der Regel vor dem 6. Lebensjahr liegt (14). Als frühester Zeitpunkt, zu dem der Beginn einer kindlichen Gicht beobachtet wurde, gilt ein Lebensalter von 3 Wochen (19). Dieser Patient starb bereits im Alter von 5 Wochen und wies neben Uratablagerungen eine gichtige Schrumpfniere auf. Der jüngste Patient mit Lesch-Nyhan-Syndrom erkrankte mit vier Monaten.

DRUBE u. REINWEIN (7) wiesen bereits 1959 auf eine Kombination von tophöser Gicht mit Debilität und Littlescher Krankheit hin. Aus dem

Primäre kindliche Gicht (Lesch-Nyhan-Syndrom)

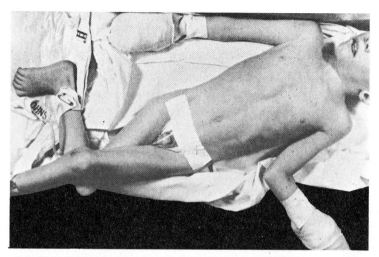

Abb. 15.1 8jähriger Junge mit Lesch-Nyhan-Syndrom. Die Binden um die Hände sollen das Kind vor Bissen in die Finger schützen. Die Unterlippe wurde weggebissen und ist für die mittleren Schneidezähne nicht mehr erreichbar. Die Stellung der Beine spiegelt die erhebliche Spastik wider (aus *Lesch, M., W. L. Nyhan:* Amer. J. Med. 36 [1964] 561)

Vorhandensein einer Hyperurikämie zusammen mit Ataxie und Dysarthrie (nach Jahren auch mit Choreoathetose [17]) bei einem 3jährigen Neffen dieses Patienten schlossen CATEL u. SCHMIDT (4) auf eine *familiäre gichtige Diathese*. Aber erst LESCH u. NYHAN (15) blieb die Kennzeichnung und nähere Aufklärung dieses Krankheitsbildes als „Syndrom der zerebralen Schädigung und Hyperurikämie" vorbehalten.

Die *zentralnervösen Störungen* können beim Lesch-Nyhan-Syndrom unterschiedlich ausgeprägt sein. Nicht immer sind Intelligenzstörungen (24) oder eine Autoaggressionstendenz (25) nachweisbar. Es besteht deshalb die Notwendigkeit, bei allen Kindern mit einer ungeklärten Hirnschädigung und normaler Intelligenz an das Vorliegen eines Lesch-Nyhan-Syndroms oder einer anderen Stoffwechselstörung als ursächliche Bedingung zu denken. Durch Überprüfung der Serumkonzentration und renalen Ausscheidungsmenge von Harnsäure kann ein inkomplettes Lesch-Nyhan-Syndrom erkannt oder ausgeschlossen werden.

Die höchste im Serum solcher Patienten bis jetzt gemessene Harnsäurekonzentration betrug 26,4 mg/100 ml. Mit der außerordentlichen Höhe der Serumharnsäurekonzentration hängen 1. die rasche und häufige (in zwei Drittel der Fälle) Entwicklung von Tophi mit Tendenz zur Ulzeration, 2. die frühe renale Schädigung (in 40%), die sich durch eine Proteinurie manifestiert, und 3. die häufige Bildung von Uratkonkrementen zusammen. Die Harnsäureausscheidung erreicht mit Werten um 40–50 mg/kg Körpergewicht und Tag das 4- bis 6fache der für dieses Lebensalter als normal angesehenen Urikosurie. Im Urin solcher Kinder finden sich auch große Mengen von *Oxypurinen* im Vergleich zu gesunden Kindern oder von Patienten mit Erwachsenengicht und mehr Hypoxanthin als Xanthin (molekulares Verhältnis von Hypoxanthin zu Xanthin zwischen 1,65 und 4,00; normalerweise weit weniger als 1,00) (30).

Die *zerebralen Störungen* entwickeln sich *postnatal*, meist in den ersten beiden Lebensjahren und häufig vor Auftreten von Gichtsymptomen (14). Als führendes zerebrales Symptom wird Choreoathetose angegeben. Gelegentlich sieht man Überlagerungen mit hypotonen oder spastischen Zeichen (Di- oder Tetraplegie), selten auch mit epileptiformen Krampfanfällen. Außer geistiger Retardierung (bis zur Debilität), Dysarthrie, Dysphagie und Automutilationen (in zwei Drittel) wurde Trichotillomanie (29) beobachtet. Eine muskuläre Hypotonie entwickelt sich während des ersten Lebensjahres und kann mit Gelenkluxation, lebhaften Sehnenreflexen und gelegentlich mit einem positiven Babinski-Phänomen einhergehen. Unwillkürliche choreoathetotische Bewegungen sind besonders durch plötzliche und heftige opisthotonische Spasmen gekennzeichnet. Die Sprache ist nur den Familienangehörigen verständlich. Dysphagie und Erbrechen machen die Fütterung schwierig.

Nicht immer liegt bei Lesch-Nyhan-Syndrom eine manifeste Gicht vor. Zwar ist das Großzehengrundgelenk auch beim Kind am häufigsten betroffen, aber weit weniger als beim erwachsenen Gichtiker, nämlich in etwa einem Drittel der Fälle. Oft erinnert der Verlauf des Gelenkbefalls an eine chronische Polyarthritis, wobei differentialdiagnostisch erschwerend die Tatsache zu berücksichtigen ist, daß bei Patienten mit juveniler chronischer Polyarthritis oder mit Still-Syndrom recht häufig eine Hyperurikämie besteht (14).

Die beim erwachsenen Gichtkranken häufig anzutreffenden „viszeralen" Komplikationen, durch die die Gicht zur Allgemeinkrankheit wird, fehlen beim Kind (14), wenn man von der häufigen und raschen Nierenbeteiligung absieht. Gegenwärtig läßt sich das Vorhandensein oder Fehlen einer Autoaggresssionstendenz bzw. einer Intelligenzminderung bei Lesch-Nyhan-Syndrom nur als variable Expressivität der zugrundeliegenden Genwirkung umschreiben (18). Hinweise auf unterschiedliche biochemische Anomalien (10) konnten bislang nicht erbracht werden.

Als genetischer Defekt wurde der praktisch komplette Aktivitätsmangel an Hypoxanthin-Guanin-Phosphoribosyltransferase (HGPRTase: Enzym Nr. 19 in Abb. 7.3) in Erythrozyten und Leukozyten mit Aktivitätswerten von weniger als 0,004% der Norm nachgewiesen (13, 27). Bei der Obduktion solcher Fälle fand sich keine Aktivität dieses Enzyms in Leber und Gehirn (12), wo die Basalganglien normalerweise die höchste Aktivität im menschlichen Organismus überhaupt aufweisen. In einigen Fällen von Gicht bei Erwachsenen mit Überproduktion von Harnsäure, bei denen sich eine Aktivitätsminderung von HGPRTase auf 0,5–10% (13) bzw. bis 16% der Norm (28) fand, *beschränkte sich das Auftreten rudimentärer neurologischer Anomalien auf Patienten mit einer auf 0,5–1,0% der Norm verminderten Enzymaktivität.* Bei Lesch-Nyhan-Syndrom ist der Einbau von Glycin-1-^{14}C in Harnsäure, die im Urin erscheint, bis 200mal größer als normalerweise (20), bei primärer Gicht von Erwachsenen mit Hyperproduktion von Harnsäure etwa 3mal größer (15). Die *Turnover-Raten von Harnsäure* sind beim Lesch-Nyhan-Syndrom mit etwa 2 Poolgrößen pro Tag wesentlich größer als bei Patienten mit tophöser Gicht (15), bei denen für gewöhnlich etwa die Hälfte des Harnsäurepools täglich umgesetzt wird. Die höchste Turnover-Rate bei einem erwachsenen Gichtpatienten wurde von BISHOP u. Mitarb. (3) mit 0,96 Poolgrößen pro Tag bestimmt. Bezogen auf das Körpergewicht, *setzen Patienten mit Lesch-Nyhan-Syndrom ungefähr 6mal soviel Harnsäure täglich um wie erwachsene Gichtpatienten.*

Die dem Lesch-Nyhan-Syndrom eigentümliche Störung der Wiederverwertung präformierter Purinbasen (s. S. 105 ff.), des sog. „salvage pathway", äußert sich

1. im Fehlen der Rückkopplungshemmung der De-novo-Biosynthese von Purin, besonders durch Verminderung von IMP (s. Abb. 7.3), mit den daraus sich ergebenden Störungen im Harnsäurestoffwechsel,
2. in einer Umsatzsteigerung der Adeninnucleotide zu Hypoxanthin einschließlich einer begleitenden Erhöhung der Aktivität von Adenin-Phosphoribosyltransferase (= APRTase: Enzym Nr. 20 in Abb. 7.3) in den Erythrozyten,
3. in einer Aktivierung des Pyrimidinstoffwechsels über die Decarboxylierung von Orotidinmonophosphat (s. Abb. 17.9), vermutlich infolge eines vermehrten Anfalls von PRPP zusammen mit einer Aktivitätssteigerung von Orotat-Phosphoribosyltransferase und Orotidyldecarboxylase auf das Doppelte der Norm in Erythrozyten und Leukozyten (1),
4. in der beschriebenen neurologischen Symptomatik und
5. in einer hämatologischen Symptomatik.

Eine Neigung zu Selbstverstümmelung und Aggressionstendenzen, die das Vollbild des Lesch-Nyhan-Syndroms kennzeichnen, läßt sich mit einem kompletten Aktivitätsverlust von HGPRTase nicht erklären. SCHNEIDER u. Mitarb. (25) berichteten über einen derartigen Fall mit postnatal aufgetretener spastischer Tetraplegie, Choreoathetose, Oligophrenie und Hyperurikämie, aber ohne Neigung zur charakteristischen Selbstverstümmelung. Damit ist die Auffassung von einer zwangsläufigen stereotypen Verhaltensänderung als Folge des Enzymdefektes eindeutig widerlegt.

Als *Varianten des Lesch-Nyhan-Syndroms* scheinen noch andere Typen von kindlicher Gicht zu bestehen. Hier sind vor allem solche Fälle zu nennen, bei denen ein Defekt des Enzyms HGPRTase nicht nachgewiesen werden kann (2, 21, 31).

Bei Verdacht auf das Vorliegen einer ernsten Chromosomenanomalie kann zur Untersuchung eines Fetus transabdominale *Amniozentese* angewandt werden (6). Bei sicherer Durchführung kann Amniozentese ab der 10. Fetalwoche die Diagnose ohne Gefahren für Mutter und Fetus sichern. Gegenwärtig besteht die einzige Möglichkeit zur Verhinderung der Erkrankung in einer Unterbrechung der Schwangerschaft. – Die heterozygote Erbanlage läßt sich in Amnionzellen, Fibroblasten oder Lymphozyten nachweisen (25).

Während die Erkennung von Heterozygoten bei Lesch-Nyhan-Syndrom bisher nur durch eine langwierige Zellkulturtechnik möglich war, erlaubt die direkte Bestimmung der HGPRTase in einzelnen *Haarfollikeln von der Kopfhaut* die *rasche phänotypische Diagnose der Heterozygoten* bei diesem Syndrom. Bei der Diagnose eines Lesch-Nyhan-Syndroms kann diese Methode (8) eine große Hilfe für die Entscheidung sein, ob eine Amniozentese durchzuführen ist oder nicht.

Die *Behandlung* von solchen Patienten besteht aus der Gabe von Allopurinol. Urikosurika sind wegen der Nierenbeteiligung kontraindiziert. Allopurinol ist nicht in der Lage, die neurologischen Störungen grundlegend zu ändern. Allerdings konnten COLEMAN u. Mitarb. (5) bei einem 22 Monate alten Knaben mit einem fortschreitenden Hirnanfallsleiden, das mit Hyperurikosurie einherging, durch zusätzliche Gabe von Allopurinol (2,4 mg/kg Körpergewicht) Anfallsfreiheit, Besserung der Lernfähigkeit und des Schlafes sowie Abnahme der Ataxie erreichen. Prophylaktisch sind zur Verhinderung der sehr seltenen Komplikation einer Xanthinsteinbildung, die sich durch Behandlung mit Allopurinol ergeben kann, reichliche Flüssigkeitszufuhr, Alkalisierung des Harns sowie wiederholte Kontrollen der renalen Ausscheidung von Oxypurinen empfehlenswert (s. S. 301, 303). Die Xanthinausscheidung soll unter 200 mg/l Harn liegen. Einige Autoren machten Behandlungsversuche mit Glutamin, andere mit Adenin und Folsäure unter der Vorstellung, für die Entstehung der zerebralen Störungen sei ein Mangel an Substraten der De-novo-Biosynthese von Purin bedeutsam. Diese Hypothese ließ sich nicht bestätigen (16). In manchen Fällen können die zentralnervösen Störungen unspezifisch durch Diazepam günstig beeinflußt werden.

Literatur

1 Beardmore, T.D., J.C. Meade, W.N. Kelley: Increased activity of two enzymes of pyrimidine biosynthesis de novo in erythrocytes from patients with the Lesch-Nyhan syndrome. J. Lab. clin. Med. 81 (1973) 43

2 Benke, P.J., N. Herrick: Azaguanine-resistence as a manifestation of a new form of metabolic overproduction of uric acid. Amer. J. Med. 52 (1972) 547

3 Bishop, C., W. Garner, J.H. Talbott: Pool size, turnover rate, and rapidity of equilibration of injected isotopic uric acid in normal and pathological subjects. J. clin. Invest. 30 (1951) 879

4 Catel, W., J. Schmidt: Über familiäre gichtische Diathese in Verbindung mit zerebralen und renalen Symptomen bei einem Kleinkind. Dtsch. med. Wschr. 84 (1959) 2145

5 Coleman, M., M. Landgrebe, A. Landgrebe: Progressive seizures with hyperuricosuria reversed by allopurinol. Arch. Neurol. 31 (1974) 238

6 De Mars, R., G. Sarto, J.S. Felix, P. Behnke: Lesch-Nyhan mutation: Prenatal de-

tection with amniotic fluid cells. Science 164 (1969) 1303
7 Drube, H.C., H. Reinwein: Zur Klinik der Gicht, der vergessenen Krankheit. Med. Klin. 54 (1959) 631
8 Gartler, S.M., R.C. Scott, J.L. Goldstein, B. Campbell, R. Sparkes: Lesch-Nyhan syndrome: Rapid detection of heterozygotes by use of hair follicles. Science 172 (1971) 572
9 Gutensohn, W.: Inherited disorders of purine metabolism – underlying molecular mechanisms. Klin. Wschr. 62 (1984) 953
10 Kaiser, W., N. Zöllner: Lesch-Nyhan-Syndrom. Dtsch. med. Wschr. 95 (1970) 1077
11 Kastner, Ch.: Hyperurikämie, Gicht und cerebrale Schädigung beim Kinde (Lesch-Nyhan-Syndrom). Z. Kinderheilk. 107 (1969) 1
12 Kelley, W.N.: Hypoxanthine-guanine phosphoribosyltransferase deficiency in the Lesch-Nyhan syndrome and gout. Fed. Proc. 27 (1968) 1047
13 Kelley, W.N., F.M. Rosenbloom, J.F. Henderson, J.E. Seegmiller: A specific enzyme defect in gout associated with overproduction of uric acid. Proc. nat. Acad. Sci. 57 (1967) 1735
14 Kölle, G.: Hyperurikämie und Gicht im Kindesalter (Lesch-Nyhan-Syndrom). Med. Klin. 66 (1971) 626
15 Lesch, M., W.L. Nyhan: A familial disorder of uric acid metabolism and central nervous system dysfunction. Amer. J. Med. 36 (1964) 561
16 McKean, Ch.M., N.A. Peterson: Glutamine in the phenylketonuric central nervous system. New Engl. J. Med. 283 (1970) 1364
17 Manzke, H.: Hyperuricämie mit Cerebralparese. Syndrom eines hereditären Purinstoffwechselleidens. Helv. paediat. Acta 22 (1967) 258
18 Manzke, H.: Variable Expressivität der Genwirkung beim Lesch-Nyhan-Syndrom. (Leserzuschrift). Dtsch. med. Wschr. 101 (1976) 428
19 v. Mayer-Schopf, E.: Gicht bei einem fünf Wochen alten Säugling. Klin. Wschr. 6 (1930) 2148
20 Nyhan, W.L., W.J. Oliver, M. Lesch: A familial disorder of uric acid metabolism and central nervous system function. J. Pediat. 67 (1965) 257
21 Nyhan, W.L., J.A. Jones, A.J. Teberg, L. Sweetman, L.G. Nelson: A mew disorder of purine metabolism with behavioral manifestations. J. Pediat. 74 (1969) 20
22 Nyhan, W.L., J. Pesek, L. Sweetman, D.G. Carpenter, H. Carter: Genetics of an x-linked disorder of uric acid metabolism and cerebral function. Pediat. Res. 1 (1967) 5
23 Riley, J.D.: Gout and cerebral palsy in a 3-year old boy. Arch. Dis. Childh. 35 (1960) 293
24 Scherzer, A.L., J.B. Ilson: Normal intelligence in the Lesch-Nyhan syndrome. Pediatrics 44 (1968) 116
25 Schneider, W., E. Morgenstern, I. Schindera: Lesch-Nyhan-Syndrom ohne Selbstverstümmelungstendenz. Biochemische und morphologische Untersuchungen an Blutzellen eines Patienten. Dtsch. med. Wschr. 101 (1976) 167
26 Scudamore, C.: A Treatise on the Nature and Cure of Gout and Gravel, 4th ed. Mallett, London 1823
27 Seegmiller, J.E., F.M. Rosenbloom, W.N. Kelley: Enzyme defect associated with a sex-linked human neurological disorder and excessive purine synthesis. Science 155 (1967) 1682
28 Sorensen, L.B.: Seminars on the Lesch-Nyhan syndrome. Fed. Proc. 27 (1968) 1112
29 Sorensen, L.B., P.J. Benke: Biochemical evidence for a distinct type of primary gout. Nature 213 (1967) 1122
30 Sweetman, L., W.L. Nyhan: Excretion of hypoxanthine and xanthine in a genetic disease of purine metabolism. Nature 215 (1967) 859
31 Westberg, N.G., E. Rosén, J. Waldenström: Recessive x-linked hyperuricemia with gout and renal damage, normal activity of hypoxanthine-guanine phosphoribosyltransferase and resistance to azaguanine. Acta. med. scand. 205 (1979) 163

16 Behandlungsgrundlagen – Behandlung mit Diät

„Mutato nomine de te fabula narratur."
F. Q. Horaz

Behandlungsgrundlagen

Therapeutisch verfolgen wir das Ziel, die Gicht 1. als Gelenk- und Nierenerkrankung, 2. als Allgemeinerkrankung und 3. prophylaktisch zu beeinflussen.

Die Gichtbehandlung erfolgt für gewöhnlich ambulant. Zur stationären Behandlung sollten Gichtpatienten nur bei Vorhandensein von ausgeprägten Begleitkrankheiten oder bei schweren Lokalveränderungen eingewiesen werden, die sich ausschließlich chirurgisch beherrschen lassen.

Eine kausale Therapie würde die Gentherapie darstellen. Gentherapie kann möglicherweise künftig menschliche Erbleiden verbessern helfen. In dieser Beziehung sollte die Forschung, die auf die Entwicklung von Techniken zur Genbehandlung ausgerichtet ist, fortgesetzt werden. In naher Zukunft allerdings sind alle derartigen Behandlungsversuche abzulehnen (7).

1. Unser Verständnis für solche grundlegenden Veränderungen, wie eine Genregulierung und eine genetische Rekombination, von menschlichen Zellen ist völlig unzureichend.
2. Unser Verständnis für Einzelheiten der Beziehung zwischen Molekulardefekt und Krankheitszustand ist im wesentlichen für alle Erbkrankheiten unzulänglich.
3. Wir besitzen weder für die kurzzeitigen noch für die langfristigen Wirkungen einer Gentherapie Informationen.

Es müssen daher Anstrengungen zur Ausarbeitung von ethisch-wissenschaftlichen Kriterien für die Entwicklung sowie von Vorschriften für die klinische Anwendung von Gentherapietechniken unternommen werden. Dabei wird man sich zu vergewissern haben, daß Gentherapie nur bei solchen Menschen angewandt wird, wo sie erfolgversprechend ist, und in der Kindheit unterbleibt.

Von den vielen Umweltfaktoren, die für die Zunahme von Gicht und Hyperurikämie in der Nachkriegszeit verantwortlich gemacht werden, sind Art und Maß der Ernährung, Regelmäßigkeit und Menge des Alkoholgenusses sowie der Grad der körperlichen Inaktivität als Hauptfaktoren zu nennen. Sie lösen eine Hyperurikämie bei entsprechender Disposition aus oder unterhalten sie. Daneben spielt die ärztliche Verordnung oder die unkontrollierte Einnahme von Medikamenten mit harnsäurespiegelerhöhender Nebenwirkung eine nicht zu unterschätzende Rolle.

Wer Patienten, die gesundheitlich falsch leben – wie die meisten Gichtkranken –, einen Rat geben will, der muß zuerst deren Lebensweise ändern. Als allgemeines Behandlungsprinzip sind anzusehen: Normalisierung, zumindest Reduzierung des meist erheblich überzogenen Körpergewichtes, Einschränkung des Alkoholkonsums und Förderung der körperlichen Aktivität.

Die Entdeckung und Weiterentwicklung von „Harnsäuresenkern" veränderte die Gichtbehandlung grundlegend. Seit deren Einführung in die Therapie haben andere therapeutische Maßnahmen, wie Diätbehandlung, Heilgymnastik und Bewegungstherapie, Balneotherapie, ihre frühere Primärbedeutung verloren, was jedoch nicht heißt, daß auf eine Anwendung von Heilgymnastik und Bewegungsübungen sowie auf Veranlassung von diätetischen Maßnahmen und von körperlicher Aktivierung verzichtet werden sollte. Im Gegenteil!

Stets ist trotz aller Neuerungen nach dem Grundsatz zu verfahren, die Lebensweise des Kranken so zu gestalten, daß er mit der kleinsten Dosierung der Gichtmittel auskommen kann.

Erst durch die günstigen Wirkungen von „Harnsäuresenkern" konnte der Zustand zahlreicher Gichtkranker so weit gebessert werden, daß eine fortdauernde Einschränkung der körperlichen Beweglichkeit nicht mehr aufzutreten braucht. Durch Anwendung moderner Therapieprinzipien verschwinden alte Gichtknoten, neue entstehen nicht mehr, und Diätvorschriften haben sich gewandelt.

Behandlung mit Diät

Hyperurikämie und Gicht als häufigste Störungen im Nucleoproteinstoffwechsel nahmen infolge der Ausstrahlungen einer Überflußgesellschaft nach dem Zweiten Weltkrieg beispiellos zu, so daß sich Gicht zu einer Volkskrankheit entwickelte. Entsprechend den raschen Fortschritten auf allen Gebieten der Gichtforschung vollzog sich in dieser Zeit ein nahezu revolutionärer Wandel bezüglich der Behandlungsfähigkeit der Gicht als Gelenk- und Allgemeinkrankheit. Dadurch konnten Diätvorschriften gelockert werden. Gichtkranke brauchen nicht mehr eine lästige, schwer herstellbare, mit den modernen Lebensverhältnissen kaum in Übereinstimmung zu bringende „Gichtdiät" einzunehmen, wenn sie im Essen und Konsum von Alkohol, besonders von Bier, Mäßigung üben und purinreiche Nahrungsmittel meiden, namentlich solche mit einem hohen Gehalt an RNS, Adenin, Hypoxanthin und Guanosin. Bedeutsamer und vernünftiger als das Trachten nach einer alleinigen Beeinflussung des Harnsäurestoffwechsels über eine „purinarme" Diät erscheint beim Einsatz diätetischer Maßnahmen eine Behandlung der Gicht als Allgemeinerkrankung.

Als Standardkost wird eine sog. „vernünftige Diät" (20) empfohlen, wie sie zur Prophylaxe und Behandlung von Atherosklerose und Diabetes mellitus angewandt wird.

Diätetische Erfordernisse

Die Forderung nach einer „purinarmen" Kost, durch die die Zufuhr von Purinkörpern in der Nahrung von einer Menge von mehr als 400 mg täglich auf etwa 200 mg vermindert werden kann, läßt sich in vielen Fällen mit den Lebensgewohnheiten in einer modernen Industriegesellschaft und mit der damit verbundenen, oft unumgänglichen Notwendigkeit, allgemeines Kantinenessen verzehren oder an einer Gruppenverpflegung teilnehmen zu müssen bzw. sich z.T. auf sog. Fertiggerichte zu konzentrieren, nicht in Einklang bringen. Sicherlich stellt im Falle der primären Gicht und deren Vorstufe, der primären Hyperurikämie, eine „purinarme" Kost die Grundlage der Ernährung im Rahmen einer sog. „vernünftigen Diät" dar. Diese Empfehlung bedeutet so viel, daß dem Gichtkranken nahegelegt wird, die Vorstufen der Harnsäure, nämlich die Purine, vom Nahrungsangebot weitgehend fernzuhalten.

Verschiedene Untersucher beschrieben eine Senkung des Serumharnsäurespiegels um durchschnittlich 1,2 mg/100 ml (14, 18). Selbst unter extrem purinarmer Kost kann die Serumharnsäurekonzentration gegenüber einer frei gewählten Kost nur um 2 mg/100 ml vermindert werden (10). Umgekehrt läßt sich durch extrem purinreiche Diät mit einem Purin-N-Gehalt von 500 mg/Tag, entsprechend 1200 mg Harnsäure, binnen 9–11 Tagen ein Anstieg des Serumharnsäurespiegels um 2–2,5 mg/100 ml nachweisen.

Da wir heute über sehr gute medikamentöse Maßnahmen zur Normalisierung erhöhter Blutharnsäurewerte verfügen, können wir bezüglich der Diät unser Augenmerk auf wichtigere Bezugsgrößen richten als auf eine Beeinflussung des Harnsäurestoffwechsels allein über eine „purinarme" oder „streng" purinarme (um 100 mg Harnsäure oder weniger pro Tag) Kost. Die Diätvorschriften sollten also bei Gicht und Hyperurikämie nicht mehr so streng ausgelegt werden wie unter den Umständen früherer Zeiten. Zur Mäßigung im Alkoholkonsum zählt vor allem eine Einschränkung des Trinkens von Bier, weil hierdurch nicht nur Alkohol zugeführt wird, sondern zugleich auch beträchtliche Mengen von Guanosin (1, 9, 17, 22), eines Ribonucleosids, also einer Vorstufe von Harnsäure, die ebenfalls stark harnsäurespiegelerhöhend wirkt, und zugleich erhebliche Mengen von Kohlenhydraten als weitere Energiespender, die ebenfalls z. T. die Serumharnsäurekonzentration erhöhen können.

Im Grunde genügt es, die Patienten darauf aufmerksam zu machen, purinreiche Lebensmittel zu meiden. Dazu zählen vor allem kernhaltige Innereien, wie Bries, Niere, Gehirn, Leber, Herz, Zunge und Fleischextrakt, in abgeschwächter Form aber auch Hülsenfrüchte, wie Linsen, Erbsen, Soja- und weiße Bohnen. Gegebenenfalls kann man die Eiweißzufuhr auf sehr purinarmes Milcheiweiß (Molkereiprodukte) umstellen (11). Der Einsatz diätetischer Maßnahmen dient vor allem einer günstigen Beeinflussung der Gicht als Allgemeinerkrankung.

Diese Forderung ist keineswegs illusorisch, da in der Tat nur wenige Gichtkranke keine der bereits genannten Begleitkrankheiten haben. Von der *Umorientierung der Diäterfordernisse* wird die Empfehlung zur Vermeidung purinreicher Nahrungsmittel keineswegs berührt.

Zentrale Bedeutung bei der Auswahl unserer nichtmedikamentösen Behandlungsmaßnahmen kommt der *Fettleibigkeit* zu. Da es sich bei Gichtkranken in der Regel um übergewichtige und körperlich wenig aktive Patienten handelt, ist in erster Linie darauf Wert zu legen, eine Reduktion bzw. Normalisierung des meist erheblich überzogenen Körpergewichtes und eine sinnvolle körperliche Aktivierung anzustreben. Damit wird zugleich eine Anpassung des Harnsäurestoffwechsels an körperliche Belastung zusätzlich erreicht. Untrainierte reagieren nämlich auf körperliche Belastung mit einem oft über einen Tag oder länger zu beobachtenden signifikanten Anstieg der Serumharnsäurekonzentration, während eine derartige Reaktion bei trainierten Personen in der Regel ausbleibt (s. S. 71, 280).

Die sogenannte „vernünftige Diät" (19, 20)

Die notwendigen diätetischen Maßnahmen dienen der Verbesserung der Gicht als Allgemeinerkrankung durch ihre häufige Kombination mit meist nicht insulinbedürftigem Diabetes mellitus, Hyperlipoproteinämie vom Typ IV nach Fredrickson, Leber- und Nierenbeteiligung, arteriellem Bluthochdruck.

Als Standardkost empfehlen wir eine energiearme, vitamin- und ballaststoffreiche sog. „vernünftige Diät" mit einem Fettanteil von etwa 30 Energie-% unter Verminderung der Zufuhr gesättigter Fettsäuren und Ersatz der üblichen Koch- und Streichfette durch solche mit einem hohen standardisierten Anteil an mehrfach ungesättigten Fettsäuren. Die Cholesterinzufuhr sollte 300 mg/Tag nicht überschreiten. Etwa 15% der Energiezufuhr entfallen auf Eiweiß unter Vermeidung von

> *purinreichen Nahrungsmitteln, der Rest vorwiegend auf polymere Kohlenhydrate.*

Empfohlene Nährstoffzufuhr pro Tag (3): Die gesicherten epidemiologischen Zusammenhänge zwischen Fettverzehr und Gefäßkrankheiten sowie Hinweise für Korrelationen zwischen Nahrungsfett und Kolon- bzw. Mammakarzinomen führten zu einer Senkung der Empfehlungswerte für die tägliche Fettzufuhr auf einen Maximalwert von 30% des täglichen Energiebedarfs: Bei einem Richtwert für den erwachsenen Durchschnittsverbraucher von 60–70 g (Frauen) bzw. 70–80 g (Männer) sollte der Verzehr mehrfach ungesättigter Fettsäuren mindestens ein Drittel der Gesamtfettsäuren betragen und der Anteil gesättigter langkettiger Fettsäuren ein Drittel nicht überschreiten. Diese fettmodifizierte Ernährung ist nur durch Einschränkung der versteckten Fette (Wurst, Fleisch, Butter, Trinkmilch, Käse) und durch Verwendung hochwertiger Pflanzenfette realisierbar. Außerdem sollte der Verzehr von Eigelb, das sehr cholesterinreich ist (ca. 280 mg pro Eidotter eines mittelgroßen Hühnereis), stark eingeschränkt werden.

Um der Anforderung, den Fettanteil der Nahrung auf 30 bis 35% der Energiezufuhr zu begrenzen, gerecht zu werden, wird es unumgänglich sein, die Zufuhr sog. *„versteckter"* Fette klein zu halten, indem auf den Verzehr von fettem Fleisch und fettem Käse und anderen sehr fetthaltigen Nahrungsmitteln verzichtet wird. Durch gleichzeitigen Gebrauch von Koch- und Streichfetten mit einem hohen standardisierten Anteil an mehrfach ungesättigten Fettsäuren gelingt es, das Verhältnis der Zufuhr von mehrfach ungesättigten zu gesättigten Fettsäuren, den sogenannten P/S-Quotienten, bis auf einen Wert um 1 zu steigern. Wie das folgende Beispiel zeigt, läßt sich der Fettanteil der Nahrung nicht beliebig vermindern, weil sonst kein Fett mehr zum Kochen und Brotaufstrich übrig bleibt.

Anteil sichtbaren und versteckten Fettes bei unterschiedlichem Fettgehalt der Energiezufuhr von 2000 kcal (8375 kJ)/Tag (nach G. BRAND, Hamburg):

	25%	30%	35%
Anteil von Fett an Gesamtenergiezufuhr			
Fettzufuhr (g/Tag)	55	67	78
davon *verstecktes Fett* bei „magerer" Ernährung (g/Tag)	41	41	41
sichtbares Fett (Brotaufstrich, Speisenzubereitung) (g/Tag)	14	26	37
Summe:	55	67	78

Verstecktes Fett bei „magerer" Ernährung (g/Tag):

60 g Käse mit 30% Fett i.T.	10 g
80 g Corned beef	5 g
500 ml fettarme Milch	8 g
150 g mageres Fleisch	11 g
1 Becher fettarmer Joghurt	2 g
pflanzliche Lebensmittel	5 g
	41 g

Neuere Untersuchungen zeigen, daß die Zufuhr einer Diät mit geringem Gesamtfettgehalt und hohem Anteil an Polyensäuren (*P/S-Quotient* um 0,8 bis 1,0) zugleich blutdrucksenkend wirkt (24). Dadurch wird nämlich der Prostaglandinstoffwechsel in Richtung auf eine vermehrte Synthese von gefäßerweiternden und/oder natriuretischen Prostaglandinen verändert (8, 21).

Die empfohlene *Proteinzufuhr* wurde von 0,9 auf 0,8 g/kg Körpergewicht gesenkt, allerdings handelt es sich hier um eine Untergrenze, die bedenkenlos überschritten werden kann. Durch die Herabsetzung von Fett- und Proteinrichtwerten erhalten aber die *Kohlenhydrate* eine vermehrte Bedeutung für die *ausgewogene Ernährung*. Ihr Anteil muß um 5–10% auf ca. 60% angehoben werden. Stärkehaltige Lebensmittel sollten dabei gegenüber dem Zucker und zuckerhaltigen Nahrungsmitteln bevorzugt werden. Nur dadurch kann auch die erstmals in den Empfehlungen der Deutschen Gesellschaft für Ernährung (3) auftauchende Mindestmenge von 30–45 g *Ballaststoffen* pro Tag aufgenommen werden (15 g/1000 Kalorien).

Im Hinblick darauf, daß viele Gichtkranke und Hyperurikämiker eine *gestörte Glucosetoleranz (Diabetes mellitus)* aufweisen, empfehlen wir, die Energiezufuhr dem gewünschten Körpergewicht anzupassen und dabei Mono- und Disaccharide möglichst durch solche *polymeren Kohlenhydrate* zu ersetzen, die besonders *reich an schleimbildenden Fasern* sind, wie Hülsenfrüchte (Leguminosen), obgleich diese relativ reich an Adenin sind. Verschiedene Kohlenhydrate zeigen nämlich unterschiedliche biologische Äquivalente im Verhalten des Blutzuckers und der Insulinkonzentration im Serum nach Zufuhr gleicher Kohlenhydratmengen in Form von Glucose, Weißbrot, Vollkornbrot, Spaghetti, Nudeln, Vollreis, Äpfeln, Milchprodukten, Hülsenfrüchten. Die Beeinflussung des Kohlenhydratstoffwechsels läßt bei den erwähnten Nahrungsmitteln in absteigender Reihenfolge nach. Am günstigsten wirken sich Hülsenfrüchte aus, die reich an schleimbildenden Fasern sind. Diese Nahrungsfasern sind biochemisch von den Faserstoffen der Getreidekörner verschieden. Außerdem ruft Zugabe von Fett und Eiweiß zusammen mit einem kohlenhydrathaltigen Nahrungsmittel eine Verlangsamung des Blutzuckeranstiegs hervor (27).

Medikamentös behandlungsbedürftig wird eine Hyperurikämie in jedem Fall, wenn die enzymatisch bestimmte Serumharnsäurekonzentration ständig über 8 mg/dl liegt. Bewegt sich die Hyperurikämie bei Werten bis 8 mg/dl Serum, dann genügt üblicherweise eine prophylaktische Regelung der Ernährung und der Lebensführung.

Mit der Verminderung von Übergewicht im Zusammenspiel mit einer körperlichen Aktivierung legt man meist schon den Grundstein für eine Blutdrucksenkung oder eine Bereitschaft dazu, bestimmt aber für eine bessere Ansprechbarkeit eines *Bluthochdrucks* auf eine ggf. gebotene zusätzliche medikamentöse Therapie. Dies trifft vor allem zu, wenn Patienten auf *Zusalzen* verzichten und bei der Zubereitung und der

Auswahl von Speisen stark gesalzene Nahrungsmittel vermieden werden (beispielsweise Pökelfleisch, Salzheringe).

Kooperation

Da es sich bei den Gichtkranken oft um lebensfrohe Menschen handelt, die dann, wenn es ihnen gesundheitlich gut zu gehen scheint, alle löblichen Vorsätze über Bord werfen, müssen wir froh sein über jede Form dauerhafter Zusammenarbeit. Oft setzen solche Patienten eigenmächtig ihre medikamentöse Dauerbehandlung ab, und es wäre eine Illusion zu glauben, mit der Anordnung einer „purinarmen" Diät nach festgefügten Menükarten das Heer der behandlungsbedürftigen Kranken mit überhöhten Harnsäurewerten im Serum zu einer Einsparung an Medikamenten bewegen zu können. Die Verknüpfung der Gicht mit vielen anerkannten und bekannten Risikofaktoren oder Risikoindikatoren, die häufig kombiniert in Erscheinung treten, zwingt den Therapeuten zur Konzeption einer Diät, die möglichst viele Störungen gleichzeitig günstig beeinflußt und dazu alle Attribute in sich vereinigt, um die Chance zur dauerhaften Anwendung zu haben. Gerade an dieser Stelle sind zunächst diätetische Maßnahmen vordergründig mit dem *Ziel einer sinnvollen ambulanten Gewichtsreduktion auf der Grundlage einer in ihrem Brennwert reduzierten sog. „vernünftigen Diät"* (20) und zusätzlich durch *körperliche Betätigung* schon im Hinblick auf einen gesteigerten Abbau der Fettdepots zugunsten der Muskulatur und aus prophylaktischen Gründen.

Mit diesen Ausführungen möchte ich klar aufzeigen, wie nicht nur die Gicht selber in der Nachkriegszeit einem Wandel unterlegen ist, sondern auch deren Behandlungsmöglichkeiten und Behandlungserfordernisse. Diese betreffen auch und gerade die Diät.

Bei Behandlung von Hyperurikämie und Gicht sollten Überlegungen eine Rolle spielen, welche verschiedenen Faktoren im Einzelfall dafür verantwortlich sind. Wenn diese geklärt sind und eine entsprechende Korrektur durchgeführt werden kann, so ist bei einigen kooperativen Patienten allein durch Verbesserung des Lebensstils hinsichtlich Überernährung, Alkoholmißbrauch und körperlicher Inaktivität eine Normalisierung der Harnsäurewerte möglich. Die Behandlung mit Harnsäuresenkern ist sicher in vielen Fällen gar nicht notwendig. Sie sollte Patienten vorbehalten bleiben, die trotz Änderung ihrer Eß- und Trinkgewohnheiten überhöhte Harnsäurewerte zeigen oder die unglücklicherweise jeden ärztlichen Rat von sich weisen. Gichtkranke schätzen die Nahrungsaufnahme hoch ein. Essen und Trinken stellen zwei ihrer größten Vergnügen im Leben dar.

Einfluß von diätetischen Faktoren auf den Nucleoproteinstoffwechsel

1. Der Puringehalt der Nahrung beeinflußt die Höhe der Serumsäurekonzentration.
2. Der Energiegehalt der Nahrung beeinflußt die Entwicklung einer Hyperurikämie.
3. Alkoholkonsum bewirkt bei mittelfristiger Einnahme einen Anstieg des Harnsäuregehalts in Serum und Urin.
4. Verabreichung von Zuckern (nicht Glucose, nicht Galactose) und Zuckeraustauschstoffen bewirkt akut – auch bei oraler Zufuhr – eine bis zu 4 Std. dauernde Erhöhung der Serumharnsäurekonzentration.

Zu 1. Bedauerlicherweise war bis vor kurzem über den *Puringehalt* der meisten Lebensmittel nur wenig Genaues bekannt. Bis heute wird der Puringehalt von Lebensmitteln fast ausschließlich auf den „Gesamtharnsäuregehalt" bezogen. Dieses Verfahren, das auf der enzymatischen Bestimmung von Harnsäure beruht, setzt indessen eine vollständige Freisetzung der Purinbasen aus den β-N-glykosidischen Bindungen der Nucleinsäuren und Nucleotide sowie eine vollständige Oxidation von Adenin und Guanin zu Hypoxanthin und Xanthin voraus. Aus dem Ergebnis einer „Gesamtharnsäurebestimmung" läßt sich eine konkrete Zuordnung der Purinbasen zu Nucleinsäuren, Nucleotiden und Nucleosiden nicht erfahren, die eine unterschiedliche Wertigkeit bezüglich einer Belastung des Organismus mit Purinkörpern und damit einen unterschiedlichen hyperurikämisierenden Effekt aufweisen.

1.1 Bei Verwendung verschiedener Purinquellen ist der Anstieg der Serumharnsäurekonzentration verschieden groß, aber er bleibt immer proportional zur Größe der Zulage. Hyperurikämiker reagieren bei gleicher *Purinbelastung* mit einem etwa doppelt so steilen Anstieg der Serumharnsäurekonzentration wie Normourikämiker (12).
1.2 Von den *Purinbasen* erhöhen nur Hypoxanthin und Adenin die Serumharnsäurekonzentration stark, Xanthin und Guanin dagegen kaum.
1.3 Ebenfalls stark harnsäurespiegelerhöhend wirkt das Nucleosid *Guanosin* (im Bier reichlich vorkommend).
1.4 Wie auf S. 18 ausgeführt und in Abb. 16.1 dargestellt, ist die Auswirkung einer DNS-Belastung auf die Höhe der Serumharnsäurekonzentration nur halb so groß wie die einer Belastung mit RNS (13). So besteht durchaus die *Möglichkeit, mit einer „purinreichen", vorwiegend DNS-haltigen Diät die Höhe der Serumharnsäurekonzentration weniger zu beeinflussen als mit einer „purinarmen", hauptsächlich RNS enthaltenden Kost.*

220 Behandlungsgrundlagen – Behandlung mit Diät

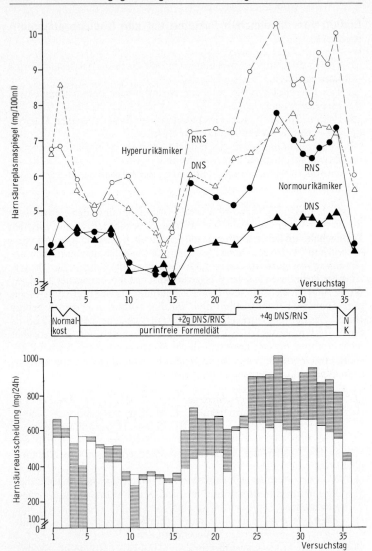

Abb. 16.1 Unterschiedliche Wirkung einer Zulage von 2 bzw. 4 g DNS gegenüber RNS unter den Bedingungen einer purinfreien Formeldiät und die Harnsäureplasmaspiegel (oben) und die Ausscheidung (unten).
Im oberen Teil der Abb. sind die Harnsäureplasmaspiegel (Ordinate) von Normourikämikern unter DNS (▲) denen unter RNS (●) gegenübergestellt und außerdem mit der Wirkung auf die Spiegel von Hyperurikämikern (○ und △) verglichen. Der Unter-

Bis vor kurzem fehlten aus methodischen Gründen Angaben über den individuellen Gehalt von Lebensmitteln an Purinbasen, DNS, RNS und Nucleotiden, ohne deren Kenntnis sich die differenzierte Auswirkung auf die Höhe der Serumharnsäurekonzentration beim Menschen nicht abschätzen läßt. So beeinflussen Purinbasen in Abhängigkeit davon, ob sie in freier Form vorhanden oder ob sie Nucleinsäuren, Nucleotiden oder Nucleosiden zugeordnet sind, den Harnsäurespiegel im Serum des Menschen unterschiedlich. Außerdem spielt eine Rolle, welche Purinbasen verzehrt werden, ob es sich um Hyperurikämiker oder um Normourikämiker handelt (12). *Eine Gesamtbestimmung gebundener Purine in Lebensmitteln als Harnsäure reicht demnach zu einer Aussage über die tatsächliche Belastung des menschlichen Stoffwechsels mit Purinkörpern nicht aus.*

Unter den *Purinbasen* erhöhen nur Adenin und Hypoxanthin die Harnsäurekonzentration im Serum des Menschen beträchtlich, wohingegen Guanin und Xanthin kaum einen Anstieg des Harnsäurespiegels bewirken, während das *Nucleosid* Guanosin wiederum stark harnsäurespiegelsteigernd ist (2).

Differenzierte Angaben über den Gehalt verschiedener Lebensmittel an *individuellen Purinbasen* wurden erstmals 1985 durch Herbel (15) vorgelegt. Diese Erkenntnisse korrigieren zweifellos Diätempfehlungen für Gichtkranke und Gichtgefährdete. Die Purine, die zu den diätetisch aufgenommenen Nucleinsäuren beitragen, sind Adenin, Guanin, Xanthin und Hypoxanthin. Bei oraler Zufuhr beeinflussen jedoch diese Purinbasen die Serumharnsäurekonzentration unterschiedlich, so daß Nahrungsmittel mit hohem Puringehalt nicht notwendigerweise einen hohen Anteil speziell an solchen Purinen haben müssen, die einen deutlich hyperurikämisierenden Effekt aufweisen, wie Adenin und Hypoxanthin (2). So zeichnen sich beispielsweise Linsen und dann Innereien durch einen hohen Gehalt an *Adenin* und *Hypoxanthin* aus, während Anchovis und Sardinen, deren Zufuhr Gichtkranken in den meisten Lehrbüchern abgeraten wird, sehr wenig davon enthalten. Im einzelnen zeigen Linsen Höchstwerte für Adenin mit 104 mg/100 g im Vergleich zu 8 mg/100 g für Anchovis, 6 für Sardinen, 62 für Rinderleber und 15 für Rinderherz. Für Erbsen wurde ein Adeningehalt von 88 mg/100 g, für weiße Bohnen ein solcher von 59 mg/100 g ermittelt (15).

Ein weiterer Gesichtspunkt ist die unterschiedliche Auswirkung eines Verzehrs von *RNS*, die überwiegend im Zytoplasma von Zellkernen enthalten ist, und von *DNS*, die hauptsächlich in Chromosomen vor-

---

schied zwischen den beiden Vorläufern bleibt unter beiden Zulagemengen (2 und 4 g Nucleinsäure) gleich (1:2) und verschiebt sich bei Hyperurikämikern nur auf ein höheres Niveau.
Im unteren Teil der Abb. sind nur die Auswirkungen auf die Harnsäureausscheidung (mg/24 h) von Normourikämikern dargestellt, die unter RNS (▨) mehr Harnsäure ausscheiden als unter DNS (□) (aus *Griebsch, A., I. Korfmacher:* Münch. med. Wschr. 117 [1975] 1373)

Tabelle 16.1 Purin-N-Gehalt einiger Purinkörper

Substanz	Summenformel	Rel. Molekülmasse	Anteil pro 1 g	Purin-N (g) Substanz	Äquivalente Menge Purin (g) pro 1 g Purin-N
Harnsäure (2,6,8-Trihydroxypurin)	$C_5H_4N_4O_3$	168,11	$\frac{56,03}{168,11}$	= 0,333	3,00
Xanthin (2,6-Dihydroxypurin)	$C_5H_4N_4O_2$	152,11	$\frac{56,03}{152,11}$	= 0,368	2,72
Hypoxanthin (6-Hydroxypurin)	$C_5H_4N_4O$	136,11	$\frac{56,03}{136,11}$	= 0,412	2,43
Adenin (6-Aminopurin)	$C_5H_5N_5$	135,13	$\frac{56,03}{135,13}$	= 0,415	2,41
Guanin (2-Amino-6-Hydroxypurin)	$C_5H_5N_5O$	151,13	$\frac{56,03}{151,13}$	= 0,371	2,70
Xanthosin (Ribosylxanthin)	$C_{10}H_{12}N_4O_6$	284,23	$\frac{56,03}{284,23}$	= 0,197	5,08
Inosin (Ribosylhypoxanthin)	$C_{10}H_{12}N_4O_5$	268,23	$\frac{56,03}{268,23}$	= 0,209	4,78

Adenosin (Ribosyladenin)	$C_{10}H_{13}N_5O_4$	267,25	$\dfrac{56,03}{267,25}$ = 0,210	4,76
Guanosin (Ribosylguanin)	$C_{10}H_{13}N_5O_5$	283,25	$\dfrac{56,03}{283,25}$ = 0,198	5,05
Xanthylsäure (Xanthosin-5′-monophosphat = XMP)	$C_{10}H_{13}N_4O_9P$	364,21	$\dfrac{56,03}{364,21}$ = 0,154	6,49
Inosinsäure (Inosin-5′-monophosphat = IMP)	$C_{10}H_{13}N_4O_8P$	348,21	$\dfrac{56,03}{348,21}$ = 0,161	6,21
Adenosin-5′-monophosphat (AMP)	$C_{10}H_{14}N_5O_7P$	347,23	$\dfrac{56,03}{347,23}$ = 0,161	6,21
Guanosin-5′-monophosphat (GMP)	$C_{10}H_{14}N_5O_8P$	363,23	$\dfrac{56,03}{363,23}$ = 0,154	6,49

Verhältnis äquivalenter Mengen von Purinkörpern zu Harnsäure pro 1 g Purin-N

Xanthin	2,72 : 3,00	= 1 : 0,907
Hypoxanthin	2,43 : 3,00	= 1 : 0,810
Adenin	2,41 : 3,00	= 1 : 0,803
Guanin	2,70 : 3,00	= 1 : 0,900
Inosin	4,78 : 3,00	= 1 : 1,593
Adenosin	4,76 : 3,00	= 1 : 1,587
Guanosin	5,05 : 3,00	= 1 : 1,683

kommt, auf die Höhe der Serumharnsäurekonzentration. Beispielsweise bewirkt Verzehr von 4 g RNS täglich eine Verdoppelung der Serumuratkonzentration. Die Auswirkung einer DNS-Belastung auf das Niveau des Harnsäurespiegels ist dagegen nur halb so groß (13). *Eiweißreiche Diät* erzeugt keine Hyperurikämie, sondern wirkt harnsäuretreibend über die Nieren, so daß der gesamte Proteinverzehr oft einen gegenteiligen Effekt hervorrufen kann (28). Dagegen führt extrem *fettreiche Diät* über die Entwicklung einer Ketoazidose zu einer Erhöhung der Serumharnsäurewerte durch Verminderung der Harnsäureausscheidung mit dem Urin (25).

Tab. 16.1 gibt den Purin-N-Gehalt einiger Purinbasen, Ribonucleoside und Ribonucleotide sowie zusätzlich das Verhältnis äquivalenter Mengen von Purinkörpern zu Harnsäure für 1 g Purin-N wieder.

Hypoxanthin erwies sich als die am meisten vorhandene niedermolekular gebundene Base. Die höchsten Hypoxanthingehalte fanden sich in Fleischextrakten und Fischen. Andere niedermolekular gebundene Basen machen in frischen Lebensmitteln nur einen kleinen Teil von weniger als 10% aus. In hitzebehandelten Lebensmitteln wurden durchweg höhere Gehalte von niedermolekular gebundenen Basen im Vergleich zur Frischware beobachtet. Durch Erhitzung kommt es zur Teilhydrolyse der hochmolekularen Nucleinsäuren.

Hypoxanthingehalt in mg/kg TM (15):

Kalbsleber 1876, Rinderleber 4834, Rinderniere 2864, Rindermuskel (abgehangen) 2025, (frisch) 1470, Rinderherz 5274.

Bei den nucleinsäurereichen Innereien überwiegt oft – abgesehen vom Pankreas – der Gehalt an DNS den an RNS. Herz und Muskelfleisch zeichnen sich durch hohe Mengen an Hypoxanthin aus. Unterschiede ergeben sich auch bei Vergleich gleicher Organe verschiedener Schlachttiere. Beispielsweise enthalten Rinder- und Kalbsleber relativ mehr DNS als Schweine- und Schafsleber (s. Tab. 16.2). Fischproben weisen etwas geringere Nucleinsäuregehalte als Schlachttiermuskel auf, haben dafür aber höhere Mengen von Hypoxanthin (und damit von IMP). – Handelsübliche Wurstwaren enthalten dem Muskelfleisch vergleichbare Basengehalte. Linsen und Sojamehl zeigen höhere Werte für Purinbasen als Muskelfleisch. „Liebig's Fleischextrakt" ist stark nucleinbasenhaltig. Sehr hoch sind die Werte für Adenin und Hypoxanthin.

Zu 2. Bekanntermaßen beeinflußt der Energiegehalt der Nahrung die Entwicklung einer Hyperurikämie. In vielen Studien wurde übereinstimmend eine Beziehung zwischen der Höhe der Serumharnsäurekonzentration und dem *relativen Körpergewicht* gefunden (s. S. 52).

Zu 3. *Alkoholkonsum* bewirkt bei mittelangfristige Einnahme einen Anstieg des Harnsäuregehaltes von Serum und Urin, der Ausscheidung von Oxypurinen im Urin und des täglichen Turnover von Harnsäure (4). Biertrinken ist für hyperurikämische oder gichtkranke Patienten wegen seines hohen Puringehaltes und nicht nur wegen der damit allgemein verbundenen hohen Energiezufuhr besonders gefährlich (1). In

Tabelle 16.2 **Gehalte verschiedener Lebensmittel an Nucleinsäuren und IMP, bezogen auf die Trockenmasse.** (Nach *Herbel, W:* Inaug.-Diss., Hamburg 1985).

	RNS (g/kg TM)	DNS (g/kg TM)	IMP (g/kg TM)*	TM (%)
Kalbsleber	27,76	23,34	7,98	22,41
Rind				
Rückenmark	2,98	1,00	4,16	33,80
Muskel (abgehangen)	3,96	1,70	6,25	25,80
Muskel (frisch)	3,70	1,70	4,54	22,70
Leber	27,58	21,78	14,92	28,00
Niere	16,30	18,65	8,84	22,50
Herz	7,32	6,12	16,30	20,20
Schwein				
Leber	42,48	20,80	11,49	20,27
Niere	18,38	19,68	10,14	20,30
Herz	11,40	7,92	48,90	20,45
Muskel	4,92	2,40	11,64	11,75
Bauchspeicheldrüse	93,78	21,64	9,21	23,10
Hirn	5,02	2,52	3,84	31,72
Schaf				
Leber	24,30	10,06	6,44	28,10
Herz	8,36	4,78	7,81	22,30
Muskel	6,10	2,34	12,26	19,40
Niere	19,02	17,86	11,01	17,54
Fische				
Thunfisch (Konserve)	2,04	0,96	14,23	(Konserve)
Seelachsfilet	3,48	0,44	19,86	15,38
Rotbarschfilet	4,54	1,86	19,86	22,00
Kabeljaufilet	5,66	0,36	10,67	19,09
geräucherte Makrele (mit Haut)	1,86	0,68	6,70	40,10
Eingelegte Anchovis (mit Haut)	2,46	0,90	10,27	37,90
Geräucherte Sprotten (mit Haut)	3,40	3,12	14,50	35,70
Matjes (mit Haut)	2,40	0,72	9,00	43,20
Scholle (mit Haut)	1,08	2,30	7,82	25,80
Scholle (ohne Haut)	1,08	2,22	7,68	25,80
Kalbsleberwurst	3,94	3,11	2,40	55,50
Grobe Leberwurst	10,82	4,98	7,04	45,40
Schweinefleisch				
roh	4,36	3,09	19,32	24,74
gekocht	7,56	5,63	14,03	25,51
gebraten	3,64	2,71	14,37	38,29
Weizen	1,39	0,71	–	88,30
Linsen	4,60	0,75	–	90,40
Entfettetes Sojamehl	9,52	–	–	96,60
Liebigs Fleischextrakt	–	–	74,26	80,20
Bäckerhefe	80,04	6,89	14,13	24,60

*Hypoxanthin wurde als IMP berechnet

vielen Fällen ist die durchschnittliche Zufuhr der meisten Nahrungsmittel einschl. der Gesamtmenge an Purin-N bei Gichtkranken nicht unterschiedlich von der Nichtgichtkranker. Einziger Unterschied soll der Verbrauch von Alkohol, besonders der von Bier, sein (9).

Chronischer Alkoholkonsum. Neben zu reichlicher Kochsalzzufuhr und Übergewicht gilt chronischer Alkoholkonsum, der sich bei den meisten Hyperurikämikern und Gichtkranken nachweisen läßt, als einer der wesentlichen diätetischen Manifestationsfaktoren der arteriellen Hypertension. Deshalb ist auf die Erhebung einer genauen Alkoholanamnese bei diesen Patienten größter Wert zu legen, zumal bei chronischen Alkoholikern mit Hypertension nach 3 bis 9 Monaten während Alkoholabstinenz die Möglichkeit einer vollständigen Reversibilität besteht (26b). Damit ist besonders in den Fällen zu rechnen, bei denen hochdruckbedingte Gefäß- und Nierenveränderungen noch nicht eingetreten sind. Die Schwellendosis für *eigenständige alkoholinduzierte Hypertension* wird mit etwa 30 g Alkohol pro Tag verhältnismäßig niedrig angesetzt. Schätzungsweise beträgt der alkoholinduzierte Anteil an Hochdruckkranken in der Bundesrepublik 7 bis 10%, betrifft also eine halbe Million Menschen ohne Unterschied des Geschlechts und ohne genetische Disposition.

Zu 4. Nicht nur bei i. v. Zufuhr, sondern auch nach einmaliger oraler Verabreichung führen *Fructose, Sorbit, Xylit und Saccharose*, dagegen nicht die Gabe von Glucose oder Galactose zu einem Anstieg der Serumkonzentration und renalen Ausscheidung von Harnsäure bis zu 4 Std. Dabei erweist sich Xylit am wirksamsten (5). Für einen akuten Harnsäurespiegelanstieg genügt einmalige orale Belastung mit nur 12,5 g Xylit bzw. mit 25 bis 50 g Fructose oder Sorbit oder mit mehr als 100 g Saccharose. Umgekehrt nimmt die Serumharnsäurekonzentration unter saccharosearmer Ernährung um etwa 0,5 mg/dl ab. Der akute Serumharnsäureanstieg nach Verabreichung der Zuckeraustauschstoffe ist ausschließlich bei unbehandelten, zu Anfällen neigenden Gichtkranken, aber sonst nicht besorgniserregend, da er nach oraler Applikation nur bei Dosierungen auftritt, die ohnehin bei Verwendung als Süßungsmittel oder Zuckeraustauschmittel kaum gebraucht werden. Die hyperurikämisierende Wirkung von tagsüber verzehrtem Xylit oder Fructose gleicht sich bei intakter renaler Harnsäureausscheidung über Nacht wieder aus und tritt somit im morgens abgenommenen Nüchternserum nicht mehr in Erscheinung. Als Ursache für den Harnsäurekonzentrationsanstieg im Serum nach Gabe von fructosehaltigen Zuckern und der genannten Zuckeraustauschstoffe kommt ein vermehrter Katabolismus präformierter Purine in Betracht. Im Falle von Xylit wird zusätzlich eine gesteigerte De-novo-Biosynthese von Purin diskutiert (s. S. 65 ff., 111).

Genuß von Kaffee oder Tee

Entgegen der Meinung vieler Laien besteht keine Veranlassung, Gichtkranken den Genuß von *Kaffee* oder *Tee* zu verbieten, auch wenn gleichzeitig Diabetes mellitus, Fettleber, Hochdruck und kardiovaskuläre Veränderungen vorhanden sind. Kaffee und Tee enthalten Methylpurine, die nicht zu Harnsäure abgebaut werden. Durch Coffein oder Kaffeetrinken können Hyperurikämie, Diabetes mellitus, Fettleber, arterielle Hypertension oder ein Herzinfarkt weder ausgelöst werden noch entstehen. Eine Assoziation zwischen Kaffeegenuß und Cholesterin wird in Frage gestellt. Stärkerer Tee-Verbrauch ist nicht mit einer Erhöhung der Cholesterinwerte verbunden (16). Selbst langdauernde Coffeinzufuhr ruft bei Patienten mit Grenzwert-Hypertension keine signifikante Erhöhung des Blutdrucks, des Katecholaminspiegels im Plasma oder der Plasma-Renin-Aktivität hervor (23). Onkogene oder mutagene Wirkungen von Kaffee sind nicht nachgewiesen worden (26a, 29). In pharmakologisch wirksamen Dosen von 200 mg und mehr besitzt Coffein einmal eine blutdrucksteigernde Komponente (durch Stimulation des zentralen Vasomotorenzentrums und einen inotropen Effekt) und zum anderen eine blutdrucksenkende Wirkung (durch zentrale Vagusstimulation und periphere Vasodilatation). Eine gelegentliche Blutdrucksteigerung bis zu 10 mm Hg oder eine geringe Blutdrucksenkung von jeweils maximal 1–3 Std. Dauer ist klinisch bedeutungslos. Entscheidend für Qualität und Quantität der Coffeinwirkung ist neben der Dosis und Resorptionsgeschwindigkeit die vegetative Ausgangslage. Grundsätzlich spielt die persönliche Konstitution für die Kaffeewirkung eine große Rolle. Leicht reizbare Menschen, bei denen die Wach- und Konzentrationsfähigkeit schon auf hohem Aktivitätsniveau reguliert sind, und solche, bei denen eine „*Distress*"-Situation (zuvor nicht verarbeitete physiologische Streßreaktion) besteht, sollten besser auf Coffein zugunsten von coffeinarmem Kaffee verzichten. Andere Bedingungen bestehen in Fällen von fortgeschrittenen Lebererkrankungen, wie aktiven *Leberzirrhosen*, oder bei *Kombination von Coffein- und Nicotinkonsum*.

Bei *fortgeschrittenen Lebererkrankungen* ist eine *Kumulationswirkung von Coffein* zu befürchten (30), weil dann dessen Halbwertszeit verlängert und dessen Clearance nach i.v. Applikation vermindert ist. Klinische Bedeutung gewinnt dieser Befund bei gleichzeitigem Vorhandensein von schwerer Lebererkrankung und Herzkrankheit. Besonders bei wiederholter Zufuhr von Coffein besteht dabei die Gefahr, daß sich tachykarde Rhythmusstörungen infolge einer Herabsetzung der effektiven Refraktärzeit und einer Erhöhung der Erregbarkeit des Myokards entwickeln.

Die Kombination von Zigarettenrauchen und Kaffeekonsum hat einen größeren blutdrucksteigernden Effekt zur Folge als jedes Stimulus allein (6), da *Nicotin* ebenso wie Coffein den Blutdruck über das adrenerge System steigert, auch bei thiazidbehandelten Patienten mit leichter Hypertension.

Literatur

1. Brøchner-Mortensen, K.: Heberden-oration: gout. Ann. rheum. Dis. 17 (1958) 1
2. Clifford, A. J., D. L. Story: Levels of purines in foods and their metabolic effects in rats. J. Nutr. 106 (1976) 435
3. Deutsche Gesellschaft für Ernährung e. V.: Ernährungsbericht 1984. Im Auftrag des Bundesministers für Jugend, Familie und Gesundheit und des Bundesministers für Ernährung, Landwirtschaft und Forsten. Frankfurt/M. 1984
4. Faller, J., I. H. Fox: Ethanol-induced hyperuricemia. Evidence for increased production by activation of adenine nucleotide turnover. New Engl. J. Med. 307 (1982) 1598
5. Förster, H., H. Ziege: Anstieg der Serumharnsäurekonzentration nach oraler Zufuhr von Fructose, Sorbit, Xylit. Z. Ernährungsw. 10 (1971) 394
6. Freestone, S., L. E. Ramsay: Effect of coffee and cigarette smoking on the blood pressure of untreated and diuretic-treated hypertensive patients. Amer. J. Med. 73 (1982) 348
7. Friedmann, T., R. Roblin: Gene therapy for human genetic disease? Science 175 (1972) 949
8. Galli, C.: Dietary influences on prostaglandin synthesis. Advanc. Nutr. Res. 3 (1980) 95
9. Gibson, T., A. V. Rodgers, H. A. Simmonds, F. Court-Brown, E. Todd, V. Meilton: A controlled study of diet in patients with gout. Ann. rheum. Dis. 42 (1983) 123
10. Griebsch, A.: Diät bei Gicht und Hyperurikämie. Z. Allgemeinmed. 50 (1974) 65
11. Griebsch, A., I. Korfmacher: Diät bei Hyperurikämie. Münch. med. Wschr. 117 (1975) 1373
12. Griebsch, A., N. Zöllner: Verhalten der Harnsäurespiegel im Plasma unter dosierter Zufuhr von Nucleinsäuren. Verh. dtsch. Ges. inn. Med. 76 (1970) 849
13. Griebsch, A., N. Zöllner: Über die dosisabhängige Wirkung oral verabreichter DNA und RNA auf Harnsäurespiegel und Harnsäureausscheidung des Gesunden und des Hyperurikämikers. Hoppe-Seylers Z. physiol. Chem. 351 (1970) 1297
14. Gutman, A. B., T. F. Yü: Current principles of management in gout. Amer. J. Med. 13 (1952) 744
15. Herbel, W.: Beitrag zur Bestimmung der in Nucleinsäuren und Nucleotiden gebundenen Purin- und Pyrimidinbasen proteinreicher Lebensmittel. Inaug.-Diss., Hamburg 1985
16. Heyden, S., J. B. Martin: Kaffee – Cholesterin – Herzinfarkt. Dtsch. med. Wschr. 111 (1986) 1289
17. Kotz, R., H. Metzerroth, M. M. Müller: Stoffwechselbelastung mit Guanosin bei Gesunden und bei Patienten mit Arthritis urica. Z. Rheumatol. 34 (1974) 108–112
18. MacLachlan, M. J., G. P. Rodnan: Effects of food, fast and alcohol on serum uric acid and acute attacks of gout. Amer. J. Med. 42 (1967) 38
19. Mertz, D. P.: Gichtniere und Nierengicht. Dtsch. med. J. 19 (1968) 413
20. Mertz, D. P., G. Brand: Die „Vernünftige Diät". Schattauer, Stuttgart 1979 (Uni-Taschenbücher Nr. 949)
21. Paoletti, R., C. Galli, E. Agradi, E. Tremoli: Influence of dietary essential fatty acids (EFA) on the prostaglandin system and its role in platelet function. In Aebi, H. E., G. B. Brubacher, M. R. Turner: Problems in Nutrition Research Today. Academic Press, London 1981 (pp. 93–100)
22. Potter, C. F., A. Cedenhead, H. A. Simmonds, J. S. Cameron: Differential absorption of purine nucleotides, nucleosides and bases. In: Purine metabolism in man – III. Biochemical, immunological, and cancer research. Advanc. exp. Med. Biol. 122 A (1980) 203–208
23. Robertson, D., A. S. Hollister, D. Kinkaid, R. Workman, M. R. Goldberg, Che-Se Tung, B. Smith: Coffeine and hypertension. Amer. J. Med. 77 (1984) 54
24. Rouse, I. L., L. J. Beilin, B. K. Armstrong, R. Vandongen: Blood-pressure-lowering effect of a vegetarian diet: controlled trial in normotensive subjects. Lancet 1983/I, 5–10
25. Scott, J. T., F. M. McCallum, V. P. Holloway: Starvation, ketosis and uric acid excretion. Clin. Sci. 27 (1964) 209–221
26. Seegmiller, J. E., A. I. Grayzel, L. Laster, L. Liddle: Uric acid production in gout. J. clin. Invest. 40 (1961) 1304–1314
26a. Strubelt, O.: Die Toxizität von Kaffee und Coffein. Dtsch. med. Wschr. 112 (1987) 858
26b. Sturm, A., H. Pfleiderer: Alkohol und arterielle Hypertonie. Dtsch. med. Wschr. 111 (1986) 1787

27 Teuscher, A.: Die Kohlenhydrate und Nahrungsfasern in der Diabetesdiät. Schweiz. med. Wschr. 116 (1986) 282

28 Waslien, C.I., D.H. Calloway, S. Margen: Uric acid production in men fed graded amounts of egg protein and yeast nucleic acid. Amer. J. clin. Nutr. 21 (1968) 882–897

29 Wolff, G.: Kaffee aus ärztlicher Sicht. Med. Mschr. 29 (1975) 492

30 Zilly, W., U. Caesar, E. Richter, H. Heusler: Coffein bei chronischen Lebererkrankungen. Dtsch. med. Wschr. 108 (1983) 477

17 Medikamentöse Behandlung der Gicht als Gelenk- und Nierenerkrankung

„Etwas Neues zu gewinnen, heißt etwas Altes zu verlieren."
Blaise Pascal

Gegenstand der hier zu besprechenden therapeutischen Maßnahmen ist eine Verminderung, Verhinderung, Beeinflussung oder Beseitigung akuter Anfälle, chronischer Gelenkdeformationen oder einer Nierenbeteiligung sowie im Anfall selbst Schmerzlinderung und Hemmung der akuten Entzündungserscheinungen. *Cortisonderivate* sind nur dort indiziert, wo sie notwendig sind.

Behandlung der primären Hyperurikämie

Die Behandlung einer Hyperurikämie hängt von deren klinischer Relevanz ab.

Asymptomatische Hyperurikämie *ist im allgemeinen nicht medikamentös behandlungsbedürftig.* Der Versuch, eine prophylaktische Behandlung durchzuführen, scheitert bei vielen Patienten, weil sie anscheinend „aus voller Gesundheit" die Notwendigkeit einer Behandlung nicht einsehen. Unter diesen Umständen wäre es unvernünftig, die Patienten „krank" zu machen.

Medikamentös behandlungsbedürftig wird eine Hyperurikämie
1. wenn sich klinische Zeichen einer Manifestation der Gicht kundtun, im allgemeinen bei Auftreten des ersten Gichtanfalles,
2. bei frühzeitiger Nierenbeteiligung oder Gefahr einer Nierenschädigung entweder im Sinne eines akuten Nierenversagens oder einer chronischen Nierenschädigung,
3. wenn die Serumharnsäurekonzentration bei enzymatischer Bestimmung ständig über 8 mg/100 ml liegt.

Eine *Vorsorge* im Sinne von biochemischer Kosmetik ergibt sich vor allem bei jüngeren Patienten, deren Lebenserwartung noch groß genug ist, um eine Gicht zu entwickeln. Bewegt sich der Harnsäurespiegel zwischen 6,5 und 7,9 mg/100 ml Serum, dann genügt üblicherweise eine prophylaktische Regelung der Ernährung und der Lebensführung. Vordergründig sind die Belehrung des Patienten über die ihm möglicherweise drohenden Gefahren, Normalisierung des Körpergewichtes bei Fettleibigkeit sowie Einschränkung der Alkoholzufuhr, körperliche Aktivierung.

Behandlung des akuten Gichtanfalls

Die Domäne der Behandlung des **akuten Gichtanfalls** hat nach wie vor das schon seit dem 12. vorchristlichen Jahrhundert bekannte Colchicum, das – abgesehen von wenigen Ausnahmen (s. S. 191) – weitgehend gichtspezifisch wirkt. Bei einer Colchicinkur verordnen wir 1- bis 2stündlich 1 mg *Colchicin* bis zum Abklingen der Schmerzen bzw. bis zum Auftreten gastrointestinaler Störungen. Am ersten Tag werden zur Vermeidung von Überdosierungserscheinungen (Haarausfall, Leukozytopenie, Thrombozytopenie) höchstens 8 mg Colchicin verabreicht. An den folgenden 2–3 Tagen kann die Anfallsbehandlung mit Colchicin in ausschleichender Dosierung fortgesetzt werden. Stets ist die Anfallstherapie durch eine Dauerbehandlung mit Harnsäuresenkern zu ergänzen.

Vor einer medikamentösen Therapie des akuten Gichtanfalls mit Colchicin und/oder anderen stark wirkenden Analgetika kann man sich der *Infiltrationsanästhesie* der befallenen Region bedienen (89). Mit ihr ist sofortige Schmerzfreiheit bis zu 16 Stunden zu erreichen. Bei Befall des Großzehengrundgelenks werden subkutan 2 cm oberhalb des Schwellungsbereichs 5 ml 0,5%iger Bupivacainlösung im Ausbreitungsgebiet der peripheren Äste des N. fibularis superficialis injiziert.

Wahlweise oder unterstützend kann man *Indometacin* verabfolgen, von dem dann aber unter Umständen solche Dosen erforderlich sein können, daß die damit zu erwartenden Nebenwirkungen nicht geringer sind als die durch Colchicin bedingten. Unter Umständen ist initial eine 4stündliche Gabe von je 100 mg oral bis zum Abklingen der akuten Erscheinungen erforderlich (40). Die *ersatzweise* Verordnung von Phenylbutazon halten wir gerade im akuten Gichtanfall für nicht unbedenklich, weil bei den fieberhaften Zuständen, die ein Gichtanfall mit sich bringt, meist ein maximal oder submaximal konzentrierter und dazu noch saurer Harn gebildet wird, in dem Harnsäure unlöslich ist, Phenylbutazon in den zur Kupierung eines Gichtanfalls gebräuchlichen Dosen aber urikosurisch wirkt. Mit dieser Therapie geht man stets die Gefahr einer Harnsäurekonkrementbildung in den Nieren oder harnableitenden Wegen ein. In seltenen Fällen, in denen ein Gichtanfall durch Verordnung von Colchicin oder Indometacin allein nicht beherrscht werden kann, ist *zusätzlich* die i.v. Applikation von 1- bis 2mal 25 mg Prednisolon empfehlenswert.

Therapie des akuten Gichtanfalls als Ergänzung zur Dauertherapie mit Harnsäuresenkern (Abb. 17.1):

Colchicinkur: 1- bis 2stündlich 1 mg Colchicin bis zum Abklingen der Schmerzen bzw. bis zum Auftreten gastrointestinaler Störungen. Am 1. Tag höchstens 8 mg Colchicin. An den folgenden 2–3 Tagen ausschleichende Dosen.

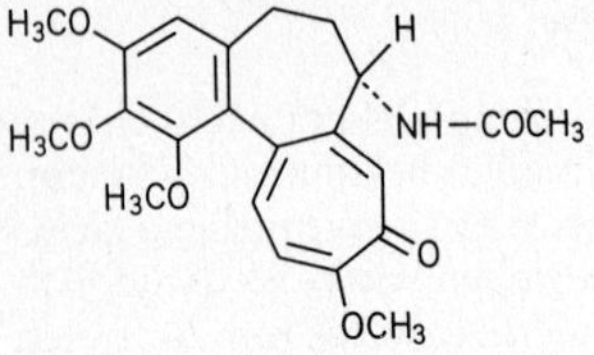

Colchicin

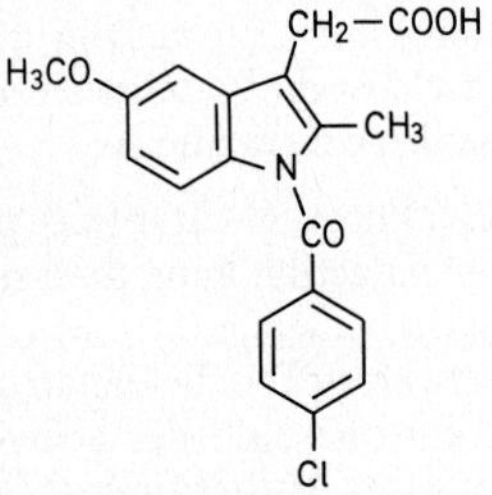

Indometacin

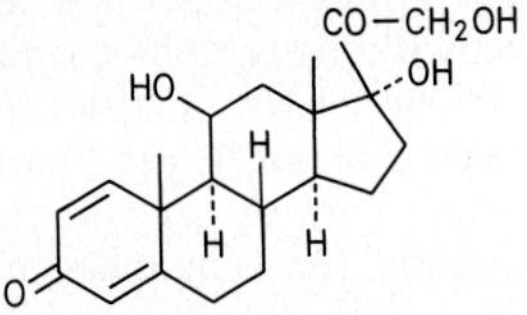

Prednisolon

Abb. 17.1 Chemische Struktur der Pharmaka zur Therapie des akuten Gichtanfalls

Wahlweise oder unterstützend: Indometacin 3mal 50–100 mg tägl. in 8stündigen Intervallen (evtl. initial 4stündliche Gabe von je 100 mg oral) bis zum Abklingen der akuten Erscheinungen, dann 2mal 25 mg tägl. über 1 Woche. Evtl. zusätzlich 1- bis 2mal 25 mg Prednisolon i.v. oder Depot-ACTH.

Ruhigstellung des entzündeten Gelenkes in der akuten Phase.

Wirkungsmechanismus, Pharmakokinetik

Erstaunlich ist die Tatsache, daß *Colchicin* die Serumharnsäurekonzentration und die Harnsäureausscheidung mit dem Harn (142) oder die Löslichkeit von Urat im Plasma (87) nicht beeinflußt. Vermutlich wirkt Colchicin direkt auf den Entzündungsvorgang ein, indem es die Phagozytose von Uratkristallen unterdrückt und somit den Circulus vitiosus der Entzündungsreaktion bei zunehmender Uratausfällung unterbricht (52). Wahrscheinlich ist der segmentkernige Leukozyt eines der von Colchicin beeinflußten entzündlichen Elemente, zumal Colchicin auf die eine Phagozytose begleitenden Stoffwechselvorgänge direkt einwirkt (64) und die amöboide Beweglichkeit menschlicher Granulozyten hemmt (86). Unter der Annahme, daß die gichtige Entzündung durch Stoffwechselprodukte des Entzündungsvorgangs unterhalten wird (130), ist eine Verminderung des Anfalls von Stoffwechselprodukten unter eine kritische Grenze durch Einwirkung auf das hauptsächliche zelluläre Element bei der Entzündung denkbar. In geschädigten Organkulturen von Kaninchen hemmt Colchicin in einer Konzentration von $1 \cdot 10^{-7}$ mol/l die Bewegung von Bindegewebszellen vollständig, wenn es vor oder nach Beginn der Zellwanderung zugesetzt wird. Die Hemmeffekte von Colchicin sind rückbildungsfähig. Innerhalb von 96 Std. bleibt eine Mitose aus (146).

Im allgemeinen erfolgt die Wahl der therapeutischen Dosierung von Colchicin willkürlich und empirisch. Meist liegen die mit einer therapeutischen Dosis erzielten *Serumkonzentrationen* zu niedrig, um die in vitro beobachteten Effekte zu erzeugen. Die innerhalb von 15 Min. nach i.v. Applikation von 2 mg Colchicin gemessene mittlere Serumkonzentration beträgt 1,14 ± 0,85 µg/100 ml (143). Möglicherweise ist die in Leukozyten erreichte Konzentration wesentlich höher als die im Plasma. Colchicin wird hauptsächlich auf biliärem Wege ausgeschieden. Die bei nierengesunden Personen innerhalb von 24 Std. nach i.v. Gabe renal ausgeschiedene Portion beträgt zwischen 5,2 und 16,5% der Dosis. Chronisch leberkranke Patienten mit normaler Nierenfunktion weisen eine höhere initiale Colchicinkonzentration, eine raschere Entfernung, schnellere renale Exkretion und ein geringeres Verteilungsvolumen von Colchicin als gesunde Personen auf. Bei niereninsuffizienten Patienten ist die renale Ausscheidung zu vernachlässigen. – Colchicin hemmt bekanntermaßen auch die Funktion der Mikrotubuli, eines spezifischen Systems von intrazellulären Filamenten, die eine wichtige Komponente bezüglich der gerichteten Bewegung von sekretorischen Vesikeln darstellen. Neben ihrer Funktion bei der Spindelbildung während der Mitosen üben die Mikrotubuli wichtige Aufgaben bei der Erhaltung der Zellfunktion aus (139). Colchicin ruft über eine Mitosehemmung in den Krypten eine Zottenatrophie der Dünndarmschleimhaut, Malabsorption und Enzymverlust hervor, und zwar selbst in Dosen, die die Mitoserate noch nicht beeinflussen (20). Bei entzündlichen Reaktionen, die an die Anwesenheit von segmentkernigen Granulozyten gebunden sind, wie beim akuten Gichtanfall oder beim Arthus-Phänomen, ist die entzündungshemmende Wirkung von Colchicin wenigstens 50mal stärker als die von Indometacin und vielleicht 100mal stärker als die von Phenylbutazon (21). Dagegen ist die entzündungshemmende Wirkung von Colchicin derjenigen von Indometacin oder Phenylbutazon bei solchen Entzündungstypen nicht überlegen, bei denen Histamin, 5-Hydroxytryptamin, Bradykinin und Prostaglandine freigesetzt werden und Monozyten eine wesentliche Rolle spielen. Colchicin wirkt über eine Hemmung der Leukozytenfunktionen (Migration und Phagozytose). Wahrscheinlich ist der antiinflammatorische Effekt von Colchicin direkt auf eine frühe Stufe in der Entwicklung einer Entzündungsreaktion gerichtet, die durch Uratkristalle induziert wird. Vermutlich werden die Bildung und/oder die Freisetzung eines zellulären chemotaktischen Faktors verhindert, der normalerweise die entzündliche Reaktion auf Uratkristalle vermittelt. Da der von den neutrophilen Granulozyten gebildete und abgegebene chemotaktische Faktor bei anderen entzündlichen Prozessen nicht der hauptsächliche Mediator ist, hebt dessen Unterdrückung durch Colchicin den Entzündungsvorgang dabei nicht auf (146).

Als unerwünschte **Nebenwirkungen von Colchicin** sind bekannt:

▶ Übelkeit, Erbrechen, Tenesmen, Trachealschmerz, Hämaturie, Schock (bei Dosen über 8 mg), hämorrhagische Gastroenteritis, Muskellähmungen, Oligurie, Diarrhoe, Atemstillstand.

▶ Bei chronischer Verabfolgung von täglichen Dosen, die einige Milligramm betragen, können sich Knochenmarkdepression mit konsekutiver Agranulozytose bis zur Markaplasie, Myopathie, Azoospermie und Alopezie einstellen.

▶ Die orale Behandlung des akuten Gichtanfalls mit Colchicin und/oder nichtsteroidalen Antirheumatika ist bei schweren Alkoholikern wegen der Gefahr von gastrointestinalen Blutungen oder der Verstärkung gastrointestinaler Beschwerden nicht unproblematisch. In diesen Fällen empfiehlt sich i.v. Gabe von 2 mg Colchicin, gelöst in 20 ml physiologischer Kochsalzlösung, bei unzureichender Wirkung alle 6 Stunden 1 mg bis zu einer Gesamtdosis von 4 mg (114a). *Bei Patienten mit leichter Niereninsuffizienz oder deutlicher florider Hepatopathie sollte die Colchicindosis halbiert, bei schwerer Niereninsuffizienz oder schwerer Hepatopathie auf Colchicin ganz verzichtet werden zugunsten von nichtsteroidalen Antirheumatika.* Colchicin ist zwar nicht lebertoxisch, kann aber zu erheblichen gastrointestinalen Beschwerden führen.

Anfallsprophylaxe mit subklinischen Dosen von Colchicin bringt eine Rate an Nebenwirkungen von höchstens 4% mit sich (57).

Die Diskussion um einen *Ersatz von Colchicin* durch Indometacin ist wenig ergiebig. Jedenfalls spielen die Argumente, Colchicin habe eine lange Latenz bis zur vollen Wirkung und erzeuge lästige Durchfälle, nicht die Rolle, die manche Kritiker ihnen beizumessen belieben. Gelegentlich durch Colchicin ausgelöste Diarrhoen lassen sich unschwer mit Opium bekämpfen. Die Latenz bis zum Wirkungseintritt ist in vielen Fällen leichter zu ertragen als die häufig durch Indometacin in hoher Dosis hervorgerufenen Nebenwirkungen, angefangen von starker Benommenheit bis zu schweren Irritationen gastrointestinaler Schleimhäute. Abgesehen davon läßt sich eine Colchicintherapie notfalls auch leicht mit anderen antiphlogistisch wirksamen Maßnahmen kombinieren.

Ersatzweise oder zur Unterstützung der Therapie können unspezifische analgetisch, antirheumatisch und antipyretisch wirksame Substanzen, die z.T. gleichzeitig urikosurisch wirken, verabfolgt werden.

Alle diese Substanzen weisen eine Gemeinsamkeit bezüglich ihres Wirkungsmechanismus auf: Sie *hemmen die Synthese von Prostaglandinen*, die als Mediatoren von Entzündung, Schmerz, Fieber, Magen-Darm-Veränderungen bekannt sind (41), und erzeugen damit:

1. Analgesie,
2. Fiebersenkung,
3. Entzündungshemmung und
4. Schädigung der Magen- und Darmschleimhaut (infolge eines Fehlens

der Schutzwirkung der Prostaglandine auf die Magenschleimhaut durch Herabsetzung der Säuresekretion).

Trotz ihrer Nichtsteroidstrukturen erzeugen die genannten Antirheumatika eine Salzretention durch *kompetitive Wirkung auf die Rezeptoren für Mineralokortikoide*. Nach FELDMAN u. COUROPMITREE (44) ist die Verdrängungskraft in absteigender Reihenfolge derart abzuschätzen: Aldosteron, Spironolacton, Phenylbutazon, Oxyphenbutazon, Salicylate, Indometacin.

Zu seiner Wirkungsentfaltung bedarf *Indometacin* des entzündlichen Substrats. Wegen seiner stark entzündungshemmenden Eigenschaft infolge eines erheblichen supprimierenden Effektes auf die Biosynthese von Prostaglandin weist *Indometacin* in höherer Dosierung auch relativ häufig Nebenwirkungen auf.

Die Substanz bedingt keine Knochenmarkschäden oder Blutbildveränderungen bei Dosen bis zu 200 mg tägl., toxische Nebenwirkungen auf Leber oder Nieren wurden nicht beobachtet.

▶ Als häufige **Nebenwirkungen von Indometacin** sind jedoch (in 13%) Unverträglichkeitserscheinungen von seiten des Magen-Darm-Traktes, Stirnkopfschmerzen, Sehstörungen, Schwindel, Benommenheit, Übelkeit zu nennen. In hoher Dosierung von 2,9 mg/kg Körpergewicht entwickelt Indometacin *Nebenerscheinungen* von polysymptomatischem Charakter (12). Bei Patienten mit vorausgegangener psychiatrischer Erkrankung, Urämie oder Ulkusleiden sollte Indometacin am besten überhaupt nicht und wenn, dann nur mit größter Vorsicht gegeben werden. Ein Versuch mit Indometacin ist vor allem in Fällen angezeigt, in denen Colchicin versagt oder nicht vertragen wird. Unter Indometacin ist die Anfallsdauer weit kürzer als unter Phenylbutazon.

Als *weitere Ersatzsubstanz für Colchicin* oder als Primärmittel wird, besonders in der Nordschweiz, auch heute noch *Phenylbutazon* zur Kupierung einer Gichtattacke angewandt, und zwar 1 g tägl. in 5 Einzeldosen an 2–3 Tagen. KUZELL u. Mitarb. (80) waren die ersten, die auf besonders günstige Behandlungserfolge mit Phenylbutazon bei Gichtarthritis hingewiesen haben. Danach reagiert keine andere Gelenkaffektion so schnell und so regelmäßig auf dieses Medikament wie die gichtige. Erste Arbeiten über die urikosurische Wirkung von Phenylbutazon und das Verhalten der Serumharnsäurekonzentration unter Behandlung mit Phenylbutazon stammen von JOHNSON u. Mitarb. (69) und HUFFMANN u. Mitarb. (65). Die zuletzt genannten Autoren stellten fest, daß die harnsäuretreibende Wirkung nur eintritt, wenn die Phenylbutazonkonzentration im Serum höher als 10 mg/100 ml liegt, wozu es der Zufuhr von 600 mg oder mehr des Medikaments bedarf, also wie bei der Behandlung des akuten Gichtanfalls. Bei geringerer Dosierung tritt paradoxerweise eine Harnsäureretention auf (s. S. 43 ff.).

▶ In bis zu einem Drittel der Behandlungsfälle ist bei hoher Dosierung von Phenylbutazon mit der Entwicklung unerfreulicher *Nebenwirkungen* und in einem bescheideneren Anteil mit *Unverträglichkeitserscheinungen*, die zum Absetzen oder Vermeiden des Mittels zwingen, zu rechnen. Hier sind Übelkeit, Erbrechen, gastrointestinale Störungen, Hautausschläge, vorübergehende Wasser- und

Salzretention, Schwindel, Schlaflosigkeit, Nervosität, Hämaturie, Sehstörungen, Leber- und Schilddrüsenfunktionsstörungen, Blutbildveränderungen bis zur Agranulozytose zu nennen. Die relativ häufige Entwicklung von Nebenwirkungen hängt mit der auffallend langen Halbwertszeit von 50 bis 100 Stunden zusammen, die mit der Wirkdauer von Phenylbutazon nicht übereinstimmt.

Glucocorticoide wirken entzündungshemmend durch Hemmung der Freisetzung von Arachidonsäure, die dann, katalysiert durch die Prostaglandinsynthetase, in Prostaglandine umgewandelt wird.

Im akuten Gichtanfall ist Bettruhe bei rationeller Therapie maximal auf einige Tage zu beschränken. Sie muß nicht absolut sein. Eventuell Schutz des betroffenen Gelenks durch einen Bettbügel.

Atemübungen und einfache *Übungen* mit den nichtbefallenen Extremitäten können auch im Bett durchgeführt werden. Dadurch kann man versuchen, eine gute körperliche Kondition zu erhalten und verschiedenen durch Immobilisation bedingten Komplikationen, wie einer Gichtphlebitis oder der Entstehung von Muskelatrophien, vorzubeugen. Vor allem muß vermieden werden, daß die Patienten das betroffene Gelenk oder die betroffene Extremität auch nach Abklingen der Schmerzen weiterhin schonen.

Zur Behandlung von akuter und chronischer Arthritis wird seit langer Zeit lokale Anwendung von Wärme oder Kälte empfohlen und gebraucht. Dabei stellt sich die Frage, ob Wärmeanwendung bei verschiedenen arthritischen Erkrankungen überhaupt vorteilhaft ist. Temperaturänderungen können über eine Vielzahl von Mechanismen eine akute Arthritis modifizieren. Am Beispiel der durch Uratkristallinjektion ins Kniegelenk des Hundes induzierten akuten Synoviitis konnten DORWART u. Mitarb. (32) zeigen, daß die entzündlichen Erscheinungen durch Kälteapplikation vermindert und durch Wärmeanwendung verstärkt werden. Der durch Wärme induzierte Entzündungsgrad ist beträchtlich und direkt vergleichbar dem durch mechanische Beanspruchung eines akut entzündeten Gelenkes hervorgerufenen Zustand. *Chronische, durch wiederholte Uratinjektion induzierte Arthritis kann durch Kälte oder Wärme nicht beeinflußt werden.*

Bei Vorhandensein einer Anfallsbereitschaft sind alkoholische Exzesse, opulente Mahlzeiten und Maßnahmen, die zu starken Schwankungen der Serumharnsäurekonzentration führen (Medikamente, körperliche Überanstrengung, Fasten), aber auch Applikation von Penicillin zu vermeiden.

Behandlung der Gicht in den interkritischen Phasen und im chronischen Stadium

Allgemeine Richtlinien

Ziel einer Behandlung der Gicht in den interkritischen Phasen und im chronischen Stadium ist eine *dauerhafte absolute Anfallsfreiheit*. Voraussetzung dafür ist eine Normalisierung der Harnsäurekonzentration im Plasma.

Mit welchen Mitteln die Senkung des Harnsäurespiegels erreicht werden kann oder erreicht wird, ist im Prinzip zunächst von zweitrangiger Bedeutung.

Auf Grund der uns heute möglichen prophylaktischen Behandlung während der interkritischen Phasen und des chronischen Stadiums läßt sich Gicht erfolgreicher beeinflussen als die anderen Gelenkerkrankungen. Vor allem hat die Gefahr einer Uratnephrolithiasis und einer Nierenbeteiligung mit nachfolgender Hypertension erheblich an Bedeutung verloren.

Bei Vorhandensein einer Gicht muß man auf einer *konsequenten Dauerbehandlung* bestehen, da die heute gebotenen therapeutischen Möglichkeiten die positive Harnsäurebilanz nur vorübergehend und den Stoffwechseldefekt überhaupt nicht beeinflussen. *Bei Auftreten eines Gichtanfalls ist die hypourikämisierende Dauertherapie fortzusetzen und durch spezielle Anfallstherapie zu ergänzen.*

Häufig erweisen sich Gichtpatienten, wenn es ihnen gut geht, als unzuverlässig, weil sie die ihnen verordneten therapeutischen Maßnahmen grob mißachten. Völlig falsch ist die Vorstellung, im Gichtanfall müsse das zur Normalisierung überhöhter Serumharnsäurekonzentrationen eingenommene urikostatisch oder urikosurisch wirkende Mittel in gesteigerter Dosis eingenommen werden. Noch unbegreiflicher, weil gefährlicher, ist die therapeutische Unsitte, das im Anfall verschriebene Colchicin oder Indometacin als Langzeitmittel weiter zu geben, anstatt nach Abklingen des Anfalls auf ein harnsäuresenkendes Medikament umzusetzen oder die harnsäuresenkende Therapie konsequent fortzuführen.

Im Intervall bzw. im chronischen Stadium schließt die Behandlung der Gicht eine Vielzahl von Maßnahmen ein, die z.T. erheblich über die Behandlung der Gicht als Gelenk- und Nierenerkrankung hinausgehen. Deren zusätzliche Anordnung und zeitliche Einreihung in den Therapieplan hängen natürlich vom Krankheitswert der Begleiterscheinungen ab, die die Gicht zur Allgemeinkrankheit machen, sowie von der Gewichtung einer Behandlungsbedürftigkeit.

Unter den harnsäuresenkenden Medikamenten unterscheiden wir zwischen den Urikostatika, die die Bildungsrate von Harnsäure vermindern, und den Urikosurika, die eine vermehrte Harnsäureausscheidung durch die Nieren hervorrufen.

Mit Einführung der Urikostatika sind die Urikosurika, die zuvor das einzig allgemein verfügbare medikamentöse Behandlungsprinzip einer Hyperurikämie von hoher Wirksamkeit darstellten, *in eine Ersatz- oder Komplementärposition gedrängt worden*. Diese Aussage gilt unabhängig davon, ob eine Hyperurikämie Ergebnis einer absoluten *Hyperproduktion von Harnsäure* bei ungestörter renaler Harnsäureausscheidung oder Folge einer relativen Überproduktion von Harnsäure im Vergleich zu deren verminderter Ausscheidung *(Hypoexkretion)* ist. In beiden Fällen ist eine Drosselung der Harnsäurebildung sinnvoller und weniger risikoreich als der Versuch, die positive Harnsäurebilanz durch vermehrte Ausfuhr zu beseitigen. Bemühungen, Hyperurikämiker und Gichtkranke durch umstrittene „Belastungsexperimente" bezüglich der späteren Behandlung in „Hyperproduzenten" oder „Hypoexkretoren" einzuteilen, sind vom therapeutischen Erfordernis her irrelevant und aus der Sicht des Praktikers und Klinikers als Mehraufwand in der Regel belastend, zeitraubend und routinemäßig nicht durchführbar, ganz abgesehen von den für die Kostenträger entstehenden Mehrkosten ohne Nutzen.

Unter allen Bedingungen ist die Medikation von Allopurinol als Basistherapie anzusehen, auch wenn Allopurinol mit einem Urikosurikum in geringer Dosierung kombiniert ist. Zunächst behandelt man über einige Wochen oder Monate möglichst mit einer *Zweier- oder Dreierkombination*, bis die Harnsäuredepots weitgehend entfernt sind und dadurch eine Anfälligkeit für Gichtattacken nachgelassen hat. Später kann man auf eine Monotherapie oder Kombinationstherapie als Dauertherapie zurückgehen. Die Zweier- oder Dreierkombination besteht aus der Gabe von Allopurinol als Basistherapeutikum, mit oder ohne geringe Zusätze eines Urikosurikums, und aus der Verordnung subklinischer Dosen von Colchicin, wahl- oder ersatzweise von Indometacin, zur Anfallsprophylaxe. Die anschließende Monotherapie oder Kombinationstherapie beschränkt sich entweder auf die Gabe von Allopurinol (mit oder ohne Zusatz von einem Urikosurikum in geringer Dosierung) als Basistherapeutikum oder ersatzweise auf diejenige eines Urikosurikums. Voraussetzung für eine urikosurische Monotherapie ist die Gewährleistung einer adäquaten Wasserdiurese und einer Verschiebung des Harn-pH in Richtung des alkalischen Bereichs.

Der Fett- und Zuckerstoffwechsel wird durch Allopurinol oder Urikosurika nicht nachweisbar beeinflußt (56, 111).

Dauertherapie einer Hyperurikämie oder einer Gicht als Gelenkerkrankung in den interkritischen Phasen und im chronischen Stadium:

Initial über maximal 3 Monate *Zweier- oder Dreierkombination* bis zur weitgehenden Entfernung von Harnsäuredepots:

1. Gabe von 200–600 mg Allopurinol tägl. (Basistherapeutikum) oder
2. kombinierte Gabe von 100 mg Allopurinol und von 20 mg Benzbromaron tägl. und
3. subklinische Dosen von Colchicin, an 3 oder mehreren Tagen pro Woche 0,5 mg tägl., ersatzweise von 1- bis 2mal 25 mg Indometacin tägl., zur Anfallsprophylaxe (etwa über 3 Monate).

Anschließend Monotherapie mit einem Urikostatikum oder Urikosurikum bzw. Kombinationstherapie, bestehend aus Allopurinol als Basistherapeutikum und einem Zusatz von einem Urikosurikum in geringer Dosierung:

1. Gabe von 200–600 mg Allopurinol tägl. oder
2. Gabe von zunächst 25 mg, dann evtl. 50 mg Benzobromaron tägl. (Kontrolle der Erhaltungsdosis), *ersatzweise* von Probenecid initial (0,5 g tägl., dann steigern auf 2- bis 3mal 0,5 g tägl. (maximal 3 g pro Tag) – oder von Sulfinpyrazon 200–400 mg pro Tag über den Tag verteilt. Dazu in allen Fällen Induktion einer Wasserdiurese durch Trinken von mindestens 2–3 l Flüssigkeit pro Tag sowie Verschiebung des Harn-pH durch Zufuhr von tägl. etwa 3mal 3 g eines Zitratgranulats auf Werte zwischen 6,4 und 6,8 oder
3. Gabe einer Kombination aus 100 mg Allopurinol und 20 mg Benzbromaron tägl.

Im chronischen Stadium ggf. chirurgische Entfernung großer, die Beweglichkeit einschränkender oder kosmetisch störender Tophi.

Wichtig erscheint eine rasche Entfernung von Harnsäuredepots zu Beginn der Behandlung. *Eine Dauerbehandlung der chronischen Gicht darf jedoch nicht zu drastisch begonnen werden*, da sonst die Gefahr einer gesteigerten Anfallsbereitschaft heraufbeschworen wird.

Unseres Wissens befaßte sich vor uns fast ausschließlich TALBOTT (138) mit der Frage, inwieweit unter der Wirkung einer Dauertherapie mit Harnsäuresenkern Knochentophi aufgelöst und ein normaler Knochenbau wiederhergestellt werden kann. Er konnte zeigen, daß unter dem Einfluß von Probenecid Harnsäureknoten tatsächlich allmählich wieder durch eine normale Bälkchenstruktur ersetzt werden können.

240 Medikamentöse Behandlung

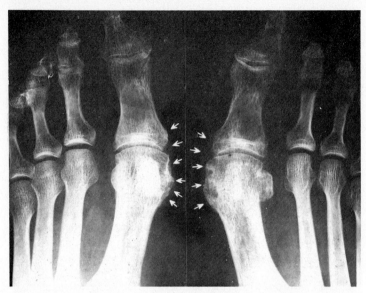

Abb. 17.2 Kleine halbmondförmige Stanzdefekte (Gichttophi) im Bereich beider Großzehengrundgelenke mit etwas vermehrter Weichteilschwellung – beginnende Gichttophi (Abb. 17.2–17.6 aus *Kröpelin, T., D. P. Mertz:* Med. Klin. 67 [1972] 614)

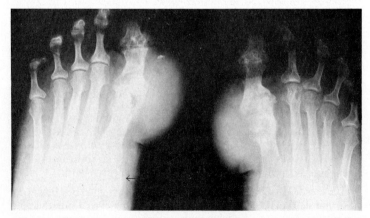

Abb. 17.3 Gleicher Patient wie Abb. 17.2 3 Jahre später ohne hypourikämisierende Therapie. Erhebliche Weichteil- und Knochentophi im Bereich beider Großzehengrund- und -endgelenke und kleiner Gichttophus im Os cuneiforme mediale links

Allerdings soll es keine Beispiele für eine völlige **Rückbildung der Gichtknoten** geben. Als Voraussetzung für eine Resorption der Knochentophi und Wiederherstellung der Knochenstruktur wurde eine mindestens 18 Monate dauernde Therapie mit Probenecid angesehen.

Röntgenologisch konnten wir die Anschauung zweifelsfrei belegen, daß sich Gichtknoten unter konsequenter langdauernder Behandlung mit Allopurinol zurückbilden können und eine *totale Rückbildung* nicht nur *von Weichteiltophi*, sondern auch *von Knochentophi* möglich ist (85). Dieser Befund überrascht in Anbetracht der bekannten guten Regenerationsfähigkeit von Knochengewebe nicht (vgl. Abb. 17.2–17.6).

Fallbeschreibung: Röntgenologische Erstuntersuchung der Füße 1967: im Bereich der Großzehengrundgelenke kleine, z. T. halbmondförmige Stanzdefekte, links mehr als rechts, mit angedeuteter vermehrter Weichteilschwellung (Abb. 17.2).

Röntgenkontrolle 1970: ohne hypourikämisierende Therapie erhebliche Befundverschlechterung: schwerste Knochendestruktionen im Sinne von Knochentophi im Bereich beider Großzehengrundgelenke mit erheblichen Weichteilschwellungen, in denen sich kleine Kalkspritzer fanden. Ferner entsprechende Stanzdefekte kleineren Ausmaßes, links ausgeprägter als rechts, im Bereich der Großzehenendgelenke. Auch im Caput ossis metatarsalis 2, rechts ausgeprägter als links, kleine Stanzdefekte sowie im lateralen Anteil des Os cuneiforme mediale links (Abb. 17.3).

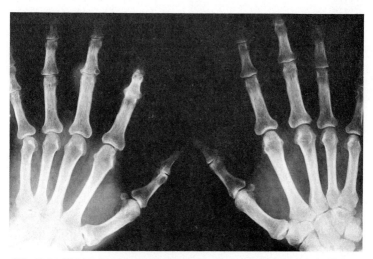

Abb. 17.4 Gleicher Patient wie Abb. 17.2 und 17.3 zum gleichen Zeitpunkt. Kleinere Gichttophi in den Fingermittelgelenken 2 und 3 und im Fingerendgelenk 2 sowie im Daumenendgelenk links. Kleinere halbmondförmige Stanzdefekte im Fingermittelgelenk 5 beiderseits

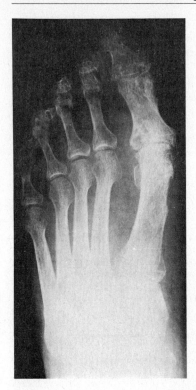

Abb. 17.5 Gleicher Patient wie Abb. 17.2–17.4, nach 14 Monate langer Behandlung mit Allopurinol. Deutliche Rückbildung der vorher bestehenden schweren Weichteil- und Knochentophi im Bereich der Großzehengrund- und -endgelenke. Kleine residuale Knochentophi

Röntgenologische Erstuntersuchung der linken Hand 1970: im Bereich des Daumenendgelenk, der Mittelgelenke des 1. und 3. Fingers und des Endgelenks vom 1. Finger stellen sich gut hirsekorn- bis knapp linsengroße Stanzdefekte mit erheblichen Weichteilschwellungen dar (Abb. 17.4).

Röntgenkontrolle 1971 nach über einjähriger kontinuierlicher Behandlung mit Allopurinol: beide Füße: deutliche Rückbildung der Weichteiltophi, völlige Rückbildung des großen Knochentophus im Os metatarsale 1, kleine residuale Knochentophi in der Mittelphalanx 1 rechts, ferner kleine residuale Knochentophi im Großzehengrundgelenk links und weitgehende Rückbildung der vorher kleineren Knochentophi im Bereich der Großzehengrundgelenke beidseits. Darüber hinaus völlige Rückbildung des kleinen Gichttophus im Os cuneiforme mediale links (Abb. 17.5). Linke Hand: völlige Rückbildung der Weichteil- und Knochentophi im Bereich der Fingermittel- und Fingerendgelenke des 2. und 3. Fingers und bis auf einen kleinen Aufhellungsbezirk im Bereich des Daumengelenks völlige Rückbildung der vorher erkennbaren Knochentophi im Daumenendgelenk (Abb. 17.6).

Behandlung in den interkritischen Phasen 243

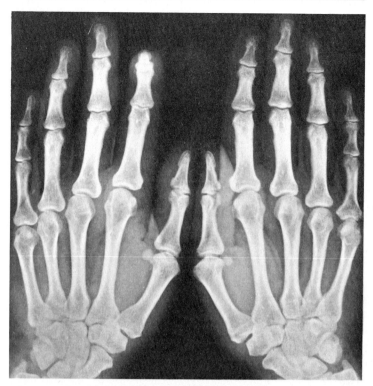

Abb. 17.6 Gleicher Patient wie Abb. 17.2–17.5 zum gleichen Zeitpunkt wie Abb. 17.5. Völlige Rückbildung der vorher bestehenden Knochen- und Weichteiltophi im Bereich der Fingergelenke (vgl. Abb. 17.4)

Während sich Weichteiltophi im allgemeinen nach mehrmonatiger Dauerbehandlung mit Allopurinol nicht mehr nachweisen lassen, scheinen Gichtknoten in Knochen bis zu einer vollständigen Rückbildung eine längere Behandlungsdauer zu beanspruchen. Die Geschwindigkeit der Rückbildung wird entscheidend von der Größe der Oberfläche von Tophusstellen, die mit den Körperflüssigkeiten in Kontakt stehen, beeinflußt. Die ursprüngliche Größe eines Knochentophus ist für das Tempo der Einschmelzung nicht maßgebend.

In der Zeit der Rückbildung von Gichtknoten kann mit unvorhersehbaren Phasen einer Mobilisierung von Harnsäure aus den Depots gerechnet werden, wodurch die Harnsäurekonzentration in der extrazellulären

Flüssigkeit trotz Dauerbehandlung mit Harnsäuresenkern Schwankungen unterworfen ist, die ihrerseits wiederum Anlaß für das Auftreten *akuter Gichtattacken* sein können. Da die Auflösung der Gichtknoten physikochemischen Gesetzmäßigkeiten folgt, werden Harnsäuredepots um so schneller abgebaut, je stärker das Konzentrationsgefälle zwischen Gichtknoten und extrazellulärer Flüssigkeit ist.

Indikation zur Monotherapie mit einem Urikostatikum (Allopurinol):
1. Bei Gichtpatienten mit übermäßiger Harnsäurebildung, besonders wenn die Gicht in relativ jugendlichem Alter fulminant beginnt,
2. bei Gichtpatienten, bei denen die Erstmanifestation der Erkrankung nicht an den Gelenken, sondern an der Niere, in der Regel als abakterielle interstitielle Uratnephritis, erfolgt (nach unseren Beobachtungen ist die Niere bei bis zu einem Drittel aller jüngeren Gichtiker das Erfolgsorgan der Erstmanifestation),
3. bei Patienten, die zur Harnsäuresteinbildung in den ableitenden Harnwegen disponiert sind,
4. bei Gichtpatienten mit Niereninsuffizienz.

Urikostatika

Die Feststellung, unter allen Bedingungen sei die Medikation eines Urikostatikums als Basistherapie von Gicht und Hyperurikämie anzusehen, gründet sich nicht zuletzt darauf, daß damit verschiedene durch Uratablagerungen bedingte funktionelle Nierenstörungen beseitigt werden können (61, 100, 145). Allerdings gibt es *bis jetzt keine urikostatisch wirksame Alternative zu Allopurinol*, da ein ebenso gut wirksames und gut verträgliches weiteres Urikostatikum nicht existiert.

Allopurinol

Wirkungsmechanismus. Ähnlich wie verschiedene Purinanaloge sind gewisse Pyrazolopyrimidine Hemmstoffe und zugleich Substrat für die Xanthinoxidase (43), wobei Allopurinol (gemäß der USP XVIII von 1970: 1 H-Pyrazolo [3,4-d] pyrimidin-4-ol) am stärksten wirkt. Allopurinol, ein Isomer von Hypoxanthin (s. Abb. 17.7), in welchem der Pyrazolring anstelle des Imidazolringes mit Pyrimidin verbunden ist, wurde als Hemmstoff für die Oxidation von 6-Mercaptopurin entwickelt. Dabei zeigte sich, daß Allopurinol auch die Bildung von Harnsäure drosselt (124). Durch die Xanthinoxidase wird die Oxidation von Hypoxanthin und Xanthin zu Harnsäure, von 6-Mercaptopurin zu 6-Mercaptoharnsäure und von Allopurinol zu Oxypurinol (= Alloxanthin), das Xanthin strukturanalog ist, katalysiert (vgl. Abb. 17.7). Unter diesen Bedingungen ist es verständlich, daß Allopurinol die antileukämische Wirkung von 6-Mercaptopurin steigert (35, 39).

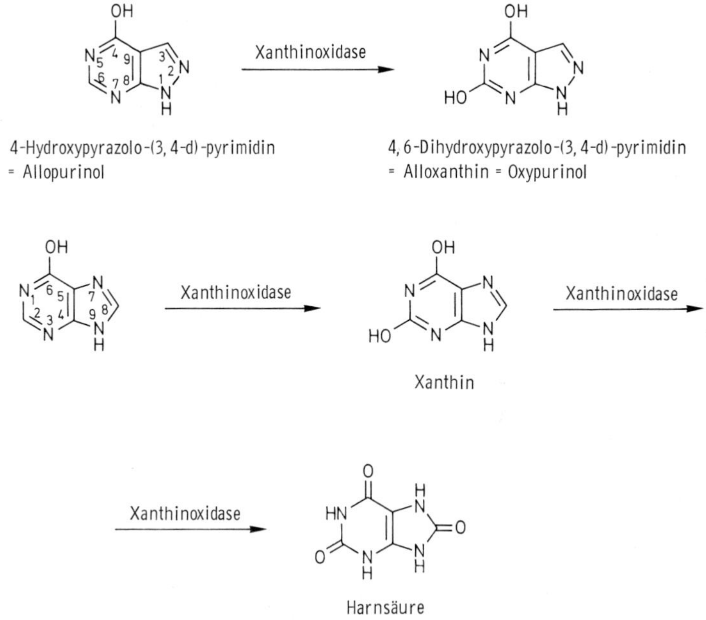

Behandlung in den interkritischen Phasen

4-Hydroxypyrazolo-(3,4-d)-pyrimidin
= Allopurinol

Xanthinoxidase →

4,6-Dihydroxypyrazolo-(3,4-d)-pyrimidin
= Alloxanthin = Oxypurinol

Xanthinoxidase →

Xanthin

Xanthinoxidase →

Xanthinoxidase →

Harnsäure

Abb. 17.7 Mechanismus der Hemmwirkung von Xanthinoxidase durch 4-Hydroxypyrazolo-(3,4-d)-pyrimidin (= Allopurinol). 4-Hydroxypyrazolo-(3,4-d)-pyrimidin ist ein Isomer von Hypoxanthin, in dem der Pyrazolring anstelle des Imidazolringes mit Pyrimidin verbunden ist. Im Wettbewerb um die Xanthinoxidase hemmt 4-Hydroxypyrazolo-(3,4-d)-pyrimidin unter physiologischen Bedingungen die Produktion von Harnsäure aus Xanthin und Hypoxanthin sehr stark. Auch das dabei entstehende 4,6-Dihydroxypyrazolo-(3,4-d)-pyrimidin (= Alloxanthin = Oxypurinol) hemmt die Xanthinoxidase (aus Yü, T. F., A. B. Gutman: Amer. J. Med. 37 [1964] 885)

Nach RUNDLES u. Mitarb. (124) und VOGLER u. Mitarb. (141) ist die Wirksamkeit von 6-Mercaptopurin und verwandten Thiopurinen bei Leukämie oder bei immunsuppressiver Therapie während gleichzeitiger Gabe von Allopurinol auf etwa das 4fache erhöht. Angeblich ist der von dem Herzchirurgen C. BARNARD in Kapstadt einer Herztransplantation unterzogene Patient Blaiberg an den Folgen einer unverminderten Dosierung von Azathioprin bei gleichzeitiger Gabe von Allopurinol gestorben (G. H. HITCHINGS, persönl. Mitt. am 22. 10. 1971)!

Bei immunsuppressiver oder zytostatischer Behandlung mit 6-Mercaptopurin oder verwandten Thiopurinen (Azathioprin) muß die Dosis dieser Stoffe auf ein Viertel der üblichen Menge reduziert werden, wenn Allopurinol gleichzeitig verordnet wird. Dadurch kann die Entwicklung einer schweren Knochenmarksdepression vermieden werden.

Allopurinol erhöht auch die antileukämische Aktivität von Cyclophosphamid (2).

Pharmakologie. Allopurinol hemmt die Aktivität der Xanthinoxidase (Enzym Nr. 24 in Abb. 7.3) bei einer Konzentration von 33 μmol vollständig (76). Eine klare Aussage über das tatsächliche Ausmaß der durch den Hauptmetaboliten Oxypurinol bewirkten Aktivitätsminderung der Xanthinoxidase beim Menschen kann so lange nicht gegeben werden, wie vergleichende Untersuchungen mit Allopurinol und Oxypurinol am Menschen ausstehen. Die widersprüchlichen Literaturbefunde (123, 134, 150) sind durch unterschiedliche In-vitro-Techniken erklärt. Oxypurinol geht mit Xanthinoxidase eine enge Bindung ein (134), hemmt aber die Aktivität des Enzyms nur bei ausreichender Konzentration von Xanthin im Medium (43). Eine Induktionswirkung ist ebenfalls zu berücksichtigen.

Nach dem Ergebnis grober stöchiometrischer Schätzungen kann die hypourikämisierende Wirkung von Allopurinol nicht allein durch die angenommene *Hemmung der Aktivität von Xanthinoxidase* zustande kommen. Vielmehr ist an das Zusammenwirken mehrerer Mechanismen zu denken:

1. *Vermehrte* Konzentration und Umwandlung von Hypoxanthin in *Inosinsäure* und konsekutiv in *AMP und GMP* (s. Abb. 7.3) wodurch einmal 5'-Phosphoribosyl-1-pyrophosphat *(PRPP)* verbraucht wird. *Da die PRPP-Konzentration in der Zelle beträchtlich unter der für die maximale Reaktionsgeschwindigkeit der Glutamin-PP-ribose-P-Amidotransferase (PRPP-Amidotransferase) notwendigen Höhe liegt* (46), *übt jede Änderung des PRPP-Gehaltes einen unmittelbaren Einfluß auf die Purinsynthese aus* (Enzym Nr. 2 in Abb. 7.3). Zum andern bewirkt eine erhöhte Konzentration der Purin-5-mononucleotide über den *Rückkopplungsmechanismus* eine Aktivitätsminderung der PRPP-Amidotransferase, also des Schlüsselenzyms der De-novo-Biosynthese von Purin.
2. *Direkte Aktivitätshemmung der PRPP-Amidotransferase durch Allopurinol-Ribonucleotid* (63, 72, 96). Die PRPP-Synthetase (s. Abb. 7.2) wird in ihrer In-vitro-Aktivität in Erythrozyten dadurch nicht verändert (19).
3. In vivo entstehen aus Allopurinol 1-Ribosyl-Allopurinol und aus Oxypurinol 1-Ribosyl-Oxypurinol und 7-Ribosyl-Oxypurinol (50). Diese Ribonucleoside werden *in die entsprechenden Ribonucleotide umgewandelt* (72), wozu *PRPP benötigt* wird. Eine sich daraus ergebende Verminderung der intrazellulären Konzentration von PRPP wirkt sich negativ auf die Purinneubildung aus.
4. *Allopurinol und* sein hauptsächlicher Metabolit *Oxypurinol hemmen* die *De-novo-Biosynthese von Pyrimidin* (48, 71), und zwar durch Hemmung der Aktivität von *Orotidyldecarboxylase* (vgl. Abb. 17.9). Nach 3- bis 4tägiger Verabreichung ruft Allopurinol in therapeutischen Dosen bei gesunden und hyperurikämischen Patienten sowie bei Patienten mit *Lesch-Nyhan-Syndrom* (8) eine stark vermehrte renale Ausscheidung von Orotidin und einen etwas geringeren Anstieg der Ausscheidung von Orotsäure hervor. Markiertes Allopurinol wird in verschiedenen Geweben (50), jedoch nicht im Gehirn (116), in

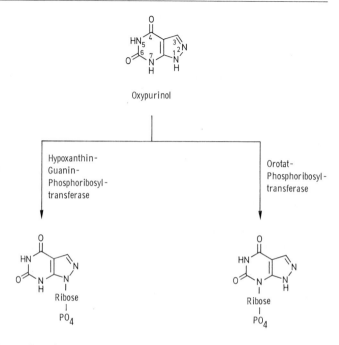

Abb. 17.8 Umwandlung von Oxypurinol in seine Ribonucleotidderivate (aus *Beardmore, T. D., W. N. Kelley:* J. Lab. clin. Med. 78 [1971] 696)

1-Allopurinol-Ribonucleotid und 1-Oxypurinol-Ribonucleotid unter dem Einfluß von HGPRTase (7, 96) sowie in 7-Oxypurinol-Ribonucleotid unter dem Einfluß von Orotat-Phosphoribosyltransferase (s. Abb. 17.8) umgewandelt (7). Die beiden Ribonucleotide von Oxypurinol, vor allem aber Oxypurinol-1-Ribonucleotid (49), sind die hauptsächlichen Faktoren, die eine Hemmung der De-novo-Biosynthese von Pyrimidin mit dem Ergebnis einer Drosselung der Synthese von Uridin-5'-phosphat und einer vermehrten renalen Ausscheidung von Orotidin und Orotsäure bewirken (s. Abb. 17.9). Als schwächere Hemmsubstanzen kommen 1-Allopurinol-Ribonucleotid und Xanthosin-5'-monophosphat (XMP = Xanthosinsäure = Xanthin-Ribonucleotid) hinzu (7), wobei die Synthese von XMP aus der Purinbase Xanthin ebenfalls durch HGPRTase katalysiert wird (73). Im Falle eines totalen Aktivitätsverlustes von HGPRTase dürfte somit das durch Orotat-Phosphoribosyltransferase (Enzym Nr. 5 in Abb. 17.9) synthetisierte (47) 7-Oxypurinol-Ribonucleotid der einzige Metabolit sein, der die auch bei Patienten mit *Lesch-Nyhan-Syndrom* unter einer Behandlung mit Allopurinol auftretende Störung im Pyrimidinstoffwechsel bewerkstelligt. Eine Senkung überhöhter Serumharnsäurekonzentrationen bei Lesch-Nyhan-Syndrom mit komplettem Aktivitätsmangel von HGPRTase

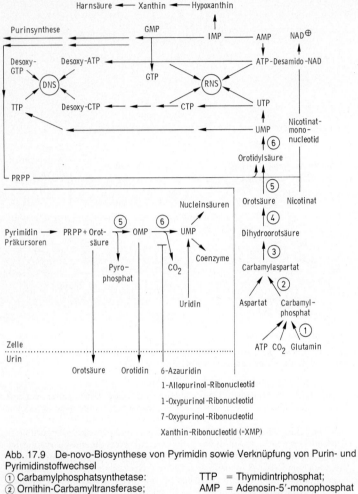

Abb. 17.9 De-novo-Biosynthese von Pyrimidin sowie Verknüpfung von Purin- und Pyrimidinstoffwechsel

① Carbamylphosphatsynthetase:
② Ornithin-Carbamyltransferase;
③ Dihydroorotase;
④ Dihydroorotsäuredehydrogenase;
⑤ Orotat-Phosphribosyltransferase;
⑥ Orotidyldecarboxylase.

OMP = Orotidin-5′-monophosphat (Orotidylsäure);
UMP = Uridin-5′-monophosphat (Uridylsäure);
UTP = Uridintriphospat;
CTP = Cytidintriphosphat;
TTP = Thymidintriphosphat;
AMP = Adenosin-5′-monophosphat (Adenylsäure);
ATP = Adenosintriphosphat;
IMP = Inosin-5′-monophosphat (Inosinsäure);
GMP = Guanosin-5′-monophosphat (Guanylsäure);
GTP = Guanosintriphosphat (Ribose-5′-phosphat-1-pyrophosphat).

durch Allopurinol kann hauptsächlich mit dessen Hemmwirkung auf die Aktivität der Xanthinoxidase erklärt werden. In diesen Fällen kommt es unter der Wirkung von Allopurinol zu einem beachtlichen Anstieg der Xanthinämie und Xanthinurie (28).

Durch zusätzliche Gabe von 4 g Ribonucleinsäure (RNS) pro Tag – einer Menge, die die RNS-Zufuhr mit der Nahrung nur geringfügig überschreitet – ist es möglich, die bei Gesunden durch Allopurinol induzierte Orotazidurie zu beseitigen (152). Umgekehrt bleibt der Anstieg der Orotsäureausscheidung aus, wenn Zulage von Allopurinol bei Personen erfolgt, die täglich 4 g RNS zu sich nehmen. Außer RNS führt auch orale Verabreichung von RNS-Hydrolysat, Nucleotiden und Nucleosiden von Purin und Pyrimidin sowie Hypoxanthin und Adenin zu einer Änderung der durch Allopurinol induzierten Orotazidurie (54). Diese Ergebnisse unterstützen die von CHEN u. JONES (22) vertretene Auffassung, wonach die Pyrimidinsynthese beim Menschen durch verschiedene Purine und Pyrimidine beeinflußbar ist. Möglicherweise liegt diesem Phänomen eine Hemmung der Carbamylphosphatsynthetase (Enzym Nr. 1, Abb. 17.9) oder vermehrter Verbrauch von 5'-Phosphoribosyl-1-pyrophosphat (PRPP) zugrunde. Die Wirkung von Allopurinol auf den Pyrimidinstoffwechsel des Menschen wird durch *Chlorothiazid* verstärkt (148).

Klinische Anwendung. Seit seinem Einsatz in der Dauerbehandlung von Gicht und Hyperurikämie (51, 99, 149–151 u. a.) hat sich Allopurinol hervorragend bewährt. In der üblichen *Dosierung* von 200–400 (maximal bis 600) mg tägl. sind ernstere Nebenerscheinungen nicht zu erwarten oder bekannt geworden, abgesehen von wenigen Einzelfällen. Angesichts der Vielfalt der bei Gichtpatienten möglicherweise unumgänglichen therapeutischen Maßnahmen stellt eine Einmaldosis von 300 mg pro Tag eine wesentliche Vereinfachung der hypourikämisierenden Dauerbehandlung dar. Die harnsäuresenkende Wirkung einer einmal tägl. gegebenen Tablette mit 300 mg Allopurinol entspricht derjenigen einer fraktionierten Applikation von 3×100 mg am Tage. Die 300-mg-Tablette zeigt keine erhöhte Toxizität bezüglich der Leber-, der Nieren- und der Knochenmarkfunktion, und es finden sich keine signifikanten Unterschiede bezüglich der Serum- und Urinwerte von Oxypurinol (16, 121 u. a.). Allopurinol 300 ist daher nicht nur eine mögliche Therapieform. Vielmehr wird dadurch die Behandlung praktikabler, und der Patient wird nicht in die Lage versetzt, die Dosierung selbst zu manipulieren.

In Dosen bis 600 mg tägl. wirkt Allopurinol weder hepatotoxisch noch nephrotoxisch oder depressiv auf die Knochenmarkfunktion.

Selbst bei i. v. Infusion in Dosen bis 720 mg/m² Körperoberfläche innerhalb von 24 Std. über 4 Tage erwies sich Allopurinol beim Menschen als nicht toxisch (70). Bei Affen wurde erst nach fortgesetzter i. v. Zufuhr von Allopurinol in sehr hohen Dosen (14 Tage lang tägl. 650–1300 mg/m² Körperoberfläche) die Entwicklung einer Leberschädigung, einer Nierenfunktionsstörung durch Ausfällung von Oxypurinol (dem relativ schlecht löslichen Hauptmetaboliten) in den Sammelrohren, eine Hemmung der Knochenmarkfunktion und Auftreten einer Hyperkalziämie beobachtet. Daneben kam es zu einer Erhöhung der Serumkonzentration von proteingebundenem Jod ohne Auftreten von Zeichen einer Hyperthyreose.

Die harnsäurespiegelsenkende Wirkung von Allopurinol ist einmal von der Höhe des Ausgangsniveaus der Serumharnsäurekonzentration abhängig. Zum anderen fällt der Wirkungszuwachs mit Höherdosierung einfach exponentiell ab (110). Geht man von einem Harnsäurespiegel um 8 mg/100 ml aus, dann beträgt die mittlere Konzentrationsabnahme bei täglicher Dosierung von 150 mg Allopurinol nach 8tägiger Medikation 2,5 mg/100 ml, bei 300 mg 3 mg/100 ml und bei 600 mg 4,2 mg/100 ml (Abb. 17.10). Bei Höherdosierung auf 600 mg pro Tag bewirkt Allopurinol eine hochsignifikante, vom Ausgangsniveau ebenfalls linear abhängige Senkung überhöhter Harnsäurespiegel, die über den gesamten geprüften hyperurikämischen Konzentrationsbereich hinweg um 1,1–1,2 mg/100 ml stärker ausgeprägt ist als bei üblicher Dosierung mit 300 mg pro Tag. Folgt man der Regressionsgeraden in Abb. 17.10, dann beträgt die mittlere Abnahme der Serumharnsäurekonzentration nach 8tägiger Verabreichung von täglich 600 mg Allopurinol 6 mg/100 ml bei einer ursprünglichen Serumharnsäurekonzentration von 10 mg/100 ml und nur mehr 3,3 mg/100 ml, wenn von einer Harnsäurekonzentration um 7 mg/100 ml ausgegangen wird. Vergleichsweise kann unter einer Allopurinolbehandlung mit 300 mg pro Tag mit einer durchschnittlichen Konzentra-

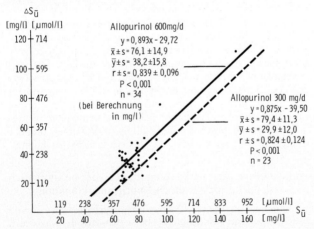

Abb. 17.10 Harnsäuresenkende Wirkung ($\Delta S_{\bar{u}}$) einer 8tägigen Medikation von täglich 600 mg Allopurinol in Abhängigkeit vom Ausgangsniveau der Serumharnsäurekonzentration ($S_{\bar{u}}$). Zum Vergleich Regressionsgerade, die sich bei Medikation von 300 mg Allopurinol pro Tag ergibt (gestrichelte Linie: nach Mertz [103]). (Aus *Mertz, D. P., H. Loewer*: Dtsch. med. Wschr. 104 [1979] 324)

tionsminderung um 4,8 mg/100 ml gerechnet werden, wenn der Bezugswert um 10 mg/100 ml liegt. Sie vermindert sich auf 2,2 mg/100 ml bei einer initialen Harnsäurekonzentration um 7 mg/100 ml. – Höherdosierung von Allopurinol auf mehr als 300 mg pro Tag ist nur in seltenen Fällen notwendig. Nebenwirkungen oder Unverträglichkeitserscheinungen treten dabei nur ausnahmsweise häufiger auf als nach Normaldosierung von 300 mg täglich.

Es besteht keine Beziehung zwischen der Geschwindigkeit, in der sich erhöhte Serumharnsäurekonzentrationen durch Allopurinol vermindern lassen, und dem Gichttyp – tophös oder nicht tophös – bzw. dem Ausmaß von Gichttophi. Ferner läßt sich kein Zusammenhang zwischen der Schwere des Verlaufs einer Gicht und der zu einer ausreichenden Senkung der Serumharnsäurekonzentration erforderlichen Dosis von Allopurinol nachweisen (103).

Da der Hauptanteil der harnsäuresenkenden Wirkung von Allopurinol durch Oxypurinol ausgeübt wird, das eine etwa 20mal so lange biologische Halbwertszeit wie Allopurinol aufweist, stellt Oxypurinol die beste im Organismus selbst entstehende Retardform von Allopurinol dar.

Ziel jeder harnsäuresenkenden Therapie muß eine ständige Herabsetzung erhöhter Serumharnsäurewerte auf ein Niveau unter 6 mg/100 ml sein, damit die Grenzzone, oberhalb der Harnsäure im Plasma nicht mehr löslich ist und ausfällt, mit ausreichender Sicherheit unterschritten ist.

Pharmakokinetik. Allopurinol wird rasch aus dem Magen-Darm-Kanal *resorbiert*. Bereits 30–60 Min. nach oraler Aufnahme kann Allopurinol in beträchtlichen Mengen im Plasma nachgewiesen werden. Ein Plateau entwickelt sich zwischen 2 und 6 Std. Etwa 3–10% der Substanz erscheinen 4–6 Std. nach oraler Verabreichung in unveränderter Form im Urin. Danach wird nur noch das oxidierte Derivat Oxypurinol ausgeschieden. Binnen 48 Std. nach oraler Zufuhr von markiertem Allopurinol werden 38,5% der Radioaktivität im Urin und 48–72 Std. nach der Applikation weniger als 20% der Radioaktivität im Stuhl gefunden. Allopurinol und sein Hauptmetabolit Oxypurinol verteilen sich gleichmäßig im Gesamtkörperwasser (38). Nur im Gehirn ist die Konzentration beider Stoffe etwa halb so hoch wie in den anderen Geweben (53). Bei Dauertherapie wird ein gleichmäßiger *Plasmaspiegel* innerhalb von drei Tagen erreicht (122).

Die renale Clearance von Allopurinol ist rasch. Wenige Stunden nach Applikation wird Allopurinol im Serum nicht mehr gefunden. Hauptverantwortlich für diesen raschen *Umsatz* ist die Umwandlung der Substanz in *Oxypurinol*. Unter täglicher Gabe von 300 mg Allopurinol beträgt die mittlere Serumkonzentration von Oxypurinol $3 \cdot 10^{-5}$ M (Spanne: 0,9 bis 9×10^{-5} M) (58). Die Pharmakokinetik von Allopurinol beurteilt man derzeit meist noch nach den Befunden von ELION u. Mitarb. (37, 38). Denen zufolge wird Allopurinol relativ rasch in seinen aktiven Metaboliten Oxypurinol umgewandelt, dessen Halbwertszeit durchschnittlich 28 Std. betragen soll. Neuere Studien zeigen jedoch, daß die Halbwertszeit von Oxypurinol mit rund 12–14 Std. (15, 45, 58) nur rund halb so lang ist, wie zuvor angenommen wurde. Nach i.v. Applikation wird Allopurinol mit einer Halbwertszeit von etwa 40 Min. in Oxypurinol umgewandelt, nach oraler Gabe in etwa 2–3 Stunden. Nach i.v. Injektion von 300 mg Allopurinol wurde eine biexponentielle Verschwindekurve mit einer Verschwindehalbwertszeit von 2,32 + 1,08 Min. und einer Eliminationshalbwertszeit von 47,8 ± 10,6 Min. gemessen (15). Oxypurinol verschwindet monoexponentiell aus dem Plasma mit einer mittleren Halbwertszeit von 12,2 ± 2,6 Std. Die rasche Umwandlung von Allopurinol in Oxypurinol wird durch Langzeitbehandlung nicht signifikant verändert (58).

Die Pharmakokinetik von Allopurinol und Oxypurinol wird durch gleichzeitige Gabe von Benzbromaron (15) oder Hydrochlorothiazid ebenso wenig verändert wie durch die geringe Proteinbindung: 2% Allopurinol (38), 17% Oxypurinol (14).

Die Bioverfügbarkeit von oral zugeführtem Allopurinol beträgt 90,4 ± 8,7%, die Gesamtwiedergewinnungsrate aus dem Urin 77% (Allopurinol 8%, Oxypurinol 69%) nach oraler und 88% nach i.v. Zufuhr (15). Etwa 10% einer oral gegebenen Dosis werden nicht resorbiert und 12% davon durch einen unbekannten Mechanismus ausgeschieden, vermutlich als Ribosid (36). Unter praxisnahen Bedingungen fanden wir eine Bioverfügbarkeit für Allopurinol zwischen 77 und 90% der oral applizierten Dosis (106).

Plasmaspiegel, Halbwertszeit, renale Clearance und Ausscheidung von Allopurinol und Oxypurinol sind von der Höhe der *diätetischen Proteinzufuhr* abhängig (11), was mehrere wichtige klinische Konsequenzen nach sich zieht.

▶ Im Vergleich zu einer proteinreichen Kost (268 g/Tag) ruft proteinarme (19 g/Tag) bei gesunden Personen, die täglich 600 mg Allopurinol erhalten, nur minimale Veränderungen von Resorption, Stoffwechsel und Ausscheidung von Allopurinol, aber *eine nahezu auf das 3fache gesteigerte Halbwertszeit von Oxypurinol* (von 17,3 auf 49,9 Std.) hervor, bei gleichzeitigem Abfall der renalen Clearance um 64% und entsprechendem Anstieg der Plasmakonzentration. Vermutlich bedingt Restriktion der diätetischen Proteinzufuhr auch beim Menschen eine Verminderung der Aktivität von Xanthinoxidase (1) sowie eine erhebliche Zunahme der tubulären Nettoreabsorption von Oxypurinol. Diese Veränderungen sind *vor allem unter Langzeitbehandlung bei unterernährten Patienten oder solchen, die sich proteinarm ernähren, sowie bei parenteral versorgten Patienten* zu berücksichtigen, die langdauernd ohne Zusatz von Aminosäuren infundiert werden. Zum andern bedingt die Anreicherung von Oxypurinol bei solchen Patienten ein zunehmendes Risiko von schwerer Überempfindlichkeit.

Eine Behandlung mit Oxypurinol anstatt mit Allopurinol bietet trotz der Tatsache, daß die drosselnde Wirkung von Allopurinol auf die Harnsäurebildung zum größten Teil durch Oxypurinol zustande kommt und etwa 70% einer Tagesdosis von Allopurinol als Oxypurinol renal ausgeschieden werden, keine Vorteile. Oxypurinol wird nämlich aus dem Gastrointestinaltrakt wesentlich schlechter resorbiert als Allopurinol. Die Resorptionsquote liegt bei 40% (37).

Bei Verordnung von Allopurinol treten an Stelle der Harnsäure z. T. die *Oxypurine* Xanthin und Hypoxanthin, wobei die Ausscheidung von Xanthin auf molarer Basis etwa 4mal größer ist als die von Hypoxanthin (137). Die Serumkonzentrationen beider Oxypurine steigen jedoch unter dieser Therapie wegen der hohen renalen Clearance-Werte wenig an (s. S. 301). Unter Allopurinoltherapie ist die Gefahr einer Ausfällung von Harnsäure oder von Oxypurinen in den harnableitenden Wegen praktisch ausgeschlossen, da die im Urin vorgefundenen Konzentrationen aller 3 Substanzen unter den betreffenden Löslichkeitskonstanten liegen und die Löslichkeit von Hypoxanthin erheblich größer ist als die von Xanthin oder Harnsäure. Zur Löslichkeit von Oxypurinol s. S. 303.

Verträglichkeit, Nebenwirkungen. Im allgemeinen ist Allopurinol gut verträglich und hat kaum ernste Nebenwirkungen.

▶ Zunächst erinnern wir an die Notwendigkeit, 1. bei *Niereninsuffizienz* die *Allopurinoldosis* zu vermindern und 2. bei gleichzeitiger Behandlung mit *Allopurinol und* Zytostatika vom Typ des *6-Mercaptopurin* einschl. verwandter Thiopurine *(Azathioprin)* die *Dosis* dieser Stoffe auf ein Viertel der üblichen Mengen *herabzusetzen*, 3. *Dosisreduzierung* ist auch *bei Langzeitbehandlung unterernährter oder proteinarm ernährter bzw. bei parenteral versorgten Patienten* angezeigt.

Da Allopurinol und sein hauptsächlicher Metabolit Oxypurinol vorwiegend auf renalem Wege ausgeschieden werden, muß bei stärkerer Einschränkung der Nierenfunktion die Dosis reduziert werden. Bei Kreatinin-Clearance-Werten zwischen 10 und 50 ml/min oder einer Hyperkreatininämie bis 4 mg/100 ml ist die Allopurinoldosis auf die Hälfte bis ein Drittel, bei schwerer Niereninsuffizienz mit Kreatinin-Clearance-Werten unter 10 ml/min oder Kreatininkonzentrationen bis 10 mg/100 ml Serum auf ein Viertel bis ein Sechstel der üblichen Menge zu vermindern. Im Falle des Vorhandenseins einer terminalen Niereninsuffizienz erübrigt sich eine Therapie mit Harnsäuresenkern infolge der Anwendung von Dialyseverfahren.

▶ Bei niereninsuffizienten Patienten kann es unter Standarddosierung von Allopurinol (200 bis 400 mg täglich) zu einem *lebensbedrohlichen Toxizitätssyndrom* im Sinne einer diffusen Vaskulitis mit erythematösem, desquamativem Hautausschlag, Fieber, Hepatitis, Eosinophilie und weiterer Verschlechterung der Nierenfunktion kommen (59, 117a).

Die renale Clearance des Hauptmetaboliten von Allopurinol, Oxypurinol, ist direkt proportional der renalen Kreatinin-Clearance entsprechend der Gleichung: Oxypurinol-Clearance = $0{,}22 \times$ Kreatinin-Clearance $- 2{,}87$. Eine inverse lineare Beziehung besteht zwischen der Halbwertszeit von Oxypurinol im Serum und der renalen Kreatinin-Clearance nach der Gleichung: (Serum-Oxypurinol-Halbwertszeit in Std.$^{-1}$) = $0{,}00034 \times$ Kreatinin-Clearance (ml/min) $+ 0{,}0045$. Langzeitgabe von 300 mg Allopurinol pro Tag bewirkt bei niereninsuffizienten Patienten erhöhte Gleichgewichtskonzentrationen von Oxypurinol im Serum entsprechend der Gleichung: Serumkonzentration von Oxypurinol (µmol/l) = $-2{,}5 \times$ Kreatinin-Clearance (ml/min) + 326. Es empfiehlt sich daher, bei niereninsuffizienten Patienten entweder auf Allopurinol überhaupt zu verzichten oder die Tagesdosen in Anlehnung an die aufgezeigten mathematischen Beziehungen zur Hemmung der Harnsäurebildung zu vermindern. Dadurch kann die Häufigkeit des Auftretens von lebensbedrohlichen Nebenwirkungen, über deren Ausmaß nichts bekannt ist, herabgesetzt werden. Möglicherweise ist die Entwicklung einer Überempfindlichkeitsreaktion auf Allopurinol im Sinne einer diffusen Vaskulitis Ergebnis eines durch Oxypurinol und Allopurinol-Ribosid bewirkten spezifischen Defektes der zellvermittelten Immunität (10). Näheres hierüber in Kap. 20 (Mangel an Purin-Nucleosid-Phosphorylase; Enzym Nr. 22 in Abb. 7.3). Bei betroffenen Patienten kann erneute Gabe von Allopurinol zu einem Wiederauftreten eines lebensbedrohlichen Toxizitätssyndroms führen. Wenn Allopurinol jedoch in kleinen Dosen unter allmählicher Steigerung der Tagesdosis wiedergegeben wird, dann ist die Verträglichkeit besser (59).

▶ Die häufigste Nebenwirkung, die zur Unterbrechung der Therapie zwingen kann, ist die Entwicklung von *Hauteruptionen* (74, 122, 150), besonders im Falle einer gleichzeitigen Therapie mit *Ampicillin* (13). Es ist nicht geklärt, ob Allopurinol oder die mit Allopurinol behandelte Hyperurikämie für die Verstärkung der allergisierenden Eigenschaften von Ampicillin verantwortlich zu machen ist. Eine *Überempfindlichkeit* gegen Allopurinol kann sich außer in Hautausschlägen sehr selten (vermutlich auf immunologischer Grundlage) in *unspezifischer Hepatitis, Pruritus, Nephritis, Fieber, Eosinophilie, Leukozytopenie* (128), *Gelenkbeschwerden* äußern (97). Ein Drittel dieser Patienten stirbt an *Nierenversagen*, Infektion oder Magenblutungen, wenn nicht bald mit Cortison behandelt wird, das übrigens auch hyperurikämisierend wirkt, sobald es den Untergang von Lymphozyten und Lymphgewebe herbeiführt.

▶ Ein Literaturüberblick zeigt (3), daß bisher nur 20 Fälle von *Allopurinol-Hepatotoxizität* bekannt geworden sind, wovon wiederum nur ein Teil ausreichend belegt ist. Wenn überhaupt, dann ist Allopurinol sehr selten in der Lage, eine Leberschädigung hervorzurufen, besonders bei Patienten, die nierengeschädigt sind und/oder Diuretika erhalten. Eine derartige Leberzellschädigung ist als Überempfindlichkeitsreaktion anzusehen, die bei den meisten betroffenen Patienten nach Absetzen des Mittels wieder verschwindet.

▶ Seltene Nebenwirkungen sind Unverträglichkeiten im Magen-Darm-Trakt (141, 150), Retikulozytose, Trockenheit der Schleimhäute.

▶ Vorsicht ist bei der Anwendung des Mittels während einer *Schwangerschaft* und bei *Hypothyreose* geboten (112).

▶ Die Beobachtung, daß *Salicylate in Kombination mit Sulfinpyrazon und Allopurinol* zu einer *größeren Retention von Oxypurinen* führen können, sollte berücksichtigt werden (52).

▶ Abnormitäten hinsichtlich der Resorption oder Speicherung von Eisen, Alkoholintoleranz oder gröbere Verdauungsstörungen wurden nicht beobachtet (26a, 122). Berichte über Netzhautblutungen sind bezüglich ihrer ursächlichen Bedeutung zweifelhaft.

▶ In sehr seltenen Fällen kann Allopurinol eine definierte eosinophile fibrohistiozytäre *Knochenmarkschädigung zusammen mit einer Anämie* hervorrufen (125). Dabei handelt es sich um eine Überempfindlichkeitsreaktion, die nach Absetzen des Mittels nachläßt.

▶ Zu den sehr selten auftretenden Nebenwirkungen von Allopurinol zählt neben *peripherer Neuritis* und *Kataraktbildung* die Entwicklung einer *Steatorrhoe* (23), die ebenso wie Veränderungen der Dünndarmschleimhaut nach Weglassen des Medikaments verschwindet.

▶ Darüber hinaus beeinflußt Allopurinol die Pharmakokinetik von *Cumarinderivaten* und von Antipyrin (140). Bei gleichzeitiger Gabe von Allopurinol und Cumarinderivaten ist die *Cumarindosis entsprechend den veränderten Gerinnungsverhältnissen zu reduzieren.*

Eine Verstärkung der hypoprothrombinämischen Wirkung von Dicumarolpräparaten durch Allopurinol beruht sehr wahrscheinlich auf einer Hemmung von deren Abbau und ist im Falle von Phenprocoumin erst 3–4 Wochen nach Beginn einer zusätzlichen Medikation von Allopurinol zu erwarten (67).

▶ Gewarnt wird vor einer Kombination von Allopurinol mit *Captopril*, einem potenten Inhibitor des Angiotensin-Konversions-Enzyms, besonders bei chronischer Niereninsuffizienz, weil es dabei zum Auftreten eines Stevens-Johnson-Syndroms *(Erythema multiforme exsudativum majus)* kommen kann (117).

Unterbrechung einer Dauertherapie von Hyperurikämie und Gicht mit Allopurinol und/oder einem Urikosurikum bewirkt einen Wiederanstieg der Serumharnsäurewerte auf das ursprüngliche Ausgangsniveau binnen einer Woche, und bei der Mehrzahl der Gichtkranken treten im Laufe von Monaten bis zu 2 Jahren Gichtanfälle wieder auf. Der Versuch, Häufigkeit und Schwere, in der sich Nebenwirkungen einer harnsäurespiegelsenkenden Therapie entwickeln, durch alternierende Gabe der Mittel einen über den anderen Tag zu vermindern, schlägt meist fehl.

Thiopurinol, Orotsäure und Injektionen von Uricase stellen keinen Ersatz für Allopurinol dar, und zwar entweder wegen häufig auftretender schwerer Nebenwirkungen oder zu geringer harnsäurespiegelsenkender Wirkung (Orotsäure, 5-Methylorotsäure).

Urikosurika

Allgemeine Kautelen

Für eine Monotherapie mit Urikosurika sind Patienten, die zur Harnsäuresteinbildung disponiert sind, und Gichtpatienten mit Niereninsuffizienz nicht geeignet. Weiterhin sollte eine Therapie mit Urikosurika nur erfolgen, wenn die Einhaltung der dafür notwendigen Kautelen gewährleistet ist:
1. Induktion einer adäquaten Wasserdiurese durch Trinken großer Flüssigkeitsvolumina und
2. Verschiebung des Harn-pH in Richtung auf den alkalischen Bereich mit Citratgemisch (Uralyt-U).

Reichliche Flüssigkeitszufuhr, wenigstens 2–3 l tägl., *ist ein Eckpfeiler der Therapie*. Das spezifische Harngewicht sollte sich zwischen 1,010 und 1,015 g/ml (entsprechend einer Harnosmolalität von etwa 300 mosm/kg H_2O) bewegen. Die Einleitung einer Urinneutralisierung darf allerdings erst nach Ausschluß eines Harnwegsinfektes mit ureasepositiven Keimen (vor allem Proteus, weniger Pseudomonas) erfolgen, um Bildung von Monoammoniumuratsteinen zu verhindern (S. 131 ff.). In therapeutischer Hinsicht ist es wichtig, daß der Harn-pH-Wert bei Gabe von *Citratgranulat*, das gegenüber einer Behandlung mit Natriumbicarbonat gewisse Vorteile aufweist (S. 267), nicht unter 6,4 liegt. Werte zwischen 6,4 und 6,8 werden als optimal angesehen, da in diesem Bereich noch keine Gefahr einer Phosphatausfällung oder der Aktivierung einer Pyelonephritis besteht. Die mittlere Dosierung liegt bei 10 g pro Tag.

Auch wenn ausnahmsweise gefunden wurde (78), daß das Urikosurikum Benzbromaron bei niereninsuffizienten Patienten mit einer Kreatininämie bis zu 5 mg/100 ml Serum in der Lage ist, erhöhte Serumharnsäurewerte zu normalisieren, verordne ich Urikosurika ungern bei Fällen von klinisch manifesten Nierenschädigungen, Hyperuraturie, Nierenkoliken oder Nierensteinen.

▶ Außerdem ist die *Anwendung von Urikosurika bei Patienten höchst gefährlich, wenn die für diese Therapie gesetzten Kautelen entweder nicht exakt eingehalten werden* (mangelnde Kooperationsbereitschaft des Patienten), *nicht anwendbar* (Herzinsuffizienz, fortgeschrittene Niereninsuffizienz) *oder nicht realisierbar sind* (körperliche Schwerarbeit, Hitzearbeit). Die Neubildung von Uratkonkrementen in den harnableitenden Wegen konnte bei körperlich schwer arbeitenden, unvorbelasteten niereninsuffizienten Patienten innerhalb von 3–4 Wochen nach Beginn einer urikosurischen Therapie trotz Einhaltung der üblichen Kautelen wiederholt selbst beobachtet werden. In der Regel bilden solche Patienten selbst bei normaler glomerulärer Filtrate und bei reichlicher

Flüssigkeitszufuhr tagsüber einen submaximal konzentrierten, stark sauren Harn, in dem Harnsäure praktisch unlöslich ist. Eine Übertragung von rein klinisch, gewissermaßen unter „Stoffwechselkäfig"-Bedingungen an niereninsuffizienten Patienten erhobenen Befunden auf die Umstände und Gegebenheiten der ambulanten Praxis ist meines Erachtens nicht zu rechtfertigen, zumal von vielen ambulanten Gichtpatienten die Verhaltensmaßregeln nicht immer exakt eingehalten werden und die Aufrechterhaltung einer adäquaten „Wasserdiurese" gerade bei niereninsuffizienten Patienten keineswegs gesichert ist. Aber schon bei Patienten mit Herzinsuffizienz ist eine starke Flüssigkeitsbelastung nicht indiziert. Nichtbeachtung der für eine urikosurische Therapie geltenden Vorbehalte kann sogar zum akuten Nierenversagen führen.

Bei nur geringer Nierenbeteiligung (ohne Nephrolithiasis) mit glomerulären Filtratwerten über 60 ml/min ist nach meiner Erfahrung eine Dauerbehandlung der Hyperurikämie mit einem Urikosurikum allein durchaus möglich. Hierbei muß Benzbromaron eine Vorzugsstellung eingeräumt werden.

Bei Erwägungen über die Nützlichkeit der Entwicklung oder Anwendung von *Medikamenten mit urikosurischer Nebenwirkung* muß die Tatsache berücksichtigt werden, daß urikosurische Therapie, auch wenn sie auf der Nebenwirkung irgendeiner Substanz beruht, stets an die Einhaltung der Kautelen gemahnt, die bei derartiger Therapie gleich welcher Provenienz zur Vermeidung von Nierenschäden geboten erscheint. Beispielsweise wurden bei Verordnung der saluretisch wirksamen Substanz Tienylsäure, die sich im Gegensatz zu den meisten Diuretika durch eine gute urikosurische Nebenwirkung auszeichnet, Fälle von akutem Nierenversagen (Acute renal failure from ticrynafen: New Engl. J. Med. 301 [1979] 1179–1181) und interstitieller Nephritis bekannt, von den vielen nicht publizierten Zwischenfällen ganz zu schweigen. Erfahrungsgemäß wird bei der Verordnung von Substanzen mit urikosurischer Nebenwirkung auf die Empfehlung nicht geachtet, während der Therapie, besonders während der ersten Phase nach Therapiebeginn bzw. Therapieumstellung, den Urin (bei Hyperurikämie) zu alkalisieren und auf größere Trinkmengen zu drängen. Inzwischen wurde Tienylsäure wegen potentiell lebertoxischer Wirkung aus dem Handel gezogen.

Benzbromaron

Klinische Anwendung. Unter den Urikosurika hat sich Benzbromaron, ein Benzofuranderivat (= 2-Äthyl-3[3',5'-dibrom-4'-hydroxybenzoyl]-benzofuran), sehr gut bewährt (101, 111, 154–156). Gegenüber den gebräuchlichen Urikosurika (Abb. 17.11) – Probenecid und Sulfinpyrazon – hat dieses Mittel den Vorteil einer raschen, kräftigen, langfristigen und zuverlässigen Wirkung in geringer Dosierung. Bei guter Nierenfunktion und geringer Überproduktion von Harnsäure reicht einmalige Dosierung von 25 mg tägl., in anderen Fällen von maximal 50 mg tägl. zur Erzielung einer Harnsäurekonzentration von weniger als 6 mg/100 ml

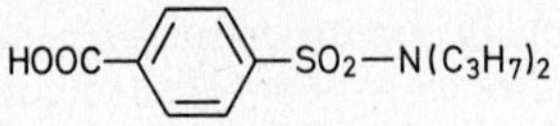

Probenecid

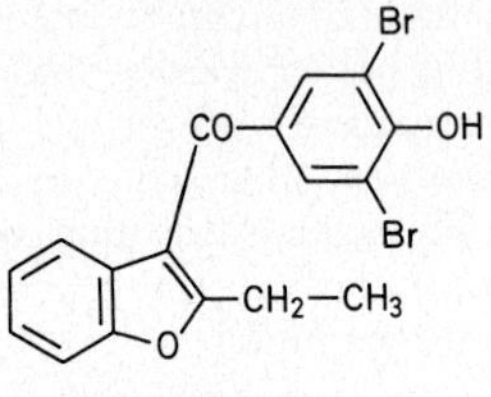

Benzbromaron

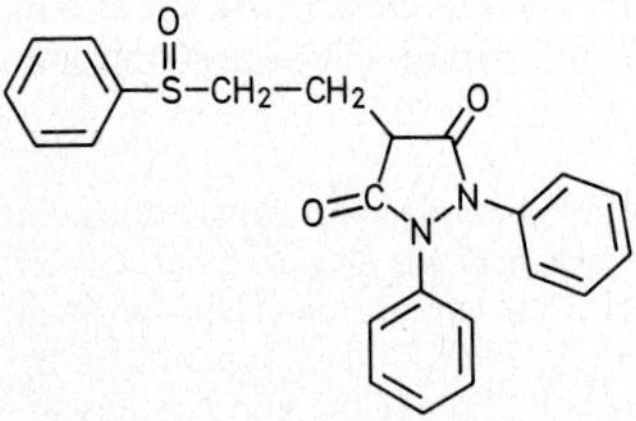

Sulfinpyrazon

Abb. 17.11 Chemische Struktur gebräuchlicher Urikosurika

Tabelle 17.1 **Dosis-Wirkung-Beziehungen zwischen Allopurinol und Benzbromaron bei einer Langzeittherapie** (mittleres Ausgangsniveau des Harnsäurespiegels: 8 mg/dl bzw. 476 μmol/l).

Tägliche Gabe	Mittlere Senkung der Serumharnsäure
Allopurinol:	
150 mg	2,5 mg/dl
300 mg	3,0 mg/dl
600 mg	4,2 mg/dl
Benzbromaron:	
25 mg	2,6 mg/dl
50 mg	4,0 mg/dl
100 mg	5,0 mg/dl

Bezüglich der harnsäurespiegelsenkenden Wirkungen besteht Äquipotenz von 200 mg Allopurinol mit 25 mg Benzbromaron pro Tag, 300 mg Allopurinol mit 100 mg Allopurinol + 20 mg Benzbromaron pro Tag

Serum aus. Bei einschleichender Therapie und *gleichzeitiger vorübergehender Gabe subklinischer Dosen von Colchicin* (jeden 2. Tag 0,5 mg) lassen sich zu Beginn der Behandlung manchmal auftretende Gelenksensationen verhindern oder vermindern. Andere Nebenwirkungen sind selten. Die Tatsache, daß Wirkungen oder Nebenwirkungen der Substanz auf verschiedene Organe und Stoffwechselgrößen, die bei Gicht häufig in Mitleidenschaft gezogen sind, fehlen (111), verschafft Benzbromaron einen festen Platz in der Behandlung nierensuffizienter Gichtpatienten. Benzbromaron wirkt bereits 3 Std. nach oraler Gabe harnsäuresenkend. Patienten mit Hyperurikämie und solche, die über längere Zeit mit Allopurinol vorbehandelt worden sind, reagieren grundsätzlich in gleicher Weise wie gesunde Kontrollpersonen, solange die Nierenfunktion nicht nennenswert eingeschränkt ist. Eine maximale Verminderung des Serumharnsäurespiegels ist nach 5tägiger Behandlung zu erwarten. Nach Absetzen des Mittels kehren die erniedrigten Harnsäurekonzentrationen erst im Laufe von Tagen auf die ursprüngliche Höhe zurück (156).

Ähnlich wie bei Allopurinol verhält sich die *Dosis-Wirkungs-Beziehung* von Benzbromaron. Die Steigerungsrate der harnsäurespiegelsenkenden Wirkung von Benzbromaron flacht bei gegebenem Harnsäureniveau im Serum zusehends ab, wenn man die Dosis stufenweise erhöht. Benzbromaron erweist sich auch in Tagesdosen von 25 mg noch als signifikant harnsäurespiegelsenkend (93), und zwar ist diese Dosis in etwa einer täglichen Allopurinoldosis von 200 mg äquipotent (104). In einer Dosierung von 50 mg/Tag (s. Tab. 17.1) wirkt Benzbromaron geringfügig, aber signifikant stärker hypourikämisierend als Behandlung mit 300 mg Allopurinol pro Tag, durchschnittlich um 33%. Bei vergleichbarer Ausgangslage vermindert tägliche Gabe von 100 mg Benzbromaron die Serumharnsäurekonzentration sogar um 69% stärker als Allopurinol in einer Dosierung von 300 mg/Tag (105). Daraus folgt, daß bei guter Nierenfunktion Behandlung mit 100 mg Benzbromaron pro Tag in den meisten Fällen von Hyperurikämie weder notwendig noch nützlich ist, ja daß schon tägliche Verabreichung von 50 mg Benzbromaron zu einer Normalisierung behandlungsbedürftiger Harnsäurewerte im Serum in der Regel völlig ausreicht. Dosen von 200 mg täglich, wie sie gelegentlich angewandt werden, sind therapeutischer Luxus. Durch Reduktion der Dosis wird der Organismus zugleich weniger mit Brom (s. unten) belastet. Unter Dauerbehandlung nimmt der harnsäurespiegelsenkende Effekt von Benzbromaron nicht ab, auch fehlen Anhaltspunkte für eine Nierenschädigung (91).

Nach ZÖLLNER u. Mitarb. (155) kommt der urikosurische Effekt von Benzbromaron nach Wirkungsbeginn in der zweiten Stunde sehr protrahiert in Gang. Die maximale Wirkung ist beim Gesunden in der 4. Stunde nachweisbar. Die Harnsäure-Clearance steigt hierunter maximal auf 290% des Ausgangswertes beim Gesunden und maximal auf 230% beim Gichtkranken an. Selbst wenn die

Einnahme des Mittels an einem Tag vergessen wird, ergeben sich daraus infolge der lang andauernden harnsäuresenkenden Wirkung keine nachteiligen Folgen für den Patienten. Benzbromaron verändert die endogene Kreatinin-, Harnstoff-, Phosphat- oder Calcium-Clearance nicht (55). Es hemmt die hyperurikämische Wirkung der Thiazidsaluretika. Kalziämie, Kalziurie, Phosphatämie, Phosphaturie und Blutzuckerspiegel bleiben unbeeinflußt. – Für den relativ langsamen Wirkungseintritt und die langdauernde Wirkung von Benzbromaron können langsame Resorption, starke Eiweißbindung oder eine Umwandlung der Substanz in eine wirksame Form verantwortlich sein (154).

Verträglichkeit, Nebenwirkungen. Bei stärkerer Niereninsuffizienz ist mit einer harnsäuresenkenden Wirkung von Benzbromaron nicht mehr zu rechnen. Niereninsuffiziente Patienten reagieren frühzeitig mit *Nebenwirkungen*.

▶ Manchmal sich entwickelnde *gastrointestinale Beschwerden* sowie *Kopfschmerzen* und vermehrter *Harndrang* sind vorübergehender Natur (101).

Ebenso wie wir fanden MASBERNARD u. FRANCOZ (88) eine Abhängigkeit der urikosurischen Wirkung des Mittels von der glomerulären Filtratrate. Bei Filtratwerten unter 20 ml/min nimmt der urikosurische Effekt rasch ab.

Insgesamt gesehen ist Benzbromaron ein sehr wirksames, gut verträgliches Urikosurikum von langer Wirkungsdauer, mit dem sich beim gesunden Menschen (nicht notwendige) extrem niedrige Serumharnsäurewerte von 0,2 mg/100 ml erzielen lassen (118).

Die Toxizität von halogensubstituierten Pharmaka, wie Benzbromaron, läßt sich auf die Freisetzung des Halogenanteils (hier: Bromid) zurückführen. Bei einer biologischen Halbwertszeit für *Bromid* von 12 Tagen ist damit zu rechnen, daß Unverträglichkeiten für Benzbromaron künftig häufiger gesehen werden (Arznei-Telegramm 9 [1977] 71). Benzbromaron wird zu 75% in bromfreie Metaboliten überführt. Vorausgesetzt, daß die Tagesdosis von 100 mg vollständig im Magen-Darm-Trakt resorbiert wird (vermutlich nur 50%), dann beträgt der tägliche Anfall von Bromid 28,5 mg! Deswegen ist es günstig, möglichst geringe Dosen zu geben.

Wirkungsmechanismus. Das Fehlen 1. einer antiurikosurischen Wirkung von Benzbromaron in Abhängigkeit von der Dosierung (120), 2. eines antagonistischen Effektes von Salicylat auf die harnsäuretreibende Wirkung von Benzbromaron (55) und 3. einer Beeinflussung der tubulären Sekretion von Penicillin durch Benzbromaron (119) weist darauf hin, daß Benzbromaron auf einem anderen Wege als die anderen urikosurisch wirksamen Mittel, vor allem unabhängig von der Elimination der organischen Säuren, ausgeschieden wird. Die anderen gebräuchlichen Urikosurika rufen im Gegensatz zu Benzbromaron bei niedriger Dosierung eine paradoxe Harnsäureretention und überhaupt eine Hemmung der harnsäuresenkenden Wirkung durch Salicylate hervor (s. S. 43 ff.). SORENSEN u.

LEVINSON (133) nahmen daher an, daß Benzbromaron die Harnsäureausscheidung allein durch Hemmung von deren tubulärer Reabsorption modifiziert. Benzofuranderivate entfalten ihre urikosurische Wirkung beim Menschen durch Hemmung der Reabsorption von Urat im proximalen Tubulussegment der Niere (82). Im Vergleich dazu scheint die durch Probenecid und Sulfinpyrazon induzierte Urikosurie durch eine Hemmung der tubulären Sekretion und Reabsorption von Urat zustandezukommen (Abb. 3.12).

In vitro hemmt Benzbromaron die Aktivität der Xanthinoxidase in der Leber der Ratte (30). Beim Menschen tritt dieser Effekt nicht auf (29). Hier läßt sich keine vermehrte Ausscheidung von Oxypurinen nach Verabreichung von Benzbromaron oder der verwandten Substanz Benziodaron nachweisen. Im übrigen ist bekannt, daß zwischen der Hemmwirkung einer Substanz auf die Aktivität der Xanthinoxidase in vitro und der hypourikämisierenden Wirkung beim Menschen keine zwingenden Parallelen bestehen. SORENSEN u. LEVINSON (133) konnten weder eine Aktivitätssteigerung der APRTase und HGPRTase noch eine Hemmung der PRPP-Synthetase unter der Wirkung von Benzbromaron beim Menschen nachweisen (s. Abb. 7.3). Nach MÜLLER u. Mitarb. (114) soll die Allantoinausscheidung im Harn Gichtkranker innerhalb der ersten 4 Behandlungstage mit Benzbromaron ansteigen. Die Untersucher schlossen aus diesem Ergebnis auf eine Steigerung der bakteriellen Urikolyse von Harnsäure zu Allantoin (S. 30) im Darm, das dann vermehrt über die Niere ausgeschieden wird. Da sich dieses Resultat ebenfalls nicht bestätigen ließ (68), ist anzunehmen, daß die hypourikämisierende Wirkung von Benzbromaron ausschließlich urikosurischer Natur ist. Für einige Benzofuranderivate läßt sich eine deutliche Wirkung auf erhöhte Harnsäurewerte nachweisen (29). Die urikosurische Effektivität nimmt in der Reihenfolge: Benziodaron, Benzbromaron, Benzaron ab.

Pharmakokinetik. Untersuchungen mit tritiummarkiertem *Benzbromaron* am Menschen haben ergeben, daß die Radioaktivität im Blut nach einmaliger Gabe von 100 mg innerhalb von 6 Std. ihren Gipfel erreicht (18). Danach folgte eine Periode des leichten Aktivitätsabfalls von 6–12 Std. Anschließend fiel die Radioaktivität bis 48 Std. rasch ab. Auf dem Gipfelpunkt entsprachen 50% der Radioaktivität Benzbromaron und der Rest dehalogenierten Metaboliten. Nach 48 Std. kamen 75% der Radioaktivität auf Benzaron. Bei chronischer Zufuhr von markiertem Benzbromaron erfolgte der größte Anstieg der Radioaktivität im Blut innerhalb der ersten 48 Std. Benzbromaron wird hauptsächlich über den Intestinaltrakt ausgeschieden, wobei 50% innerhalb von 2–3 Tagen unverändert im Stuhl erscheinen und nur 8% (bei chronischer Behandlung 15–20%) im Urin. Die Dehalogenierung geschieht in der Leber. Etwa 60% der in der Galle vorgefundenen Radioaktivität entfallen auf Benzaron und nur kleine Anteile auf Brombenzaron. Daneben wurde eine Konjugation mit Glucuronsäure beobachtet.

Benzaron wird im menschlichen Organismus ausgiebig „verstoffwechselt", und zwar mit einer zweiphasigen Kinetik (17). Etwa 70–90% der applizierten Radioaktivität werden im Urin, 15–20% im Stuhl gefunden. Im Urin lassen sich 3–6% unverändertes Benzaron und weitere 4–7% Glucuronsäurekonjugat nachweisen. Demnach erscheinen im Harn 7–13% des intakten Benzarongrundkörpers, und knapp 90% der im Harn auftauchenden Radioaktivität sind auf Metabolite von Benzaron zurückzuführen. Es ergeben sich zwei Halbwertszeiten. Die eine beträgt etwa 5 Std., die andere etwa 20 Std.

Probenecid

Als *Ersatzmittel* für Benzbromaron kommt Probenecid in Frage. Diese Substanz ruft ebenfalls nur selten Unverträglichkeitserscheinungen oder störende Nebenwirkungen (in 2–4% der Fälle) hervor.

▶ Als schwerste Form der **Nebenwirkung** einer Langzeittherapie mit Probenecid wurde die *Entwicklung eines nephrotischen Syndroms* beschrieben (130). Nur in einem Teil der Fälle war eine gravierende Vorschädigung der Niere bekannt, so daß angenommen werden muß, daß Probenecid selbst ein nephrotisches Syndrom auslösen kann. Von den an sich sonst unwichtigen toxischen Wirkungen von Probenecid sind Übelkeit, Arzneimittelexantheme, Hautjucken, Atemstillstand, die sehr selten auftreten, zu nennen.

Die Dosierung von Probenecid richtet sich nach den Serumharnsäurewerten, wobei zunächst wegen der Gefahr einer Harnsäuresteinbildung die Tagesdosis auf 0,5 g zu bemessen ist. Unter Kontrolle der Serumharnsäurekonzentration kann die Tagesdosis bis auf maximal 3 g gesteigert werden. Im allgemeinen genügt eine Erhaltungsdosis von 0,5–1,0 g Probenecid täglich.

Sulfinpyrazon

Zur Dauertherapie der Gicht hat sich Sulfinpyrazon als Ersatzmittel für Probenecid erwiesen (98).

Nebenwirkungen kommen relativ häufig vor:

▶ Gastrointestinale Beschwerden in 10–15%, Überempfindlichkeit in 5% der Fälle. Daneben kann es zur Ulkusaktivierung, zur Knochenmarkdepression und Aggregationshemmung der Thrombozyten kommen.

▶ Interferenzen durch Verdrängung von Medikamenten aus ihrer Bindung an Plasmaeiweißkörper bestehen vor allem zu Probenecid, Phenylbutazon, blutzuckersenkenden Sulfonylharnstoffen, Antikoagulantien (31). Eine Behandlung mit Sulfinpyrazon führt auch bei älteren Patienten zur Induktion des Arzneimittelstoffwechsels (144), was vor allem bei gleichzeitiger Einnahme von Antikoagulantien neben einer initialen Verstärkung des Antikoagulantieneffektes berücksichtigt werden sollte.

▶ Wenige Tage nach Beginn einer Behandlung mit Sulfinpyrazon ist es bei Patienten mit vorgeschädigter Niere wiederholt zu transitorischer oder irreversibler uncharakteristischer Niereninsuffizienz gekommen (94). Deshalb gelten schon geringe Hinweise auf eine Nierenfunktionsstörung (Hyperkreatininämie) als Kontraindikation einer Verordnung von Sulfinpyrazon.

Als Tagesdosis gibt man am besten 200–400 mg, die man wegen der nur 6 Std. dauernden urikosurischen Wirkung auf 3–4 Einzeldosen über den Tag verteilt.

Unter Berücksichtigung der auf S. 43 ff. gemachten Ausführungen *dürfen Probenecid und Sulfinpyrazon nicht mit Salicylat kombiniert werden*, weil dadurch der urikosurische Effekt vermindert oder aufgehoben wird.

Phenylbutazon

Nach JOHNSON u. Mitarb. (69) ist die Wirkung des früher häufig und z.T. auch jetzt noch zur Anfallsbehandlung benutzten Phenylbutazon auf die renale Harnsäureausscheidung geringer als die von Probenecid. Phenylbutazon scheidet daher als Alternativpräparat für die hypourikämisierende Dauertherapie mit Urikosurika allein aus.

Kombinierte Behandlung mit Allopurinol und Benzbromaron

Unter Zugrundelegung der augenblicklichen Therapiemöglichkeiten bei Gicht und Hyperurikämie kann man dem *Ziel einer Therapie des geringsten Risikos*, beurteilt nach den in der Hochdruckbehandlung gesammelten Erfahrungen, durch Kombination von hypourikämisierend wirkenden Substanzen mit differentem Wirkungsmechanismus in geeigneter Wirkstoffrelation näherkommen. Infolge einer Verbreiterung des Spektrums der Angriffspunkte lassen sich damit die Einzeldosen drastisch senken, wodurch sich die Gefahr unerwünschter Nebenwirkungen vermindert. Bei der weiteren Verfolgung dieses Gedankens ließen wir uns von der Überlegung leiten (102), daß die renale Harnsäureausscheidung während urikostatischer Therapie mit Allopurinol abfällt. Unter diesen Umständen ist es denkbar, mit einer geeigneten Wirkstoffrelation die durch ein beigegebenes Urikosurikum zu erwartende Mehrausscheidung von Harnsäure in so engen Grenzen zu halten, daß die Harnsäureausscheidung im 24-Stunden-Harn signifikant unter dem Vergleichswert ohne jegliche Therapie bleibt, obgleich sie gegenüber dem durch Monotherapie mit Allopurinol auf subnormale Werte herabgedrückten Niveau ansteigt. Dabei erwies sich die Gabe von 100 mg Allopurinol und 20 mg Benzbromaron pro Tag, also von jeweils einem Drittel bzw. einem Viertel der Dosen, die für die Monosubstanzen gebräuchlich sind, hinsichtlich der harnsäurespiegelsenkenden Wirkung einer einmaligen Verabreichung von 300 mg Allopurinol täglich, als äquipotent. Dieses Resultat konnte inzwischen wiederholt bestätigt werden (u.a. 92). Die durch die Kombination hervorgerufene Harnsäurespiegelsenkung ist als additiver Effekt der beiden Einzelkomponenten zu verstehen, wobei die Wirkstoffeinsparung durch volle Ausnutzung des steilen Initialanstiegs der Dosis-Wirkungs-Kurven (Abb. 17.10) zustande kommen. Der *Vorteil* der genannten Kombination gegenüber der singulären Medikation von Allopurinol oder Benzbromaron liegt darin, *daß bei geringer Einzeldosierung der Zwang zur Einhaltung der bei urikosurischer Therapie allein notwendigen Kautelen* (Induktion einer Wasserdiurese, Verschiebung des Harn-pH in Richtung auf den alkalischen Bereich) *entfällt*. Die Tatsache, daß die renale Ausscheidung einiger als lithogen (Natrium, Calcium) bzw. als kolloidprotektiv bekannter Substanzen (Magnesium, Citrat) im Harn durch Einnahme des Kombinationspräparates – auch bei Höherdosierung – nicht nachweisbar verändert wird (108) und die Harnsäureausscheidung unter dem Ausgangswert ohne jede Therapie bleibt, rechtfertigt diese Feststellung.

Die sich aus einer kombinierten Anwendung von Allopurinol und Benzbromaron ergebende Einsparung von Medikamenten vermindert in Abhängigkeit von der Dosierung das Auftreten von Nebenwirkungen und macht die Therapie wirtschaftlicher.

Bei keinem der von uns in den vergangenen Jahren so behandelten (nahezu 2000) hyperurikämischen Patienten traten ernste Nebenwirkungen oder Unverträglichkeitserscheinungen auf, die zu einem Absetzen der Kombinationstherapie Anlaß gegeben hätten. Offenbar besteht eben doch die Vermutung zu Recht, daß zumindest ein Teil der Nebenwirkungen, die Allopurinol oder Benzbromaron – wenn auch selten – hervorrufen können, dosisabhängig sind.

Trotz seiner multiplen Angriffspunkte im Purin- und Pyrimidinstoffwechsel beeinflußt Allopurinol an Ehrlich-Aszites-Tumorzellen weder die Zellvermehrung noch den Einbau von Thymidin, Uridin und Guanosin in die Nucleinsäuren oder die Genexpression (9). Auch wird Allopurinol selbst bei Zufuhr großer Dosen (50 mg/kg Körpergewicht i. v.) nicht in Nucleinsäuren von Ratten eingebaut (115). Im Vergleich zur hereditären Orotazidurie sind bislang keine Nebenwirkungen durch Behandlung mit Allopurinol bekannt geworden, die im Sinne einer Pyrimidinverhungerung gedeutet werden könnten (6, 116). Gegenwärtig liegen auch keine experimentellen und klinischen Beweise für die Blockade einer spezifischen Messenger-RNS vor (9, 115). Eine Mitteilung, wonach Allopurinol das Zellwachstum von Rattenleberkulturen in Konzentrationen hemmen kann, die eng mit der Hemmwirkung der De-novo-Biosynthese von Purin korrelieren (65), beschränkt sich auf eine Einzelbeobachtung. Indessen soll Allopurinol an menschlichen Lymphozyten eine beträchtliche Hemmung der Synthese und Reparatur von DNS hervorrufen, während Benzbromaron im Gegensatz zu Versuchen an Milzzellen der Maus die DNS-Reparatur von Lymphozyten eines hyperurikämischen Menschen nicht beeinflußt (75). In biochemischen und zytologischen Nachuntersuchungen an menschlichen Lymphozyten, die in vivo und in vitro Allopurinol und Oxypurinol ausgesetzt waren, konnte aber kein Hinweis für chromosomenschädigende Eigenschaften dieser Substanzen in jedem Stadium der Zellteilung gefunden werden (136). Wenn sich theoretisch gegen die Anwendung von Urikostatika überhaupt irgendwelche Bedenken erheben lassen, so würden diese weit mehr auf *Thiopurinol* als auf Allopurinol zutreffen, da Thiopurinol die De-novo-Biosynthese von Purin einen Reaktionsschritt vor Allopurinol blockiert (19, 28).

Der Nettoeffekt einer Kombinationsbehandlung ist additiv, da sich beide Substanzen durch unterschiedliche Angriffspunkte auszeichnen. Dabei entsprechen die im 24-Stunden-Harn ermittelten Mengen an Allopurinol und Oxypurinol denjenigen, wie sie unter der Solitärtherapie mit Allopurinol in entsprechender Dosierung erwartet werden können (106, 107). Somit hat sich der auf theoretischen Überlegungen (84) beruhende Einwand (38), wonach durch Urikosurika (Benzbromaron) die renale Ausscheidung des ebenfalls urikostatisch wirksamen

Hauptmetaboliten von Allopurinol, nämlich Oxypurinol, gesteigert werde mit dem Ergebnis einer Wirkungseinbuße bei Gabe einer fixen Kombination, zumindest in dem für die Praxis genutzten Dosierungsbereich, als bedeutungslos erwiesen.

Bei steigender Dosierung der gewählten Kombinationsbehandlung überwiegt die urikostatische Wirkung von Allopurinol gegenüber der urikosurischen Aktion von Benzbromaron. Dieser Befund ist inzwischen durch Bestimmung der renalen Ausscheidung und der Serumwerte von Allopurinol, Oxypurinol, Hypoxanthin und Xanthin bei hyperurikämischen Patienten biochemisch abgesichert (106). Die im 24-Stunden-Harn ausgeschiedene Harnsäuremenge nimmt gegenüber der mittleren Bezugsgröße vor Therapiebeginn ab trotz deutlicher Zunahme der Harnsäure-Clearance, aber noch stärkerer Abnahme der Serumharnsäurekonzentration (109). Durch diese Feststellung wird die Empfehlung abgestützt, wonach bei Einsatz der Allopurinol-Benzbromaron-Kombination – selbst in Höherdosierung – der Zwang zur Einhaltung der für urikosurische Therapie geltenden Kautelen entfällt.

Durch das Kombinationspräparat wird der pH-Wert des Harns nicht verändert. Auch erreicht die Harnsäurekonzentration des Urins im Tagesverlauf zu keinem Zeitpunkt die Löslichkeitskurve für Urat. Bei ausreichender Flüssigkeitszufuhr an den ersten Behandlungstagen und dabei erfolgender Anhebung des Harn-pH auf Werte zwischen 6,5 und 6,8 durch ein Citratgemisch, besteht selbst bei bereits vorhandenem Harnsteinleiden keine Veranlassung zur Einhaltung weiterer Vorsichtsmaßnahmen, wie sie für urikosurische Therapie gelten (62a). Zudem verändert sich die Zusammensetzung des Harns bezüglich seines Gehaltes an Oxalsäure, Natrium, Kalium, Chlorid und Calcium bei fortgesetzter Behandlung nicht signifikant.

▶ Bei Serumkreatininkonzentrationen über 132,6 µmol/l (1,5 mg/100 ml) bzw. einer endogenen Kreatinin-Clearance unter 40 ml/min sollte zweckmäßigerweise Allopurinol allein gegeben werden unter Beachtung der für diese Substanz bei Nierenfunktionsstörungen geltenden Dosierungsrichtlinien (vgl. S. 253).

▶ Bei Nierensteinanamnese sollten zu Beginn einer Behandlung mit der Allopurinol-Benzbromaron-Kombination 10–14 Tage lang die bei urikosurischer Therapie üblichen Kautelen beachtet werden: ausreichende Wasserdiurese und Verschiebung des Harn-pH nach dem alkalischen Bereich.

▶ Die Tagesdosis von Antimetaboliten, beispielsweise Azathioprin und 6-Mercaptopurin, muß vor Beginn der Behandlung mit einer Allopurinol-Benzbromaron-Kombination auf ein Drittel reduziert werden.

▶ Bei Patienten, die unter Antikoagulantien stehen und gleichzeitig mit einer Kombination von Allopurinol und Benzbromaron behandelt werden, sind die Prothrombinwerte zu kontrollieren.

Eine *Bromidkumulation* ist unter Langzeittherapie mit der Allopurinol-Benzbromaron-Kombination *nicht* zu erwarten. Im Benzbromaronanteil sind pro Tablette 7,54 mg Brom enthalten. Selbst unter der Voraussetzung, daß die Gesamtmenge im Magen-Darm-Kanal resorbiert und aus der organischen Verbindung freigesetzt wird, ergibt sich im Gleichgewichtszustand, der sich im Verlauf einer Therapie mit einer Standarddosierung von 1 Tablette tägl. (20 mg Benzbromaron und 100 mg Allopurinol) einstellt, ein Bromidpool von 134,6 mg. Auch wenn man davon ausgeht, Bromid würde sich nur im Plasmavolumen verteilen, so wäre maximal mit einem Bromidspiegel von 5,38 mg/100 ml zu rechnen. Nebenwirkungen von Bromid sind indessen erst bei Konzentrationen über 150–200 mg/100 ml zu erwarten (126).

Anfallsprophylaxe

Sehr günstig hat sich eine *Kombinationsbehandlung* der chronischen Gicht *mit kleinen Dosen von Colchicin* erwiesen (138). An 3 oder mehreren Tagen pro Woche verordnet man zusammen mit einem Harnsäuresenker 0,5 mg Colchicin täglich. In dieser Dosierung ist die Möglichkeit von Änderungen der genetischen Information und Chromosomenschädigung nicht gegeben. *Ersatzweise* kann *Indometacin* in einer Dosierung von 2mal 25 mg tägl. angewandt werden (60). In dieser kleinen Dosierung ist mit störenden Nebenwirkungen kaum zu rechnen. Etwa 3 Monate nach Beginn der Behandlung kann auf die Anfallsprophylaxe in der Regel verzichtet und eine harnsäurespiegelsenkende Therapie allein fortgeführt werden.

Die Anfallsprophylaxe erweist sich bei Gichtpatienten im chronischen Stadium zu Beginn einer hypourikämisierenden Dauerbehandlung als notwendig, um der Gefahr einer gesteigerten Anfallsbereitschaft zu begegnen. Mit Beginn einer hyperurikämisierenden Dauertherapie wird nämlich ein hohes Konzentrationsgefälle zwischen Harnsäureablagerungen und umgebender Gewebsflüssigkeit geschaffen, mit der Möglichkeit einer überstürzten Einschmelzung von Harnsäuredepots. Folge davon sind Episoden unvorhersehbarer hoher Schwankungen des Serumharnsäurespiegels mit dem Ergebnis der Induktion weiterer Gichtanfälle. Je stärker das Konzentrationsgefälle von einer bestimmten kritischen Grenze ab induziert wird, desto weniger kann die zur Anfallsprophylaxe empfohlene Colchicindosis ihre Aufgabe erfüllen. Aus diesem Grunde sollte eine Dauerbehandlung der chronischen Gicht nicht zu drastisch begonnen werden.

Behandlung der Uratnephropathie

Folgende Teilmaßnahmen sind bezüglich der Behandlung einer Uratnephropathie zu beachten:
1. Behandlung und Prophylaxe von Uratsteinbildung,
2. Behandlung der Nierenaffektion, besonders einer Pyelonephritis,
3. Behandlung einer arteriellen Hypertension.

Prophylaxe und Therapie von Uratausfällungen in den harnableitenden Wegen

Reine Harnsäuresteine bis zur Größe eines Nierenkelchausgußsteines können durch Zufuhr von Citratgranulat (Uralyt-U) auf oralem Wege aufgelöst werden (77). Die Zeitdauer bis zur vollständigen Auflösung reiner Harnsäuresteine wird auf 5–12 Wochen veranschlagt (113). Die Therapie mit durchschnittlich 10 g Citratgranulat am Tage muß deshalb über Wochen bis Monate erfolgen. Sie kann auch zur *Prophylaxe eines Steinrezidivs* angewandt werden. Offenbar bewirkt Verschiebung des Harn-pH in Richtung des alkalischen Bereichs, beispielsweise mit Natriumbicarbonat, noch keine Litholyse. Dadurch werden jedoch Harnsäuresalze in Wasser löslicher. Hier wirkt sich besonders der hohe Kaliumanteil von Uralyt-U (= Kalium-natrium-hydrogencitrat) aus (s. S. 19).

Das *Prinzip* der Stoffwechselalkalisierung zur Therapie von Harnsäuresteinen beruht auf der hydrolytischen Dissoziation von Salzen schwacher organischer Säuren, der Entstehung von OH^--Ionen und oxidativer Umsetzung der Anionen zu CO_2 und H_2O. Bei Anwendung von Alkalicitraten würde theoretisch eine Menge von 5 g tägl. genügen, um eine Alkalisierung um den Faktor 100 zu erreichen. Da aber ab pH 6,0 eine verstärkte renale Ausscheidung von Citrat (zur Neutralisierung von H^+) von Bicarbonat erfolgt und zudem die tubuläre Sekretion von Ammoniumionen nachläßt, ist die tatsächlich erforderliche Dosis von Uralyt-U auf etwa 10 g zu veranschlagen (33).

Aus 1 Mol Natriumcitrat (258 g) entstehen 1 Mol Citronensäure und 3 Mol OH^--Ionen. 1 Mol Citronensäure wird oxidativ zu je 6 Mol CO_2 und H_2O verstoffwechselt. Verabreicht man Kaliumcitrat, so kann man durch zusätzliche Hemmung der H^+-Sekretion in den Nierentubuli die Neutralisierung des Harnes beschleunigen.

Der urolitholytische Effekt einer Stoffwechselalkalisierung ist 10- bis 100mal stärker als reine Allopurinolbehandlung. Deswegen ist reine Allopurinolbehandlung einer Uratlithiasis ohne gleichzeitige Alkalisierung des Stoffwechsels wertlos.

Liegt bereits eine Azidose im Rahmen einer Niereninsuffizienz bei Uratnephrolithiasis vor, empfiehlt sich Umstellung von dem Na-K-Citratgemisch (Uralyt-U) auf mittlere tägliche orale Gabe von 10 g Hexacalcium-hexanatrium-heptacitrat-Hydrat-Komplex (Acetolyt), womit der Organismus pro Gramm mit 3,4 mmol Calcium und 3,4 mmol Natrium belastet wird.

Reichliche *Flüssigkeitszufuhr* von wenigstens 2–3 l tägl. ist wesentlicher Bestandteil der Litholysetherapie. Das spezifische Harngewicht sollte zwischen 1,010 und 1,015 g/ml liegen.

Die *Rezidivgefährdung* von Patienten mit Hyperurikämie beträgt bis nahezu 80% (34). Obschon genaue Vergleiche ausstehen, ist anzunehmen, daß die Häufigkeit, in der sich Uratnephrolithiasis bei chronisch hyperurikämischen Personen unter *tropischen Temperaturbedingungen* entwickelt, größer ist als in den klimatisch gemäßigten Zonen. Dasselbe Problem stellt sich bei *Hitzearbeitern*. Bei Neigung zu Harnsäureausfällungen ist *ein- oder zweimal wöchentlich* die Durchführung eines *Wasserstoßes* etwa im Sinne eines Volhardschen Verdünnungsversuches nützlich.

Versager einer *Urolitholysetherapie* wurden eigentlich nur bei Vorliegen von Mischsteinen, und zwar bei Vorhandensein von Mononatriumuratsteinen oder von Monoammoniumuratsteinen gesehen (83). Der Harn-pH-Wert sollte bei Gabe des Citratgranulats nicht unter 6,4 liegen. Werte zwischen 6,4 und 6,8 werden als optimal angesehen, da in diesem Bereich noch keine Gefahr einer Phosphatausfällung oder der Aktivierung einer Pyelonephritis besteht (Kontrolle mit pH-empfindlichen Teststreifen). Überdies scheint ein Urin-pH-Wert von 7,0 oder mehr zur Auflösung oder Prophylaxe von Harnsäuresteinen auch gar nicht notwendig zu sein. Vor Einleitung einer Urinneutralisierung sind vielleicht bestehende Harnwegsinfekte mit ureasepositiven Keimen (Proteus, Pseudomonas) zu beseitigen, um der Bildung von Monoammoniumuratsteinen vorzubeugen (s. S. 131, 256).

Überdosierung der alkalisierenden Therapie kann in der prophylaktischen Phase zur Entwicklung reiner Phosphatsteine und in der therapeutischen Phase bei Patienten mit Hyperurikosurie und Harnwegsinfekt zur Entstehung von Mononatriumurat oder von Monoammoniumurat, also ebenfalls von 2 Steinkomponenten, führen. Daher ist die gleichzeitige Gabe von *Allopurinol*, in einer Dosierung von etwa 300 mg tägl., notwendig.

In bezug auf den *Wirkungsmechanismus* von Citratgranulat wurde ein möglicher Zusammenhang zwischen einer bei Harnsäuresteinträgern verminderten renalen Ausscheidungsfähigkeit von Citraten und deren Substitution diskutiert (62). Daraus wurde die Hypothese abgeleitet, daß durch Minderausscheidung von Citrat eine unbekannte Enzymreaktion möglich sei, die die Harnsäuresteinbildung begünstige. In Nachuntersuchungen ließen sich diese Befunde jedoch nicht voll bestätigen (90). Die Citratausscheidung ist nämlich bei Harnsäuresteinträgern gegenüber gesunden Personen nicht vermindert. Sie steigt nach Einnahme von Citratgranulat ebenso wie die Harnsäureausscheidung gegenüber Gesunden sogar an. Vermutlich stammt die vermehrt ausgeschiedene Harnsäure aus Ablagerungen in Harnsäuredepots. Andererseits wurden bei männlichen und weiblichen Calciumsteinbildnern im 24-Stunden-Harn eine signifikant geringere Citratausscheidung und eine niedrigere Citratkonzentration als bei Kontrollpatienten oder jugendlichen Personen beobachtet (147). Die stärkere Citratausscheidung im Verhältnis zur Calciumausscheidung, die bei jungen Frauen gegenüber jungen Männern beobachtet wurde, ist Ergebnis eines gegensätzlichen Effektes von Androgenen und Östrogenen auf die Citratausscheidung im Harn (131). Eine reduzierte Citratausscheidung bei Calciumsteinbildnern steht in keinem Zusammenhang mit einer Harnwegsinfektion oder einer eingeschränkten Nierenfunktion.

▶ Als *Kontraindikation einer Citrattherapie* sind zu nennen: vor allem fortgeschrittene Niereninsuffizienz mit Neigung zu Hyperkaliämie und Serumkreatininwerten über 8 mg/100 ml, hydropische Herzinsuffizienz sowie Operationsindikation bei Steinbefall einer Restniere oder beider Nieren. 10 g Granulat enthalten etwa 1 g Natrium und 1,7 g Kalium. Pro Gramm Granulat erfolgt eine Belastung des Organismus mit je 4,4 mmol Natrium und Kalium.

Rezidivprophylaxe

Kalium-natrium-hydrogencitrat (6:6:3:5). Da bei Gichtkranken und Hyperurikämikern überhaupt ein Teil der Nierensteine calciumhaltig ist, sollte das Augenmerk bei der Rezidivprophylaxe gerade hierauf gerichtet werden. Bei Anwesenheit von Harnsäure- und Natriumurat-Kristallen wird eine heterogene Calciumoxalatkristallisation begünstigt (s. S. 131). Zwischenzeitlich hat sich die Gabe von Alkalicitraten (Oxalyt-C) als neue Therapieform des Calciumoxalatsteinleidens entwickelt (14a), die auch für jene Calciumoxalatstein-Patienten mit Hyperurikosurie bzw. latenter Hyperurikämie eine Steinprophylaxe ermöglicht. Man erreicht damit eine pH-Verschiebung im Urin, durch die Harnsäure in Lösung bleibt, so daß eine heterogene Kristallisation nicht auftreten kann. Daneben spielen auch andere inhibitorische Wirkungsqualitäten der Alkalicitrate eine Rolle. Im Einzelfall ist eine Kombination mit Allopurinol sinnvoll.

Allopurinol. Uratlithiasis kann prophylaktisch und kurativ mit Allopurinol zusätzlich behandelt werden. ZÖLLNER u. SCHATTENKIRCHNER (153) machten auf die harnsäuresteinauflösende Wirkung von Allopurinol aufmerksam. Allerdings ist Allopurinol hierbei *nur* in Kombination mit Stoffwechselalkalisierung wirksam (33). Nach Angaben von SMITH u. BOYCE (132) und von COE u. RAISEN (26) kann man durch tägliche Verabfolgung von 200–300 mg Allopurinol die Rezidivquote von *Calciumoxalasteinen* ebenfalls wirksam senken, zumal bei dem Anteil von Patienten, bei denen Calciumoxalatsteinbildung mit Hyperurikämie einhergeht (in etwa 30% der Fälle). Die meisten Patienten mit Harnsäurelithiasis bedürfen keiner stationären Behandlung. Allopurinol erweist sich in der Prophylaxe von Calciumoxalatsteinen bei Patienten mit Hyperurikosurie als wirksam (42a).

Langzeitbehandlung mit Thiazidsaluretika und Allopurinol erweist sich ebenfalls als wirksame Methode zur Verminderung oder Verhinderung von Rezidiven einer Calciumoxalatsteinbildung bei chronisch rezidivierender idiopathischer Hyperkalziurie und Hyperurikosurie. Damit kann die *Rezidivfrequenz auf 10% der Vorbehandlungsraten herabgesetzt* werden (24, 25). Dagegen haben konservative

Maßnahmen, die sich in diätetischen Anordnungen erschöpfen, nur untergeordnete Bedeutung für die Behandlung nicht stoffwechselgestörter Steinbildner (24). *Calciumarme Diät und Hydratation* bewirken eine Reduktion der *Steinrezidive auf 40%* der Vorbehandlungswerte (25, 42). Die Wirksamkeit dieser Maßnahmen ist also, verglichen mit der medikamentösen Langzeittherapie, gering. – Mit saluretischer Therapie läßt sich ein bei primärer (idiopathischer) Calciumoxalatsteinbildung nachgewiesener angeborener zellulärer Defekt des Oxalattransportes mit autosomalem monogenetischen Erbgang korrigieren (5).

Eine Behandlung mit *Orthophosphaten*, die lange Zeit eine beherrschende Stellung eingenommen hat, ist obsolet, da das in saurem Phosphat enthaltene Wasserstoffion die Calciumausscheidung mit dem Urin durch Verminderung der tubulären Reabsorption erhöht. Damit wird der hypokalziurische Effekt von Phosphat überspielt. Zum anderen vermindern Wasserstoffionen in sauren Salzen durch Induktion einer leichten metabolischen Azidose die Citratausscheidung (81).

Grundsätzlich werden nichtinfizierte, nichtschattengebende Nierenbecken- und Nierenkelchsteine sowie nichtblockierende Harnleitersteine medikamentös behandelt.

Behandlung einer chronisch rezidivierenden Pyelonephritis

Die Gichtnephropathie geht häufig mit einer unspezifischen chronisch rezidivierenden Pyelonephritis einher, wobei die üblichen Funktionsproben keine Differenzierung zwischen beiden Prozessen ermöglichen. Um so wichtiger ist es daher, bei intermittierenden Gelenkbeschwerden und bei allen renalen Steinleiden, besonders bei Nachweis von Harnsäuresteinen, nicht nur nach Gicht, sondern gleichzeitig nach einer chronisch rezidivierenden Pyelonephritis zu fahnden.

Grundsätzlich sollte gerade bei Vorhandensein des prädisponierenden Faktors Hyperurikämie jede akute Pyelonephritis bzw. jeder akute Harnwegsinfekt (wenn es sich vorwiegend um einen Hohlrauminfekt handelt) bis zum Beweis des Gegenteils als akuter Schub einer chronisch rezidivierenden Pyelonephritis betrachtet werden. Die Behandlung einer chronisch rezidivierenden Pyelonephritis besteht neben der Beseitigung von prädisponierenden Faktoren (Hyperurikämie [!], Abflußhindernisse, arterielle Hypertension u.a.) aus einer Stoßtherapie über 10–14 Tage und im Falle des gehäuften Auftretens von Rezidiven oder zur Suppressionstherapie nicht beseitigter bzw. noch zu beseitigender prädisponierender Faktoren aus einer Langzeittherapie über 6 Monate. Die initiale Kurzzeittherapie erfolgt zuerst antibiotisch, dann chemotherapeutisch (beispielsweise mit der Kombination Sulfamethoxazol-Trimethoprim bzw. Tetroxoprim-Sulfadiazin oder mit Pipemidsäure, Nalidixinsäure) über weitere 2–4 Wochen. Bei einer Langzeittherapie beschränkt man sich auf die abendliche Gabe von Chemotherapeutika in niedriger Dosierung, wobei man sich die Nacht als längste

Periode zwischen 2 Miktionsvorgängen zunutze macht. Beispielsweise genügt die Verabreichung von 1 Tabl. Tetroxoprim-Sulfadiazin oder von 2 Kaps. Pipemidsäure abends nach der letzten Harnentleerung (127). Eine erneute Stoßtherapie kommt bei Entwicklung von Rezidiven in Frage. Rezidive stellen sich etwa 1–4 Wochen, Reinfektionen 3–9 Monate im Anschluß an eine 2wöchige Stoßbehandlung ein (95). Kontrolluntersuchungen (Allgemeinzustand, Nierenfunktion, chemische, mikroskopische und bakteriologische Urinuntersuchung, Antibiogramm) sind nach Abschluß einer Behandlung notwendig, und zwar nach jeweils 3–5 therapiefreien Tagen.

Da die Hypertonizität des Nierenmarks einen wichtigen Faktor hinsichtlich der besonderen Anfälligkeit der Niere gegenüber akuten und chronischen bakteriellen Infekten darstellt, ist es wichtig, bei chronisch rezidivierender Pyelonephritis *möglichst häufig eine Wasserdiurese* zu induzieren (4). Der protektive und kurative Effekt einer Wasserdiurese auf das Nierenmark läßt sich damit erklären, daß Wasserdiurese die Mobilisation von segmentkernigen Leukozyten ins Nierenmark verstärkt, die Hypertonizität im Nierenmark herabsetzt und so ein günstiges Milieu für die Phagozytose bereitet.

Literatur

1 Aebi, H.E., E.G. Berger: Nutrition and Enzyme Regulation. Huber, Bern 1980
2 Alberts, D.S., T. van Daalen Wetters: Allopurinol potentiates cyclophosphamide antileukemic activity. Proc. Amer. Ass. Cancer Res. 16 (1975) 84
3 Al-Kawas, F.H., L.B. Seeff, R.A. Berendson, H.J. Zimmermann, K.G. Ishak: Allopurinol hepatoxicity. Report of two cases and review of the literature. Ann. intern. Med. 95 (1981) 588
4 Andriole, V.T.: Effect of water diuresis on chronic pyelonephritis. J. Lab. clin. Med. 72 (1968) 1
5 Baggio, B., G. Gambaro, F. Marchini, E. Cicerello, R. Tenconi, M. Clementi, A. Borsatti: An inheritable anomaly of redcell oxalats transport in „primary" calcium nephrolithiasis correctable with diuretics. New Engl. J. Med. 314 (1986) 599
6 Banholzer, P., W. Gröbner, N. Zöllner: Effect of allopurinol on pyrimidine metabolism in human white blood cells. Role of the salvage pathway. In Rapado, A., R.W.E. Watts, C.H.M.M. De Bruyn: Purine Metabolism in Man – III. Biochemical, Immunological, and Cancer Research. Plenum, New York 1980 (pp. 209–215)
7 Beardmore, T.D., W.N. Kelley: Mechanism of allopurinol-mediated inhibition of pyrimidine biosynthesis. J. Lab. clin. Med. 78 (1971) 696
8 Beardmore, T.D., I.H. Fox, W.N. Kelley: Effect of allopurinol on pyrimidine metabolism in the Lesch-Nyhan syndrome. Lancet 1970/II, 830
9 Becher, H., B. Puschendorf: Einfluß von Allopurinol auf das genetische Material von Ehrlich-Aszites-Tumorzellen. Inn. Med. 2 (1975) 353
10 Berken, A.: Allopurinol-induced suppressor T cell dysfunction: a hypothesis. J. Acad. Derm. 5 (1981) 607
11 Berlinger, W.G., G.D. Park, R. Spector: The effect of dietary protein on the clearance of allopurinol and oxypurinol. New Engl. J. Med. 313 (1985) 771–776
12 Boardman, P.L., F.D. Hart: Side-effects of indomethacin. Ann. rheum. Dis. 26 (1967) 127
13 Boston Collaborative Drug Surveillance Program: Excess of ampicillin rashes associated with allopurinol or hyperuricemia. A Report from the Boston University Medical Center. New Engl. J. Med. 286 (1972) 505
14 Breithaupt, H., H. Göbel: Determination of allopurinol and oxipurinol in bio-

14a Butz, M.: Zur Bedeutung von Zitrat für die Entstehung und Prophylaxe von Kalziumharnsteinen. Extr. urol., Suppl. 1 (1985) 61

15 Breithaupt, H., M. Tittel: Kinetics of allopurinol after single intravenous and oral doses. Noninteraction with benzbromarone and hydrochlorothiazide. Europ. J. clin. Pharmacol. 22 (1982) 77

16 Bresnik, W., H. Heiter, D.P. Mertz, H.D. Holler, P.D. Lang, J. Vollmar: Vergleich der harnsäuresenkenden Wirkung von 300 mg Allopurinol bei einmaliger und fraktionierter Gabe. Therapiewoche 25 (1975) 4862

17 Broekhuysen, J., J. Bekaert, Ch. Rozenblum, G. Deltour: Recherches dans la série des benzofurannes: XIII. Transit de l'éthyl-2(hydroxy-4'benzoyl)-3benzofuranne chez l'homme et chez l'animal. Arch. int. Pharmacodyn. 158 (1965) 165

18 Broekhuysen, H., M. Pacco, R. Ston, L. Demeulenaere, M. van Hee: Metabolism of benzbromarone in man. Europ. J. clin. Pharmacol. 4 (1972) 125

19 Cartier, P.H., M. Hamet: Mechanism of antiuric action of 4-oxy- and 4-thiopyrazolopyrimidines. Biochem. Pharmacol. 22 (1973) 3061

20 Caspary, W.F.: Wirkung und Nebenwirkung von Pharmaka auf die digestive und resorptive Funktion des Dünndarmes. Dtsch. med. Wschr. 102 (1977) 167

21 Chang, Y.-H.: Mechanism of action of colchicine. III. Antiinflammatory effects of colchicine compared with phenylbutazone and indomethacin. Arthr. and Rheum. 18 (1975) 493

22 Chen, J.J., M.E. Jones: Effect of 5-phosphoribosyl-1-pyrophosphate on de novo pyrimidine biosynthesis in cultured Ehrlich ascites cells made permeable with dextran-sulfate 500. J. biol. Chem. 254 (1979) 2697

23 Chen, B., J. Shapira, M. Ravid, R. Lang: Steatorrhoe induced by allopurinol. Brit. med. J. 1982/II, 1914

24 Coe, F.L.: Treated and untreated recurrent calcium nephrolithiasis in patients with idiopathic hypercalciuria, hyperuricosuria, or no metabolic disorder. Ann. intern. Med. 87 (1977) 404

25 Coe, F.L.: Recurrence of renal stones. Lancet 1980/I, 651

26 Coe, F.L., E. Raisen: Allopurinol treatment of uric-acid disorders in calciumstone formers. Lancet 1973/I, 129

26a Davis, P.S., D.J. Deller: Effect of a xanthine-oxidase inhibitor (allopurinol) on radioiron absorption in man. Lancet 1966/II, 470

27 Dawber, T.R.: The Framingham Study. The Epidemiology of Atherosclerotic Disease. Harvard University Press, Cambridge/Mass. 1980

28 Delbarre, F., C. Auscher, A. de Gery, K.V. Thang: Bases moléculaires du traitement du syndrome de Lesch-Nyhan, des syndromes apparentes et de la goutte commune. Biochimie 54 (1972) 709

29 Delbarre, F., C. Auscher, J.L. Olivier, A. Rose: Traitement des hyperuricémies et la goutte par des dérivés du benzofuranne. Sem. Hôp. Paris 43 (1967) 1127

30 Deltour, G., J. Broekhuysen, M. Ghislain, F. Bourgeois, F. Binon: Recherches dans la série des benzofurannes. XXI. Effet inhibiteur de dérivés benzofuranniques phénoliques et de quelques analogues sur la xanthine oxydase hépatique du rat in vitro. Arch. int. Pharmacodyn. 165 (1967) 25

31 Dieterle, J., W. Faigle, H. Mory, W.J. Richter, W. Theobald: Biotransformation and pharmacokinetics of sulfinpyrazone (Anturan) in man. Europ. J. clin. Pharmacol. 9 (1975) 135

32 Dorwart, B.B., J.R. Hansell, H.R. Schumacher jr.: Effects of cold and heat on urate crystal-induced synovitis in the dog. Arthr. and Rheum. 17 (1974) 563

33 Dulce, H.-J.: Stoffwechselalkalisierung als Therapieprinzip. Therapiewoche 26 (1976) 5518

34 Dworschak, W., H. Haschek: Konservative Behandlung von Nierensteinen. Med. Klin. 64 (1969) 273

35 Elion, G.B., S. Callahan, R.W. Rundles, G.H. Hitchings: Relationship between metabolic fates and antitumor activities of thiopurines. Cancer Res. 23 (1963) 1207

36 Elion, G.B., T.J. Taylor, G.H. Hitchings: Kinetics of the inhibition of xanthine oxidase by allopurinol and alloxanthine. Fed. Proc. 25 (1966) 748

37 Elion, G.B., T.-F. Yü, A.B. Gutman, G.H. Hitchings: Renal clearance of oxipurinol, the chief metabolite of allopurinol. Amer. J. Med. 45 (1968) 69

38 Elion, G.B., A. Kovensky, Hitchings,

E. Metz, R. W. Rundles: Metabolic studies on allopurinol, an inhibitor of xanthine oxidase. Biochem. Pharmacol. 15 (1966) 863

39 Elion, G. B., S. Callahan, H. Nathan, S. Bieber, R. W. Rundles, G. H. Hitchings: Potentiation by inhibition of drug degradation: 6-substituted purines and xanthine oxidase. Biochem. Pharmacol. 12 (1963) 85

40 Emmerson, B. T.: Regimen of indomethacin therapy in acute gouty arthritis. Brit. med. J. 1967/II, 272

41 Estler, C.-J.: Die Pharmakologie der Antirheumatika. Therapiewoche 27 (1977) 247

42 Ettinger, B.: Recurrence of nephrolithiasis: a six-year prospective study. Amer. J. Med. 67 (1979) 245

42a Ettinger, B., A. Tang, J. T. Citron, B. Livermore, T. Williams: Randomized trial of allopurinol in the prevention of calcium oxalate calculi. New Engl. J. Med. 315 (1986) 1386–1389

43 Feigelson, P., J. D. Davidson, R. K. Robins: Pyrazolopyrimidines as inhibitors and substrates of xanthine oxidase. J. biol. Chem. 226 (1957) 993

44 Feldman, D., C. Couropmitree: Intrinsic mineralocorticoid agonist activity of some nonsteroidal anti-inflammatory drugs. A postulated mechanism for sodium retention. J. clin. Invest. 57 (1976) 1

45 Fenner, H.: Pharmakokinetische Aspekte der Allopurinol-Langzeitbehandlung. Therapiewoche 29 (1979) 3725

46 Fox, I. H., W. H. Kelley: Phosphoribosylpyrophosphate in man: Biochemical and clinical significance. Ann. intern. Med. 74 (1971) 424

47 Fox, R. M., M. H. Wood, W. J. O'Sullivan: Studies on the coordinate activity and lability of orotidylate phosphoribosyltransferase and decarboxylase in human erythrocytes, and the effects of allopurinol administration. J. clin. Invest. 50 (1971) 1050

48 Fox, I. H., J. B. Wyngaarden, W. N. Kelley: Depletion of erythrocyte phosphoribosylpyrophosphate in man. A newly observed effect of allopurinol. New Engl. J. Med. 283 (1970) 1177

49 Fyfe, J. A., R. L. Miller, T. A. Krenitsky: Kinetic properties and inhibition of orotidine 5'-phosphate decarboxylase. Effects of some allopurinol metabolites on the enzyme. J. biol. Chem. 248 (1973) 3801

50 Fyfe, J. A., D. J. Nelson, G. H. Hitchings: The molecular basis for the effects of allopurinol on pyrimidine metabolism. Advanc. exp. Med. Biol. 41 B (1974) 621

51 Gamp, A., B. Knick, A. Schilling: Behandlung der chronischen Gicht durch Hemmung der Harnsäurebildung mit Allopurinol. Med. Klin. 61 (1966) 1791

52 Goldfinger, S. E., R. R. Howell, J. E. Seegmiller: Suppression of metabolic accompaniments of phagocytosis by colchicine. Arthr. and Rheum. 8 (1966) 1112

53 Goodman, L. S., A. Gilman: The Pharmacological Basis of Therapeutics, 4th ed. Macmillan, New York 1971

54 Gröbner, W., N. Zöllner: Der Einfluß von Nahrungspurinen und -pyrimidinen auf die Pyrimidinsynthese des Menschen. Klin. Wschr. 61 (1983) 1191

55 Gross, A., V. Girard: Über die Wirkung von Benzbromaron auf Urikämie und Urikosurie. Med. Welt (N. F.) 23 (1972) 133

56 Günther, R., E. Knapp: Zur Klinik und Therapie der Gicht unter besonderer Berücksichtigung der Stoffwechselwirkungen von Sulfinpyrazon (Anturan®) und Allopurinol (Zyloric®). Wien. klin. Wschr. 81 (1969) 817

57 Gutman, A. B.: The past four decades of progress in the knowledge of gout, with an assessment of the present status. Arthr. and Rheum. 16 (1973) 431

58 Hande, K., E. Reed, B. Chabner: Allopurinol kinetics. Clin. Pharmacol. Ther. 23 (1978) 598

59 Hande, K. R., R. M. Noone, W. J. Stone: Severe allopurinol toxicity. Description and guidelines for prevention in patients with renal insufficiency. Amer. J. Med. 76 (1984) 47

60 Hart, F. D., P. L. Boardman: Indomethacin. Practitioner 192 (1964) 828

61 Healey jr., L. A.: Allopurinol in the treatment of hyperuricemia and gout. Northw. Med. (Seattle) 65 (1966) 400

62 Heise, G. W., G. W. Müller: Beiträge zur Entstehung und Auflösung von Harnsteinen. Urologe 5 (1966) 171

62a Hesse, A., W. Schneeberger, W. Vahlensieck: Untersuchungen zur Wirkung eines Allopurinol/Benzbromaron-Präparates auf die Harnzusammensetzung im zirkadianen Verlauf. Klin. Wschr. 65 (1987) 218

63 Holmes, E.W., J.A. McDonald, J.M. McCord, J.B. Wyngaarden, W.N. Kelley: Human glutamine phosphoribosylpyrophosphate amidotransferase: Kinetic and regulatory properties. J. biol. Chem. 248 (1973) 144

64 Howell, R.R., J.E. Seegmiller: Mechanism of action of colchicine. Arthr. and Rheum. 5 (1962) 303

65 Huffmann, E.R., G.M. Wilson, C.J. Smyth, R. Hill: Metabolic effect of phenylbutazone in gout and non-gout arthritis. Ann. rheum. Dis. 13 (1954) 317

66 Iwamoto, K., D.W. Martin jr.: Effect of purine analogs on cultured mammalian cells. Pharmacologist 15 (1973) 235

67 Jähnchen, E., T. Meinertz, H.J. Gilfrich: Interaction of allopurinol with phenprocoumin in man. Klin. Wschr. 55 (1977) 759

68 Janzen, D., D.P. Mertz, E. Scheiffele, O. Kühnhold: Renale Ausscheidung von Allantoin bei normourikämischen und hyperurikämischen Personen unter der Wirkung von Benzbromaron. Klin. Wschr. 55 (1977) 1071

69 Johnson, jr., H.P., E.P. Engelman, D.H. Forsham, M.A. Krupp, T.W. Green, A. Goldfine: Effects of phenylbutazone in gout. New Engl. J. Med. 250 (1954) 665

70 Kann jr., H.E., J.H. Wells, J.F. Gallelli, P.S. Schein, D.A. Cooney, E.R. Smith, J.E. Seegmiller, P.P. Carbone: The development and use of an intravenous preparation of allopurinol. Amer. J. med. Sci. 256 (1968) 53

71 Kelley, W.N., T.D. Beardmore: Allopurinol: Alteration in pyrimidine metabolism in man. Science 169 (1970) 388

72 Kelley, W.N., J.B. Wyngaarden: Effects of allopurinol and oxipurinol on purine synthesis in cultured human cells. J. clin. Invest. 49 (1970) 602

73 Kelley, W.N., F.M. Rosenbloom, J.F. Henderson, J.E. Seegmiller: Xanthine phosphoribosyltransferase in man: Relationship to hypoxanthineguanine phosphoribosyltransferase. Biochem. Biophys. Res. Commun. 28 (1967) 340

74 Kersley, G.D.: Long-term use of allopurinol in the treatment of gout. Ann. rheum. Dis. 29 (1970) 89

75 Klein, G., A. Wottawa, F. Rainer: Untersuchungen zur Wirkung von urikosurisch und urikostatisch wirksamen Substanzen auf den DNA-Stoffwechsel. Acta med. austr. 3 (1976) 91

76 Kobayashi, S.: The synthesis and xanthine oxidase inhibitory activity of pyrazolo[3,4-d]pyrimidines. Chem. pharm. Bull. 21 (1973) 941

77 Kolle, P.: Der Harnsäurestein. Münch. med. Wschr. 109 (1967) 243

78 Köthe, E., C. Büttner, E. Quellhorst, F. Scheler: Behandlung der Hyperurikämie bei Niereninsuffizienz mit Benzbromaronum. Therapiewoche 23 (1973) 2927

79 Kröpelin, T., D.P. Mertz: Rückbildung von Gichttophi unter Langzeitbehandlung mit Allopurinol. Med. Klin. 66 (1972) 614

80 Kuzell, W.C., R.W. Schaffarzick, B. Brown, E.A. Mankle: Phenylbutazone (Butazolidin) in rheumatic arthritis and gout. J. Amer. med. Ass. 149 (1952) 729

81 Lau, K., C. Wolf, P. Nussbaum, B. Weiner, P. DeOrea, E. Slatopolsky, Z. Agus, S. Goldfarb: Differing effects of acid versus neutral phosphate therapy of hypercalciuria. Kidney int. 16 (1979) 736

82 Lemieux, G., R. Vinay, A. Gougoux, G. Michaud: Nature of the uricosuric action of benziodarone. Amer. J. Physiol. 224 (1973) 1440

83 Loebenstein, H.: Der Wandel in der Indikationsstellung durch die perorale Litholyse von Harnsteinen. Urologe 5 (1966) 178

84 Löffler, W., H.A. Simmonds, W. Gröbner: Gout and uric acid nephropathy: some new aspects in diagnosis and treatment. Klin. Wschr. 61 (1983) 1233

85 Lüscher, T., H. Vetter, P. Greminger, R. Steiner, W. Siegenthaler, W. Vetter: Patienten-Compliance. Klin. Wschr. 60 (1982) 161

86 Malawista, S.E.: Sols, gels, and colchicine: A common formulation for the effects of colchicine in gouty inflammation and on the mitotic spindle. Arthr. and Rheum. 7 (1964) 325

87 Malawista, S.E., J.E. Seegmiller: The effect of pretreatment with colchicine on the inflammatory response to microcrystalline urate. A model for gouty inflammation. Ann. intern. Med. 62 (1965) 648

88 Masbernard, A., P. Francoz: Zur urikosurischen Wirkung des Benzbromaron. Therapiewoche 19 (1969) 1553

89 Massarat, S., S. Massarat: Infiltrationsanästhesie bei akuter Gicht (Leser-Zu-

schriften). Dtsch. med. Wschr. 106 (1981) 1316

90 Matouschek, E., R. Böwering: Citronensäure- und Harnsäureausscheidung im Urin Gesunder und Harnsäureisteinträger vor und nach Einnahme eines citronensäure-citrathaltigen Granulates. Klin. Wschr. 46 (1968) 1011

91 Matzkies, F.: Wirkungen und Nebenwirkungen von Benzbromaron bei der Initialbehandlung von Hyperurikämie und Gicht. Ergebnisse eines Feldversuches mit 3899 Patienten. Fortschr. Med. 96 (1978) 1619

92 Matzkies, F., G. Berg: Behandlung der Hyperurikämie mit einer Kombination von Allopurinol und Benzbromaron. Dtsch. med. Wschr. 101 (1976) 1568

93 Matzkies, F., G. Berg, R. Minzlaff: Hyperurikämie-Behandlung mit Tagesdosen von 50 und 25 mg Benzbromaron. Fortschr. Med. 27 (1977) 1748

94 Mayrhofer, E. F., G. D. Feilhauer, I. Pilecky, H. Vockner, P. Kühn: Sulfinpyrazon-assoziierte Niereninsuffizienz. Dtsch. med. Wschr. 107 (1982) 1057

95 McCabe, W. R., G. G. Jackson: Treatment of pyelonephritis. Bacterial, drug and host factors in success or failure among 252 patients. New Engl. J. Med. 272 (1965) 1037

96 McCollister, R. J., W. A. Gilbert jr., D. M. Ashton, J. B. Wyngaarden: Pseudofeedback inhibition of purine synthesis of 6-mercaptopurine ribonucleotide and other purine analogues. J. biol. Chem. 239 (1964) 1560

97 McKendrick, M. W., A. M. Geddes: Allopurinol hypersensitivity. Brit. med. J. 1979/I, 988

98 Mellinghoff, C. H., R. H. Gross: Erfahrungen über die Gicht, insbesondere über die uricosurische Therapie mit Anturan. Z. Rheumaforsch. 21 (1962) 42

99 Mertz, D. P.: Gicht und Hyperurikämie. Referat II. Kongreß Südwestdeutsche Ges. inn. Med., Freiburg i. Br., 18. und 19. 6. 1965. Autoreferat. (Verh. Ber. S. 48–50). Arch. klin. Med. 212 (1966) 143

100 Mertz, D. P.: Gichtniere und Nierengicht. Dtsch. med. J. 19 (1968) 413

101 Mertz, D. P.: Veränderungen der Serumkonzentration von Harnsäure unter der Wirkung von Benzbromaronum. Münch. med. Wschr. 111 (1969) 491

102 Mertz, D. P.: Vermindertes Risiko bei der Behandlung von Gicht und Hyperurikämie. Dtsch. med. Wschr. 101 (1976) 1188

103 Mertz, D. P.: Zur Dosis-Wirkungs-Beziehung von Allopurinol. Arzneimittel-Forsch. 27 (I) (1977) 1209

104 Mertz, D. P.: Intraindividueller Wirkungsvergleich von 300 mg Allopurinol mit 100 mg Benzbromaron. Therapiewoche 28 (1978) 6080

105 Mertz, D. P.: Harnsäuresenkende Wirkung von Benzbromaron-Brausegranulat und Allopurinol. Vergleichende Untersuchungen. Münch. med. Wschr. 120 (1978) 1387

106 Mertz, D. P., K. Borner: Ausscheidung und Serumkonzentrationen von Allopurinol, Oxipurinol und Oxipurinen unter kombinierter Behandlung mit Allopurinol/Benzbromaron in steigender Dosierung. Med. Welt 34 (1983) 974

107 Mertz, D. P., R. Eichhorn: Does benzbromarone in therapeutic doses raise renal excretion of oxipurinol? Klin. Wschr. 62 (1984) 1170

108 Mertz, D. P., E. Göhmann: Renale Ausscheidung verschiedener Ionen bei Höherdosierung einer Allopurinol-Benzbromaron-Kombination. Z. Allgemeinmed. 54 (1978) 811

109 Mertz, D. P., E. Göhmann: Renale Ausscheidung von Harnsäure unter kombinierter Behandlung mit Allopurinol und Benzbromaron in steigender Dosierung. Therapiewoche 27 (1977) 5905

110 Mertz, D. P., H. Loewer: Wirkungsprofil der Harnsäuresenkung bei Höherdosierung von Allopurinol. Dtsch. med. Wschr. 104 (1979) 324

111 Mertz, D. P., I. Sulzberger, M. Klöpfer: Diabetes mellitus, Hyperlipidämie, Fettleber, Hypertension bei primärer Gicht und deren Beeinflussung durch Benzbromaronum. Münch. med. Wschr. 112 (1970) 241

112 Muggia, F. M., T. J. Ball jr., J. E. Ultmann: Allopurinol in the treatment of neoplastic disease complicated by hyperuricemia. Arch. intern. Med. 120 (1967) 12

113 Müller, G.-W., H.-J. Gutschmidt: Akutes Nierenversagen unter medikamentöser Litholyse bei Uratsteinbildung und Gicht. Münch. med. Wschr. 109 (1967) 1411

114 Müller, M. M., H. Fuchs, G. Pischek, W. Bresnik: Purinstoffwechsel und

Harnsäurepool bei Gichtpatienten unter Benzbromarontherapie. Therapiewoche 25 (1975) 514

114a Nashel, D., M. Chandra: Acute gouty arthritis. J. Amer. med. Ass. 247 (1982) 58

115 Nelson, D.J., G.B. Elion: Metabolism of [6-^{14}C] allopurinol – lack of incorporation of allopurinol into nucleic acids. Biochem. Pharmacol. 24 (1975) 1235

116 Nelson, D.J., C.J.L. Buggé, H.C. Krasny, G.B. Elion: Formation of nucleotides of [6-^{14}C]allopurinol and [6-^{14}C]oxipurinol in rat tissues and effects on uridine nucleotide pools. Biochem. Pharmacol. 22 (1973) 2003

117 Pennell, D.J., T.O. Nunan, M.J. O'Doherty, D.N. Croft: Fatal Stevens-Johnson syndrome in a patient on captopril and allopurinol. Lancet 1984/I, 463

117a Pewsner, D., C. Bachmann, U. Müller: Allopurinol(Zyloric)-induziertes Nierenversagen mit Hepatitis und squamöser Dermatitis bei vorbestehender Niereninsuffizienz. Schweiz. med. Wschr. 117 (1987) 139–141

118 Podevin, R., F. Paillard, C. Amiel, G. Richet: Action de la benziodarone sur l'excrétion rénale de l'acide urique. Rev. franç. Étud. clin. biol. 12 (1967) 361

119 Politta, G., S. Berthoud, G. Goudin, A. Chavaz, J. Fabre: Méchanisme de l'action uricosurique de la benzbromarone. Schweiz. Rdschr. Med. (Praxis) 62 (1973) 1345

120 Richet, G., C. Ledoux-Robert, R. Podevin, C. Amiel: Essais de traitement de l'hyperuricémie chronique chez les insuffisants rénaux chroniques. I. Action de la benziodarone. Rev. franç. Etud. Clin. Biol. 11 (1966) 396

121 Rodnan, G.P., J.A. Robin, S.F. Tolchin, G.B. Elion: Allopurinol and gouty hyperuricemia. Efficacy of a single daily dose. J. Amer. med. Ass. 231 (1975) 1143

122 Rundles, R.W., E.N. Metz, H.R. Silberman: Allopurinol in the treatment of gout. Ann. intern. Med. 64 (1966) 229

123 Rundles, R.W., J.B. Wyngaarden, G.H. G.H. Hitchings, G.B. Elion: Drugs and uric acid. Ann. Rev. Pharmacol. 9 (1969) 345

124 Rundles, R.W., J.B. Wyngaarden, G.H. Hitchings, G.B. Elion, H.R. Silberman: Effects of a xanthine oxidase inhibitor on thiopurine metabolism, hyperuricemia and gout. Trans. Ass. Amer. Phyncs 76 (1963) 126

125 Rywlin, A.M., E.P. Hofman, R.S. Ortega: Eosinophilic fibrohistiocytic lesion of bone marrow: A distinctive new morphologic finding, probably related to drug hypersensitivity. Blood 40 (1972) 464

126 Scheiffele, E.: Benzbromaron in niedriger Dosierung unbedenklich. Arznei-Telegramm 10 (1977) 84

127 Schulz, W.: Therapie der chronischen Pyelonephritis. Dtsch. med. Wschr. 105 (1980) 1170

128 Scobie, I.N., A.C. MacCuish, C.M. Kesson, I.R. McNeil: Neutropenia during allopurinol treatment in total therapeutic starvation. Brit. med. J. 180 (1980) 1163

129 Scott, J.T., P.K. O'Brien: Probenecid, nephrotic syndrome, and renal failure. Ann. rheum. Dis. 27 (1968) 249

130 Seegmiller, J.E., R.R. Howell, S.E. Malawista: The inflammatory reaction to sodium urate; its possible relationship to the genesis of acute gouty arthritis. J. Amer. med. Ass. 180 (1962) 469

131 Shorr, E., A.R. Bernheim, H. Taussky: The relation of urinary citric acid excretion to the menstrual cycle and the steroidal reproductive hormones. Science 95 (1942) 606

132 Smith, M.J.V., W.H. Boyce: Allopurinol and urolithiasis. J. Urol. 102 (1969) 750

133 Sorensen, L.B., D.J. Levinson: Clinical evaluation of benzbromarone. A new uricosuric drug. Arthr. and Rheum. 19 (1976) 183

134 Spector, T.: Inhibition of urate production by allopurinol. Biochem. Pharmacol. 26 (1977) 355

135 Spilberg, I., B. Mandell, J. Mehta, L. Simchowitz, D. Rosenberg: Mechanism of action of colchicine in acute urate crystal-induced arthritis. J. clin. Invest. 64 (1979) 775

136 Stevenson, A.C., S.R. Silcock, J.T. Scott: Absence of chromosome damage in human lymphocytes oxposed to allopurinol and oxipurinol. Ann. rheum. Dis. 35 (1976) 143

137 Sweetman, L., W.J. Nyhan: Excretion of hypoxanthine and xanthine in a genetic disease of purine metabolism. Nature 215 (1967) 859

138 Talbott, J.H.: Gout, 3rd ed. Grune & Stration, New York 1967

139 Tilney, L. G.: The assembly of microtubules and their role in the development of cell form. Develop. Biol., Suppl. 2 (1968) 63

140 Vesell, E. S., S. T. Passananti, F. E. Greene, J. G. Page: Genetic control of drug levels and of the induction of drug-metabolizing enzymes in man: individual variability in the extent of allopurinol and nortryptiline inhibition of drug metabolism. Ann. N. Y. Acad. Sci 179 (1971) 752

141 Vogler, W. R., J. A. Bain, Ch. M. Huguley jr., H. G. Palmer jr., M. E. Lowrey: Metabolic and therapeutic effects of allopurinol in patients with leukemia and gout. Amer. J. Med. 40 (1966) 548

142 Wallace, S. L.: Colchicine. Clinical pharmacology in acute gouty arthritis. Amer. J. Med. 30 (1961) 439

143 Wallace, S. L., B. Omokoku, N. H. Ertel: Colchicine plasma levels. Implication as to pharmacology and mechanism of action. Amer. J. Med. 48 (1970) 443

144 Walter, E., Ch. Staiger, J. de Vries, E. Weber, W. Bitzer, M. Degott, K. Jüngling: Enhanced drug metabolism after sulfinpyrazone treatment in patients aged 50 to 60 years. Klin. Wschr. 60 (1982) 1409

145 Watts, R. W. E., P. J. Watkins, J. Q. Matthias, D. A. Gibbs: Allopurinol and acute acid nephropathy. Brit. med. J. 1966/I, 205

146 Weimar, V. L., M. J. Fellman, M. Davis: Inhibitory action of colchicine on cell movement in organ culture. Proc. Soc. exp. Biol. 131 (1969) 1457

147 Welshman, S. G., M. G. McGeown: Urinary citrate excretion in stone-formers and normal controls. Brit. J. Urol. 48 (1976) 7

148 Wood, M. H., W. J. O'Sullivan, M. Wilson, D. J. Tiller: Potentiation of an effect of allopurinol on pyrimidine metabolism by chlorothiazide in man. Clin. exp. Pharmacol. Physiol. 1 (1974) 53

149 Wyngaarden, J. B., R. W. Rundles, H. R. Silberman, S. Hunter: Control of hyperuricemia with hydroxypyrazolopyrimidine, a purine analogue, which inhibits uric acid synthesis. Arthr. and Rheum. 6 (1963) 306

150 Yü, T. F., A. B. Gutman: Effect of allopurinol (4-hydroxypyrazolo-[3,4-d]-pyrimidine) on serum and urinary uric acid in primary and secondary gout. Amer. J. Med. 37 (1964) 885

151 Zöllner, N.: Die Behandlung der Gicht und der Uratnephrolithiasis mit Allopurinol. Verh. dtsch. Ges. inn. Med. 72 (1966) 781

152 Zöllner, N., W. Gröbner: Influence of oral ribonucleic acid on orotaciduria due to allopurinol administration. Z. ges. exp. Med. 156 (1971) 317

153 Zöllner, N., M. Schattenkirchner: Allopurinol in der Behandlung der Gicht und der Harnsäure-Nephrolithiasis. Dtsch. med. Wschr. 92 (1967) 654

154 Zöllner, N., W. Dofel, W. Gröbner: Die Wirkung von Benzbromaronum auf die renale Harnsäureausscheidung Gesunder. Klin. Wschr. 48 (1970) 426

155 Zöllner, N., A. Griebsch, J. K. Fink: Über die Wirkung von Benzbromaron auf den Serumharnsäurespiegel und die Harnsäureausscheidung des Gichtkranken. Dtsch. med. Wschr. 95 (1970) 2405

156 Zöllner, N., G. Stern, W. Gröbner, W. Dofel: Über die Senkung des Harnsäurespiegels im Plasma durch Benzbromaronum. Klin. Wschr. 46 (1968) 1318

18 Chirurgische Behandlung – Behandlung der Gicht als Allgemeinerkrankung – Prophylaxe

„Tua res agitur."
F. Q. Horaz

Chirurgische Behandlung

Operative Therapie der Gicht ist *nur bei Superinfektionen bzw. bei erheblichen Beschwerden durch große Gichtknoten* notwendig. Bei Gichtknoten, die die Arbeitsfähigkeit von Patienten oft erheblich beeinträchtigen können, wartet man nicht ab, bis sie durch medikamentöse Therapie eingeschmolzen sind, sondern entfernt sie am besten chirurgisch, wobei auf die Kürettage der Urathöhle größter Wert zu legen ist (39).

Bei medikamentöser Behandlung allein bedarf es oft Jahre bis zur vollständigen Einschmelzung großer Gichttophi, beispielsweise in der Bursa olecrani oder sonstwo, wenn die Harnsäureablagerungen schlecht vaskularisiert sind. Zur Beschleunigung einer Abheilung von Ulzerationen und zu einer Beseitigung oberflächlicher Tophi kann sich eine Inzision als nützlich erweisen. Obgleich bei medikamentöser Mobilisierung selbst großer Uratablagerungen für gewöhnlich überraschend geringe Gelenkdeformationen zurückbleiben, erfordert die Besserung der restlichen Gelenkfunktion, besonders an den Händen, gelegentlich eine chirurgische Korrektur. Als Komplikation können Fistelungen auftreten.

Behandlung der Gicht als Allgemeinerkrankung

Eine Behandlung der Gicht als Allgemeinerkrankung konzentriert sich vor allem auf eine Gewichtsreduktion bei Übergewicht, wodurch die Ausgangsbedingungen für eine evtl. notwendige zusätzliche medikamentöse Therapie von Hyperlipoproteinämie und Fettleber, arterieller Hypertension, Diabetes mellitus, Koronar- und/oder Herzinsuffizienz wesentlich verbessert werden können. *Die Reihenfolge des Behandlungsbeginns von Begleitkrankheiten richtet sich nach deren klinischer Bedeutung.* Unzweifelhaft nehmen Diätregime und körperliche Aktivierung einen besonderen Rang unter den zur Behandlung der Gicht als Allgemeinkrankheit erforderlichen Maßnahmen ein.

Gesundheitserziehung, allgemeine physikalische Maßnahmen, Bewegungstherapie

Eine Kombinationstherapie der Fettsucht mit Reduktionskost und körperlichem Training ist einer Monotherapie mit Reduktionsdiät allein aus kardiovaskulärer und metabolischer Sicht überlegen (41). Unter kombinierter Behandlung nimmt die körperliche Leistungsfähigkeit trotz Gewichtsabnahme signifikant zu, der Blutdruck in Ruhe und unter Belastung vermindert sich deutlich, und der Kohlenhydrat- und Fettstoffwechsel läßt sich bei kombinierter Therapie gleichfalls günstiger beeinflussen als bei Monotherapie.

Im Lichte moderner therapeutischer Möglichkeiten stellt die seit dem Altertum praktizierte *Balneotherapie* der Gicht ein *Adjuvans zur Chemotherapie* dar. Da gesundheitsbewußte Lebensführung die stärkste Selbstbeteiligung an den Ausgaben für die Krankenversicherung ist, bilden *Gesundheitserziehung und Gesundheitskontrollen* heute einen integrierenden Bestandteil jeder *Kurmedizin*. Aufgabengerechte medizinische Rehabilitationsmaßnahmen schließen eine umfassende, individuell abgestimmte Betreuung und die Integration von Balneologie, klinischer Medizin und Gesundheitspädagogik ein. Es liegen also die eigenständigen Aufgaben der Kurortbehandlung auf dem Gebiet der Erkennung und Behandlung chronischer Krankheiten, der funktionellen und umweltabhängigen Störungen. Sie schließen Vorsorge und Verhaltenserziehung, Altersprophylaxe und Rehabilitation ein. Nicht zu vergessen ist eine moderne diätetische Behandlung und Beratung. Ohne individuelle und gruppenweise abzuhaltende Gesundheitserziehung sind eine moderne Bewegungstherapie und Balneotherapie undenkbar. Im Mittelpunkt der Gesundheitserziehung steht eine bessere Motivation für eine gesunde Lebensführung durch engen Kontakt zwischen Ärzten und Patienten. Die dadurch zu erzielende *psychosomatische Gesamtbeeinflussung* ist oftmals höher einzuschätzen als der eigentliche Trainingseffekt. Innerhalb von wenigen Monaten kann es bei Anwendung dieser Empfehlungen gelingen, aus körperlich und seelisch weitgehend als Invaliden einzustufenden Patienten wieder lebensfrohe Menschen zu machen. Bei Vorhandensein schwerer Schäden sind die breit differenzierten Möglichkeiten balneologischer Anwendungen einzusetzen: um zu lindern, noch Schlimmeres zu verhüten oder bei Herz-Kreislauf-Erkrankungen im funktionellen Stadium den Gichtkranken sogar zu einer endgültigen Heilung zu verhelfen. Die Erhaltung und Besserung der Gelenkfunktionen durch balneologische Maßnahmen zur Förderung der Restbeweglichkeit unter Einschluß aktiver und passiver Bewegungsübungen sind wichtige Aufgaben, die der Kurmedizin heute bei der Behandlung der Gicht zufallen.

Eine chronische Krankheit wie die Gicht als Gelenk- und Allgemeinkrankheit kann das Leben eines Menschen – auch in seiner Beziehung zur

Umwelt – viel stärker bestimmen, als es die rein morphologisch orientierte Medizin sehen kann. Unheilvoll wird oft die Zeitgestalt vergessen. Da es bei einer chronischen Erkrankung eine endgültige Heilung nicht gibt, sollte man den chronisch Kranken besser einen „*bedingt Gesunden*" nennen und damit seinen Platz in der Gesellschaft zutreffender kennzeichnen. Der Gichtkranke muß lernen und üben, mit den ihm verbliebenen Möglichkeiten sein Leben am besten zu gestalten. Dazu bedarf es der Einsicht in die Krankheit und des Befolgens der ärztlichen Ratschläge. *Der chronisch kranke Mensch muß lernen, auf möglichst gesunde Weise krank zu sein* und *die halbe Gesundheit für die ganze gelten zu lassen* (J. P. HEBEL), d. h. er sollte mit seiner Krankheit fertig werden, sie in sein Leben einzubeziehen lernen. So gesehen, sind Gesundheit und Kranksein Modalitäten von persönlichem Dasein in kulturell geordneter Beziehung zu anderen Menschen.

Verschiedene Untersuchungen ergaben, daß ärztliche Verordnungen in der Langzeittherapie nur von 50–80% der Patienten richtig befolgt werden (18) und die Mitarbeit der Patienten sich im Laufe der Behandlung zusehends verschlechtert. In den ersten 4 Behandlungsmonaten kann mit einem Abfall der *Compliance-Rate* um 30%, nach 5 Jahren mit einer Therapiedisziplin nur noch bei 20–25% der Patienten gerechnet werden. Damit stellt die Non-Compliance seit Einführung wirksamer Medikamente etwa für die Behandlung von atherogenen Risikofaktoren, chronischen Infektionskrankheiten oder bei prophylaktischer Chemotherapie einen der wichtigsten therapiebegrenzenden Faktoren dar. Einer Förderung der Therapiedisziplin dienlich sind schriftliche Verordnungszettel, Beteiligung der Patienten an der Behandlung und Überwachung, Einbeziehung von zuverlässigen Familienmitgliedern bzw. von paramedizinischem Personal in Teile des Therapieplans, die eine Änderung von Lebensgewohnheiten erfordern (Diät, Reduktion bzw. Abstinenz von Alkohol und Nikotin), regelmäßig engmaschige Nachkontrollen zu festgesetzten Sprech- und möglichst kurzen Wartezeiten.

Heilgymnastische Übungen und Bewegungstherapie sind bei Gichtkranken sehr erwünscht, um die körperliche Konstitution zu verbessern, die Serumharnsäurereaktion an physische Anstrengungen anzupassen und um Komplikationen, die durch Immobilisation bedingt sind („Gichtphlebitis", Muskelatrophie, Fehlhaltung, Fettleibigkeit), vorzubeugen.

Schon 1683 wies SYDENHAM wies unter dem Eindruck, daß Gichtkranke häufig eine sitzende Lebensweise führen und einen körperlich wenig anstrengenden Beruf ausüben, auf die Notwendigkeit und den günstigen Einfluß von Bewegungsübungen und körperlicher Anstrengung auf den Verlauf der Gicht hin. Selbst bei trainierten Sportlern wurde während intensiven Trainings eine signifikante Erhöhung des Serumharnsäurespiegels beobachtet (12). Trotzdem stellt das Verhalten der Serumharnsäurekonzentration unter körperlicher Belastung wegen großer individueller Streuung kein Maß für den Trainingszustand dar. Als Folge maximaler körperlicher Belastung am Fahrradergometer bis zur subjektiven Erschöpfung kommt es bei körperlich trainierten Personen und untrainierten Menschen zu Bewegungen der Serumharnsäurekonzentration mit biphasischem Verlauf (17), und zwar zu einem Abfall während der Belastung und einem Anstieg in der Erholungsphase. Bei Trainierten fällt die Serumharnsäurekonzentration während körperlicher Belastung durchschnittlich um 20% des Ruhewertes, bei Untrainierten um 14% ab. In der ersten Stunde der Erholung beträgt der mittlere Anstieg der Serumharnsäurekonzentration bei Trainierten 24%, bei Untrainierten aber 41% gegenüber dem Ruhewert. In der zweiten Erholungsstunde liegt der mittlere Serumharnsäurewert bei Trainierten nur noch dicht über dem Ruheniveau, während er bei Untrainierten weiter ansteigt. Bei Patienten mit unbehandelter Gicht kann eine große und besonders ungewohnte körperliche Anstrengung in etwa derselben Häufigkeit wie ein Diätfehler einen *Gichtanfall* auslösen (13). Nach länger dauernder Immobilisation mit herabgesetzter körperlicher Beanspruchung wird ein Gichtanfall oft schon bei geringer körperlicher Anstrengung ausgelöst. Während eine einmalige akute körperliche Anstrengung, abhängig von der Intensität und Dauer, einen Anstieg der Serumharnsäurekonzentration um 0,5–2,7 mg/100 ml bedingen kann (30), ruft wochenlanges körperliches Training während der Trainingsperiode einen um so stärkeren Abfall der Harnsäurekonzentration im Nüchternserum hervor, je härter die Trainingsbedingungen sind. Besonders deutlich ausgeprägt ist dieses Phänomen bei gesunden Personen mit Ausgangswerten von 7,0–8,5 mg Harnsäure/100 ml Serum (2). Bemerkenswert ist die Feststellung, daß mehr als 50% der gesunden männlichen *Athleten* Serumharnsäurespiegel von über 6 mg/100 ml aufweisen (28). Bei 80% von körperlich trainierten Personen und von hart trainierten Athleten fanden Bosco u. Mitarb. (2) um 0,3–3,2 mg/100 ml niedrigere Serumharnsäurekonzentrationen als in der Vorperiode körperlicher Ruhe. Vier Wochen nach Unterbrechung des Trainings war der Ausgangswert der Serumharnsäurekonzentration bei den Athleten nahezu wieder erreicht.

Für den Anstieg der Serumharnsäurekonzentration nach einmaliger akuter körperlicher Belastung werden 1. eine Tendenz zu vermehrtem Anfall von Harnsäure, 2. eine Erniedrigung der renalen Harnsäure-Clearance bis auf 20% der Vorversuchswerte über 1–2 Std. (30) und 3. eine Verminderung des Plasmavolumens bis um mehr als 30% verantwortlich gemacht (2). Wahrscheinlich kommt die signifikante Erniedrigung der Serumharnsäurekonzentration während langdauernden körperlichen Trainings 1. durch eine relative Konstanthaltung der Turnoverrate von Harnsäure, die normalerweise etwa 60% des Harnsäurepools beträgt (10), 2. durch progressive Zunahme des Plasmavolumens und 3. durch einen absoluten Anstieg der renalen Harnsäureeliminierung zustande (2). Diese Befunde sind von praktisch-klinischem Interesse (s. S. 71).

Körperliche Aktivität übt auf verschiedene Eigenschaften und Funktionen des Organismus günstige Wirkungen aus. Neben einer Anpassung der Serumharnsäurereaktion an körperliche Belastungen und einer mäßigen Senkung der Serumlipide werden beeinflußt: das Körpergewicht, der Blutdruck, der Herzstoffwechsel, der Kollateralkreislauf des Herzens, die Pulsfrequenz, die Fibrinolyse, die Thrombozytenaggregation, verschiedene Enzyme und Hormone, wie Insulin, Wachstumshormon, Steroide, Androgene und Schilddrüsenhormone. *Der nur mäßige Einfluß von körperlicher Betätigung auf mehrere atherogene Risikofaktoren kann unter Umständen bei der Verhütung von koronarer Herzkrankheit wichtiger sein als die einzelne massive Wirkung auf einen isolierten potentiell lebensverkürzenden Faktor (23). Es hat sich gezeigt, daß es für die*

Entwicklung von protektiven Eigenschaften beim Energieverlust auf langdauernde, weniger anstrengende körperliche Belastung mehr ankommt als auf kurzdauernde Spitzenleistungen, und zwar möglichst unter Einbeziehung großer Anteile der Gesamtmuskelmasse.

Mäßige, aber regelmäßige körperliche Aktivität (Gehen und Laufen über 15–25 km pro Woche) beeinflußt die Serumkonzentration von HDL-Cholesterin durch Zunahme von vasoprotektivem HDL_2 und Verminderung von HDL_3 bei gesunden Männern im mittleren Lebensalter (34). Zusätzlich nehmen die Konzentrationen von 6-Keto-Prostaglandin $F_{1\alpha}$, des Hauptmetaboliten von Prostacyclin, und von *HDL-Cholesterin* parallel während körperlichen Trainings zu. Zusammen mit einer Verminderung der Serumkonzentration von LDL-Cholesterin bedeuten diese Änderungen eine günstige Wirkung von aerobem Training. Körperliches Training muß notwendigerweise nicht anstrengend sein, um die Verteilung der Serumlipoproteine zu verändern. *Aerobes Training* scheint mit einem Anstieg der vasodilatatorisch wirksamen Prostaglandine in der Zirkulation einherzugehen, wohingegen anaerobe kurzdauernd zur Erschöpfung führende Tätigkeit das Vorherrschen von proaggregatorisch wirksamem Thromboxan fördert (35).

Heilgymnastik darf nicht kritiklos und vor allem auch nicht brüsk angewandt werden. Vor Einleitung heilgymnastischer Maßnahmen ist eine gründliche ärztliche Untersuchung notwendig. Ein Training hat bei Patienten mit stärkerer Niereninsuffizienz zu unterbleiben. Durch Heilgymnastik wird der Energieverbrauch erhöht, die Lipolyse gefördert, eine positive Stickstoffbilanz durch Muskeltätigkeit gesteigert. Außerdem lassen sich respiratorische Insuffizienz, kardiovaskuläre Störungen, relative Insuffizienz des statischen Apparates, Erschlaffung der Bauchmuskulatur als Begleiterscheinungen oder Komplikationen von Übergewicht günstig beeinflussen.

Adipositas

Langzeitwirkungen einzelner Behandlungsverfahren bei Fettsucht sind enttäuschend. Konservative Maßnahmen, wie Diät oder Verhaltenstherapie, erweisen sich nur als mäßig erfolgreich, wenn es darum geht, Gewichtskonstanz zu gewährleisten. Die besten Aussichten auf einen anhaltenden Erfolg bietet die Kombination verschiedener Methoden, wie Verhaltenstherapie, körperliche Aktivität, angemessene Anweisungen über Ernährung.

Heute werden die vermeintlichen Vorteile einer Fastenkur gegenüber einer *800- bis 1000-Kalorien-Reduktionskost* mit Recht angezweifelt (1). Anlaß zu neuen Überlegungen gibt nicht nur der erhebliche finanzielle Aufwand, der mit einer stationär durchgeführten *Nulldiätbehandlung* verbunden ist, sondern auch das *enttäuschende* Resultat der Langzeitwirkung. Überdies ist die eingeschmolzene Fettmenge während totalen Fastens nicht größer als diejenige während einer fortgesetzten kalorischen Restriktion. Viele Erfahrungen zeigen (16), daß nur etwa 1% der Kurpatienten während einer durchschnittlichen Behandlungsdauer von vielen Monaten das individuelle Idealgewicht erreicht. Bei Vorauswahl motivierter Patienten und Fortführung der diätetischen, ärztlichen und psychologischen Betreuung der Patienten nach Abschluß einer klinisch überwachten Totalfastenkur, kann jedoch mit einer Dauererfolgsquote bis zu 60% gerechnet werden (14). Eine gewisse „Rückfälligkeit" der Patienten besteht bis zu 2 Jahren nach Beginn einer Gewichtsreduktion. Auch hier erscheint eine Umstellung auf „vernünftige Diät" (s. S. 215) wichtig, weil damit eine Verminderung der Insulinproduktion herbeigeführt und dem raschen Aufkommen eines Hungergefühls entgegengewirkt wird (9).

Nach neueren Erkenntnissen scheint eine übermäßige Verringerung des Körpergewichtes keine gesundheitlichen Vorteile mit sich zu bringen (38). Anscheinend besteht doch keine minimale Mortalität bei weit unterdurchschnittlichem Körpergewicht, sondern sie ist außer bei Übergewichtigen – aus bisher unerklärlichen Gründen – auch bei Personen mit Untergewicht erhöht. Es gibt offensichtlich ein um das Durchschnittsgewicht herumliegendes *Idealgewicht*, bei dem die Sterblichkeit am niedrigsten ist. In der Regel spiegelt ein Körpergewicht, das weit unter dem *Normalgewicht* (Gewicht in kg = Körpergröße in cm − 100) liegt, in manchen Fällen subklinische Krankheit auf anderem als kardiovaskulärem Gebiet wider, d. h. es besteht eine U-förmige Mortalitätskurve mit gesteigerter Sterblichkeit für Unter- und Übergewicht. Möglicherweise läßt sich ein erhöhtes Mortalitätsrisiko für den magersten Anteil einer bestimmten Bevölkerungsgruppe teilweise mit vermehrtem Rauchen in Zusammenhang bringen.

Zu dem Erfolg einer Gewichtsreduktion sind die Faktoren Persönlichkeit des Patienten, Einfluß des Arztes und Diätform entscheidend. Augenscheinlich kommt von diesen 3 Faktoren der Diät die geringste Bedeutung zu. Für ein gutes Spätresultat sind vor allem *Willenskraft und Ausnutzung des Bewegungsdranges* sowie eine *Bestätigung des Erfolges* durch die nächste Umgebung bedeutsam. Auf körperliche Aktivität sollte im Hinblick auf einen gesteigerten Abbau der Fettdepots zugunsten der Muskulatur und aus prophylaktischen Gründen nicht verzichtet werden. Aufgrund zahlreicher eigener negativer Erfahrungen (26) hinsichtlich der Langzeitwirkung einer Nulldiät ist der von BERGER u. Mitarb. (1) vorgebrachte Vorschlag zu begrüßen, eine *Nulldiätbehandlung nur noch in besonderen Fällen* anzuordnen. Dabei ist einmal vom Grundsatz einer absoluten Behandlungsbedürftigkeit auszugehen, wenn Bedingungen vorliegen, die eine rasche initiale Gewichtsreduktion ratsam erscheinen lassen, beispielsweise bei Nachweis von Risikofaktoren mit Krankheitswert oder zur Verminderung des Risikos bei einem unabwendbaren operativen Eingriff. In Fällen mit relativer Behandlungsbedürftigkeit sollte eine stationäre Nulldiätbehandlung vom Nachweis einer erfolgreich absolvierten ambulanten Gewichtsreduktion nach mehrmonatiger Teilnahme an einem Reduktionskost-Programm abhängig gemacht werden. Die optimale Dauer einer Kur mit Nulldiät liegt erfahrungsgemäß bei 18–22 Tagen. Innerhalb dieser Zeit ist in den meisten motivierten Fällen mit einer Gewichtsabnahme von 10–12% des Körpergewichtes zu rechnen. Bei starker Fettsucht kann man mehrere Fastenzyklen von 2–3

Wochen Dauer durchführen. Solche *Totalfastenkuren sind nicht ungefährlich*. Anstieg von Serumtransaminasewerten als Folge entzündlicher Leberveränderungen, Abfall der Konzentration von Blutzucker, Triglyceriden und Cholesterin im Serum sowie reversible zerebrale Ischämien können dabei auftreten. Ernste Komplikationen während Nulldiätbehandlung kommen bei etwa 8% der Patienten vor (31). Vergleichsuntersuchungen über eine 4wöchige Fastenperiode zeigten eine bisher unbekannte Form von Dysproteinämie (8).

Die in den ersten 3 Wochen vorhandene Fastenhyperurikämie (S. 68) stellt keine Kontraindikation per se dar, vielmehr eine Indikation zur Verabfolgung von 300 mg Allopurinol tägl. bzw. von 25 oder 50 mg Benzbromaron pro Tag. Trotz Ketose kommt es während langdauernden Fastens zu keiner Azidose, solange durch *Zufuhr von reichlich Flüssigkeit (2,5–3 l tägl.)* für einen guten Harnfluß und Vermeidung einer Hypovolämie gesorgt wird. Dadurch entgeht man zudem unangemessenen Kaliumverlusten, die durch einen Aldosteronismus infolge Hypovolämie ausgelöst werden, sowie Einschränkungen der glomerulären Filtratrate.

Gegenüber *Totalfastenkuren* mit freier Flüssigkeits- und ausreichender Vitamin- und Elektrolytzufuhr, Formeldiäten (flüssige oder feste Nährstoffkonzentrate mit relativ eintönigem Geschmack und geringer Anforderung an das Kaubedürfnis), *Kostformen mit extremen Nährstoffrelationen* (ketogene Diät in Form einer stark kohlenhydratreduzierten sog. Banting-Diät, Hollywood-Diät etc.) hat sich eine *brennwertarme Reduktionsmischkost am günstigsten erwiesen* (16).

Ambulant empfiehlt sich die Verordnung einer 600- oder 800-Kalorien-Reduktionskost (24). Solche energiearmen Kostformen werden trotz voller Arbeitsbelastung ohne nennenswerte Nebenwirkungen gut vertragen. Zugleich sind sie wirtschaftlich und praxisnahe, da die Patienten ihre üblichen Lebensgewohnheiten nicht aufgeben müssen. Ist unter einer derartigen Reduktionskost ein ideales Körpergewicht erreicht, dann kann man dem Patienten solange eine Steigerung der Energiezufuhr gestatten, wie das Körpergewicht konstant gehalten wird. Diese Energiezufuhr sollte dann beibehalten werden.

Die für einen Dauererfolg sehr wichtige Mitarbeit des Patienten bei Abmagerungskuren fängt mit einer *Diätberatung an*, die erst dann beginnen sollte, *wenn der Patient das Rauchen aufgegeben hat*. Im umgekehrten Falle führt nämlich das Aufgeben des Rauchens nach erfolgreicher Gewichtsreduktion erfahrungsgemäß zu einem erneuten Anstieg des zuvor mühsam verminderten Körpergewichtes. Zu dem *Gewichtsanstieg nach Aufgeben des Rauchens* kann die Wiederherstellung einer regelrechten Sekretion von *Schilddrüsenhormon* beitragen. Rauchen ruft nämlich eine über das sympathische Nervensystem vermittelte mäßige Sekretionssteigerung von Schilddrüsenhormon hervor, die sich zurückbildet, wenn das Rauchen aufgegeben worden ist (20).

Sogenannte *Appetitzügler und Schilddrüsenhormone* sollten *nur bei strenger Indikationsstellung* verabreicht werden. Von einer Verordnung von Saluretika, Laxantien und Digitalispräparaten, die alle die Körperfettbestände nicht vermindern, sondern höchstens behandlungsbedürftige Nebenwirkungen hervorrufen, ist abzusehen.

Arterielle Hypertension

Eine antihypertensive Therapie schließt allgemeine Maßnahmen der Lebensführung, Freizeitgestaltung und Besprechung von Fragen nach der Berufsausübung ein. Bei übergewichtigen Patienten mit Hypertension ist Gewichtsreduktion (mit assoziierter Kochsalzrestriktion [5]) als erster therapeutischer Schritt zu bewerten, weil dadurch nicht nur die erforderliche Dosis an antihypertensiven Substanzen vermindert, sondern gegebenenfalls auf eine Hochdrucktherapie überhaupt verzichtet werden kann. Bezüglich eines durch Alkohol induzierten Hochdrucks verweisen wir auf S. 226.

Gewichtsreduktion bei übergewichtigen hochdruckkranken Gichtpatienten ist als erster therapeutischer Schritt anzusehen. Eine weitere Grundlage zur Behandlung von arteriellem Bluthochdruck ist auch im Falle von Gicht und Hyperurikämie eine Beschränkung der Kochsalzzufuhr. Diese Feststellung gilt trotz der Tatsache, daß die meisten im Handel befindlichen blutdrucksenkenden Mittel mit Saluretika kombiniert sind. *Kochsalzbeschränkung* ist auch bei Anwendung von Saluretika erforderlich, da es bei einer Kochsalzzufuhr von mehr als 10 g (etwa 170 mmol Natrium) täglich sogar zu einem Wirkungsverlust der Saluretika kommen kann. Wünschenswert wäre bei intakter Nierenfunktion eine diätetische Behandlung des Hochdrucks mit Zufuhr von nur 1 g Kochsalz (weniger als 17 mmol Natrium) täglich. Angesichts der meist unumgänglichen Aufnahme von „verstecktem" Natrium mit industriell bearbeiteten oder hergestellten Nahrungsmitteln läßt sich in westlichen Industrienationen in der Regel nur ein Kompromiß bezüglich der Kochsalzbeschränkung erzielen. Wir empfehlen heute den Hochdruckkranken eine mäßige Kochsalzbeschränkung durch Verzicht auf den Verzehr von Lebensmitteln mit hohem Kochsalzgehalt und auf „Zusalzen". Im Falle einer Hochdruckbehandlung von Gichtpatienten mit Medikamenten, die Saluretika enthalten, muß die Allopurinoldosis entsprechend der hyperurikämisierenden Wirkung der Saluretika erhöht werden (22).

An leichter (oder synonym gebraucht) *labiler bzw. Grenzwert-Hypertension* leiden etwa 10 bis 20% der Erwachsenenbevölkerung und viele Gichtkranke bzw. Hyperurikämiker. Der Spontanverlauf der Grenzwert-Hypertension ist ungewiß, da sich der Blutdruck in den nächsten 5 bis 10 Jahren erfahrungsgemäß bei etwa der Hälfte der Patienten normalisiert, jedoch kaum bei Gichtkranken. Auf der anderen Seite kommen mindestens 30% der kardiovaskulären Komplikationen einer arteriellen Hypertension in dem scheinbar ungefährlichen Blutdruckbereich zwischen 140 und 159 mm Hg systolisch und zwischen 90 und 105 mm Hg diastolisch vor (7).

Pharmaka speziell für die Behandlung der Grenzwert-Hypertension gibt es nicht. Für den Behandlungsbeginn lassen sich niedrige Dosen eines Diuretikums und/oder Betarezeptorenblockers empfehlen. Mit einer Kombinationstherapie von Diuretikum und Betablockern läßt sich Grenzwert-Hypertension in über drei Viertel der Fälle befriedigend beherrschen. Auch hier gilt die Regel, möglichst mit einem Minimum an Arzneimitteln auszukommen und die Behandlung individuell zu gestalten. Liegen keine anderen Risikofaktoren und keine EKG-Veränderungen vor, dann kann schon eine Verminderung des Kochsalzverzehrs zusammen mit Gewichtsreduktion im Falle von Übergewicht als Behandlungsmaßnahme ausreichen, selbstverständlich in Kombination mit körperlicher Aktivierung und mit dem Versuch, übermäßige psychische Beanspruchung zu vermeiden.

Möglicherweise genügt bereits eine mäßige *Kochsalz*zulage (4,25 g = 73 mmol Na) zu einer Erhöhung der *postprandialen Glucose- und Insulinreaktion* auf stärkehaltige Nahrungsmittel (Linsen, Brot etc.). Wahrscheinlich beruht diese Veränderung auf einer Beschleunigung der Verdauung von Stärke durch Stimulierung der Amylase-Aktivität oder auf einer Beschleunigung der intestinalen Resorption von freigesetzter Glucose bzw. auf beiden Bedingungen (40). Durch diese Befunde wird die für Diabetiker und die Allgemeinbevölkerung ausgegebene Empfehlung unterstützt, die Kochsalzaufnahme mit der Nahrung zu vermindern. – Daneben scheint kochsalzreiche Ernährung die *Bronchialaktivität* und *Asthma* zu verstärken (4a).

Rauchgewohnheiten, Diabetes mellitus, Hyperlipoproteinämie, Fettleber

Das Risiko der manifesten Koronarkrankheit nimmt nach Aufhören des *Zigarettenrauchens* rapide ab (6). Der Nachweis einer Beziehung zwischen der Schwere einer Aortensklerose und der Dauer des Zigarettenrauchens im Verein mit dem Befund einer verstärkten Aortensklerose unter früheren Rauchern (36) läßt vermuten, daß Zigarettenrauchen sowohl kurzdauernde Effekte, die zu akuten Manifestationen einer Atherosklerose führen, als auch Langzeiteffekte auf die Arterienwand selbst ausübt, die trotz Aufgabe des Rauchens fortbestehen.

Die Behandlung eines *Diabetes mellitus* bei Gicht, der in der Regel nicht insulinbedürftig ist, erfolgt nach den bekannten Richtlinien, wobei die meisten Gichtkranken entweder mit einer entsprechenden Diät als Basistherapeutikum oder mit einer Kombination aus Diät und blutzuckersenkenden Sulfonylharnstoffen auskommen. Die Zusammensetzung der Diät lehnt sich an die allgemeinen Richtlinien an, die auf S. 213 ff. dargestellt sind.

Die bei den meisten Gichtpatienten vorhandene leichte bis mäßiggradige *Hyperlipoproteinämie* gehört unter standardisierten Bedingungen meist dem Typ IV nach Fredrickson oder dem Typ IIb an. Die sich daraus ableitenden therapeutischen Konsequenzen liegen klar auf der Hand: Normalisierung des Körpergewichtes, Verabfolgung einer sog. „vernünftigen Diät". Da es nach unseren eigenen Erfahrungen (25, 27) in mehr als der Hälfte der hyperlipoproteinämischen Fälle gelingt, allein durch diätetische Maßnahmen eine Normalisierung der Serumfettwerte zu erzielen, muß auf die Durchsetzung diätetischer Prinzipien im Gespräch mit den Patienten größte Mühe verwandt werden.

Eckpfeiler jeglicher Therapie von Hyperlipoproteinämien, gleich welchen Typs, ist stets die Diät.
Zusätzliche Verordnung von Arzneimitteln sollte jüngeren Patienten und Patienten mit hohem Risiko vorbehalten bleiben. Eine medikamentöse Therapie muß lebenslänglich fortgeführt werden und geht immer mit der Gefahr von Nebenwirkungen einher.

Grundsätzlich sollten alle Gichtpatienten mit enzymatisch bestimmten Serumcholesterinkonzentrationen von über 230 mg/100 ml bei wiederholter Messung diätetisch und solche mit Werten über 250 mg/100 ml zusätzlich medikamentös behandelt werden. Bezüglich erhöhter Serumtriglyceridwerte genügt eine diätetische Behandlung im Zusammenhang mit einer Gewichtsreduktion, wenn die enzymatisch bestimmten Serumkonzentrationen zwischen 150 und 250 mg/100 ml liegen. Übersteigen die Triglyceridwerte ein Niveau von 250 mg/100 ml, dann empfiehlt sich die Einleitung zusätzlicher medikamentöser Maßnahmen: Behandlung mit Clofibrat-Derivaten und/oder Anionenaustauschern bzw. Nicotinsäure-Derivaten.

Die Behandlung einer *Fettleber* bei Gicht, die nach eigenen Beobachtungen unvorhersehbar und unabhängig von Diätfehlern exazerbieren kann, bereitet z. T. erhebliche Schwierigkeiten. Vordergründig sind auch hier diätetische Maßnahmen, wie beschrieben, einschließlich Alkoholentzug und Körpergewichtsreduktion. Keinesfalls sollten die Patienten körperlich inaktiviert werden.

Prophylaxe

Die bei *Leukämie* zu beobachtende Hyperurikämie wird bekanntlich häufig durch *Röntgentherapie* und/oder *zytostatische Therapie* verstärkt und kann so zu Harnsäurenephropathie führen. Gewöhnlich spiegelt hierbei die Hyperurikämie eine stark erhöhte Harnsäurebildung durch vermehrten Umsatz von Nucleinsäuren seitens der Tumorzellen wider. Während zytostatischer Therapie führen der vermehrte Untergang neoplastischer Zellen und der nachfolgende Katabolismus der Nucleinsäuren zu einer weiteren Erhöhung des Serumharnsäurespiegels. Dadurch kann der Serumharnsäurewert, der vor einer zytostatischen Behandlung trotz signifikanter Erhöhung des Purinkatabolismus noch normal gewesen sein mag, auf deutlich erhöhte Werte ansteigen. Bei vermehrtem Abbau von Nucleinsäuren infolge Tumoreinschmelzung nimmt die Komplikationsquote an Hyperurikämie zu. Harnsäurenephropathie entwickelt sich besonders gern unter Chemotherapie der akuten Leukämie. Bei Hämoblastosen und unter zytostatischer Behandlung kann es durch Ausfällen von Uratkristallen und Bildung von Uratkonkrementen in Harn, ableitenden Harnwegen oder Nierenparenchym als Folge einer erheblichen Hyperurikämie zum akuten Nierenversagen kommen (29).

Aus prophylaktischen Gründen sollte eine Behandlung mit einem Urikostatikum (Allopurinol) bei folgenden Situationen angestrebt werden:
1. in jedem Fall bei einer akuten Leukämie während des Behandlungsbeginns,
2. vor einer zytostatischen Therapie bei Patienten mit ausgedehnter Einschmelzung des Tumors,
3. bei Patienten mit chronischen Leukämien, Lymphomen und verschiedenen anderen Neoplasmen, die mit einer beträchtlichen Hyperurikämie oder Harnsäuremehrausscheidung einhergehen,
4. bei Patienten mit Hyperurikämie und Azotämie, bei denen die Nierenfunktion aus verschiedenen reversiblen Bedingungen heraus geschädigt ist,
5. bei fettsüchtigen Patienten während einer Abmagerungskur, wenn sich eine starke Hyperurikämie zu entwickeln droht.

I. v. Applikation von Allopurinol spielt in der Pädiatrie bei Kindern mit neoplastischen Erkrankungen eine Rolle, die für eine orale Gabe des Mittels zur Verhinderung einer Hyperurikämie noch zu jung sind, oder bei Patienten mit schwerem Erbrechen und solchen, die einer i.v. Infusionstherapie bedürfen (11).

Urikosurika sollten bei zytostatischer Behandlung von *Hämoblastosen* nicht verordnet werden, wenn die Harnsäurekonzentration in Serum und Urin bereits erhöht ist, weil dann die Gefahr einer Harnsäureausfällung besonders groß ist.

Bei *akutem Nierenversagen*, gleich welcher Genese, stellt eine sich dabei entwickelnde Hyperurikämie eine zusätzliche Gefahr dar, deren Bedeutung oft verkannt wird oder unbekannt ist. Hierbei kann Hyperurikämie durch Ablagerung von Harnsäure im Nierenmark den Verlauf eines akuten Nierenversagens beschleunigen. Allopurinoldosen von 50 bis 100 mg tägl. können in solchen Fällen von großem Nutzen sein. Die Beobachtung, daß sich unter der Wirkung eines Urikostatikums (Allopurinol) eine sekundäre Oligurie bei Uratnephropathie zurückbilden kann, zeigt, daß Erniedrigung der Serumharnsäurekonzentration die Entwicklung einer Nierenschädigung bei Hyperurikämie verhindern oder die Wiederherstellung einer gestörten Nierenfunktion beschleunigen kann (21).

ZUMKLEY u. Mitarb. (44) konnten durch frühzeitige *Hämodialyse* ein *akutes Nierenversagen infolge extremer Hyperurikämie nach Furosemidgaben in hoher Dosierung* (bis 2000 mg an 2 Tagen) rasch beseitigen. Durch Hämodialyse ließen sich die hohen Harnsäurekonzentrationen bis 44 mg/100 ml (im Mittel bei 27,1 mg/100 ml) schnell senken, und die Urinausscheidung kam bei einem Teil der Fälle schon während der Dialyse wieder in Gang. Prädisponierende Faktoren für die akute Ausscheidungsinsuffizienz der Nieren nach hochdosierter Furosemidtherapie waren renale Funktionsstörungen, Dehydratation, Azidose, erhöhter Harnsäureanfall anderen Ursprungs. Bei prädisponierten Patienten ist hinsichtlich der Verabfolgung von Saluretika, besonders von Furosemid in hohen Dosen, größte Vorsicht geboten (S. 160).

Schutzfunktion von Allopurinol vor ischämischen Gewebsschäden

Bekanntermaßen sind verschiedene Faktoren in die Pathogenese von ischämischen Gewebsschäden eingeschaltet, wie Hypoxie, Freisetzung lysosomaler Enzyme, Endotoxine, Kinine. Davon nimmt *Gewebshypoxie* eine Schlüsselstellung ein.

Das Superoxid-Radikal O_2, eine instabile und zytotoxische Form von molekularem Sauerstoff, ruft erhöhte Kapillarpermeabilität bei ischämischen Gewebsläsionen in verschiedenen Organen hervor. Quelle dieser *Superoxid-Radikale* ist das Enzym *Xanthinoxidase*. Spezifisch und wirksam katalysiert das Enzym *Superoxid-Dismutase* die Dismutation und damit die „Entgiftung" des Superoxid-Radikals. Dadurch bietet es ebenso wie Vorbehandlung mit *Allopurinol*, einem spezifischen Inhibitor von Xanthinoxidase, bedingten Schutz vor ischämischen Gewebsschädigungen (32). Zytotoxische Wirkungen von Superoxid-Radikalen ergeben sich aus der Peroxidation von Lipidkomponenten der Epithelzellen und/oder aus dem Abbau von Kollagen und Hyaluronsäure, also von Bestandteilen der Basalmembran. Da aber auch *Dimethylsulfoxid*, ein wirksamer Entferner von *Hydroxyl-Radikalen* (OH^-), genauso wie Allopurinol oder Peroxid-Dismutase vor einem ischämiebedingten Gewebsschaden schützt, wird angenommen, daß das Hydroxyl-Radikal oder eine davon abgeleitete Substanz und nicht das Superoxid-Radikal als solches in die Entstehung eines vaskulären Gewebsschadens eingeschaltet ist (33).

Wahrscheinlich sind 1. Hydroxyl-Radikale, die von Superoxid-Anionen abstammen, primär für eine durch Ischämie entstandene Gefäßschädigung verantwortlich, und 2. ist die Xanthinoxidase an der Entstehung von Sauerstoff-Radikalen, die während Ischämie hervorgerufen werden, beteiligt. *Tierexperimentell ist Allopurinol bedingt in der Lage, viele Gewebe (beispielsweise Herz, Niere, Darm) vor Ischämieschäden zu schützen*, indem diese Substanz den Organismus vor einem Verlust von

„funktionellen" Purinbasen aus hypoxischen Zellen bewahrt, ehe deren irreversibler Abbau in die nicht wieder verwertbare Harnsäure erfolgt (s. S. 56).

Als Ursache für akute und chronische *Gefäßerkrankungen*, die bekanntermaßen bei Gichtkranken häufig anzutreffen sind, kommen überwiegend neben Veränderungen der Gefäßwand solche des Gefäßinhaltes in Betracht. Dazu zählt die *Fließeigenschaft des Blutes* mit ihren Rückwirkungen auf Gerinnung und Durchblutung, besonders im Bereich der Mikrozirkulation. Sie muß als übergeordneter Parameter bei unterschiedlichen Risikofaktoren bewertet werden.

Bei Vorhandensein der bei Gichtkranken häufig einzeln oder kombiniert auftretenden Begleitkrankheiten stellte man Störungen der Thrombozytenfunktionen und signifikante Erhöhungen der Blut- und Plasmaviskosität fest (S. 171). Wenn Thrombozyten mit Kollagen zusammenkommen, setzen sie ADP frei, das seinerseits wiederum zu einer *Thrombozytenaggregation* führt. Obgleich diese Plättchenfunktionen für die Hämostase wichtig sind, kann die Bildung von Thrombozytenaggregaten in erkrankten Gefäßen einen Gefäßverschluß bewirken. Wie wir wissen, steigert Hyperurikämie die ADP-induzierte Thrombozytenaggregation (S. 171). Denselben Effekt bedingen Hyperlipoproteinämie vom Typ II nach Fredrickson (43), Zigarettenrauchen (19) und Streß (4). Beim Zigarettenrauchen kommt Kohlenmonoxid eine Schlüsselstellung bezüglich einer Gefäßwandschädigung zu, und Nicotin ist als Kofaktor über eine Steigerung der Thrombozytenaggregation, Blut- und Plasmaviskosität sowie über einen dosisabhängigen Konzentrationsanstieg von unveresterten Fettsäuren im Serum wirksam. Die zuletzt genannte Veränderung beruht auf einer nicotininduzierten Katecholaminfreisetzung. Die Thrombozytenaggregation durch ADP läuft in fettsäurereichem Plasma ausgeprägter ab als in fettsäurearmem (4). Umgekehrt läßt sich durch körperliches Training das Verhalten der Thrombozyten stabilisieren (37).

Bei Patienten mit arterieller Hypertension, primärer Hyperlipoproteinämie, Übergewicht, Diabetes mellitus und Rauchern wurde eine signifikante Erhöhung der *Blut- und Plasmaviskosität* festgestellt (15). In solchen Fällen und bei Vorhandensein einer Hyperurikämie kann zudem mit einer höheren *Plasmafibrinogenkonzentration* gerechnet werden (42). Sonst gesunde Raucher weisen einen höheren *Erythrozytenaggregationswert* als Nichtraucher auf (3). Prophylaktisch kann neben der Anwendung diätetischer Maßnahmen eine medikamentöse Therapie ggf. empfohlen werden.

Literatur

1 Berger, M., M. Granz, P. Berchthold, G.M. Krüskemper, H. Zimmermann: Verlaufsuntersuchungen zum Langzeiteffekt der Nulldiät. Dtsch. med. Wschr. 101 (1976) 601

2 Bosco, J.S., J.E. Greenleaf, R.L. Kaye, E.G. Averkin: Reduction of serum uric acid in young men during physical training. Amer. J. Cardiol. 25 (1970) 46

3 Boss, N., S. Koenig, G. Ruhenstroth-Bauer: Die Erythrocytenaggregation bei Menschen mit Risikofaktoren eines Herzinfarkts. Klin. Wschr. 53 (1975) 385

4 Bucher, H.W.: Die Bedeutung der freien Plasmafettsäuren beim Myokardinfarkt. Dtsch. med. Wschr. 99 (1974) 16

4a Burney, P.G., J.R. Britton, S. Chinn, A.E. Tattersfield, H.S. Platt, A.O. Papacosta, M.C. Kelson: Response to inhaled histamine and 24 hour sodium excretion. Brit. med. J. 292 (1986) 1483

5 Dahl, L.E.: Salt and hypertension. Amer. J. clin. Nutr. 25 (1972) 231
6 Doyle, J.T., T.R. Dawber, W.B. Kannel, S.H. Kinch, H.A. Kahn: Relationship of cigarette smoking to coronary heart disease: second report of combined experience of Albany, N.Y., and Framingham, Mass., studies. J. Amer. med. Ass. 190 (1964) 886
7 Epstein, F.H.: Risikofaktor Hochdruck. Diagnostik 16 (1983) 38
8 Frey, B.M., R. Mordasini, F.J. Frey, E. Wegmüller, G. Schlierf, J. Holder: Dysproteinaemia during total fasting. Metabolism 28 (1979) 363
9 Grey, N., D.M. Kipnis: Effect of diet composition on the hyperinsulinemia of obesity. New Engl. J. Med. 285 (1971) 827
10 Gutman, A.B., T.F. Yü: Uric acid metabolism in normal man and in primary gout. New Engl. J. Med. 273 (1965) 252, 313
11 Holton, C., A. Donneberg, C. Mayer, S. Bertolone: Use of intravenous allopurinol (NSC-1390) (4-Hydroxypyrazolo(3,4-d)pyrimidine) for prevention of hyperuricemia in children with neoplastic disease. Clin. Res. 21 (1973) 304
12 Horvath, G.: Blood-serum level of uric acid in top sportsmen. Acta rheum. scand. 13 (1967) 308
13 Krizek, V., P. Stepanek: Die Heilgymnastik bei der Gicht. Therapiewoche 16 (1966) 362
14 Laube, H., K. Köhle, H. Ditschuneit, E.F. Pfeiffer: Dauererfolg von Fastenkuren. Dtsch. med. Wschr. 97 (1972) 830
15 Leonhardt, H., A. Uthoff, I. Stelter: Veränderungen der Blut- und Plasmaviskosität bei Patienten mit Risikofaktoren. Med. Klin. 70 (1975) 1997
16 Liebermeister, H.: Gewichtsreduktion bei Adipositas durch Diät, Medikamente und operative Verfahren. Klin. Wschr. 49 (1971) 125
17 Lun, A., H. Friedemann, H.-D. Hoffmann, C. Wagenknecht: Veränderungen der Serum-Harnsäure unter Fahrradergometerbelastung bei untrainierten und trainierten Männern. Med. u. Sport 15 (1975) 229
18 Lüscher, T., H. Vetter, P. Greminger, R. Steiner, W. Siegenthaler, W. Vetter: Patienten-Compliance. Klin. Wschr. 60 (1982) 161
19 Marshall, M., J.F.B. de Quiros, H. Hess: Wirkung von Nikotin auf Plättchenaggregation und Blutviskosität beim Miniaturschwein in vivo. VASA 5 (1976) 187
20 Melander, A., E. Nordenskjöld, B. Lundh, J. Thorell: Influence of smoking on thyroid activity. Acta med. scand. 209 (1981) 41
21 Mertz, D.P.: Akutes Nierenversagen und Hyperurikämie. Med. Welt (N.F.) 22 (1971) 703
22 Mertz, D.P.: Wirkung von Spironolacton und Thiabutazid auf die Serumkonzentrationen von Harnsäure und Lipiden bei Gichtkranken und Stoffwechselgesunden. Dtsch. med. Wschr. 98 (1973) 11
23 Mertz, D.P.: Welche Bedeutung kommt körperlicher Aktivität bei der Vorbeugung degenerativer Herz- und Gefäßkrankheiten zu? Dtsch. med. Wschr. 101 (1976) 214
24 Mertz, D.P., G. Brand: Die „Vernünftige Diät", Schattauer, Stuttgart 1979 (Uni-Taschenbücher Nr. 949)
25 Mertz, D.P., E. Göhmann, J. Ostertag: Wirkung einer lipidspiegelsenkenden Diät auf Lipide, Lipoproteine und Apolipoproteine im Serum. Med. Welt 33 (1982) 1302
26 Mertz, D.P., H.-D. Wobbe: Gewichtsreduktion unter dem Einfluß von Reduktionsdiäten mit unterschiedlichem Brennwert. Z. Allgemeinmed. 53 (1977) 653
27 Mertz, D.P., H.-D. Wobbe, A. Berger, E. Göhmann: Veränderungen der Serumlipidwerte nach Umstellung auf eine „vernünftige" Diät. Med. Klin. 72 (1977) 47
28 Montoye, H.J., G.E. Howard, J.H. Wood: Observations of some hemochemical and anthropometric measurements in athletes. J. Sport. Med. (Torino) 7 (1967) 35
29 Muggia, F.M., T.J. Ball jr., J.E. Ultmann: Allopurinol in the treatment of neoplastic disease complicated by hyperuricemia. Arch. intern. Med. 120 (1967) 12
30 Nichols, J., A.T. Miller jr., E.P. Hiatt: Influence of muscular exercise on uric acid excretion in man. J. appl. Physiol. 3 (1951) 501
31 Oster, P., R. Mordasini, G. Schlierf: Komplikationen bei Nulldiät. Schweiz. med. Wschr. 107 (1977) 1313
32 Parks, D.A., G.B. Bulkley, D.N. Granger, S.R. Hamilton, J.M. McCord: Ischemic injury in the cat small intestine: role of superoxide radicals. Gastroenterology 82 (1982) 9

33 Parks, D.A., D.N. Granger: Ischemia-induced vascular changes: role of xanthine oxidase and hydroxyl radicals. Amer. J. Physiol. 245 (1983) 285
34 Rauramaa, R., J.T. Salonen, K. Kukkonen-Harjula, K. Seppänen, E. Sepälä, H. Vapaatalo, J.K. Huttunen: Effects of mild physical exercise on serum lipoproteins and metabolites of arachidonic acid: a controlled randomised trial in middle aged men. Brit. med. J. 288 (1984) 603
35 Ritter, J.M., S.E. Barrow, I.A. Blair, C.T. Dollery: Release of prostacyclin in vivo and its role in man. Lancet 1983/I, 317
36 Sackett, D.L., R.W. Gibson, I.D.J. Bross, J.W. Pickren: Relation between aortic atherosclerosis and the use of cigarettes and alcohol. An autopsy study. New Engl. J. Med. 279 (1968) 1413
37 Scheele, K., K.-M. Müller, B. Böhm, G. Westphal: Morphologische Funktionsstudien an Thrombozyten während und nach dosierter Ergometerbelastung in verschiedenen Altersstufen. Dtsch. med. Wschr. 99 (1974) 252
38 Sorlie, P., T. Gordon, W.B. Kannel: Body build and mortality. The Framingham Study. J. Amer. med. Ass. 243 (1980) 1828
39 Talbott, J.H.: Gout, 3rd. ed. Grune & Stration, New York 1967
40 Thorburn, A.W., J.C. Brand, A.S. Truswell: Salt and the glycaemic response. Brit. med. J. 292 (1986) 1697
41 Wirth, A., E. Kern, I. Vogel, Th. Nikolaus, G. Schlierf: Kombinationstherapie der Adipositas mit Reduktionskost und körperlichem Training. Kardiovaskuläre und metabolische Auswirkungen. Dtsch. med. Wschr. 111 (1986) 972
42 Zöller, H., W. Gross: Plasma-Fibrinogenaktivität bei Diabetes mellitus, Hyperlipoproteinämie und Hyperurikämie. Münch. med. Wschr. 118 (1976) 493
43 Zöller, H., K. Fromme, W. Gross: Plasmatische Gerinnungsfaktoren bei Hyperlipoproteinämien. Münch. med. Wschr. 116 (1974) 201
44 Zumkley, H., O. Knoll, A. Lison, H. Loew: Frühzeitige Hämodialyse bei Hyperurikämie-induziertem akutem Nierenversagen. Verh. VI. Symp. akt. Probl. Dialyseverfahr. u. Niereninsuff., Innsbruck 1977

19 Sozialmedizinische Probleme

„Ich träumte, das Leben sei schön.
Ich erwachte und fand, das Leben ist Pflicht.
Ich arbeitete und sah, das Leben ist Freude."
R. Tagore

Die sozialmedizinische Bedeutung von Krankheiten des rheumatischen Formenkreises im allgemeinen

Die Sozialmedizin beschäftigt sich mit dem Einfluß und den Wechselwirkungen, die Krankheiten einerseits und die menschliche Gesellschaft in allen ihren Lebensbereichen andererseits aufeinander ausüben. Die sozialmedizinische Bedeutung einer Krankheit hängt vom Ausmaß dieser gegenseitigen Beeinflussung ab. Nach BLUMENCRON (2) müssen folgende 3 Voraussetzungen für die Anerkennung der sozialmedizinischen Bedeutung einer Krankheit erfüllt werden:

1. häufige Verbreitung der betreffenden Krankheit, auch in den jüngeren Jahrgängen der Bevölkerung,
2. wesentliche Beeinträchtigung der Arbeitsfähigkeit,
3. erheblicher Verlust des Volksvermögens.

Kein Zweifel besteht daran, daß die Krankheiten des rheumatischen Formenkreises, zu denen auch das Stoffwechselleiden Gicht in seiner Erscheinungsform als symptomatische Arthritis gehört, ein sozialmedizinisches und sozialökonomisches Problem erster Ordnung darstellen, dessen Bedeutung durch das weitere Anwachsen des Anteils älterer Menschen an der bundesdeutschen Gesamtbevölkerung bis um die Jahrtausendwende sicher noch zunimmt.

Wegen „Rheumatismus" legen etwa 0,5–3% der Bevölkerung die Arbeit nieder oder sind meßbar arbeitsbehindert (1). Etwa 10–20% aller *Krankmeldungen* erfolgen *wegen rheumatischer Krankheiten* (4). Dieser Prozentsatz wird vermutlich mit einer Zunahme der artikulär degenerativen Erkrankungen bei gleichzeitiger Verminderung artikulär entzündlicher Affektionen weiter ansteigen (s. S. 188).

Nach BELART (1) sind von *akuten rheumatischen Beschwerden* 10–20% der Bevölkerung betroffen. Etwa 25–35% aller Menschen weisen rheumatische Stigmata auf. Entsprechend dem Anstieg artikulär degenerativer rheumatischer Erkrankungen nehmen die Rentenzugänge wegen Berufs- oder Erwerbsunfähigkeit ständig zu. Allein 15–25% aller Invaliditäten und schätzungsweise ein Drittel aller Rehabilitationsverfahren (8) erfolgen wegen Erkrankungen aus dem rheumatischen Formenkreis. Diese Zahlen beweisen deutlich die enorme sozialmedizinische Bedeutung der rheumatischen Erkrankungen. Sie stehen bezüglich Zahl und Dauer an der Spitze aller Versicherungsleistungen und bedingen mehr Jahre an Arbeitsunfähigkeit und Invalidität als alle Unfälle zusammengenommen (7).

Folgende Gesichtspunkte sind für eine erfolgreiche Bekämpfung dieser Volkskrankheit wichtig:
1. gezielte Aufklärung,
2. Prophylaxe,
3. Frühdiagnose,
4. ausreichende Therapie und
5. Wiedereingliederung des Kranken in den Arbeitsprozeß.

Eine *entscheidende Voraussetzung* für die Verhütung der Invalidität ist die *Frühdiagnose*. Hiermit sind vor allem die praktischen Ärzte angesprochen, die fast 80% aller Rheumakranken behandeln.

Die sich daraus ergebenden *Sozialprobleme* lassen sich nur in enger Zusammenarbeit von Arzt und Staat lösen (6).

Die sozialmedizinische Bedeutung der Gicht heute

Rehabilitation

Grundsätzlich unterscheiden wir zwischen einer *beruflichen* und einer medizinischen *Rehabilitation*. Nach SCHILLING (8) schließt die medizinische Rehabilitation chronischer entzündlicher rheumatischer Krankheiten allgemein eine Reihe von Zielen und Aufgaben ein:

1. Aufklärung des Patienten und psychische Anpassung an sein Leiden,
2. medikamentöse Einstellung auf Dauertherapie und Rehabilitation iatrogener Schäden,
3. physiotherapeutische Rehabilitation,
4. orthopädische Maßnahmen und Hilfsmittel,
5. operative Rehabilitation.

Als therapeutisch sehr gut beeinflußbare angeborene Stoffwechselstörung ist die primäre Gicht meist Gegenstand einer *einmaligen Rehabilitation*, solange keine schwere Niereninsuffizienz, Versteifungen, Kontrakturen und Fehlstellungen bestehen oder keine Amputation vorgenommen werden muß. Die Gicht steht damit in krassem Gegensatz etwa zu entzündlichen rheumatischen Leiden im engeren Sinne, die als weniger gut beeinflußbare Erkrankungen zu Behinderungen führen. Naturgemäß sind hier – ganz im Gegensatz zur Gicht – anhaltende intensive Bemühungen zur Aufrechterhaltung einer wiederholt neu anzupassenden Arbeitsfähigkeit bzw. zur Schaffung oder Beibehaltung einer erträglichen Existenzfähigkeit vonnöten.

Unter allen Rheumapatienten erfordern Gichtiker nicht zuletzt wegen der Vielschichtigkeit ihres Leidens und der dadurch bedingten vielseitigen Vorschriften den größten Aufwand an Zeit und Mühen. Häufig ist eine gewaltige Portion *Aufklärungsarbeit* dem Hausarzt gegenüber und vom Hausarzt dem Patienten gegenüber erforderlich.

Der Gichtiker sollte durch den Arzt und nicht durch die Laienpresse das Notwendige über sein Leiden, dessen Verlauf, über die Art, Wirkungsweise und Wirkungsgrenze der Dauermedikation sowie über zu meidende Verhaltensweisen erfahren. Auf diese Weise werden sein Vertrauen zur Medikation und zum Arzt und schließlich sein Selbstvertrauen gestärkt. Weiter wird einer neurotischen Fehlentwicklung vorgebeugt, der Patient lernt mit seiner Krankheit zu leben und deren Verlauf durch eigene Entscheidungen günstig zu beeinflussen.

Während das Problem der Schmerzverarbeitung beim Gichtiker dank moderner therapeutischer Möglichkeiten weitgehend in den Hintergrund getreten ist, sollte der *Überwachung* von Dauertherapie, Krankheitsverlauf und Verhaltensweise des Patienten die größte Aufmerksamkeit geschenkt werden. Vor allem ist dem Patienten klarzumachen, daß durch *medikamentöse Maßnahmen* die angeborenen Stoffwechseldefekte überhaupt nicht und deren Auswirkungen nur für die Zeit der Medikamenteneinnahme beeinflußt werden. Weiter muß der Patient wissen, daß ein günstiger Verlauf der Erkrankung nur durch *aktive Mitarbeit und Zuverlässigkeit* seinerseits zu erwarten ist.

Allzuoft erleben wir, daß die gute Beeinflußbarkeit der Gicht als Gelenkerkrankung heute viele Kranke veranlaßt, nach Erzielung einer Beschwerdefreiheit die *Dauertherapie* eigenmächtig abzusetzen. In der Mehrzahl geschieht das bei Patienten, die von ihrem Arzt nicht oder nicht genügend auf die Gefahren eines derartigen Verhaltens aufmerksam gemacht worden sind. Beim Auftreten eines Gichtanfalles muß die Dauertherapie fortgesetzt und durch eine spezielle Anfallstherapie ergänzt werden. Ohne *Bewegungstherapie* sind Prophylaxe und Therapie der Gicht als Gelenk- und Allgemeinerkrankung unvollständig. *Orthopädische Intervention* mit dem Ziel einer Verhütung oder Beseitigung von Fehlstellungen oder Kontrakturen spielt heute bei Gicht keine große Rolle mehr. *Operative Rehabilitation* hat teils präventive Funktion, teils dient sie der Wiederherstellung, beispielsweise im Falle großer Gichtknoten, die durch konservative Therapie allein nur langsam eingeschmolzen werden und immer wieder zu Gichtanfällen Anlaß geben oder die Beweglichkeit behindern. Allzuoft macht man die Beobachtung, daß Gichtkranke in Unkenntnis der Sachlage und mangels geeigneter Therapiemaßnahmen unnötig lange arbeitsunfähig geschrieben werden. Eine erhöhte BSG ist noch lange kein Grund für *Arbeitsunfähigkeit*. Viele Patienten können trotz einer gewissen entzündlichen Aktivität ihres Leidens bei sachgerechter Behandlung berufsfähig bleiben. Unter adäquater Therapie sollte eine akute Gichtattacke höchstens eine Woche Arbeitsunfähigkeit bedingen. Natürlich ist die Frage nach dem Grad der zumutbaren Arbeitsleistung eng mit den für die Gicht charakteristischen Eigenschaften verknüpft: Häufigkeit und Dauer der Anfälle, Verlauf der Intervalle, jeweiliges Stadium der Erkrankung, Lokalisation und Intensität der

Funktionsstörungen und vor allem Manifestation als Allgemeinkrankheit, Grad der Zuverlässigkeit und Kooperation des Patienten.

Totale Invalidität ist selten, vor allem im Vergleich zur unbehandelten, minderbehandelten oder fehlbehandelten chronischen Polyarthritis. *Vorzeitige Invalidisierung* dürfte bei Gicht heute zu den Ausnahmen zählen. Sie hat sich auf Fälle mit umfangreichen irreparablen und nicht mehr kompensierbaren Dauerschäden zu beschränken.

Zu solchen Dauerschäden gehört auch schwere Niereninsuffizienz bei jahrzehntelanger Gichtnephropathie. Im allgemeinen wird man bei niereninsuffizienten Gichtkranken mit ebenso vielen komplizierenden Bedingungen, wie schwerem Hochdruck, Herzinsuffizienz, Ödemneigung, zerebrovaskulären Durchblutungsstörungen usw., zu rechnen haben wie beim niereninsuffizienten Diabetiker.

Unter diesen Umständen ist die Mehrzahl aller niereninsuffizienten Gichtiker für eine Aufnahme in das *Programm eines Dialysezentrums* von vornherein nur bedingt geeignet. Keineswegs rechtfertigt der Nachweis einer *chronisch rezidivierenden Pyelonephritis* bei Gicht mit oder ohne begleitende Störungen des Kohlenhydratstoffwechsels die Annahme von Erwerbsunfähigkeit, solange die Nierenfunktion noch einigermaßen intakt ist. Sie tritt erst bei Vorliegen einer fortschreitenden Azotämie und/oder bei schweren atherosklerotischen Komplikationen ein (5). Man soll den Kranken durch Frühinvalidisierung nicht zum Rentenneurotiker mit der Vorstellung einer unheilbaren Krankheit oder zum Sozialgeschädigten machen. Die chronisch rezidivierende Pyelonephritis bei Gicht schränkt die *Erwerbsfähigkeit* selbst im Zustand einer leichten kompensierten Retention harnpflichtiger Substanzen (Serumkreatininkonzentration bis 3 mg/100 ml) nur geringgradig ein. Allerdings wird sich ein Berufswechsel oft nicht vermeiden lassen, um der Gefahr vermehrter Infektionen (besonders wenn gleichzeitig ein Diabetes mellitus besteht) zu entgehen und um schwere körperliche Anstrengungen oder Tätigkeiten, die eine Gefährdung für den Patienten und für die Umwelt bedeuten, zu vermeiden. Empfehlenswert sind alle leichten, körperlich nicht anstrengenden Tätigkeiten in warmen, geschlossenen Räumen unter Vermeidung einer vermehrten Infektionsexposition und von krassem Temperaturwechsel in geregelter Arbeitszeit.

Im Falle einer rezidivierenden Uratnephrolithiasis, die in bis zu 20% aller Gichtkranken aufzutreten pflegt, sollten Hitzearbeiten wegen der Gefahr einer erneuten Ausfällung von Konkrementen durch Exsikkose vermieden werden. Gichtkranke sollten lediglich bei sog. viszeralen Komplikationen *stationär* eingewiesen werden, d. h. nur bei Vergesellschaftung der Gicht mit Veränderungen, welche die Gicht zur Allgemeinkrankheit werden lassen, oder bei schweren, nur chirurgisch zu beherrschenden Lokalveränderungen.

Als viszerale Komplikationen möchte ich nennen: schwere Hypertension, atherosklerotische Durchblutungsstörungen, Exazerbation einer Gichtnephropathie bzw. einer Fettleber, schlecht eingestellten Diabetes mellitus, Adipositas per magna und manisch-depressive Phasen. Wenn bei einem Gichtiker *zusätzlich* eine Störung der Kohlenhydratstoffwechsellage vorliegt, dann ist im Hinblick auf die Berufswahl und die Beschäftigung nach dem vom Ausschuß für Sozialmedizin der Deutschen Diabetes-Gesellschaft unter dem 5. Februar 1971 ausgearbeiteten *Richtlinien für die Beschäftigung von Diabetikern*, besonders als Beamte im öffentlichen Dienst, zu verfahren.

Danach ist folgendes zu beachten: Besteht ein mit Diät allein, mit Diät und oralen Antidiabetika und/oder Insulin auf Dauer gut einstellbarer Diabetes, so ist ein genereller Ausschluß von pensionsberechtigten Anstellungen im Staatsdienst und vergleichbaren Positionen bei anderen Behörden und der Industrie aus medizinischen Gründen nicht gerechtfertigt, sofern der Bewerber frei von wesentlichen Komplikationen ist und ophthalmoskopisch am Augenhintergrund keine Mikroaneurysmen nachweisbar sind. Ein ärztliches Zeugnis muß Aufschluß über die Güte der Stoffwechselführung, der regelmäßigen und fortgesetzten Kontrolle des Zustandes und der Kooperationsbereitschaft geben. Die Beurteilung der „guten Einstellbarkeit" des Stoffwechsels soll streng individuell erfolgen. Ohne Insulin behandelte Diabetiker sollten bei geregelter Diät überwiegend keinen Zucker mit dem Harn, mit Insulin behandelte Diabetiker nicht mehr als 10–15% der verzehrten Kohlenhydrate innerhalb von 24 Std. ausscheiden. Wenigstens 3 postprandial im Tagesverlauf enzymatisch bestimmten Blutzuckerwerte sollten für nicht Insulin spritzende Diabetiker nicht wesentlich über 160 mg/100 ml, für mit Insulin behandelte Diabetiker nicht wesentlich über 220 mg/100 ml liegen. Rein diätetisch behandelte Diabetiker können jede Art von Beschäftigung, zu der sie nach Vorbildung und Leistung auch sonst geeignet wären, verrichten. Dagegen sollten Insulin spritzende Diabetiker keine Tätigkeiten ausüben, die unregelmäßige Arbeitszeiten erfordern (Nacht- oder Schichtarbeit) oder die bei Eintritt hypoglykämischer Reaktionen Gefahren für sie selber oder ihre Umwelt mit sich bringen können (Fahrer öffentlicher Verkehrsmittel, Schrankenwärter, Arbeiten an Kraftmaschinen, auf Gerüsten). – Der Wert von HbA_1 sollte unter 9% liegen.

Prognostik, Risikobeurteilung

Die *Lebensversicherungen*, ihnen voran die privaten, stehen der *Prognose* der Gicht skeptischer gegenüber als die Rentenversicherungsträger. Diese Einstellung beruht auf der Tatsache, daß sich die überwiegende Mehrzahl der um Versicherungsschutz nachsuchenden Antragsteller aus Menschen zusammensetzt, die sich wegen ihres Leidens Sorgen um ihr Leben machen. Meines Erachtens ist kein Verfahren für eine annähernd zuverlässige Einschätzung der Lebenserwartung von Gichtkranken geeignet, wenn die individuellen Risikofaktoren, die hier von Antragsteller zu Antragsteller besonders stark differieren können, nicht genügend berücksichtigt werden. Voraussetzung für eine richtige Beurteilung ist zunächst einmal eine profunde Kenntnis der Gicht als Allgemeinkrankheit. Sodann müssen die Risikofaktoren, die einer Langlebigkeit entgegenwirken, mit geeigneten Hilfsmitteln abgeklärt und wirksam behandelt werden. Nur so wird man zu einer befriedigenden Beurteilung des Versicherungsrisikos für beide Vertragspartner (Versicherungsträger und Versicherungsnehmer) kommen können. Falls sich die Gicht nicht als Allgemeinkrankheit manifestiert, sind die Lebensaussichten von Gichtkranken sicherlich nicht geschmälert. Außerdem dürfte die Lebensdauer von Gichtpatienten, bei denen die Krankheit erst im vorgeschrittenen Alter beginnt, nicht beeinträchtigt sein, wenn keine nennenswerte gichtbedingte Nierenläsion hinzukommt. Liegen atherogene Begleitkrankheiten vor, dann muß verständlicherweise mit einem erhöhten Versicherungsrisiko gerechnet werden. Als weitere schädigende Einflüsse können Nikotinabusus, Alkoholismus, Fehlernährung und Bewegungsmangel hinzukommen. Wir möchten einen von GRAFE (3) gegebenen Hinweis an dieser Stelle aufgreifen, wonach Gichtkranke von über 38 Jahren nur ohne viszerale Beteiligung (worunter wir heute die auf S. 151 ff. aufgeführten Begleitkrankheiten verstehen) anstandslos in Versicherungsschutz genommen werden sollten. Da die genannten Begleitkrankheiten und besonderen Umstände unzweifelhaft die Gefahr einer Übersterblichkeit in sich bergen, müssen diese Fakten bei der Einschätzung des Versicherungsrisikos und bei Festlegung der Prämienrate angemessen bewertet werden.

Früherkennung, Frühbehandlung, Ausmaß und Spektrum der Begleitkrankheiten, Breite und Wirksamkeit der therapeutischen Maßnahmen, ärztliches Engagement sowie Mitarbeit und Zuverlässigkeit des Patienten bestimmen schließlich die Prognose der Gicht als Allgemeinkrankheit.

Als Gelenkerkrankung kann die Gicht unter optimalen Voraussetzungen als besiegt gelten.

Literatur

1 Belart, W.: Probleme der Rheumabekämpfung. In Belart, W.: Rheumatismus in Forschung und Praxis. Huber, Bern 1962
2 Blumencron, W.: Der Rheumatismus. Der praktische Arzt, Wien 1966
3 Grafe, E.: Die Gicht. Dtsch. med. Wschr. 78 (1953) 867
4 Heide, M.: Erkrankungen des rheumatischen Formenkreises und therapeutische Gesichtspunkte. Med. Klin. 58 (1963) 439

5 Mertz, D.P.: Nieren und Stoffwechselkrankheiten (Zusammenhangsfragen, Erwerbsminderung, Prognose). 1. Diabetische Nephropathie. Fortschr. Med. 91 (1973) 317; 2. Gichtnephropathie. Fortschr. Med. 91 (1973) 363
6 Mertz, D.P.: Sozialmedizinische Aspekte der Gicht. Dtsch. Ärztebl. 72 (1975) 2982
7 Miehlke, K.: Die Rheumafibel, 2. Aufl. Springer, Berlin 1967
8 Schilling, F.: Rehabilitation chronischer entzündlich rheumatischer Krankheiten. Ärztebl. Rheinl.-Pfalz 21 (1968) 844

20 Andere angeborene Störungen des Purinstoffwechsels

„Eine Klassifikation ist eine Definition, die ein System von Definitionen enthält."

F. Schlegel

Neben verschiedenen in Kap. 7 dargestellten Enzymanomalien, deren Gegenwart eine beschleunigte De-novo-Biosynthese von Purin bedingt, möchten wir hier 5 weitere angeborene Störungen des Purinstoffwechsels besprechen. Es sind dies: 1. die Xanthinurie; 2. ein Mangel an Myoadenylatdesaminase, der mit einer Postaktivitätsmyopathie vergesellschaftet ist; 3. ein Mangel an Adenin-Phosphoribosyltransferase (APRTase), der zur Bildung von 2,8-Dioxyadenin-Urolithiasis führt; sowie 4. und 5. schwere Immunmangelzustände, die bei Aktivitätsmangel an Adenosindesaminase (ADAase) oder an Purin-Nucleosid-Phosphorylase (PNPase) auftreten.

Xanthinurie

Bei der Xanthinurie handelt es sich um einen sehr seltenen, vereinzelt mit Nierensteinbildung einhergehenden prärenalen Defekt im Xanthinstoffwechsel, dem vermutlich eine autosomal *rezessiv vererbte Störung* im Proteinanteil des Enzyms *Xanthinoxidase* zugrunde liegt (14). Es besteht kein Grund zu der Annahme, daß die Xanthinurie entweder Ergebnis einer kombinierten prärenalen oder renal tubulären Stoffwechselanomalie (15) oder allein renalen Ursprungs (33) ist. Die *Häufigkeit* des Auftretens von Xanthinsteinen wird auf 0,01% aller Harnwegskonkremente geschätzt (22). Von 1817 bis 1966 wurden nur etwa 40 Xanthinsteine beschrieben (48). Bis 1983 lagen kaum 50 Berichte von Patienten mit Xanthinurie vor (21, 23). Etwa die Hälfte der Patienten stammte aus dem Mittelmeerraum, über die Hälfte neigte zu Urolithiasis, bei 2 Patienten bestand eine Myopathie, vermutlich als Folge einer Xanthinablagerung. Bei einem weiteren Patienten fand sich eine Kombination mit einer atypischen Serumaktivität von Cholinesterase. Xanthinurie wurde bei Gichtkranken während *Alkohol*zufuhr beobachtet (13).

Die Bildung von Xanthinsteinen kann eine ungewöhnliche Komplikation bei Therapie mit *Allopurinol* sein. Bisher wurden nur Einzelfälle, bei denen entweder eine enorme Überproduktion von Harnsäure im Rahmen eines Lesch-Nyhan-Syndroms (19, 40) oder ein starker Harnsäureanfall bei zytostatischer Behandlung eines Tumors vorlag (3), beschrieben. Diese Komplikation einer Behandlung von Hyperurikämie und Gicht ist nur bei beträchtlichem Mehranfall von Harnsäure theoretisch zu erwarten.

Biochemie

Beim Menschen kann Harnsäure über mehrere Stoffwechselwege gebildet werden. Alle schließen letztlich die Wirkung von Xanthinoxidase auf Hypoxanthin und Xanthin ein, wodurch beide Oxypurine in Harnsäure umgewandelt werden. Vorwiegend entsteht Harnsäure bei gesunden Personen und Patienten mit primärer Erwachsenengicht aus Xanthin, das sich aus Guanin und Xanthylsäure ableitet (vgl. Abb. 7.3). So überwiegt im Harn von Patienten mit Xanthinurie, bei denen Xanthinoxidase fehlt (2), und von Patienten mit Gicht (49) oder Neoplasie (28) während kompetitiver Hemmung der Xanthinoxidase durch Allopurinol *Xanthin* gegenüber *Hypoxanthin*. Xanthin ist also die wichtigste Vorstufe von Harnsäure beim Menschen. Für eine bevorzugte Ausscheidung von Xanthin im Vergleich zu Hypoxanthin bei Xanthinurie ist auch die Tatsache verantwortlich zu machen, daß Hypoxanthin bei gesunden Personen wesentlich stärker als Xanthin im „salvage pathway" reutilisiert wird (S. 105). Nach JÖRGENSEN (24) betragen die Normalwerte für die Ausscheidung von Xanthin im 24-Stunden-Harn 37–241 µmol und von Hypoxanthin 75–121 µmol.

Die *Xanthinoxidase* ist ein vielseitiges Enzym, das Purine, Pteridine, Pyrimidine, andere heterozyklische Basen, Aldehyde oxidiert (17) und am Eisenstoffwechsel über das Ferritin-Xanthinoxidase-System (32) beteiligt ist. Sie kann Elektronen auf Sauerstoff, Farbstoffe, Nitroverbindungen und andere Akzeptoren übertragen. Daneben hat sie Anteil an der Oxidation von Sulfhydrilgruppen, wie in Glutathion, Fettsäuren und Phospholipiden, Äthanol und anderen Alkoholen, biogenen Aminen, Tryptophan und Adrenalin zu Adrenochrom. Ferner katalysiert sie die Iodination von Proteinen durch anorganisches Jodid. Obgleich die Xanthinoxidase das ratebestimmende Enzym beim Abbau von Nucleinsäuren ist, den alle Purine vor der endgültigen Oxidation durchlaufen müssen, besteht Grund zu der Annahme, daß die Hauptfunktion der Xanthinoxidase nicht die Oxidation von Xanthin und Hypoxanthin oder von Aldehyden ist, sondern daß sie als ubiquitäre Quelle für oxidierende Agentien dient, wie Wasserstoffperoxid oder Superoxidradikale, die Elektronenakzeptoren für andere Kupplungsreaktionen besitzen (17). Xanthinoxidase wird in Leber, Dünndarm und Gewebe der laktierenden Mamma gefunden (41, 47). Bei Patienten mit Xanthinurie kann die Aktivität der Xanthinoxidase in der durch perorale Biopsie gewonnenen Dünndarmschleimhaut auf 5% der Norm vermindert sein. SPERLING u. Mitarb. (41) berichteten über einen solchen Fall, bei dem Harnsäure im Serum nur spurweise in Konzentrationen zwischen 0,2 und 0,4 mg/100 ml, der Oxypurinspiegel aber 60fach über die Norm erhöht war. Bei

Xanthinoxidasemangel ersetzt eine vermehrte renale Ausscheidung von Hypoxanthin und Xanthin die Harnsäureausscheidung, obgleich die Gesamtproduktion von Purinen wegen einer vermehrten Wiederverwertung von Hypoxanthin für die Nucleotidsynthese etwas herabgesetzt ist (5).

Pathogenese und Pathophysiologie

Xanthin ist unter den natürlich vorkommenden Harnpurinen am wenigsten löslich. Seine *Löslichkeit* beträgt 50 mg/l Urin bei einem pH-Wert von 5 und 130 mg/l bei einem pH-Wert von 7 (27). Dagegen weist *Hypoxanthin* eine Löslichkeit von 1500 mg/l auf. Eine Bildung von Hypoxanthinsteinen ist daher nicht zu erwarten. Normalerweise scheidet der Mensch zwischen 11 und 22 mg Oxypurine pro Tag aus (48). Bei Vorhandensein einer Xanthinurie kann die renale Ausscheidung von Xanthin bis 10mal über den Normalwerten liegen.

Die Natur der renalen Ausscheidung von Oxypurinen (Xanthin, Hypoxanthin) ist im Zusammenhang mit Störungen im Purinstoffwechsel wichtig. Vermehrt werden Oxypurine bei Gebrauch von *Allopurinol*, bei *Lesch-Nyhan-Syndrom* und bei Xanthinurie ausgeschieden. Vermutlich ist die Behandlung von Hypoxanthin und Xanthin durch die Niere unterschiedlich (1). Trotz struktureller Ähnlichkeiten der Oxypurine mit der Harnsäure ist deren renale Ausscheidungsdynamik different, indem die Reabsorption von filtriertem Oxypurin entweder weniger wirksam oder eine tubuläre Sekretion wichtiger als für die Ausscheidung von Harnsäure ist (18). Bei endogenen Plasmakonzentrationen von normalerweise 0,1–0,2 mg Oxypurin/100 ml beträgt die renale Oxypurin-Clearance 3–28% der Inulin-Clearance. Durch Erhöhung dieser Konzentration mittels direkter Infusion oder als Folge einer Allopurinoltherapie (bis auf über 0,7 mg/100 ml) kann das Clearance-Verhältnis Oxypurin/Inulin auf Werte bis weit über 1,0 ansteigen. Bei Xanthinurie erreicht die Gesamtkonzentration von Hypoxanthin und Xanthin im Serum etwa 0,5 mg/100 ml. Dieser Wert liegt weit unter der Löslichkeit von Hypoxanthin oder von Xanthin im Plasma (27). Die Oxypurin-Clearance kann bei Xanthinurie die Höhe der Kreatinin-Clearance überschreiten.

Bei angeborenem Mangel an Xanthinoxidase finden sich im *Skelettmuskel* Hypoxanthin und Xanthin (36). Dagegen läßt sich Hypoxanthin im normalen Skelettmuskel nur in Spuren nachweisen. Die Entdeckung von Hypoxanthin im normalen Muskel und die Anreicherung von Hypoxanthin und Xanthin im Muskel von Patienten mit Xanthinurie läßt vermuten, daß die in Spuren nachweisbare Aktivität von Xanthinoxidase im Muskel eine physiologische Funktion hat. Während starker Muskeltätigkeit kann die renale Ausscheidung von Hypoxanthin auf den 20fachen und diejenige von Xanthin auf den 3fachen Betrag gegenüber den Normwerten ansteigen. Allem Anschein nach werden die im Skelettmuskel von Patienten mit Xanthinurie gefundenen Oxypurine lokal gebildet (s. S. 71 ff.).

Während im *Muskelgewebe* von unbehandelten Gichtpatienten Kristalle aus Harnsäure und Mononatriumurat erscheinen, sind im Muskelgewebe von Gichtikern, die etwa 2 Jahre lang mit *Allopurinol* behandelt werden, *Kristalle aus Hypoxanthin, Xanthin und Oxypurinol* nachweisbar (46). Meßbare Beträge von Xanthin wurden häufiger bei mit Allopurinol behandelten als bei unbehandelten Patienten entdeckt. Die Konzentrationen von Hypoxanthin und Xanthin im Muskelgewebe von mit Allopurinol behandelten Patienten sind sehr viel geringer (bis 43 ng/mg Trockengewebe) als bei Patienten mit Xanthinurie (um 350 ng/mg). Trotz dieser Befunde besteht keine Kontraindikation bezüglich einer Dauertherapie mit Allopurinol.

Bei weitgehendem Fehlen der Xanthinoxidase, wie bei Patienten mit Xanthinurie (47), wird eine Oxidation von Allopurinol zu Oxypurinol nicht erwartet. Trotzdem wurden von einem Patienten mit kongenitalem Mangel an Xanthinoxidase (Xanthinurie) nach 10tägiger Applikation 63% der verabfolgten Allopurinolmenge (3mal tägl. 200 mg) als Oxypurinol im Urin ausgeschieden (9). Vermutlich erfolgt die *Umwandlung von Allopurinol* in Oxypurinol bei Fehlen von Xanthinoxidase über Stoffwechselwege mit relativ langsamem Turnover. Dabei könnte Allopurinol durch HGPRTase (Enzym Nr. 19 in Abb. 7.3) in sein Ribonucleotid überführt und dann durch IMP-NAD-Oxidoreduktase zu Oxypurinol-Ribonucleotid oxidiert werden. Die Bildung von Oxypurinol würde anschließend über Oxypurinol-Ribonucleotid erfolgen können (25).

Krankheitsbild, Prophylaxe und Therapie

Der kombinierte Nachweis von *Hypourikämie und Hypourikosurie* führt zur exakten Diagnose der Xanthinurie. Endgültiger Beweis der Enzymabnormität ist die Bestimmung der *Enzymaktivität im Biopsiematerial* (Dünndarmschleimhaut). Die Serumkonzentration und renale Clearance von *Oxypurinen* sind deutlich gesteigert (18). Das Allgemeinbefinden der Patienten ist gut. Außer dem biochemischen Stigma fehlen in etwa der Hälfte aller Fälle Symptome. Ein Drittel der Kranken hat Nephrolithiasis, 10% zeigen eine Myopathie (23). Beschwerden durch die Krankheit entstehen meist nur bei Steinbildung. Glomeruläre Insuffizienz, generalisierte Aminoazidurie oder Störungen im Calciumstoffwechsel können nicht nachgewiesen werden. Auch fehlen klinische Berichte über zusätzliche Störungen von Stoffwechselvorgängen, die unter dem Einfluß von Xanthinoxidase stehen. Andererseits können *Myopathie* in Gegenwart von Xanthinkristallen in den Muskelzellen (8) und verschiedene zusätzliche, nicht mit der Grundkrankheit ursächlich zusammenhängende pathologische Befunde vorhanden sein (2, 41). Einige Patienten entwickelten im späteren Verlauf der Erkrankung Episoden einer akuten Arthritis. Ein Zusammenhang der *„Xanthin-Gicht"* mit einer Ablagerung von Xanthinkristallen ist jedoch nicht bewiesen. Etwa die Hälfte der Fälle war asymptomatisch und wurde nur nach Entdeckung einer Serumharnsäurekonzentration von weniger als 1 mg/100 ml diagnostiziert (23). – Da die Trias Hypourikämie – Hypourikosurie – Hyperoxypurinurie nur bei einem Mangel an Xanthinoxidase vorkommt, erübrigt sich der unmittelbare Nachweis des Enzymdefekts durch eine Leberbiopsie. – Rückwirkungen auf den DNS-Stoffwechsel konnten nicht nachgewiesen werden (26).

Spezifische therapeutische Mittel gegen die Xanthinurie gibt es bis heute nicht. Die einzige Therapie besteht aus der *Prophylaxe der Xanthinsteinbildung*. Hierunter fallen vor allem Maßnahmen zur Erhöhung der Löslichkeit von Oxypurinen im Harn (Trinken großer Flüssigkeitsmengen, Verschiebung des Harn-pH in Richtung des alkalischen Bereichs) sowie Gabe von Allopurinol.

Die meisten Gichtpatienten scheiden unter einer Therapie mit 300 bis 400 mg Allopurinol tägl. 50–150 mg Oxypurine aus (49). Davon beträgt der Xanthinanteil 50–75%. Jedoch eliminieren Patienten mit einem *Mangel an Hypoxanthin-Guanin-Phosphoribosyltransferase* während einer Behandlung mit *Allopurinol* in der üblichen Dosierung mehr als 700 mg *Oxypurine* tägl., womit die Gefahr einer *Xanthinsteinbildung* zunimmt. In solchen Fällen empfiehlt es sich, die Flüssigkeitszufuhr auf 3 Liter pro Tag zu steigern und zusätzlich den Harn durch orale Gaben von Alkalisalzen in Richtung auf ein alkalisches Milieu zu verändern. Eine weitere Möglichkeit besteht in der Erhöhung der Allopurinoldosis, um das Verhältnis der Ausscheidung von Hypoxanthin/Xanthin im Urin zugunsten von leichter löslichem Hypoxanthin zu beeinflussen (44). Bei den dafür erforderlichen hohen Allopurinoldosen muß jedoch das Risiko einer unbekannten Nebenwirkung gegen das der Xanthinsteinbildung sorgfältig abgewogen werden. Im übrigen sollte die Xanthinsteinbildung kein Anlaß zur Unterbrechung einer Behandlung mit Allopurinol sein.

Eine andere theoretische Komplikation der Behandlung mit *Allopurinol* ist die Bildung von *Harnsteinen, die Oxypurinol*, das Oxidationsprodukt von Allopurinol, *enthalten*. Dessen Löslichkeit beträgt 250 mg/l Wasser bei Körpertemperatur (19). Ein derartiges Ereignis wurde bisher aber nicht gesehen und ist bei der üblichen Dosierung auch unwahrscheinlich.

Mangel an Myoadenylatdesaminase

Diese Anomalie, die sich im Auftreten von Muskelschwäche im Anschluß an Muskelarbeit äußert und autosomal rezessiv vererbt wird (43), wurde erstmals 1978 beschrieben (16). Im Falle eines Aktivitätsmangels von Myoadenylatdesaminase wird das während Muskelarbeit aus ATP, der einzigen Energiequelle für die Muskelkontraktion, entstehende AMP nicht zu IMP unter Freisetzung von NH_3 desaminiert. Normalerweise wird IMP dann im Purinnucleotidzyklus in AMP wieder zurückverwandelt (s. Abb. 5.8). Infolge der bei einem Mangel von Myoadenylatdesaminase gehemmten Desaminierung erscheint NH_3 nach Muskelarbeit nicht in der Zirkulation, was diagnostische Bedeutung hat. Vielmehr reichert sich in der Muskulatur AMP an, aus dem unter dem Einfluß von 5′-Nucleotidase (Enzym Nr. 6 in Abb. 5.8 und Enzym Nr. 17 in Abb. 7.3) Adenosin, Inosin und Hypoxanthin entstehen, die ihrerseits wiederum der Muskulatur verloren gehen. Dadurch fällt der verfügbare Betrag an Adenylnucleotiden im Muskel stark ab und bleibt für viele Stunden erniedrigt (37). Folge davon ist die Entstehung einer Muskeldysfunktion nach Muskelarbeit. In der Regel tritt die Erkrankung erst im späteren Lebensalter auf. Hinsichtlich des Beginns und des Erscheinungsbildes der Erkrankung besteht jedoch eine große Schwankungsbreite. Vermutlich ist das Vorkommen dieser Enzymanomalie nicht ganz so selten: In etwa 2% aller Muskelbiopsieproben von Muskelkranken wurde ein Mangel von Myoadenylatdesaminase nachgewiesen (43).

Normalerweise sind für den *muskulären Nucleotidstoffwechsel* die 3 Enzyme Adenylbernsteinsäure-(succinat-)synthetase (Enzym Nr. 12 in Abb. 7.3), Adenyl-succinatlyase(succinase) (Enzym Nr. 9) und vor allem Adenylatdesaminase (Enzym Nr. 13) verantwortlich. Die *Symptome* einer Myopathie bei Myoadenylatdesaminase-Mangel reichen von ungewöhnlicher Ermüdbarkeit über Myalgien bis zu innervationsabhängigen Muskelkrämpfen, verbunden mit leichter Muskelschwäche (43). *Diagnostisch* bedeutsam sind der im ischämischen Arbeitsversuch fehlende Ammoniakanstieg sowie die histochemische bzw. biochemische Bestätigung des Enzymmangels im Muskelbiopsiegewebe. Bisher sind aus der Literatur rund 40 derartiger Fälle bekannt geworden.

Therapeutisch-prophylaktisch lassen sich die Beschwerden mit bis zu 50 g Ribose bzw. Xylit (50) pro Belastungszeitraum erfolgreich beeinflussen. Damit wird die für die Resynthese von ATP nach Muskelarbeit notwendige Ribose, die bei Myoadenylatdesaminase-Mangel nur unzureichend verfügbar ist, angeliefert. Im Vergleich dazu wird der Purinanteil (besonders Adenosin, Inosin) der bei Muskeltätigkeit verloren gegangenen Purinnucleotide aus dem Purinumsatz des Körpers (etwa 0,5 g/Tag: 31) gedeckt.

Erfolgversprechend ist vor allem eine symptomatische Behandlung mit hohen Dosen einer oralen Zufuhr von D-Ribose (51). Einzeldosen von 4 g zu Beginn einer körperlichen Belastung können die Symptome für 10 bis 30 Minuten Dauer vollständig beseitigen. Gesamtdosen von 50 bis 60 g D-Ribose pro Tag werden ohne Nebenwirkungen vertragen. Vermutlich wirkt D-Ribose ebenso wie Xylit als zusätzliche Energiequelle im Sinne eines Ersatzes der gestörten Energiezufuhr von Glykogenolyse und Glykolyse.

Mangel an Adenin-Phosphoribosyltransferase (APRTase)

Normalerweise katalysiert APRTase (Enzym Nr. 20 in Abb. 7.3) die Kondensation von Adenin und PRPP (PP-ribose-P) zu AMP. Bei einem Mangel an APRTase reichert sich AMP an, das über das Intermediärprodukt 8-Hydroxyadenin zu 2,8-Dihydroxyadenin oxidiert wird. Diese weitgehend wasserunlösliche Substanz kann selbst bei purinarmer Diät dann 20 bis 30% der Gesamtpurinausscheidung ausmachen. Die Häufigkeit von Heterozygoten mit einem Mangel an APRTase liegt zwischen 0,4 und 1,1%. Homozygoter APRTase-Mangel wurde vor allem in Japan beobachtet (39). Die Behandlung besteht aus purinarmer Diät und Gabe von Allopurinol.

Bei komplettem Mangel an APRTase, der autosomal rezessiv vererbt wird (6, 45), kommt es zur Bildung und Ausscheidung von Steinen aus *2,8-Dihydroxyadenin*. Hyperurikämie tritt dabei nicht in Erscheinung. Wenn APRTase fehlt (Aktivität in Erythrozyten unter 1% der Norm), wird Adenin, katalysiert durch Xanthinoxidase, zu 2,8-Dihydroxadenin über 8-Hydroxyadenin als Zwischenprodukt oxidiert (vgl. Abb. 7.3). 2,8-Dihydroxyadenin ist eine extrem unlösliche Verbindung mit einer Löslichkeit in Wasser von nur 1–3 mg/l (50mal weniger als Harnsäure). Zur Unterbindung der Steinbildung wird Behandlung mit Allopurinol und einer purinarmen Diät empfohlen. Homozygote kann man an erhöhten renalen Ausscheidungswerten von Adenin (normalerweise unter 2 mg/Tag) und/oder dem Nachweis eines Aktivitätsmangels von APRTase in Erythrozyten erkennen. Die Diagnose wird relativ selten gestellt, weil mit den herkömmlichen Methoden der Steinanalyse Harnsäuresteine von Dihydroxyadeninkonkrementen nicht unterschieden werden können. Vermutlich geht darauf auch die geringe Zahl an Fallmitteilungen zurück (7). Da solche Patienten auch bei Symptomfreiheit viele charakteristische runde Feinkristalle im Harnsediment (infrarotspektroskopisch nachweisbar) ausscheiden, kann man zur Früherkennung einer *2,8-Dihydroxyadeninurie* gezielte Vorsorgeuntersuchungen ansetzen, um Fälle mit einem Mangel an APRTase frühzeitig zu entdecken und den Übergang zur Steinbildung (auch im Ureter) und Nierenschädigung zu verhüten (35). Für gewöhnlich besteht keine Möglichkeit, aus Adenosin freies Adenin zu bilden (s. Abb. 7.3). Vielleicht entstammt Adenin der Polyamin-Synthese (20).

Mangel an Adenosindesaminase (ADAase) oder Purin-Nucleosid-Phosphorylase (PNPase)

Ein Aktivitätsmangel an einem der beiden Enzyme ruft Störungen des Purin-Nucleosid-Stoffwechsels hervor, die selektiv toxisch gegenüber Lymphozyten sind und in der Neugeborenenperiode zu schweren Zuständen von Immunmangel führen (29). Beide Anomalien werden autosomal rezessiv vererbt.

Ein *Aktivitätsmangel von ADAase* geht meist mit einer schweren kombinierten *Immundefizienz* einher: mit einem Mangel an zellvermittelter (T-Zellen) und humoraler (B-Zellen) Immunität. Etwa 30% der bekannt gewordenen Fälle von schwerem kombiniertem Immunmangel beruhen auf einem Mangel an ADAase (Enzym Nr. 21 in Abb. 7.3). Dabei sind die Konzentrationen von Adenosin und Desoxyadenosin in Plasma und Urin erhöht. Desoxy-ATP findet sich in Erythrozyten und Monozyten solcher Patienten angereichert (12), vorzugsweise aber in T-Lymphozyten. Vermutlich erfolgt eine Beeinträchtigung der DNS-Synthese über eine Hemmung der Ribonucleotid-Reduktase. Ein anderer hypothetischer Mechanismus schließt eine Anreicherung von S-Adenosyl-homocystein als Folge eines Zuwachses an Adenosin und eine Hemmung der S-Adenosylmethionin-vermittelten Transmethylierungsreaktionen ein, die für Teilung und Funktion der Lymphozyten von vitaler Bedeutung sind.

In normalen Zellen wird Adenosin vorwiegend rephosphoryliert, wohingegen d-Adenosin, das ebenfalls Substrat der ADAase ist, desaminiert wird. Bei ADAase-Mangel reichert sich d-Adenosin in Urin und intrazellulärem Raum von Erythrozyten und Lymphozyten an. Dabei weisen T-Lymphozyten eine größere Kapazität zur Anreicherung von d-Adenosin bei ADAase-Mangel auf und reagieren deshalb empfindlicher auf d-Adenosin-Toxizität als B-Lymphozyten (20). Unter diesen Umständen wird eine Rephosphorylierung wichtigster Stoffwechselweg auch für d-Adenosin. Hinzu kommt als weitere Störung die oben bezeichnete Veränderung der Methylierungsreaktionen (20).

Das klinische Bild eines ADAase-Mangels ist durch mäßiggradige bis schwere Lymphozytopenie, ausgeprägte Hypogammaglobulinämie und als Folge davon durch Anfälligkeit für früh einsetzende rezidivierende Infektionen mit Bakterien, Pilzen, Viren oder Protozoen gekennzeichnet.

Ein *Mangel an Purin-Nucleosid-Phosphorylase* (PNPase [Enzym Nr. 22 in Abb. 7.3] = 2.4.2.1 Purin-Orthophosphat-Ribosyltransferase) ist mit schweren Defekten der thymusabhängigen T-Zell-Immunität bei normaler oder fast normaler humoraler Immunität vergesellschaftet (38). Desoxyguanosin, eines der Substrate von PNPase, ist im Urin von Kindern mit PNPase-Mangel angereichert (10), und Desoxy-GTP, das vermutlich toxisch für T-Zellen ist, findet sich in den Erythrozyten der Kranken (11), wodurch die Synthese von DNS verhindert wird. Das auch in T-Lymphozyten angereicherte Desoxy-GTP hemmt die Ribonucleotid-Reduktase und DNS-Replikation. Damit läßt sich der T-Zell-Defekt bei PNPase-Mangel erklären.

Der seltener auftretende PNPase-Mangel zeichnet sich klinisch durch frühes Auftreten von nichtbakteriellen Infektionen, etwa mit Candida und verschiedenen Viren, aus (29). Für das Zustandekommen dieser Symptomatik wird also ein ähnlicher Mechanismus diskutiert wie für den ADAase-Mangel.

Durch Behandlung mit Transfusionen bestrahlter Erythrozyten und Plasma von gesunden Personen gelingt es (42), die Stoffwechselstörungen von Patienten mit einem Aktivitätsmangel an PNPase beträchtlich zu korrigieren. Dabei fällt die renale Ausscheidung von Inosin, d-Inosin, Guanosin und d-Guanosin ab, während die Ausscheidung und Serumkonzentration von Harnsäure ansteigen. Es korreliert die Enzymaktivität zirkulierender Erythrozyten invers mit der renalen Ausscheidung von Nucleosiden und direkt mit der Ausscheidung von Harnsäure. Als Folge dieser Therapie steigt der Gehalt der Erythrozyten an mehreren Zwischenprodukten der Glykolyse, besonders an 2,3-Diphosphoglycerin, an, und der immunologische Status dieser Patienten zeigt eine beachtliche Besserung.

Oxypurinol und *Allopurinol-Ribosid* sind als Hemmsubstanzen der Purin-Nucleosid-Phosphorylase bekannt (30, 34). Es wurde vermutet

(4), daß Oxypurinol oder ein anderer Metabolit spezifisch Suppressor-T-Zellen hemmen und so eine Überempfindlichkeitsreaktion herbeiführen kann.

Literatur

1. Auscher, C., C. Pasquier, P. Peheut, F. Delbarre: Study on urinary pyrazinamide metabolites and their action on the renal excretion of xanthine and hypoxanthine in a xanthinuric patient. Biomed. Expr. 28 (1978) 129
2. Ayvazian, J. H.: Xanthinuria and hemochromatosis. New Engl. J. Med. 270 (1964) 18
3. Band, P. R., D. S. Silverberg, J. F. Henderson, R. A. Ulan, R. H. Wensel, T. K. Banerjee, A. S. Little: Xanthine nephropathy in a patient with lymphosarcoma treated with allopurinol. New Engl. J. Med. 283 (1970) 354
4. Berken, A.: Allopurinol-induced suppressor T cell dysfunction: a hypothesis. J. Acad. Derm. 5 (1981) 607
5. Bradford, M. J., I. H. Krakoff, R. Leeper, M. E. Balis: Study of purine metabolism in a xanthinuric female. J. clin. Invest. 47 (1968) 1325
6. Cartier, P., M. Hamet: Une nouvelle maladie métabolique: le déficit complet en adénine phosphoribosyltransférase avec lithiase de 2,8-dihydroxadénine. C. R. Acad. Sci. (Paris) 279 (1974) 883
7. Cartier, P., M. Hamet, J.-L. Perignon: Lithiase urinaire de l'enfant. Possibilité d'un déficit héréditaire en adénine phosphoribosyltransférase. Nouv. Presse méd. 25 (1980) 1767
8. Chalmers, R. A., M. Johnsons, C. Pallis, R. W. E. Watts: Xanthinuria with myopathy. Quart. J. Med. 38 (1968) 493
9. Chalmers, R. A., R. Parker, H. A. Simmonds, W. Snedden, R. W. E. Watts: The conversion of 4-hydroxypyrazolo[3,4-d]pyrimidine (allopurinol) into 4,6-dihydroxypyrazolo[3,4-d]pyrimidine (oxipurinol) in vivo in the absence of xanthine-oxygen oxidoreductase. Biochem. J. 112 (1969) 527
10. Cohen, A., D. Doyle, D. W. Martin jr., A. J. Ammann: Abnormal purine metabolism and purine overproduction in a patient deficient in purine nucleoside phosphorylase. New Engl. J. Med. 295 (1976) 1449
11. Cohen, A., L. J. Gudas, A. J. Ammann, G. E. J. Staal, D. W. Martin jr.: Deoxyadenosine triphosphate as a potentially toxic metabolite in the immunodeficiency associated with purine nucleoside phosphorylase deficiency. J. clin. Invest. 61 (1978) 1405
12. Cohen, A., R. Hirschhorn, S. O. Horowitz, A. Rubenstein, S. H. Polmar, R. Hong, D. W. Martin: Desoxyadenosine triphosphate as a potentially toxic metabolite in adenosine deaminase deficiency. Proc. nat. Acad. Sci. 75 (1978) 472
13. Delbarre, F., C. Auscher, H. Brouilhet, A. de Géry: Action de l'éthanol dans la goutte et sur le métabolisme de l'acide urique. Sem. Hôp. Paris 43 (1967) 659
14. Dent, C. E., G. R. Philpot: Xanthinuria, an inborn error (or deviation) of metabolism. Lancet 1954/I, 182
15. Dickinson, C. J., J. M. Smellie: Xanthinuria. Brit. med. J. 1959/II, 1218
16. Fishbein, W. N., V. W. Armbrustmacher, J. L. Griffin: Myoadenylate deaminase deficiency: A new disease of muscle. Science 200 (1978) 545
17. Fried, R., L. W. Fried, D. R. Babin: Biological role of xanthine oxidase and tetrazolium-reductase inhibitor. Europ. J. Biochem. 33 (1973) 439
18. Goldfinger, S., J. R. Klinenberg, J. E. Seegmiller: The renal excretion of oxypurines. J. clin. Invest. 44 (1965) 623
19. Greene, M. L., W. Y. Fujimoto, J. E. Seegmiller: Urinary xanthine stones – a rare complication of allopurinol therapy. New Engl. J. Med. 280 (1969) 426
20. Gutensohn, W.: Inherited disorders of purine metabolism – underlying molecular mechanisms. Klin. Wschr. 62 (1984) 953
21. Haeckel, R., G. Schumann, W. Koech: Xanthinurie und atypische Cholinesterase-Aktivität. Med. Welt 32 (1981) 360
22. Herring, L. C.: Observations on the analysis of ten thousand urinary calculi. J. Urol. 88 (1962) 545
23. Holmes, E. W., J. B. Wyngaarden: Hereditary xanthinuria. In Stanbury, J. B., J. B. Wyngaarden, D. S. Fredrickson, J. L.

Goldstein, M. S. Brown: Metabolic Basis of Inherited Disease, 5th ed. McGraw-Hill, New York 1983 (p. 1192)

24 Jörgensen, S.: Hypoxanthin und Xanthin. In Bergmeyer, H. U.: Methoden der enzymatischen Analyse, 4. Aufl., Verlag Chemie, Weinheim 1977 (S. 1941–1950)

25 Kelley, W. N., F. M. Rosenbloom, J. Miller, J. E. Seegmiller: Enzymatic basis for variation in response to allopurinol: hypoxanthine-guanine phosphoribosyltransferase deficiency. New Engl. J. Med. 278 (1968) 287

26 Klein, G., Chr. Korp, H. Altmann: Ein neuer Fall von Xanthinurie. Akt. Rheumatol. 8 (1983) 207

27 Klinenberg, J. R., S. E. Goldfinger, J. E. Seegmiller: Effectiveness of xanthine oxidase inhibitor allopurinol in treatment of gout. Ann. intern. Med. 62 (1965) 639

28 Krakoff, I. H., M. E. Balis: Allopurinol in the prevention of hyperuricaemia secondary to the treatment of neoplastic disease with alkylating agents, adrenal steroids, and radiation therapy. Amer. rheum. Dis. 25 (1966) 651

29 Kredich, N. M., M. S. Hershfield: Immunodeficiency diseases caused by adenosine deaminase deficiency and purine nucleoside phosphorylase deficiency. In Stanbury, J. B., J. B. Wyngaarden, D. S. Fredrickson, J. L. Goldstein, M. S. Brown: Metabolic Basis of Inherited Disease, 5th ed. McGraw-Hill, New York 1983 (p. 1157)

30 Krenitisky, T. A., G. Elion, A. M. Henderson: Inhibition of human purine nucleoside phosphorylase. J. biol. Chem. 243 (1968) 2876

31 Löffler, W., W. Gröbner, R. Medina, N. Zöllner: Influence of dietary purines on pool size, turnover and excretion of uric acid during balance conditions. Res. exp. Med. 181 (1982) 113

32 Mazur, A., S. Green, A. Saha, A. Carleton: Mechanism of release of ferritin iron in vivo by xanthine oxidase. J. clin. Invest. 37 (1958) 1809

33 Mudge, G. H.: Clinical patterns of tubular dysfunction. Amer. J. Med. 24 (1958) 785

34 Nishida, Y., N. Kamatani, K. Tanimoto, I. Akaoka: Inhibition of purine nucleoside phosphorylase activity and of T-cell function with allopurinol-riboside. Agents Actions 9 (1979) 549

35 Noro, T., M. Ogiwara, M. Okamura: 2,8-Dihydroxyadeninurie. 2,8-Dihydroxyadenin-Kristalle im Harnsediment bei Mangel an Adenin-Phosphoribosyltransferase. Dtsch. med. Wschr. 107 (1982) 1887

36 Parker, R., W. Snedden, R. W. E. Watts: The mass-spectrometric identification of hypoxanthine and xanthine („oxypurines") in skeletal muscle from two patients with congenital xanthine oxidase deficiency(xanthinuria). Biochem. J. 115 (1969) 103

37 Sabina, R. L., J. L. Swain, B. M. Patten, T. Ashizawa, W. O'Brien, E. W. Holmes: Disruption of the purine nucleotide cycle: a potential explanation for muscle dysfunction in myoadenylate deaminase deficiency. J. clin. Invest. 66 (1980) 1419

38 Siegenbeek van Heukelom, L. H., G. E. J. Staal, J. W. Stoop, B. J. M. Zegers: An abnormal form of purine nucleoside phosphorylase in a family with a child with severe defective T-cell and normal B-cell immunity. Clin. chim. Acta 72 (1976) 117

39 Simmonds, H. A., K. J. Van Acker: Adenine phosphoribosyltransferase deficiency: 2,8-dihydroxyadenine lithiasis. In Stanbury, J. B., J. B. Wyngaarden, D. S. Fredrickson, J. L. Goldstein, M. S. Brown: Metabolic Basis of Inherited Disease, 5th ed. McGraw-Hill, New York 1983 (p. 1144)

40 Sorensen, L. B.: In: Proc. of seminars on Lesch-Nyhan syndrome. Fed. Proc. 27 (1968) 1099

41 Sperling, O., U. A. Liberman, M. Frank, A. de Vries: Xanthinuria: an additional case with demonstration of xanthine oxidase deficiency. Amer. J. clin. Path. 55 (1971) 351

42 Staal, G. E. J., J. W. Stoop, B. J. M. Zegers, L. H. Siegenbeek van Heukelom, M. J. M. van der Vlist, S. K. Wadman, D. W. Martin: Erythrocyte metabolism in purine nucleoside phosphorylase deficiency after enzyme replacement therapy by infusion of erythrocytes. J. clin. Invest. 65 (1980) 103

43 Swain, J. L., R. L. Sabina, E. W. Holmes: Myoadenylate deaminase deficiency. In Stanbury, J. B., J. B. Wyngaarden, D. S. Fredrickson, J. L. Goldstein, M. S. Brown: Metabolic Basis of Inherited Disease, 5th ed. McGraw-Hill, New York 1983 (p. 1184)

44 Sweetman, L.: Urinary and cerebrospinal

fluid oxypurine levels and allopurinol metabolism in Lesch-Nyhan syndrome. Fed. Proc. 27 (1968) 1055
45 Van Acker, K.J., H.A. Simmonds, C. Potter, J.S. Cameron: Complete deficiency of adenine phosphoribosyltransferase. Report of a family. New Engl. J. Med. 297 (1977) 127
46 Watts, R.W.E., W. Snedden, R.A. Parker: A quantitative study of skeletal-muscle purines and pyrazolo (3,4-d) pyrimidines in gout patients treated with allopurinol. Clin. Sci. 41 (1971) 153
47 Watts, R.W.E., K. Engelman, J.R. Klinenberg, J.E. Seegmiller, A. Sjoerdsma: Enzyme defect in a case of xanthinuria. Nature 201 (1964) 395
48 Wyngaarden, J.B.: Xanthinuria. In Stanbury, J.B., J.B. Wyngaarden, D.S. Frederickson: The Metabolic Basis of Inherited Disease, 3rd ed. McGraw-Hill, New York 1973 (pp. 992 ff.)
49 Yü, T.F., A.B. Gutman: Effect of allopurinol (4-hydroxypyrazolo (3,4-d)pyrimidine) on serum and urinary uric acid in primary and secondary gout. Amer. J. Med. 37 (1964) 885
50 Zöllner, N., M. Gross: Myoadenylatdeaminase-Mangel. Erfolgreiche Therapie eines Falles mit Ribose bzw. Xylit. Klin. Wschr. 64, Suppl. 5 (1986) 34
51 Zöllner, N., S. Reiter, M. Gross, D. Pongratz, C.D. Reimers, K. Gerbitz, I. Paetzke, T. Deufel, G. Hübner: Myoadenylate deaminase deficiency: successful symptomatic therapy by high dose oral administration of ribose. Klin. Wschr. 64 (1986) 1281

21 Störungen des Pyrimidinstoffwechsels

„Erfahrung ist eine verstandene Wahrnehmung."
I. Kant

Störungen der Pyrimidinsynthese mit Orotazidurie

Endogene Formen

Hereditäre Orotazidurie

Orotazidurie ist eine nur wenig bekannte, äußerst *selten* vorkommende *autosomal vererbte Erkrankung*, die auf einer Störung der Biosynthese von Pyrimidin beruht und nur bei homozygotem Vorkommen der Erbanlage mit klinischen oder hämatologischen Abnormitäten einhergeht (7). Die Seltenheit homozygoter hereditärer Orotazidurie spiegelt die Letalität eines stärkeren Blocks bei der De-novo-Biosynthese von Pyrimidinnucleotiden wider. Die Erkrankung ist nicht geschlechtsgebunden.

Biochemie

Orotsäure ist eine Uracil-4-carbonsäure (2,6 Dioxypyrimidin-4-carbonsäure), die ein Intermediärprodukt der Pyrimidinsynthese darstellt (21). Sie ist wichtigste Muttersubstanz der Pyrimidinnucleotide (s. S. 246). Die täglich gebildete Menge an Orotsäure beläuft sich auf etwa 1,5 g (8).

Orotsäure wird im Zytoplasma, jedoch nicht in den übrigen Zellbestandteilen umgesetzt (1). Der Umsatz erfolgt mit 5'-Phosphoribosyl-1-pyrophosphat. Unter Abspaltung von Pyrophosphat entsteht Orotidin-5'-phosphat, das Nucleotid der Orotsäure.

Hierfür ist das Enzym *Orotat-Phosphoribosyltransferase* (Enzym Nr. 5 in Abb. 17.9, S. 248) erforderlich. Die weitere Umwandlung in Uridin-5'-monophosphat (UMP) erfolgt unter dem Einfluß von *Orotidyldecarboxylase* (Enzym Nr. 6 in Abb. 17.9). In Erythrozyten und Leukozyten von Patienten mit hereditärer Orotazidurie fand man Aktivitätsminderungen beider Enzyme. Daraus ergibt sich eine Beeinträchtigung des Umbaus von Orotsäure zu Uridin-5'-monophosphat und zu Uridintriphosphat (UTP) (22). Beide Enzyme sind für die De-novo-Biosynthese von Pyrimidin wichtig. Eine Einstellung der Bildung von Pyrimidin ist mit dem Leben nicht vereinbar. Der sich aus den Defekten ergebende Mangel an Pyrimidinnucleotiden führt bei Homozygoten zu klinischen Manifestationen, weil die biochemische Störung der De-novo-Biosynthese von Pyrimidin offenbar nicht mehr kompensiert werden kann.

Pathogenese

Der enzymatische Defekt bei hereditärer Orotazidurie scheint in den meisten Geweben vorhanden zu sein, wobei in der Regel die Aktivitäten der betreffenden Enzyme ungefähr 1% der Norm betragen. Fox u. Mitarb. (9) berichteten über 2 Patienten mit hereditärer Orotazidurie, von denen der eine den klassischen aufeinander folgenden Enzymmangel aufwies, der andere aber bei fehlender Aktivität von Orotidyldecarboxylase (Enzym Nr. 6 in Abb. 17.9) eine normale Aktivität von Orotat-Phosphoribosyltransferase (Enzym Nr. 5 in Abb. 17.9) zeigte. Diese Beobachtung führte zu der Unterteilung der Orotazidurie in den *Typ I*, wenn *beide Enzymaktivitäten vermindert* sind, und in den *Typ II*, wenn *nur ein Mangel an Aktivität der Orotidyldecarboxylase* vorliegt. Hierbei besteht massive renale Ausscheidung von Orotidin und Orotsäure. Ersatztherapie mit Uridin führt zu einer progressiven Herabsetzung der Aktivität von Orotat-Phosphoribosyltransferase. Die heterozygote Mutter dieses Patienten schied ebenfalls überschießend Orotsäure und Orotidin aus. Im Gegensatz dazu schieden Heterozygote für den Typ I einer Orotazidurie, die einen Mangel an beiden Enzymen aufweisen, nur Orotsäure, aber nicht Orotidin vermehrt aus. Die Aktivitäten von Orotat-Phosphoribosyltransferase und Orotidyldecarboxylase in den Erythrozyten von heterozygoten Patienten für die Typen I und II einer hereditären Orotazidurie überlappten mit denen am unteren Ende einer Kontrollgruppe. Die koordinierte Beziehung zwischen den Aktivitäten von Orotat-Phosphoribosyltransferase und Orotidyldecarboxylase war über die gesamte Häufigkeitsverteilung einschließlich der Heterozygoten nachweisbar.

Verminderte Aktivitäten beider Enzyme in Erythrozyten und Leukozyten (22), eine partielle Störung im Orotsäurestoffwechsel intakter Leukozyten (5) sowie eine vermehrte Orotsäureausscheidung mit dem Harn (16) fanden sich indessen auch bei klinisch symptomfreien Familienangehörigen der Erkrankten. Die Übertragung des Erbmerkmals erfolgt, wie Untersuchungen durch 4 Generationen ergeben haben, über Autosomen mit symptomfreien Heterozygoten (7). Vermutlich stellt die doppelte Enzymopathie eine Mutation dar, die etwa der Regulator-Gen-Mutation der Bakterien (12, 15) entspricht.

Die bei Heterozygoten in Erythrozyten und Leukozyten gefundenen Enzymaktivitäten lagen unter 50% der Normalwerte. Es ist möglich, daß die hereditäre Orotazidurie durch eine einmalige Mutation im Regulator-Gen einer diploiden Zelle bedingt ist. Daraus würde sich eine signifikante Repression der Struktur-Gen-Aktivität in beiden Chromosomen, die die genetische Information für die Bildung der beiden für die Pyrimidinsynthese wichtigen Enzyme enthalten, ergeben.

Krankheitsbild und Therapie

Kennzeichnend für die homozygote Orotazidurie sind Megaloblastenanämie, Leukopenie, Wachstumsverzögerung und Ausscheidung großer Mengen von Orotsäure im Harn (11). Die megaloblastische Anämie und Orotazidurie sind therapieresistent gegenüber Vitamin B_{12} und Folsäure, aber ansprechbar auf orale Gabe von *Prednison* und einen Hefeextrakt, der *Uridylsäure* und *Cytidylsäure* enthält. Andere Therapiemöglichkeiten bestehen augenblicklich nicht. Allerdings berichteten kürzlich Becroft u. Mitarb. (3) über einen Behandlungserfolg mit *Uridin*. Über 6 Jahre wurde bei einem Kind mit dieser Krankheit ein Therapieversuch mit Uridin durchgeführt. Die megaloblastische Anämie verschwand. Außerdem besserte sich die vor Therapiebeginn verzögerte statische und geistige Entwicklung des Kindes. Während der Verabreichung von Uridin war die Orotsäureausscheidung vermindert. Auf Grund dieses ermutigenden Resultates sollte frühzeitig mit einer Uridintherapie begonnen werden, um einen guten und dauerhaften Erfolg erwarten zu können. Ein kurzzeitiger Therapieversuch mit Uracil führte in diesem Fall rasch zu einem Rezidiv aller Krankheitssymptome und wurde deshalb wieder abgebrochen.

Orotazidurie infolge eines Aktivitätsmangels an Ornithin-Carbamyltransferase

Orotazidurie zusammen mit einer erhöhten Ausscheidung von Uracil und Uridin sowie mit gesteigerter Pyrimidinsynthese wurde bei Kindern mit einem *Mangel an Ornithin-Carbamyltransferase-Aktivität* beobachtet (14). Diese Störung beruht auf einer Hemmung der Citrullinsynthese, wodurch sich Carbamylphosphat, ein Substrat der Aspartat-Carbamyltransferase (Enzym Nr. 2 in Abb. 17.9), vermehrt anreichert. Unter dem Einfluß dieses Enzyms entsteht aus Carbamylphosphat Carbamylaspartat. Dihydroorotase (Enzym Nr. 3 in Abb. 17.9) katalysiert dann die reversible Dehydrierung von Carbamylaspartat zu Dihydroorotsäure, und unter Mitwirkung der Dihydroorotsäuredehydrogenase (Enzym Nr. 4 in Abb. 17.9) wird schließlich Dihydroorotsäure zu Orotsäure oxidiert.

Solche Patienten scheiden bei normaler Proteinzufuhr etwa 190–240 mg Orotsäure pro Tag aus (13) gegenüber einer Ausscheidung von etwa 1 mg täglich normalerweise und bis 1,5 g im Falle einer hereditären Orotazidurie (3, 11).

Ornithin-Carbamyltransferase (OCT) ist eines der 5 Enzyme, die für die Bildung von Harnstoff benötigt werden. Das Enzym katalysiert die Synthese von Citrullin aus Carbamylphosphat und Ornithin (s. Abb. 21.1). Bei *komplettem Mangel* von OCT findet sich Citrullin im Plasma entweder überhaupt nicht oder nur spurweise, und Carbamylphosphat, das zur Pyrimidinsynthese herangezogen wird, reichert sich an. Gleichzeitig wird Orotsäure angereichert und vermehrt

Störungen der Pyrimidinsynthese mit Orotazidurie 313

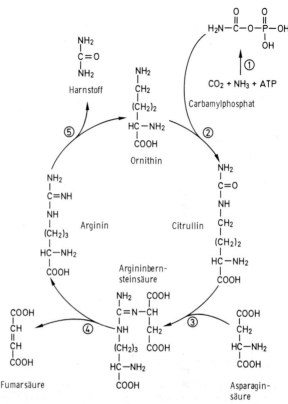

Abb. 21.1 Der Harnstoffzyklus und seine primären Störungen

Enzym	Störung bei Defekt
① Carbamylphosphatsynthetase	Hyperammoniämie Typ I
② Ornithin-Carbamyltransferase (OCT)	Hyperammoniämie Typ II
③ Argininsuccinatsynthetase	Citrullinämie
④ Argininsuccinatlyase	Argininsuccinaturie
⑤ Arginase	Argininurie

ausgeschieden, und die Vorläufer von Carbamylphosphat, nämlich Ammonium, Glutamat, Glutamin und Alanin, sind ebenfalls angereichert. Der Gendefekt ist an das *X-Chromosom* gebunden. Deshalb sind männliche Familienangehörige entweder gesund oder schwer geschädigt in der Neugeborenenperiode. Weibliche Heterozygote zeigen indessen unterschiedliche phänotypische Ausprägung der Störung in Abhängigkeit von der Inaktivierung der das normale oder das mutante Gen enthaltenden X-Chromosomen (19). Einige weibliche Trägerinnen weisen Episoden von Hyperammoniämie auf, und es liegen Anhaltspunkte dafür vor, daß klinisch asymptomatische Trägerinnen eines Mangels an OCT Intelligenzdefekte auf der Grundlage einer episodischen Hyperammoniämie haben (2). – Bestimmung der Orotsäureausscheidung ist nützlich bezüglich der Differenzierung der zu Hyperammoniämie führenden Bedingungen.

Exogene Formen

Außer den beiden beschriebenen Formen von Orotazidurie, die auf definierten Enzymdefekten beruhen, gibt es arzneimittelbedingte Orotazidurien. Hier ist einmal die unter *Allopurinol* auftretende Orotazidurie (8) zu nennen (S. 246 ff.). Zum anderen führt *6-Azauridin*, das in der Therapie von akuten Leukämien, Psoriasis und Mycosis fungoides eingesetzt wird, auf dem Wege einer kompetitiven Hemmung von Orotidyldecarboxylase durch seine Ribonucleotidform zu Orotazidurie und zu erhöhter Harnsäureausscheidung infolge seiner urikosurischen Wirkung (4). Vgl. Abb. 17.9.

Durch einen Mangel an Harnstoffzyklusaminosäuren kann es gleichfalls zu einem schweren Orotsäureverlust kommen. Gleichzeitiges *Fehlen von Arginin, Ornithin* oder *Citrullin* in der Diät ruft einen sofortigen Anstieg der renalen Ausscheidung von Orotsäure und Citrat hervor (17). Die Orotsäureausscheidung kann als brauchbares Maß für die Zufuhr von Arginin benutzt werden. Offenbar vermindert sich bei einem Mangel an Aminosäuren für den Harnstoffzyklus die Kapazität für die Entgiftung von Ammoniak, wodurch intramitochondrial gelegenes Carbamylphosphat in die Pyrimidinsynthese eingeschleust wird (s. Abb. 17.9).

Bei Patienten mit medikamentinduzierter Orotazidurie überschreitet die renale Clearance von Orotsäure diejenige von Kreatinin, und Orotsäure erscheint im Urin wesentlich früher als Orotidin (6, 20).

Hereditäre Störungen des Pyrimidinabbaus

Außer den genannten Pyrimidinstoffwechselstörungen, die den Aufbau betreffen, sind 2 *angeborene Störungen des Pyrimidinabbaus* bekannt geworden. Klinisch symptomlos verläuft ein *Mangel an Dihydropyrimidindehydrogenase* mit stark erhöhter Ausscheidung von Uracil und Thymin. Hierbei besteht eine schwere *Fluorouracil-Toxizität* (10). Bei einem *Mangel an Pyrimidin-5'-Nucleotidase* in den Erythrozyten besteht eine normochrome hämolytische Anämie mit basophiler Tüpfelung der Erythrozyten (18).

Dieser hereditäre Enzymdefekt wird durch *Bleiintoxikation* nachgeahmt, da Blei die erythrozytäre Pyrimidin-5'-Nucleotidase hemmt. Darauf beruhen die identischen Blutveränderungen bei Bleiintoxikation: hämolytische Anämie mit basophiler Tüpfelung und Anreicherung der Erythrozyten mit Pyrimidinnucleotiden (25) (s. auch S. 60, 103, 132).

Zum Mechanismus der *familiären Pyrimidinämie und Pyrimidinurie* ist folgendes zu bemerken: Die Pyrimidinbasen Uracil und Thymin werden in der Leber zu CO_2 und den Aminosäuren β-Alanin und β-Aminoisobuttersäure abgebaut. Ratebestimmendes Enzym ist die NADPH-abhängige Dihydropyrimidindehydrogenase (EC 1.3.1.2), die die Umwandlung von Uracil und Thymin in deren Dihydroderivate katalysiert. Das als Chemotherapeutikum benutzte fluorinierte Analog von Uracil, *5-Fluorouracil*, wird in gleicher Weise wie Uracil und Thymin verstoffwechselt (23). Der Pyrimidinabbau ist verlangsamt in wachsenden oder malignen Zellen, ferner ist die Aktivität in den Lebern neugeborener Tiere herabgesetzt. Kürzlich wurden 2 Geschwister einer Familie beschrieben (24), die große Mengen von Uracil und Thymin mit dem Urin ausschieden. Eines davon entwickelte eine schwere Toxizität bei Behandlung von Brustkrebs mit 5-Fluorouracil. Als Ursache wurde ein *genetischer Defekt von Dihydropyrimidindehydrogenase* angenommen.

Literatur

1 Baer, B., K. Lang: Lokalisation des Stoffwechsels der Orotsäure in der Zelle. Biochem. Z. 328 (1957) 581
2 Batshaw, M.L., Y. Roan, A.L. Jung, L.A. Rosenberg, S.W. Brusilow: Cerebral dysfunction in asymptomatic carriers of ornithine transcarbamylase deficiency. New Engl. J. Med. 302 (1980) 482
3 Becroft, D.M.O., L.I. Philips, A. Simmonds: Hereditary orotic aciduria: Longterm therapy with uridine and a trial of uracil. J. Pediat. 75 (1969) 885
4 Cardoso, S.S., P. Calabresi, R.E. Handschuhmacher: Alteration in human pyrimidine metabolism as a result of therapy with 6-azauridine. Cancer Res. 21 (1961) 1551
5 Fallon, H.J., M. Lotz, L.H. Smith jr.: Congenital orotic aciduria: demonstration of enzyme defect in leukocytes and comparison with drug-induced orotic aciduria. Blood 20 (1962) 700
6 Fallon, H.J., E. Frei III., J. Block, J.E. Seegmiller: The uricosuria and orotic aciduria induced by 5-azauridine. J. clin. Invest. 40 (1961) 1906
7 Fallon, H.J., L.H. Smith, J.B. Graham, C.H. Burnett: A genetic study of hereditary orotic aciduria. New Engl. J. Med. 270 (1964) 878
8 Fox, R.M., D. Royse-Smith, W.J. O'Sullivan: Orotidinuria induced by allopurinol. Science 168 (1970) 861
9 Fox, R.M., M.H. Wood, D. Royse-Smith, W.J. O'Sullivan: Hereditary orotic aciduria: types I and II. Amer. J. Med. 55 (1973) 791
10 Harley, E.H., A. Heaton, W. Wicomb: Pyrimidine metabolism in hereditary erythrocyte pyrimidine 5' deficiency. Metabolism 27 (1978) 1743
11 Huguley jr., C.M., J.A. Bain, S.L. Rivers, R.B. Scoggins: Refractory megaloblastic anemia associated with excretion of orotic acid. Blood 14 (1959) 615
12 Jacob, F., J. Monod: Genetic regulatory mechanism in synthesis of protein. J. mol. Biol. 3 (1961) 318
13 Levin, B., V.G. Oberholzer, L. Sinclair: Biochemical investigations of hyperammonaemia. Lancet 1969/II, 170
14 Levin, B., J.M. Abraham, V.G. Oberholzer, E.A. Burgess: Hyperammonaemia: A deficiency of liver ornithine transcarbamylase. Arch. Dis. Childh. 44 (1969) 152
15 Littlefield, J.W.: Expression of genetic information. New Engl. J. Med. 268 (1963) 873
16 Lotz, M., H.J. Fallon, L.H. Smith jr.: Excretion of orotic acid and orotidine in heterozygotes of congenital orotic aciduria. Nature 197 (1963) 194
17 Milner, J.A., W.J. Visek: Urinary metabolites characteristic of urea-cycle amino acid deficiency. Metabolism 24 (1975) 643
18 Reiter, S.: Störungen des Pyrimidinstoffwechsels. Klin. Wschr. 64, Suppl. 5 (1986) 97
19 Ricciuti, F.C., T.D. Gelehrter, L.E. Rosenberg: X-chromosome inactivation in human liver: confirmation of X-linkage of ornithine transcarbamylase. Amer. J. hum. Genet. 28 (1976) 332
20 Rosenbloom, F.M., J.E. Seegmiller: An enzymatic spectrophotometric method for determination of orotic acid. J. Lab. clin. Med. 63 (1964) 492
21 Schwietzer, C.H.: Physiologische Eigenschaften der Orotsäure. Biochem. Z. 328 (1956) 291
22 Smith jr., L.H., M. Sullivan, C.M. Huguley jr.: Pyrimidine metabolism in man. IV Enzymatic defect of orotic aciduria. J. clin. Invest. 40 (1961) 656

23 Tuchman, M., M.L.R. Ramnaraine, R.F. O'Dea: Effects of uridine and thymidine on the degradation of 5-fluorouracil, uracil, and thymine by rat liver dihydropyrimidine dehydrogenase. Cancer Res. 45 (1985) 5553

24 Tuchman, M., J.S. Stoeckeler, T.D. Kiang, R.F. O'Dea, M.L. Ramnaraine, B.L. Mirkin: Familial pyrimidinemia and pyrimidinuria associated with severe 5-fluorouracil toxicity. New Engl. J. Med. 313 (1985) 245

25 Valentine, W.N., D.E. Paglia, K. Fink, G. Madokoro: Lead poisoning. Association with hemolytic anemia, basophilic stippling, erythrocyte pyrimidine 5'-nucleotidase deficiency, and intraerythrocytic accumulation of pyrimidines. J. clin. Invest. 58 (1976) 926

Medikamentenverzeichnis

Freinamen	Präparatenamen
A	
Acenocoumarol	Sintrom
Acetylsalicylsäure	Acetylin, Altra-Seltzer, Apernyl Styli, Aspalox, Aspirin Aspro, ASS 500 Dolormin/Dura/-ratiopharm/-Woelm, Canocyl, Colfarit, Contradol Fondant, Contrheuma retard, Deskoval N, Godamed, monobeltin, Solpyron, Spiramon, Temagin ASS 600, Trineral
ACTH	Acethropan, Acortan, Synacthen
Adriamycin = Doxorubicin	Adriblastin
Allopurinol	Allo-300, Allo-Gry, Allo-Puren, Allopurinol Stada/„Dorsch"/-Efeka/-ratiopharm/retard-Woelm/Siegfried, Apulonga, Bleminol, Cellidrin, Dabroson, dura AL, Embarin, Epidropal, Foligan, Remid, Sigapurol CR, Suspendol, Uribenz, Uripurinol, Urobenyl, Urosin, urtias, Xanturat, Zyloric
Allopurinol-Benzbromaron	Acifugan, Allo. comp-ratiopharm, Allomaron, Harpagin
Amilorid	Arumil
Ampicillin	Amblosin, Ampensaar, Ampi, Ampicillat, Binotal, Pen-Bristol
Asparaginase	Crasnitin
Äthylbiscoumacetat	Tromexan
Azathioprin	Imurek
B	
Benzaron	fragivix, Vasoc
Benzbromaron	Azobromaron, Benzbromaron Stada/R.A.N./-ratiopharm, Narcaricin, Uricovac
Benzbromaron-Citrat-Bicarbonat	Harolan
Bishydroxycoumarin	Warfarin
Bupivacain	Carbostesin

Freinamen	Präparatenamen
C	
Captopril	Lopirin, Tensobon
Carbamazepin	Sirtal, Tegretal, Timonil
Chlortalidon	Hygroton, Ödemase-long
Citronensäure-Citrat-Granulat	Uralyt-U
Clonidinhydrochlorid	Catapresan, Dixarit
Colchicin	Colchysat Bürger, Colchicum-Dispert
Corticotrophin s. ACTH	
Cyclophosphamid	Cyclostin, Endoxan
D	
Diazepam	Diazemuls, Lamra, Mandro-Zep, Neurolytril, Tranquase, Tranquo-Puren, Valaxona, Valaquid, Valium
Dicumarolderivate	Coumadin, Marcumar, Sintrom
E	
Etacrynsäure	Hydromedin
Etofyllinclofibrat	Duolip
F	
Fluorouracil	Effluderm, Efudix, Fluroblastin
Furosemid	discoid, durafurid, Furo-Puren, Fusid, Hydro-rapid, Lasix, Mirfat, Ödemase, Sigasalur
H	
Hexacalcium-hexanatrium-heptacitrat-Hydrat-Komplex	
Hydrochlorothiazid	Di-Chlotride, Diu, Esidrix
Hydrocortison	Alfason, Ficortril, Hydrocort, Schericur, Scheroson
I	
Indometacin	Amuno, durametacin, Elmetacin, indomet, Indo-Phlogont, Vonum
INH = Isoniazid	Isozid, Neoteben, Tb-Phlogin, tebesium-S
K	
Kalium-natrium-hydrogencitrat (6:6:3.5)	Oxalyt-U, Uralyt-U
Kombination Allopurinol-Benzbromaron s. Allopurinol-Benzbromaron	
M	
6-Mercaptopurin	Puri-Nethol
Methicillin	Cinopenil
Methylprednisolon	Medrate, Urbason

Freinamen	Präparatenamen
N	
Nalidixinsäure	Nogacit, Nogram
P	
PAH	p-Aminohippursäure
Phenprocoumon	Marcumar
Phenylbutazon	Butazolidin, Demoplas, Elmedal, Exrheudon N, Spondyril
Phenytoin	Citrullamon, Epanutin, Phenhydan, Zentropil
Pipemidsäure	Deblaston
Prednisolon intravenös	duraprednisolon, Hostacortin H solubile, Predni-H-injekt, Solu-Decortin-H, Ultracorten-H „wasserl." u. a.
Prednison	Decortin, Hostacortin, Prednilonga, Ultracorten u. a.
Primidon	Liskantin, Mylepsinum, Resimatil
Probenecid	Benemid
Pyrazinamid	pecetamid, Pyrafat
S	
Sulfamethoxazol-Trimethoprim	Bactoreduct, Bactrim, Co-trimoxazol, Cotrim-Puren, Drylin, Duobiocin, Eusaprim, Kepinol, Lidaprim, Linaris, Microtrim, Omsat, Sigaprim, Sulfacet, Sulfotrimin, Thiocuran, TMS, Triglobe, Trigonyl u. a.
Sulfinpyrazon	Anturano
T	
Tetracyclin	Achromycin, Hostacyclin, Steclin, Supramycin, Tefilin, Tetrabakat, Tetrablet, Tetracitros, Tetracyclin, Tetralution
Tetroxoprim-Sulfadiazin	Sterinor, Tibirox
V	
Verapamil	Isoptin
Z	
Zitronensäure s. Citronensäure	

Sachverzeichnis

A

Acetylsalicylsäure 39, 63
ACTH 39 f.
Adenin 105, 107, 219, 221 f.
Adeninnucleotidabbau 106
Adenin-Phosphoribosyltransferase 100 f.
– Mangel 112, 304 f.
Adenosin 107, 223
Adenosindesaminase 100 f.
– Mangel 305 f.
– – Immundefizienz 305
– – Symptome 306
Adenylsäure-Desaminase 100 f., 106
– Defekt 109
Adipositas s. Übergewicht
Adrenalin 39
Ätiocholanolonfieber 125
Affen, anthropoide 11 f., 14
– nichtanthropoide 14
Akromegalie 59
Alanin 39 f.
Aldosteronantagonisten 63
Algen 69
Alkohol 64 f., 111
Alkohole, polyhydrische 41
Alkoholintoxikation 59 f., 136
Alkoholkonsum 1, 224
– chronischer 226 f.
Allantoicase 11 f.
Allantoin 12, 30
– Ausscheidung 29
Allantoinase 11 f.
Allantoinsäure 12
Allopurinol 106, 238, 244 ff., 254
– mit Benzbromaron 258, 263 ff.
– Bioverfügbarkeit 252
– Dosisreduzierung 253
– Einfluß auf die Harnsäureausscheidung 2
– beim Fasten 284
– bei Gewebshypoxie 289 f.
– Hepatotoxizität 254
– klinische Anwendung 249
– Nebenwirkungen 253
– Oxypurinbildung 302 f.
– Pharmakokinetik 251
– Pharmakologie 246
– zur Prophylaxe 288
– renale Clearance 251
– Serumharnsäurekonzentration 250
– Toxizität 249 f.
– Toxizitätssyndrom 253
– bei Uratlithiasis 267 ff.
– Verträglichkeit 253
– Wirkungsmechanismus 244 f., 250
– Xanthinsteinbildung 299
Allopurinol-Ribosid 306
Altersdiabetes 90
Altersgicht 148, 203
Aminosäuren 40
Aminosäurenstoffwechsel 15
Ammoniak 12, 98
Amniozentese 209
Ampicillin 254
Amyloidose 155
Anämie, hämolytische 54 f.
Anticholinergika 42
Antidiuretisches Hormon 41
Antiepileptika 41
Antirheumatika, Salzretention 235
α_1-Antitrypsin-Mangel 62, 185
Apoplexie 179
Arbeit, körperliche 59, 70 f., 281
– – Purinribonucleotidabbau 70
Arbeitsunfähigkeit 285
Arginin 314
Arthritis psoriatica 183, 196 f.
– rheumatische 201
– Wärmeanwendung 236
Ascorbinsäure 42
Asparaginsäure 39 f.
Aspirin 20
Atherosklerose 1, 72 f., 90, 169 ff.

Sachverzeichnis

Atheroskleroseindex 166
6-Azauridin 314
Azidose, renale tubuläre 59
– respiratorische 59, 69 ff.

B

Benzaron 262
Benzbromaron 26, 39 f., 43, 256 f., 284
– mit Allopurinol 258, 263 ff.
– Dosierung 239
– Dosis-Wirkungs-Beziehung 259
– klinische Anwendung 257 f.
– Nebenwirkungen 260
– Pharmakokinetik 261 f.
– Verträglichkeit 260
– Wirkungsweise 29, 261
Benzolsäure 59 f.
Berylliumvergiftung 59 f.
Betarezeptorenblocker 286
Bewegungstherapie 280
Bier 107, 214, 219, 224
Bleigicht 60
– Pathogenese 132
Bleivergiftung 103, 314
– chronische 59 f.
Blut, Fließeigenschaften 171, 179, 290
Blutkrankheiten s. Hämoblastose
Bromid 260
Bromidkumulation 265 f.

C

Calciumoxalatstein 131, 269 f.
Calciumsalzstein 131
Captopril 255
Caronamid 39 f.
Chloriddiarrhoe 185, 198
Chlorothiazid 43, 62, 249
Chondrokalzinose 199 f., 202, 204
Citrat 41
Citratausscheidung 268
Citratgranulat 267
– Wirkungsmechanismus 268 f.
Citrattherapie, Kontraindikation 269
Clearancesubstanzen 41
Coffein 39 f., 227
Colchicin 42, 231 f., 259
– Anfallsprophylaxe 266
– Nebenwirkungen 234
– Pharmakokinetik 232 f.
– Wirkungsmechanismus 232
Colchicinkur 231
Colchicum 5
Cortison 39 f., 236

CO-Vergiftung 59
Cumarin 255
Cumarinpräparat 62
Cycloserin 62

D

Darminhalt, Harnsäurekonzentration 30 f.
Diabetes insipidus 62
– mellitus 1, 121, 154, 163 f., 170, 179
– – Berufswahl 297
– – Diät 217
– – Gene 121
– – Gichtmorbidität 163 f.
– – Häufigkeitszunahme 81 f., 85
– – Nierenschädigung 154
– – Therapie 286
Diät 42, 213 ff.
– DNS-haltige 219 ff.
– eiweißreiche 224
– fettreiche 40, 59, 224
– ketogene 69
– kohlenhydratreiche 40
– proteinarme 252
– proteinreiche 40
– purinarme 214 f.
– – Harnsäureausscheidung 26
– purinfreie 97
– – Harnsäureausscheidung 21
– – Serumharnsäurekonzentration 18
– purinreiche, Serumharnsäurekonzentration 18
– RNS-haltige 219 ff.
– vernünftige 215 f.
Dicumarolpräparate 41
Dihydropyrimidindehydrogenase 314
2,8-Dihydroxyadenin 305
Diodrast 29
Distress 97, 118, 172 f., 227
Diurese, osmotische, Harnsäureausscheidung 28
Diuretika s. Saluretika
DNS-Gehalt, Lebensmittel 225
Docosahexaensäure 69
D-Ribose 304
Duodenalgalle, Harnsäurekonzentration 31
Duodenalinhalt, Harnsäurekonzentration 31

E

Eicosapentaensäure 69
Enzymanomalien 109 ff.

Enzymanomalien, Adenin-Phosphoribosyltransferase 112, 304 f.
- Adenosindesaminase 305
- Adenylsäure-Desaminase 109, 111
- Dihydropyrimidindehydrogenase 314
- Glucose-6-phosphatase 109, 111 f.
- Glutaminase 110
- Glutaminsynthetase 110
- Glutathionreduktase 112
- Hypoxanthin-Guanin-Phosphoribosyltransferase 109 f., 303
- Myoadenylatdesaminase 303 f.
- 5'-Nucleotidase 111
- Ornithin-Carbamyltransferase 312
- Orotat-Phosphoribosyltransferase 310 f.
- Orotidyldecarboxylase 310 f.
- PRPP-Amidotransferase 100 f., 108 f.
- PRPP-Synthetase 109, 112
- Purin-Nucleosid-Phosphorylase 305 f.
- Pyrimidin-5'-Nucleotidase 314
- Xanthinoxidase 112, 299 ff.
Enzyme für den Purinnucleotidstoffwechsel 100 f.
Epitaxie 131
Erythrozyten, Harnsäuretransport 29
Etofyllinclofibrat 42

F
Fadentest 4
Fanconi-Syndrom 37, 39 ff.
Fasten 59, 65, 68, 282 ff.
Fett, verstecktes 216
Fettleber 167 ff.
- alkoholinduzierte 168 f.
- Exazerbation 168
- Therapie 287
Fettsäuren, mehrfach ungesättigte 216
Fließeigenschaften des Blutes 171, 179, 290
Fluorouracil-Toxizität 314 f.
Flüssigkeitsvolumen, extrazelluläres, Expansion 27
Fredrickson-Krankheit s. Hyperlipoproteinämie Typ IV
Fructose 40 f., 65 ff., 111, 226
Furosemid 63, 289

G
Galactose 40, 67
Galaktosämie 68

Galle, Harnsäuregehalt 30 f.
Gallenkontrastmittel 42
Ganglion 205
Gastrointestinaltrakt, Harnsäureausscheidung 29 ff.
Gefäßerkrankung 290
- bei Gicht 169
- renale 179
- unspezifische 154
Gelenkerkrankung 135 ff.
Gelenkreizzustand, Differentialdiagnose des Punktats 200
Gelenkschmerzen 192
Gewebe, erhöhte Reaktionsbereitschaft 141
- Harnsäurekristallnachweis 191
Gewebsveränderung, Pathogenese 126
- durch Urat 123 ff.
Gewichtsverlust 42
Gicht, Alkohol 64 f.
- als Allgemeinkrankheit 151 ff.
- - Therapie 278 ff.
- Anamnese 191
- Anfallsprophylaxe 234, 266
- Anfallstherapie 231 ff.
- Arbeitsunfähigkeit 295
- Arthritis 199 ff.
- - chronische Differentialdiagnose 204
- Atherosklerose 72 f., 169 ff.
- Atheroskleroserisiko 1
- atypische Formen 147 f.
- Begleitkrankheiten 151 f.
- Begriffsentwicklung 2
- Bleivergiftung 59 f.
- chronische 2, 141 ff.
- - Differentialdiagnose 198
- - Pathogenese 126
- - Röntgenbefunde 126
- - Therapie 237 ff.
- Dauertherapie 239
- Definition 1 ff.
- Diabetes mellitus 163 f.
- Diagnose 187 ff.
- Diagnosekriterien 190 f.
- Diagnoseverzögerung 187
- Diät 213 ff.
- Differentialdiagnose 187, 196 ff.
- Disposition 6, 135
- Epidemiologie 87 ff.
- Erbfaktoren 118 ff.
- Erstmanifestation 85
- Erwerbsfähigkeit 296

Sachverzeichnis 323

- familiäres Auftreten 5, 119
- Familienanamnese 135
- Fasten 68
- Fehldiagnose 187
- Fettleber 167 ff.
- Fettstoffwechselstörungen 164 ff.
- Frühdiagnose 189 f.
- Gelenkerkrankung 80, 135 ff.
- – Therapie 230 ff.
- genetische Prädisposition 1
- Genmutation 119 f.
- Genotypus 118
- Gentherapie 212
- Geschichte 4 ff.
- geschlechtsspezifische Unterschiede 90 ff.
- Gesundheitserziehung 279 ff.
- Hallux-rigidus-Arthrose 192 f.
- Häufigkeit 80 ff.
- – bei Frauen 91
- – bei Männern 83 f., 91
- Häufigkeitszunahme 81 f.
- Haupttodesursachen 179 ff.
- Hautaffektion 147
- Hyperlipoproteinämie 164 ff.
- Hypertension, arterielle 52 ff., 161 f.
- Hypervitaminose A, 60
- idiopathische 109
- Intelligenz 51 f.
- interkritische Phasen 2, 141 ff.
- – – Therapie 237 ff.
- Invalidität 296
- bei jüngeren Patienten 148, 185
- bei Kindern 206
- kindliche s. Lesch-Nyhan-Syndrom
- Kohlenhydrate 217
- Kombinationstherapie 239, 263 f.
- Komplikationen 152, 179 ff.
- körperliche Arbeit 59, 70 f., 281
- L-Dopa 184
- Lebenserwartung 180
- Lumbalsyndrom 138 f.
- Manifestation 1, 47 ff.
- – – altersabhängige 85 f.
- manisch-depressive Stimmungslagen 169, 172
- medikamentös bedingte 184
- Menstruation 90 f.
- metabolische 94 f.
- Mikroangiopathie 170 f.
- Monotherapie 239, 244
- – Indikation 244
- Morbidität, Männer 84

- Niereninsuffizienz 182 ff.
- Nierenveränderung 152 ff.
- – – Diagnostik 193
- Parkinson-Syndrom 184
- Patientenkooperation 218, 280
- Persönlichkeitsstruktur 169 ff.
- Phänotypus 118
- primär chronische 147 f.
- primäre 1
- Prognostik 297 f.
- Prophylaxe 278 ff., 287 ff.
- Proteinaufnahme 102
- Psoriasis 183
- psychosoziale-soziologische Phänomene 51 f.
- Pyelonephritis 129
- – Diagnostik 193
- – Erwerbsunfähigkeit 296
- – als Sekundärphänomen 154
- – – Therapie 270 f.
- Rehabilitation 294 ff.
- renale Ursache 94 f.
- Risiko 47 f., 297 f.
- Röntgenbefunde 194 ff.
- Schwangerschaft 39, 90 f.
- bei Schwarzen 88
- sekundäre 3, 182 ff.
- im Senium 147 f.
- Serumharnsäurekonzentration 86
- Sichelzellanämie 184
- sozialmedizinische Probleme 293 ff.
- Stadien 2
- Stoffwechselstörungen 151 f.
- Therapie, chirurgische 278 ff.
- – – Grundlagen 212 f.
- – – medikamentöse 230 ff.
- – – physikalische 279
- – – psychosomatische 279
- – – stationäre 296
- Thrombosebereitschaft 171
- Tophusbildung 142 f.
- Übergewicht 52 ff., 162 f.
- Überwachung 285
- Umweltfaktoren 1, 87 f.
- Verbreitung 80
- viszerale 151, 297
- Vitamin A 60
- Vorsorge 230
- Wesen 1 ff.
- Xanthinurie 299
- als Zivilisationskrankheit 1 f.

Gichtanfall, akuter 2, 42, 65, 123 ff.
- – Auslösefaktoren 136 f.

Gichtanfall, akuter, Differentialdiagnose 197 ff.
– – erster 86
– – Häufigkeit 81
– – körperliche Arbeit 71, 281
– – Krankheitsbild 136 ff.
– – Lokalisation 138
– – – artikuläre 197 ff.
– – – extraartikuläre 198, 204
– – – vertebrale 198, 204
– – Pathogenese 123
– – Prodromalstadium 139
– – Prophylaxe 234, 266
– – Saluretika 184
– – Sehnenansatz 140
– – Serumharnsäurespiegel 136 f.
– – Symptome 139
– – Therapie 231 ff.
– – am Tibiaperiost 140
– – traumatisch bedingter 141
– – Vorboten 139
– postoperativer 137
Gichtanlage, asymptomatische 2, 49
Gichtgeschwür 143
Gichtnephropathie s. Uratnephropathie
Gichtniere s. Uratnephropathie
Gichttophus s. Tophus
Glomerulonephrose, gichtige 155
Glomerulosklerose, gichtische 154
Glucocorticoide 236
Glucose 40 f., 67
Glucose-6-phosphatase 60, 109, 111
Glutamin 98
Glutaminase 108
Glutaminotransferase 98
Glutaminsäure 39 f.
Glutaminsynthetase 108, 110
Glutathionreduktase 112
Glycin 39 f., 108
Glucose-6-phosphatase 60, 109, 112, 184
Goutiness 140
Grenzwerthypertension 285 f.
Guanidinbernsteinsäure 41
Guanin 219, 222
Guanosin 107, 219, 223

H

Hallux-rigidus-Arthrose 146, 189, 192 f.
Halofenat 42
Hämoblastose 54, 183, 288
Hämochromatose, hereditäre 41
Hämodialyse 182, 296

Hämorheologische Veränderungen 171
Harnsäure 123
– Ablagerung, extrazelluläre 142 f.
– – im Gewebe 1, 19
– – im Nierenmark 127 ff.
– Aufnahme in den Erythrozyten 29
– Bildungsstätten 21
– biologische Wirkung 123
– endogene 21
– Entdeckung 4
– enterotrope 30 f.
– exogene 21
– extravaskuläre 24
– extrazelluläre 24
– glomeruläres Filtrat 27
– Hyperproduktion 97
– Hyperproduzent 94
– Hyperexkretion 96
– Hypoexkretoren 94, 170 f.
– intravaskuläre 24
– intrazelluläre 24
– Löslichkeit 1, 11, 18 f., 124
– Mobilisierung aus den Depots 243 f.
– oral zugeführte, Wiedergewinnungsrate 30
– parenteral zugeführte, Wiedergewinnungsrate 31
– Plasmakonzentration s. Plasmaharnsäurekonzentration
– Proteinbindung 20
– Puringehalt 222
– Reabsorption, renaltubuläre 24 f., 27
– – – Einflußfaktoren 29
– – – verminderte 26
– Resorption, intestinale 30
– Sekretion, renaltubuläre 24 f., 27
– – – Einflußfaktoren 29
– – – eingeschränkte 26, 28 f.
– – – bei Nierenerkrankung 58 f.
– Serumkonzentration s. Serumharnsäurekonzentration
– Transportmechanismus durch die Darmwand 30
– – tubulärer 29
– Turnover-Rate 21 ff., 53, 94 f.
– – beim Lesch-Nyhan-Syndrom 209
– Überproduktion beim Neugeborenen 24
– urotrope 30
Harnsäureabbau, bakterieller, im Darm 30 f.
Harnsäureausfällung 153
Harnsäureausscheidung 21 ff., 24 ff., 39 ff.

Sachverzeichnis

- Allopurinoleinfluß 23
- Clearancesubstanzen 41
- extrarenale 29 ff.
- – erhöhte 31
- Fanconi-Syndrom 39, 41
- gastrointestinale 29 ff.
- medikamentöse Beeinflussung 27 f., 38 f.
- renale 24 ff., 96
- – kostabhängige 26
- – luminale Flußrate 28, 57 f.
- – Medikamenteneinfluß 27 f.
- – Reaktionsschritte 27 f.
- – Tagesrhythmik 26
- – tubuläre, defekte 96
- – Urikosurika 26
- – Wasserdiurese 26
- Wilsonsche Krankheit 39, 41
Harnsäurebilanz, positive 1
Harnsäuregesamtausscheidung 25
Harnsäureeinfarkt 153
Harnsäurekonzentration verschiedener Gewebe 31
Harnsäure-Niereninfarkt beim Neugeborenen 24
Harnsäurepool 21 f., 95, 146
- austauschbarer 21, 23
Harnsäurestein, Allopurinol 269
- Prophylaxe 267
- Rezidivgefährdung 268
- Rezidivprophylaxe 269 f.
- Therapie, lytische 267 f.
- – – Überdosierung 268
- – – Versagen 268
Harnsäurestoffwechsel 11 ff.
- anthropoide Affen 11 f., 14
- Enzyme 11 f.
- Landreptilien 11
- beim Neugeborenen 24
- Physiologie 11 ff.
- Primaten 11 f., 14
- Schlangen 14
- Vögel 11 f.
Harnstoff 12
Harnstoffzyklus, Störungen 313
Hartnupsche Erkrankung 37
HDL-Cholesterin 164 ff.
Heberden-Arthrose 146, 189, 204
Heilgymnastik 280, 282
Hepatolentikuläre Degeneration s. Wilsonsche Krankheit
Herzinfarkt 72
Herzinfarktrisiko 170

Hormon, antidiuretisches 41
Hüftkopfgelenknekrose 147
Hydroxyapatit-Krankheit 199 f., 202
Hypercholesterinämie 287
Hyperkalziurie 131
Hyperlipoproteinämie 59 f., 164 ff.
- Atherosklerose 1
- Infarktrisiko 170
- Therapie 286 f.
- Typ II 60
- Typ III 60, 164
- Typ IV 91, 151, 165 f.
Hyperoxypurinurie 302
Hyperparathyreoidismus 59
Hypertension, arterielle 1, 52 ff., 135, 154, 157, 161 f., 170, 179
- – alkoholbedingte 226
- – grenzwertige 285 f.
- – bei Kindern 54
- – labile 285 f.
- – Therapie 285 f.
Hypertriglyzeridämie 166, 287
Hyperurikämie 26, 47 ff.
- akutes Nierenversagen 160, 288
- bei Algenzufuhr 69
- alkoholbedingte 64 f., 111
- angeborene 109
- Anurie 156
- asymptomatische 230
- Atherosklerose 72 f.
- chronische, Gewebsveränderungen 123 ff.
- Dauertherapie 239
- Definition 20, 47
- bei Diabetikern 164
- diätbedingte 68 f.
- Erbfaktoren 118 ff.
- experimentell erzeugte 55
- Fasten 65, 68, 284
- Fructose 65 f., 111
- Gelenkschmerz 192
- Genmutation 119 f.
- Glykogenspeicherkrankheit 60 f.
- Hämoblastosen 54
- hämorrhagischer Schock 55 f.
- Harnsäureausscheidung, extrarenale 30
- Häufigkeit 48 f.
- Häufigkeitszunahme 81 f.
- Herzinfarkt 72
- Hyperlipoproteinämie 59 f., 164 ff.
- Hypertension, arterielle 52 ff.
- infektiöse Mononukleose 54 f.

Hyperurikämie, Intelligenz 51 f.
- bei Kindern 54
- Komplikationen 152
- körperliche Arbeit 70 f.
- Leberparenchymschädigung 168
- bei Leukämie 287 f.
- Manifestation 136
- medikamentös behandlungsbedürftige 217
- Neoplasie 72 f.
- Nephrolithiasis 127
- - Pathogenese 130
- durch Niereninsuffizienz 56 ff.
- parenterale Infusion 64 ff.
- Parkinson-Syndrom 62
- Pneumonie 54
- primäre 2, 49
- - Biochemie 97 ff.
- - Häufigkeit 49
- - Pathogenese 94 ff.
- - Therapie 230
- Prophylaxe 287 ff.
- Psoriasis 54 f.
- Pyelonephritis 270
- respiratorische Azidose 69 ff.
- Risiko 47 ff.
- Saluretika 63 f.
- Sarkoidose 54 f.
- Schwangerschaftstoxikose 61
- sekundäre 50 ff., 182 ff.
- - Häufigkeit 50
- - Ursachen 50 f.
- Sorbit 65 f., 111
- bei Stoffwechselstörungen 59 ff.
- Therapie 230, 239
- therapiebedingte 62 ff.
- Übergewicht 52 ff., 72
- durch vermehrte Harnsäurebildung 54 ff.
- Vitamin A 60
- Xylit 65 f., 111
- Zystinurie 59
- durch zytostatische Therapie 54
Hypervitaminose A, Gicht 60
Hypoparathyreoidismus 59
Hypourikämie 37 ff.
- Definition 20
- Häufigkeit 37
- hereditäre, renale 38
- Hypourikosurie 302
- Leberzirrhose 39 f.
- primäre 37 f.
- sekundäre 38 ff.

- tubuläre Störung 37 f.
- Ursache 37
- Xanthinurie 37
Hypourikosurie 302
Hypoxanthin 24, 219, 221 f., 224
- Allopurinol 264, 301
- Hypoxie 24
- Kristalle 302
- Löslichkeit 301
- Neugeborenes 24
- Skelettmuskel 301
- Stein 301 ff.
Hypoxanthinausscheidung 107, 300
Hypoxanthin-Guanin-Phosphoribosyltransferase 100 f., 104 ff., 109, 120 f., 208 f., 247
- Xanthinsteinbildung 303
Hypoxie 24, 55 f., 107, 289

I

Idealgewicht 283
Immundefizienz 305
Indometacin 231 f., 235
- Anfallsprophylaxe 266
- Nebenwirkungen 235
Infektarthritis 203
Infiltrationsanästhesie 231
Infusion, parenterale 64 ff.
Inosin 70 f., 222
Inosinsäure 21, 102, 223
Intelligenz 51 f.
Invalidität 296
Isoniazid 62

K

Kaffee 227
Kalium-natrium-hydrogencitrat 269
Kalzifikation bei Niereninsuffizienz 182
Karpaltunnelsyndrom 144
Ketoazidose, alkoholbedingte 65
- durch Fasten 68
Ketose 59
Kininhormone 125
Knochentophi 143 f.
- Auflösung 239
Kochsalzbeschränkung 285
Kohlenhydrate, polymere 217
Kohlenmonoxidvergiftung s. CO-Vergiftung
Koronarthrombose 169, 179
Kost s. Diät
Kristall-Arthritis 125, 199 ff.

Kristalle in der Synovialflüssigkeit 191
Kristallisationstheorie 130
Kristallphagozytose 125, 191
Kristallsynoviitis 123 ff.

L

Laktatazidose 59
Landreptilien, Harnsäurestoffwechsel 11 f.
LDL-Cholesterin 165 f.
L-Dopa 62, 184
Lebensdauer des Gichtpatienten 180
Lebensmittel, Puringehalt 219, 221
Leber, Uricaseaktivität anthropoider Affen 14
Lebergalle, Harnsäurekonzentration 31
Leberzirrhose 39 f.
− Coffein 227
Lesch-Nyhan-Syndrom 47, 106 f., 109 f., 112, 121, 206 ff.
− Biochemie 208 f.
− Diagnose 206, 210
− klinische Merkmale 206
− Therapie 210
− Varianten 209
− zentralnervöse Störungen 207 f.
Leukämie 287 f.
− chronische, myeloische 184
L-Glutamatdehydrogenase 108
Lymphadenose, chronische 55, 184

M

Magensaft, Harnsäuregehalt 30 ff.
Manisch-depressive Stimmungslage 151, 169
Mannit 41
Mikroangiopathie 170, 179
Mikrotophi, kristalline 23
Mongolismus 55, 184
− Harnsäurekonzentration im Schweiß 33
Monoammoniumuratstein 131
Mononatriumurat 123, 129
Mononatriumuratkristall 191
Mononukleose, infektiöse 54 f.
Morbus s. Eigenname
Murexidprobe 143
Muskelschmerzen 139
Myeloische Metaplasie 183
Myelose, chronische 55, 183
Myoadenylatdesaminase, Mangel 303 f.
− − Therapie 304

Myopathie 303 f.
Myxödem 59, 91

N

Na^+/K^+-ATPase 27
Natriumlactat 64
Natriumlactatinfusion 59
Natriumurat s. Urat
Neoplasie 72 f.
− interstitielle 154 ff.
− − chronische sklerosierende 154, 159
Nephrolithiasis 155 f.
− Hyperurikämie 127
− Pathogenese 130 ff.
^{15}N-Harnsäure 30
Nicotin 228, 290
Nicotinsäure 62
Niere, diffuse interstitielle Fibrosierung 154
Nierenamyloidose 155
Nierenbiopsie 154
Nierengefäßveränderungen 154
Niereninsuffizienz 182 f.
− Allopurinol 253
− chronische 31
− − Hyperurikämie 56 ff.
− Harnsäureausscheidung 26, 28
Nierenmarkzyste 185
Nierenpapillennekrose 158 f.
Nierenstein 5
− calciumhaltiger 269
− gemischter 131
Nierensteinbildung unter Urikosurika 256 f.
Nierentransplantation 41, 160
Nierenversagen, akutes 56, 160 f., 288 f.
Niridazol 42
Nucleinsäurengehalt verschiedener Lebensmittel 225
Nucleoproteinstoffwechsel 219
5'-Nucleotidase 111
Nulldiät s. Fasten
Nykturie 26

O

Ornithin-Carbamyltransferase, Mangel 312 f.
Orotat-Phosphoribosyltransferase 310
Orotazidurie 249, 310 ff.
− arzneimittelbedingte 314
− endogene 310 ff.
− exogene 314

Orotazidurie, hereditäre 310 ff.
– – Krankheitsbild 312
– – Pathogenese 311
– – Therapie 312
– Ornithin-Carbamyltransferase, Mangel 312
Orotidyldecarboxylase 310
Orotsäure 255, 310
Orthophosphat 270
Oxalose, primäre, angeborene 125
Oxonsäure 55
Oxypurin-Clearance 301 f.
Oxypurine 71, 208, 300 ff.
– renale Ausscheidung 301
– Serumkonzentration 301
– im Skelettmuskel 301 f.
Oxypurinol 246 f., 251 f., 306 f.
– Clearance 253
– Halbwertszeit 251 f.
– – gesteigerte 252
– Löslichkeit 303
– Resorption 252
Oxypurinolkristalle 302
Oxypurinolstein 303

P

Pankreasextrakt 62 f.
Pankreassaft, Harnsäuregehalt 30 f.
Paradoxeffekte, Urikosurika 43
Paraproteinämie 54 f.
Parkinson-Syndrom 62, 184
Persönlichkeitsmerkmale 172
Phenacetin 39
Phenylbutazon 20, 29, 39 f., 231, 235 f., 263
Plasmaharnsäurekonzentration 15, 220
Pneumonie 54
Podagra 2, 4
Polyarthritis, chronische 187
– progredient chronische 202 f.
Polycythaemia vera 54, 183 f.
Polyglobulie 54 f.
Prägicht 135 f.
Prednisolon 231 f.
Primaten, Harnsäurestoffwechsel 11 f., 14
Probenecid 20, 26, 39 f., 43, 239, 258, 262
– Nebenwirkungen 262
– Wirkungsweise 29
Procetofen 42
Prostaglandin-Synthesehemmung 234 f.
Proteinabbau 11

PRPP-Amidotransferase 99 ff., 104, 108, 246
– abnorme Form 110
PRPP-Aminotransferase 98 ff.
PRPP-Synthetase 109, 112
Pseudoaldosteronantagonisten 63
Pseudogichtsyndrom 203 f.
Psoriasis 54 f., 182 f.
Purinbasen 221
– Quelle 106
– Wiederverwertung 105
Puringehalt der Lebensmittel 219, 221
– der Purinkörper 222 f.
Purin-Nucleosid-Phosphorylase 100 f.
– Immundefizienz 305
– Mangel 305 f.
– – Symptome 306
Purinnucleotide 97, 222 f.
– Abbau 12, 100 f., 103
– Aufbau 98
– Bildung 97 ff.
– De-novo-Biosynthese 97 ff.
– – beschleunigte 108 ff.
– – Kontrolle 103 f.
– exogene 107
– Reutilisierungsstoffwechsel 105 f.
– salvage pathway 105 ff.
– Stoffwechsel 100 f.
– Umwandlung 97 ff.
Purinstoffwechsel, angeborene Störungen 299 ff.
– Pyrimidin 248
Purinsynthese, Rückkopplungsmechanismus 111
Pyelonephritis 129, 154, 193
– chronische, rezidivierende 270 f., 296
Pyrazinamid 59, 62
Pyrimidin, De-novo-Biosynthese 248
Pyrimidinabbau, hereditäre Störungen 314 f.
Pyrimidin-5'-Nucleotidase 314
Pyrimidinstoffwechsel 245, 248, 264
– Störungen 310 ff.
Pyrimidinsynthese, Störung 310
Pyruvat 41

R

Rauchen s. Zigarettenrauchen
Reduktionskost 284
Rehabilitation 294 ff.
Renin 39 f.
Rheumabegriff, Definition 2, 6
Rheumaknoten 204 f.

Rheumamorbidität 188
Rheumatische Krankheiten 293 f.
– – Krankmeldungen 293
Rheumatismus 6, 293
– Definition 188
Ribomononucleotide 107
RNS 249
RNS-Gehalt, Lebensmittel 225
Röntgendiagnostik 144 f., 195 f., 204
Röntgenkontrastmittel 42, 62
R-5-P-Aminotransferase 99

S

Saccharose 67, 226
Salicylat 29, 254, 263
– Paradoxeffekt 43
Salicylsäure 39 f., 43
Saluretika 63 f., 184
– Kochsalzbeschränkung 285
Salvage pathway 97, 105 ff.
– – Enzyminhibition 106
– – beim Lesch-Nyhan-Syndrom 209
Salyrgan 39, 62
Sarkoidose 54 f., 91
Säuren, organische 29, 39
Schilddrüsenhormone 285
Schlangen, Harnsäurestoffwechsel 14
Schock, hämorrhagischer 55 f., 289
Schwangerschaft, Gicht 39, 90 f.
Schwangerschaftstoxikose 59, 61
Schweiß, Harnsäurekonzentration 32 f.
Serumharnsäurekonzentration 15 ff., 50 f., 89, 137
– unter Allopurinol 250
– Altersabhängigkeit 15 ff.
– anthropoider Affen 14
– Beurteilung 190
– Beziehung zum Harnsäurepool 22 f.
– – zur Harnsäure-Turnover-Rate 22 f.
– endogene Komponente 48
– Geschlechtsverteilung 15 ff.
– hormonelle Einflüsse 16
– Körpergewicht 224
– körperliche Belastung 280 f.
– kostabhängige 18
– Normgrenzen 19 f.
– physikochemische Gegebenheiten 19
– Schwankung 123
– – tageszeitliche 15
– Umweltfaktoren 48
– Xylit 226
Sichelzellanämie 55, 184

Sorbit 65, 67, 111, 226
Sozialmedizinische Probleme 293 ff.
Speichel, Harnsäuregehalt 30 ff.
Spondylitis ankylosans 203
Spondylosis hyperostotica 138
Steroid-Arthritis 191, 199 f.
Stoffwechselalkalisierung 267
– Überdosierung 268
Stoffwechselstörungen, Hyperurikämie 59 ff.
Streß 52, 170
Sulfinpyrazon 44, 258, 262 f.
– Nebenwirkungen 262 f.
Sulfonylharnstoff 42
Sylit 226
Synovialflüssigkeit 139
Synovialpunktat 200 f.

T

Tee 227
Thalassaemia major 55
Theophyllin 39 f.
Thiazidsaluretika 63, 98, 183 f., 269
Thiopurinol 255, 264
Thrombosebereitschaft 171, 179
Thrombozytenaggregation 171, 290
Tienilsäure 41, 63, 257
Tophus 23, 126, 142 f.
– Differentialdiagnose 198, 204 f.
– kalkhaltiger 182
– Lokalisation 144
– in der Niere 157
– in der Nierenpapille 153 f.
– Röntgenbefund 144 f.
– Rückbildung 240 ff.
– Uratmenge 146
Tuberkulostatika 62

U

Übergewicht 1, 52 ff., 72, 162 f., 170
– Therapie 282 ff.
Untergewicht 283
Urat, glomeruläre Filtration 20
– Löslichkeit 18 f.
– – Temperaturabhängigkeit 19
– – Proteinbindung 20
– – Medikamenteneinfluß 20
Uratausscheidung, renale fraktionale 26
Uratkristalle 47, 200
Uratnephrolithiasis, Hitzearbeit 296
Uratnephropathie (= Gichtniere; = Gichtnephropathie) 127 ff., 136, 152 ff.

Uratnephropathie, akute 160 f.
– Amyloidose 155
– diffuse interstitielle Fibrosierung 154
– Häufigkeitsabnahme 180
– isolierte 148
– klinische Symptome 155 f.
– Pathogenese 127 ff.
– pathologische Befunde 127 f.
– Röntgendiagnostik 157 f.
– Therapie 266 ff.
– als Todesursache 179 f.
– durch Zytostatika 54
Uratreabsorption, tubuläre 24
Uratsekretion, tubuläre 24
Urease 11 f.
Uricase 11, 14, 29, 39, 255
– Aktivität in der Leber anthropoider Affen 14
Urikolyse, bakterielle 30
Urikostatika 238, 244 ff.
Urikosurika 26, 39, 238, 256 ff.
– Paradoxeffekte 43
– Wirkungsweise 29

V
Vitamin A 60
Vitamin C 42
Vertebraten, urikotelische 11, 14
Vögel, Harnsäurestoffwechsel 11 f.
Vogelgicht 11, 13
Von-Giercke-Krankheit 60, 109

W
Wasserdiurese, Harnsäureausscheidung 26

Weichteiltophi 87, 143 f., 240 ff.
– Rückbildung 240 ff.
Wilsonsche Krankheit (= hepatolentikuläre Degeneration) 37, 39, 41, 62

X
Xanthin 24, 219, 222
– Ausscheidung 300
– Löslichkeit 301
– Skelettmuskel 301
Xanthin-Gicht 302
Xanthinkristalle 313
Xanthinoxidase 112, 244 ff., 289, 299 ff.
Xanthinstein, Häufigkeit 299
Xanthinsteinbildung beim Lesch-Nyhan-Syndrom 210
– Prophylaxe 303
Xanthinurie 15, 37, 299 ff.
– Biochemie 300 f.
– Krankheitsbild 302 f.
– Pathogenese 301 f.
– Pathophysiologie 301 f.
– Therapie 302 f.
Xanthome 204
Xanthosin 222
Xylit 40 f., 65 ff., 111, 226

Z
Zigarettenrauchen 60, 170, 284, 286
– Erythrozytenaggregation 290
Zoxazolamin 39
Zystinurie 59
Zytostatika 54, 245, 253, 287 f.